연·고대 편입 | 변리사 | 과학고 이공계열 필수 교재

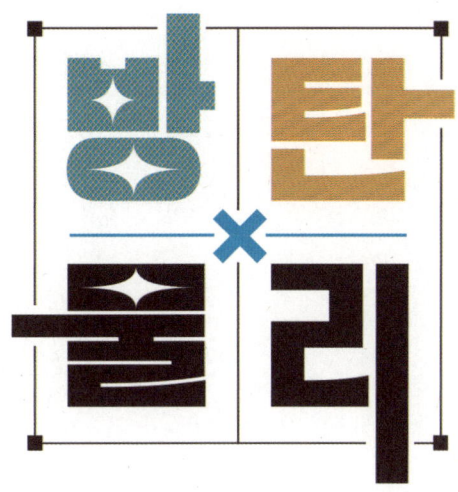

필수이론 ✚ 예상문제

김동훈 편저

도서출판 **오스틴북스**

말머리

안녕하세요.
물리 선생님 김동훈입니다.

20년이 넘는 시간동안 MEETDEET, PEET, 변리사, 서울대 의대편입, 연대 의대편입, 연·고대편입, 과학고 AP물리, 물리 올림피아드, 수리논술, 수능 등등 국내외 물리학 관련 시험을 준비하는 학생들을 만나면서 물리 시험을 잘 볼 수 있도록 도움을 드리고자 했습니다. 무엇보다 '물리 문제가 어려워도 반복해서 공부할 수 있는 (단단한)마음'을 학생들이 가질 수 있도록 해 주고 싶었습니다.

물리는 수학과 비슷하게 '문제해결능력'이 필요로 합니다. 그렇게 하기 위해서 첫째 공식의 의미를 정확하게 파악해야 합니다. 공식을 정확하게 알면, 개념이 명확해 집니다. 둘째 문제를 통해서 개념을 연습을 해야 합니다. 이공계 학생들의 경우에는 개념을 문장과 말을 통해서 익히기 보다는 다양한 예제를 풀면서 개념을 익히는 경우가 많습니다. 이 두가지를 기본으로 공부를 하게 된다면 물리를 조금 쉽게 접근이 가능하실 겁니다.

이 교재는 대학물리학을 바탕으로 시험을 준비하는 연고대 편입 준비생, 변리사 물리시험 준비생 그리고 과학고에서 고등학교 수준을 넘어서는 대학물리학을 공부하는 학생들에게 도움을 주고자 만들었습니다. 대학물리학 내용의 전반적인 내용을 최대한 간단하게 설명하려고 노력을 했습니다. 그리고 이 교재는 강의용 교재이므로 수업을 들으면서 참고하시면 더 도움이 많이 될 수 있는는 점을 말씀 드리고 싶습니다.

물리 문제가 아무리 어려워도, 방탄 물리학으로 여러분을 지켜드리겠습니다. 즐겁게 공부를 했으면 합니다. ^^

저자 김동훈

목차

제1장 운동학 ······ 8
거리, 시간, 속도, 가속도

제2장 뉴턴의 운동법칙 ······ 30
뉴턴의 운동법칙, 힘의 종류

제3장 일, 에너지, 운동량 ······ 52
일과 에너지 관계, 역학적 에너지 보존법칙, 운동량 보존법칙

제4장 원운동과 단진동 ······ 76
등속 원운동, 비등속 원운동, 단진동

제5장 강체역학 ······ 96
관성모멘트, 토크, 각운동량, 굴림운동

제6장 유체역학 ······ 124
파스칼의 원리, 부력, 베르누이 법칙

제7장 열역학 ······ 144
열전도, 열량, 이상기체, 열역학 1법칙, 2법칙

제8장 정전기학 ······ 182
전기력, 전기장, 전위에너지, 전위, 가우스법칙, 도체의 특징

제9장 직류회로 ······ 204
저항, 축전기, 휘트스톤 브릿지, 키르히호프 법칙, RC회로

제10장 자기학 ······ 226
자기장, 자기력, 쌍극자, RL 회로, 암페어 법칙, 비오-사바트 법칙

제11장 전자기 유도 ······ 252
렌츠의 법칙, 패러데이 법칙, 자체유도, 상호유도

제12장 교류회로 ······ 270
저항 회로, 코일 회로, 축전기 회로, RLC 회로, LC 주기회로, 전자기파

제13장 파동 ······ 294
간섭, 정상파 공명, 맥놀이, 도플러 효과

제14장 광학 ······ 318
기하광학, 파동광학

제15장 이중성 ······ 350
광전효과, 컴프턴 산란효과, X-ray, 물질파, 흑체복사

제16장 원자 ······ 370
전자: 원자모형, 양성자 + 중성자: 원자핵

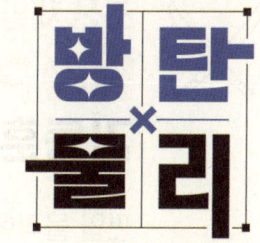

◆ 대학개념 심화학습

| 대학심화 1 | 전기장, 전위(유한 물체의 적분을 통한 접근) ······ 398
| 대학심화 2 | 전기용량, 기전력, RC 회로, RL회로 ······ 411
| 대학심화 3 | 비오-사바트 법칙, 암페어법칙 ······ 417
| 대학심화 4 | 전기쌍극자 ······ 422
| 대학심화 5 | 인덕턴스(자체유도 계수, 상호유도 계수) ······ 426
| 대학심화 6 | 반도체(밴드모형, p-n 접합 다이오드) ······ 430
| 대학심화 7 | 상대론 ······ 445

◆ 부록(물리학 기초점검) ······ 463
단위, 차원, 벡터합, 미분, 적분 등

조선 제일검
방탄 Physics
김동훈

편입 물리학 Bible

제1장

운동학
(kinematics)

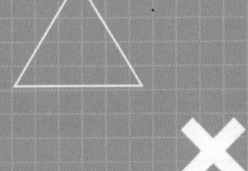
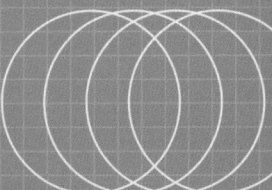

01 운동학(kinematics)

개념지도

- $\Sigma F = 0$, $a = 0$ — Stop
  - 등속도 운동 : $v = v_0$
  - $S = v_0 t$

- $F = ma$ — 가속도 운동 : $a = \frac{\Delta v}{\Delta t}$, $v\uparrow$ (가속, $F // v$), $v\downarrow$ (감속, $F \| v$), 등속원운동 ($F \perp v$)

- $F = $ 일정, $a = $ 일정 — 등가속도 운동

  $$\begin{cases} v = v_0 + \Delta v \rightarrow v_0 + at \\ S = v_0 t + \Delta S \rightarrow v_0 t + \frac{1}{2}at^2 \\ 2aS = v^2 - v_0^2 \end{cases}$$

- $F = mg$, $a = g$ — 중력장의 운동

	v_0	a	
자유낙하	0	↓	연직하방: 자유낙하 / 연직상방 $h = \frac{v_0^2}{2g}$, $t_0 = \frac{v_0}{g}$, $|a| = g$
연직하방	↓	↓	
연직상방	↑	↓	
옆으로 던진운동	→	↓	$v_x = v_0$, $H = \frac{1}{2}gt^2$ ($t = \sqrt{\frac{2H}{g}}$), $x = v_x \cdot t = v_0 \sqrt{\frac{2H}{g}}$
비스듬히 던진운동	↗	↓	$v_y = v_0 \sin\theta$, $v_x = v_0 \cos\theta$; $R \propto \sin 2\theta \rightarrow R = \frac{v_0^2 \sin 2\theta}{g}$, $H = \frac{1}{2}gt^2 \rightarrow H = \frac{(v_0 \sin\theta)^2}{2g}$, x - 등속도, y - 연직상방 (최고점)

- **종단 속력**

  ⟨자유 낙하⟩

  $v_0 = 0$ F(알짜힘) = ma $mg = ma_1$ ∴ $a_1 = g$

  $v↓$ $f = kv$ $mg - kv = ma_2$ ∴ $a_2 < g$

  $v_T↓$ $f = kv_T$ $mg - kv_T = 0$ ∴ $a_3 = 0$

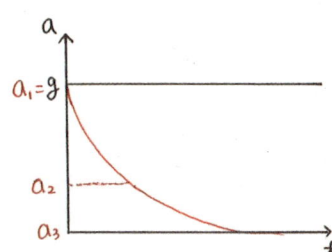
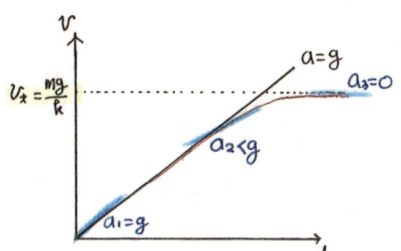

  ⟨연직 상방⟩

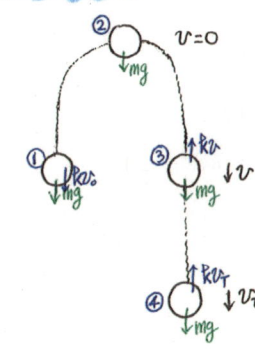

  ① $mg + kv_0 = ma_0$ ∴ $a_0 > g$
  ② $mg = ma_1$ ∴ $a_1 = g$
  ③ $mg - kv = ma_2$ ∴ $a_2 < g$
  ④ $mg - kv_T = ma_3$ ∴ $a_3 = 0$

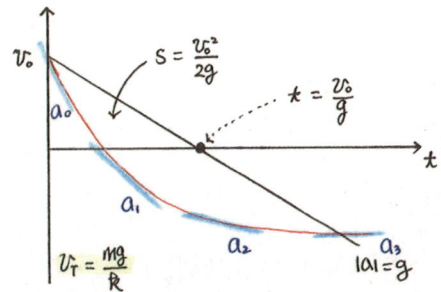

  (cf)
  - 가속도 방향은 일정하다.
  - 가속도 크기는 변한다.
  - 종단속력은 $v_T = \dfrac{mg}{k}$ 이다.

PHYSICSTORY |필수이론|

개념확인

1 이동거리 & 변위 비교 (스칼라&벡터, 방향변화가 없을 때 & 방향변화가 있을 때)

2 속력 & 속도 비교 (스칼라&벡터, 방향변화가 없을 때 & 방향변화가 있을 때)

3 속도 & 가속도 비교 (공식, 알짜힘이 0일 때 & 알짜힘이 0이 아닐 때)

4 등가속도 운동공식: $v = v_0 + \Delta v = v_0 + at$
$s = v_0 t + \Delta s = v_0 t + \frac{1}{2}at^2$
$2as = v^2 - v_0^2$

5 등가속도 운동 그래프
(가속도 – 시간)그래프: 면적(= 속도의 변화량)
(속도 – 시간)그래프: 기울기(= 가속도), 면적(= 변위)
(변위 – 시간)그래프: 기울기(= 속도), 면적(= 의미 없다.)

6 상대속도의 정의: $V_{AB} = V_B - V_A$ (A가 본 B의 상대속도)
같은 방향 (−) & 반대 방향 (+)

7 자유낙하: 공식$\left(v = gt,\ h = \frac{1}{2}gt^2,\ v^2 = 2gh\right)$

체공 시간 $t = \sqrt{\frac{2h}{g}}$
지면에 도달하는 순간 속도의 크기(속력) $v = \sqrt{2gh}$
자유낙하 운동의 (속도 – 시간) 그래프 분석

8 연직상방: 공식($v = v_0 - gt$, $h = v_0 t - \frac{1}{2}gt^2$, $v^2 - v_0^2 = -2gh$)

(〈초〉속도와 가속도 방향)

최고점 도달 시간 $t = \frac{v_0}{g}$

최고점의 높이 $H = \frac{v_0^2}{2g}$

연직상방운동의 (속도-시간) 그래프 분석

9 옆으로 던진 물체의 운동: 수평방향: 등속도 & 연직방향: 자유낙하

$V_x = v_0$ ← 수평방향으로 등속도 운동

$h = \frac{1}{2}gt^2$, $t = \sqrt{\frac{2h}{g}}$ ← 높이는 시간을 결정

$x = V_x t = v_0 t = v_0 \sqrt{\frac{2h}{g}}$ ← 수평방향으로 이동거리

10 비스듬히 던진 물체의 운동: 수평방향: 등속도 & 연직방향: 연직상방

수평도달거리 $R = \frac{v_0^2 \sin 2\theta}{g}$

최고점의 높이 $H = \frac{v_0^2 \sin^2 \theta}{2g}$ (← $h = \frac{1}{2}gt^2$)

수평 방향으로 $v_{0x} = v_0 \cos\theta$ (∴ $x = v_{0x} t = v_0 \cos\theta \times t$)

연직 방향으로

구분	연직 방향의 운동(y방향)	그래프 해석
힘	연직 아래 방향으로 중력이 작용함	
가속도	$a_y = -g$	
처음 속도	$v_{0y} = v_0 \sin\theta$	
t초 후 속도	$v_y = v_{0y} - gt = v_0 \sin\theta - gt$	
t초 후 위치	$y = v_{0y} t - \frac{1}{2}gt^2$ $= v_0 \sin\theta \times t - \frac{1}{2}gt^2$	

11 (공기)저항력: 힘의 평형으로 해석 (중력 = 저항력)

종단속도 공식($v_t = \frac{mg}{k}$)

(공기)저항이 있을 때 & (공기)저항이 없을 때: 그래프 비교

PHYSICSTORY |필수이론|

1 $\sum F = 0$, $a = 0$ (등속도 운동 or 정지)(Constant Velocity and Stop)

B**C**AP Background

① 이동거리(속력, Speed) & 변위(속도, Velocity)

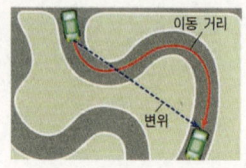

개념	관점	방향	활용	비교
이동거리 (distance)	과정 중심	방향 고려하지 않음(무조건 +)	속력 = 이동거리/시간	스칼라 양
변위 (displacement)	결과 중심	방향 고려하여 표시(+ or −)	속도 = 변위/시간	벡터 양

② (Relative Motion) 상대 속도

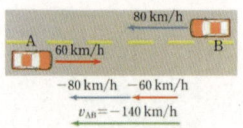

(가) 같은 방향일 때 A에 대한 B의 상대 속도

(나) 반대 방향일 때 A에 대한 B의 상대 속도

상대 속도(AB) = **대상**(B) − **관측자**(A) ➡ $\vec{v}_{AB} = \vec{v}_B - \vec{v}_A$

: A에서 본 B의 속도(관측자가 본 대상의 속도)
: A에 대한 B의 상대 속도

B**C**AP Concept

등속도 운동(등속 직선 운동)

TIP

등속도 운동
• 관성의 법칙
• 힘의 평형
  ($\sum F = 0$)

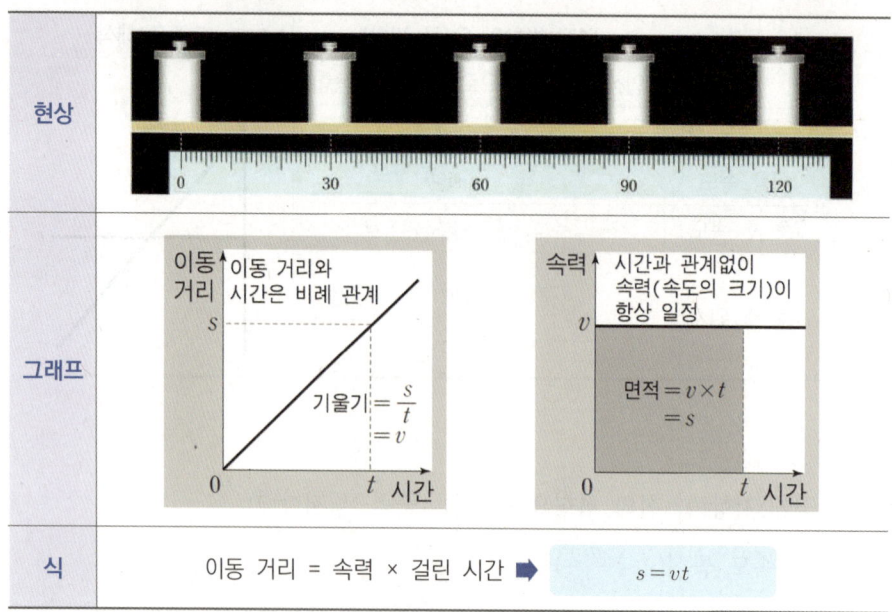

현상	(눈금자 위 등간격 물체 그림)
그래프	이동거리–시간 그래프: 이동 거리와 시간은 비례 관계, 기울기 = $\frac{s}{t} = v$ / 속력–시간 그래프: 시간과 관계없이 속력(속도의 크기)이 항상 일정, 면적 = $v \times t = s$
식	이동 거리 = 속력 × 걸린 시간 ➡ $s = vt$

B C A P   Applications

① 이동거리(속력) $\geq$ 변위(속도): 방향 변화가 중요!

② 두 물체의 충돌 시간: $t = \dfrac{\text{두 물체의 떨어진 거리}}{|\text{상대 속도}|}$

③ 2차원 운동: 수평방향으로 항상 등속도 운동

TIP
수평면 $a = 0\ (\sum F = 0)$
연직면 $a = g\ (F = mg)$
빗면 $a = g\sin\theta$
$(F = mg\sin\theta)$

B C A P   Problems

예제 1 (이동거리 & 변위) 비교

그림과 같이 스카이다이버가 곡선 경로 상의 점 P, Q, R를 따라 낙하하고 있다. 스카이다이버는 종단 속력에 도달하여 P에서 Q까지 등속 직선 운동하며 떨어진 후 낙하산을 펴고 내려온다. P에서 R까지 변위의 크기와 이동거리의 크기를 비교하시오.

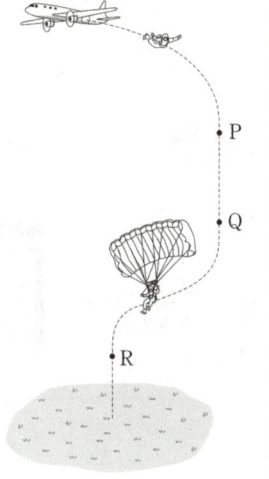

예제 2 충돌할 때까지 걸린 시간

그림과 같이 수평면에서 거리가 d만큼 떨어져 있던 두 물체가 각각 $3v$와 v의 속력으로 운동하고 있는 모습이다. 두 물체가 충돌 할 때까지 걸린 시간은 얼마인가?

PHYSICSTORY |필수이론|

2 $F = ma$ (가속도 운동) (Acceleration)

B C A P Background

- 속력(속도): 운동 상태
- 가속도: 운동 상태 변화

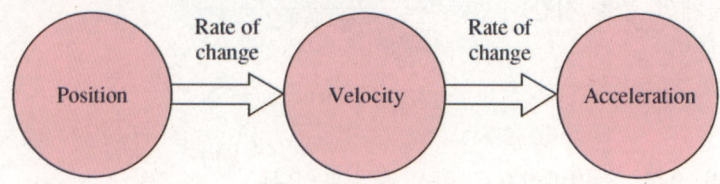

B C A P Concept

$$가속도 = \frac{속도의\ 변화량}{걸린\ 시간} \quad \Rightarrow \quad \vec{a} = \frac{\Delta \vec{v}}{\Delta t}\ (m/s^2)$$

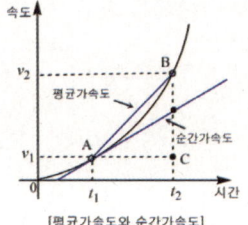

[평균가속도와 순간가속도]

$$\vec{a}_{평균} = \frac{\vec{v_2} - \vec{v_1}}{t_2 - t_1} = \frac{\Delta \vec{v}}{\Delta t}$$

$$\vec{a}_{순간} = \lim_{\Delta t \to 0} \frac{\Delta \vec{v}}{\Delta t}$$

B C A P Applications

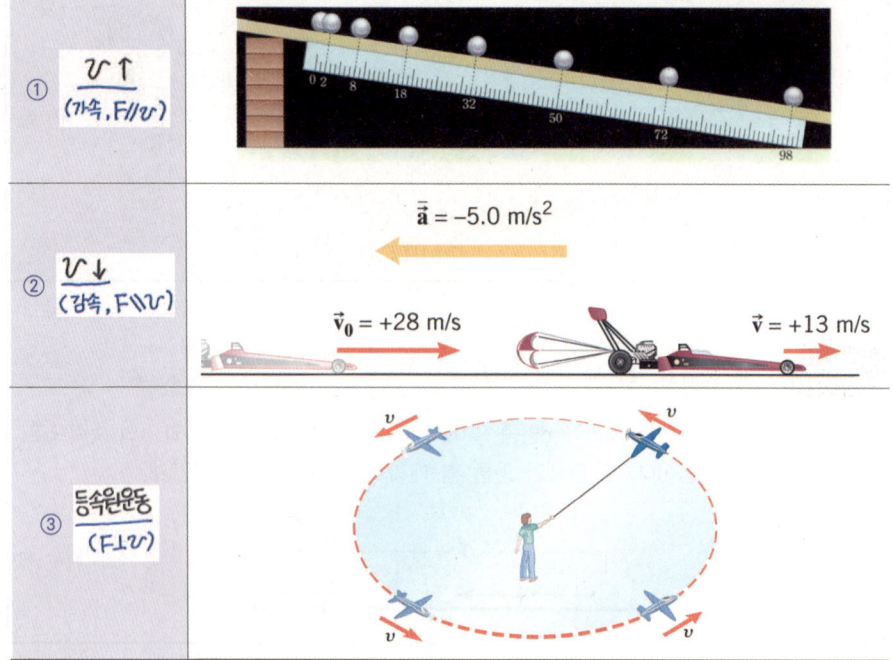

① $v\uparrow$ (가속, $F / / v$)

② $v\downarrow$ (감속, $F \backslash\backslash v$)

③ 등속원운동 ($F \perp v$)

3. $F =$ 일정, $a =$ 일정 (등가속도 운동) (Constant Acceleration)

B C A P Background **B C A P** Concept **B C A P** Applications

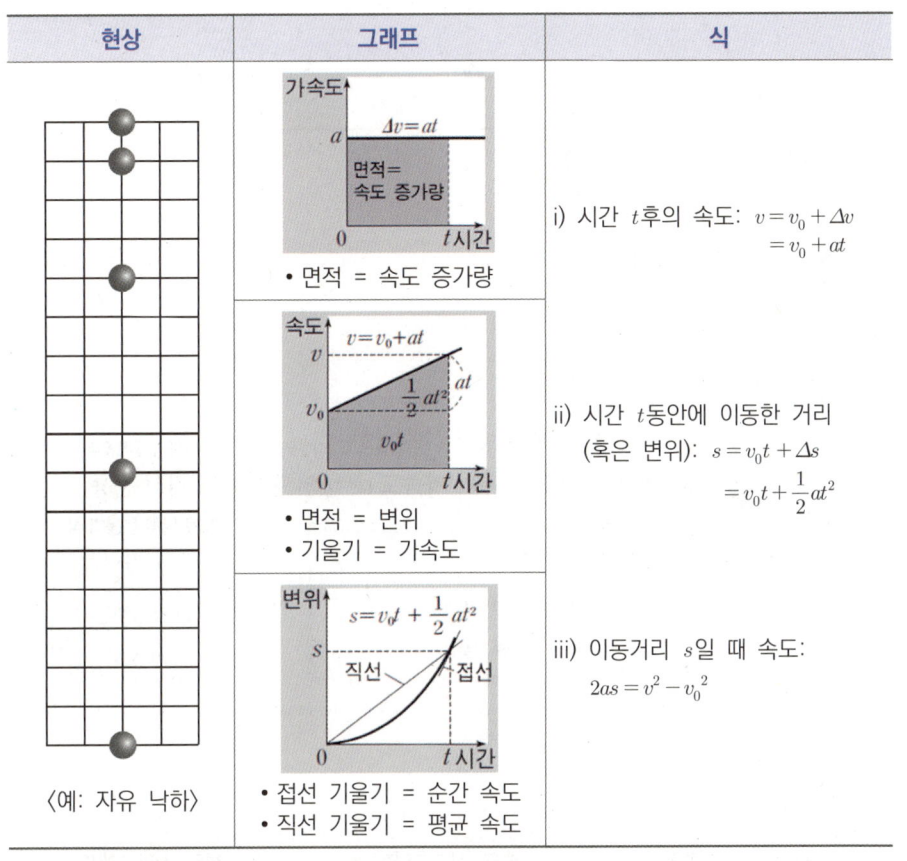

현상	그래프	식
(예: 자유 낙하)	• 면적 = 속도 증가량	i) 시간 t후의 속도: $v = v_0 + \Delta v$ $= v_0 + at$
	• 면적 = 변위 • 기울기 = 가속도	ii) 시간 t동안에 이동한 거리 (혹은 변위): $s = v_0 t + \Delta s$ $= v_0 t + \frac{1}{2}at^2$
	• 접선 기울기 = 순간 속도 • 직선 기울기 = 평균 속도	iii) 이동거리 s일 때 속도: $2as = v^2 - v_0^2$

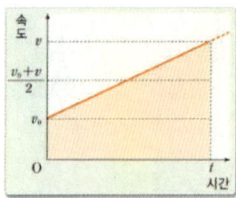

$$s = \bar{v}\, t$$
$$= \frac{1}{2}(v_0 + v)t$$
$$= \frac{1}{2}(v_0 + v_0 + at)t$$
$$= v_0 t + \frac{1}{2}at^2$$

B C A P Problems

예제 3 그래프 해석

시간에 따른 거리를 나타낸 (s-t) 그래프이다. (1), (2), (3)에 대해 설명하시오.

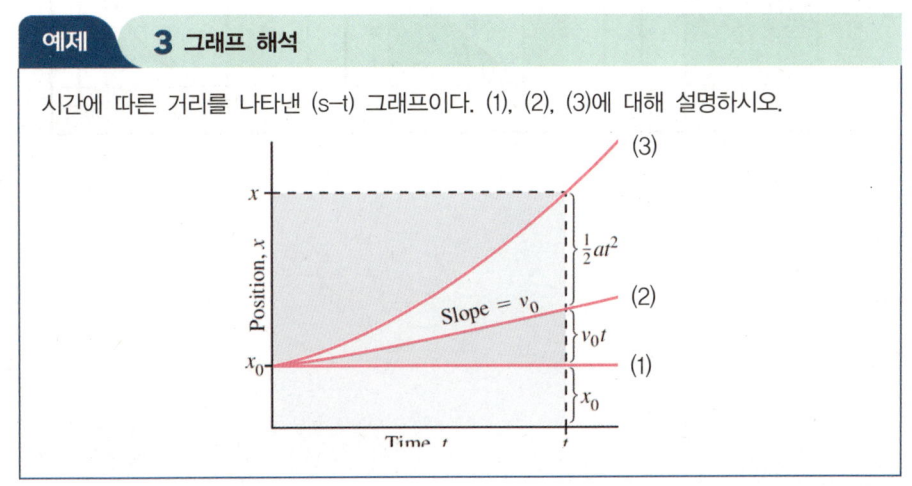

4 중력장의 운동 1: 자유낙하(Free Fall)

B C A P Background

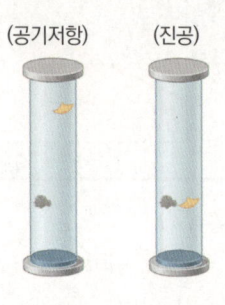

$$F\left(=G\frac{Mm}{R^2}\right)=ma \quad \Rightarrow \quad \left(\therefore g(=a)=G\frac{M}{R^2}\right)$$

B C A P Concept

① 자유낙하 식

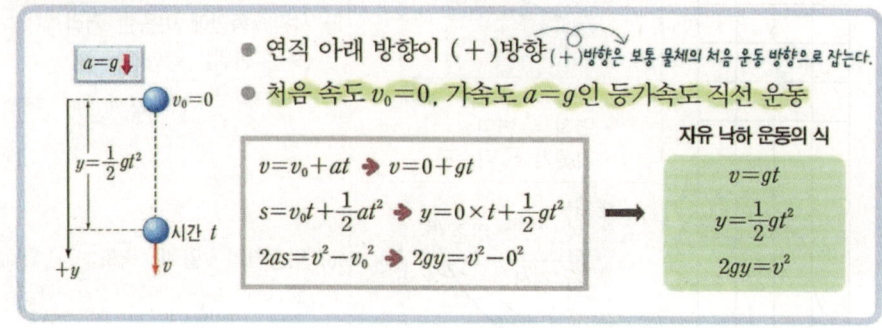

(공기저항) (진공)

② 자유낙하 그래프

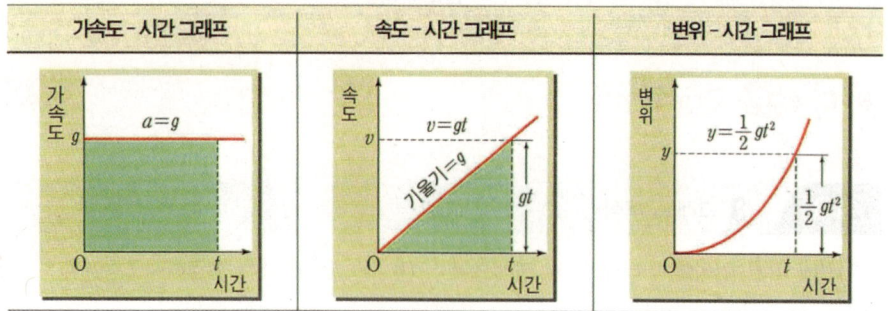

(자유 낙하 현상)

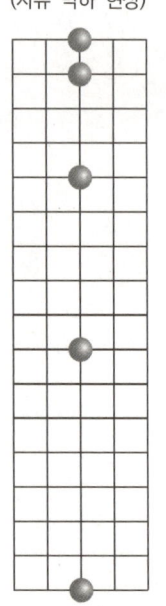

B C A P Applications

종단 속력(terminal speed)

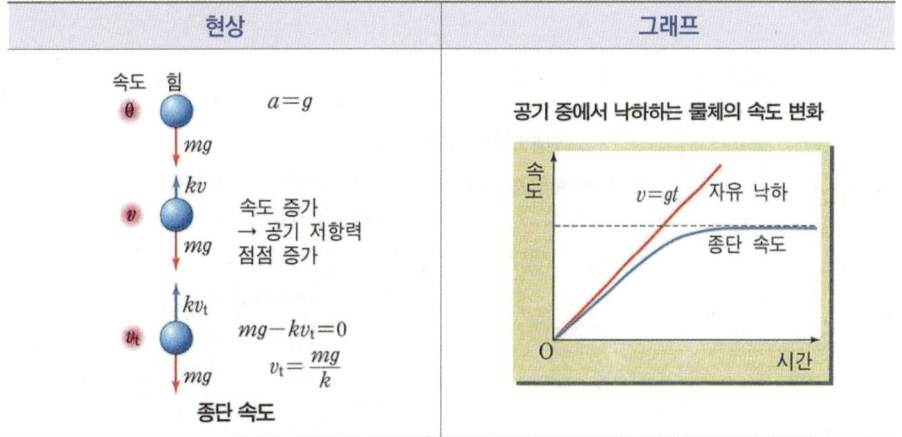

현상	그래프

$$mg - kv = ma$$
$$\rightarrow mg - kv = m\frac{dv}{dt}$$

이다. 변수 분리를 통해서 미방을 풀어낸다.

$$\rightarrow dt = \frac{m}{mg-kv}dv$$
$$\rightarrow \int_0^t dt = \int_0^v \frac{m}{mg-kv}dv$$
$$\rightarrow t = -\frac{m}{k}\ln(mg-kv)\Big|_0^v$$
$$= -\frac{m}{k}\ln\left(1-\frac{k}{mg}v\right)$$
$$\rightarrow -\frac{k}{m}t = \ln\left(1-\frac{k}{mg}v\right)$$
$$\rightarrow v = \frac{mg}{k}\left(1-e^{-\frac{k}{m}t}\right)$$

$$\therefore v = v_t\left(1-e^{-\frac{1}{\tau}t}\right)$$

(시간상수 $\tau = \frac{m}{k}$ 이다.)

time constant τ 이며, $1-e^{-1} = 0.63$ 이다.

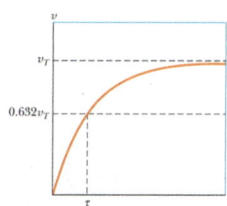

B C A P Problems

예제 4 종단속력

그림은 질량이 m인 물체가 공기 중에서 초기 속력 $v_0 = 0$으로 연직 방향으로 낙하하는 것을 나타낸 것이다. 낙하하는 동안 물체는 공기에 의한 저항력을 받는다. 저항력의 크기와 물체에 작용하는 중력의 크기가 같으면 물체는 등속 운동을 하게 되며, 이 때 물체의 속력 v_t를 종단 속력이라고 한다. 속력이 v인 물체가 받는 공기 저항력의 크기가 kv일 때, 질문에 답하시오. (단, 중력가속도는 g 이며, k는 상수이고, 물체의 회전은 무시한다.)

$\bigcirc\ v_0 = 0$

$m\ \bigcirc$
$\quad \downarrow v$

_____

(1) 종단속력은?

(2) 이 물체의 속력 v가 종단 속력에 도달하기 전까지, v는 낙하 시간의 그래프를 개략적으로 설명하면?

(3) 이 물체의 가속도의 크기가 $\frac{g}{2}$가 되는 지점에서 속력은?

5 중력장의 운동 2: 연직(하방, 상방)으로 던진 운동

Background Concept

(5-1) 연직하방 운동

① 연직 아래로 던진 물체의 운동의 식

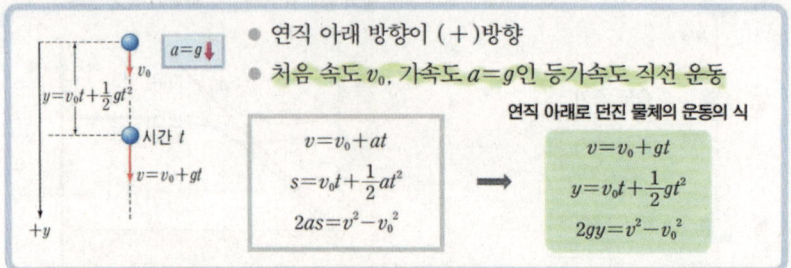

② 연직 아래로 던진 물체의 운동의 그래프

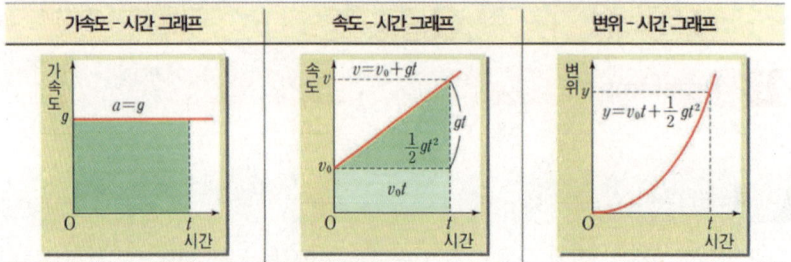

(5-2) 연직상방 운동

① 연직 위로 던진 물체의 운동의 식

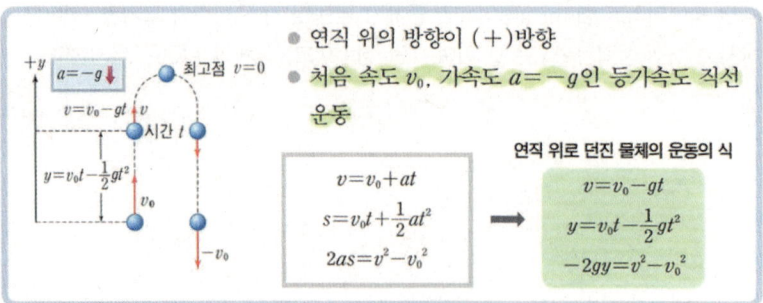

② 연직 위로 던진 물체의 운동의 그래프

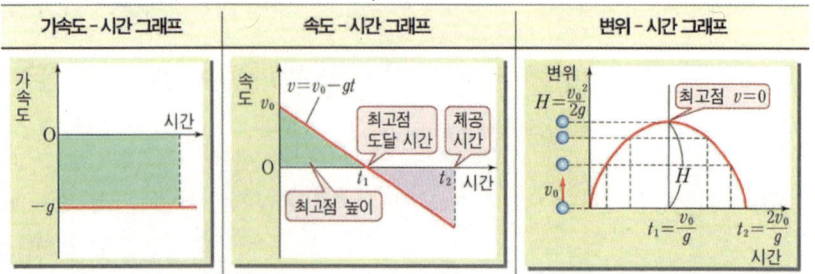

B·C·A·P Applications

연직 위로 던진 물체의 운동에서 **최고점** 도달 **시간, 높이, 가속도의 크기**

최고점 도달 시간	최고점 도달 높이	최고점에서 가속도의 크기
$t = \dfrac{v_0}{g}$	$H = \dfrac{v_0^2}{2g}$	$|a| = g$

B·C·A·P Problems

예시 연직 상방으로 초속도 $v_0 = 20 m/s$일 때, (s-t, v-t, a-t 그래프)

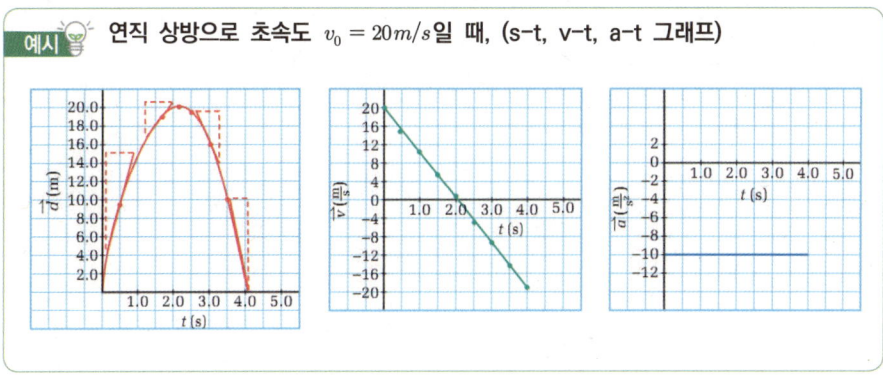

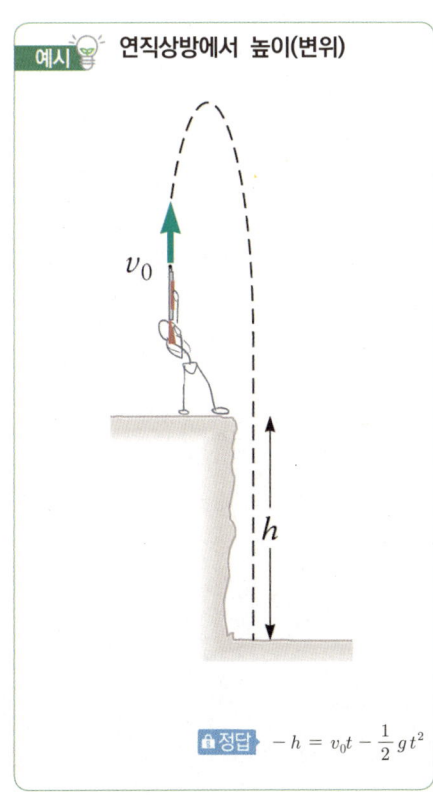

예시 연직상방에서 높이(변위)

정답 $-h = v_0 t - \dfrac{1}{2}gt^2$

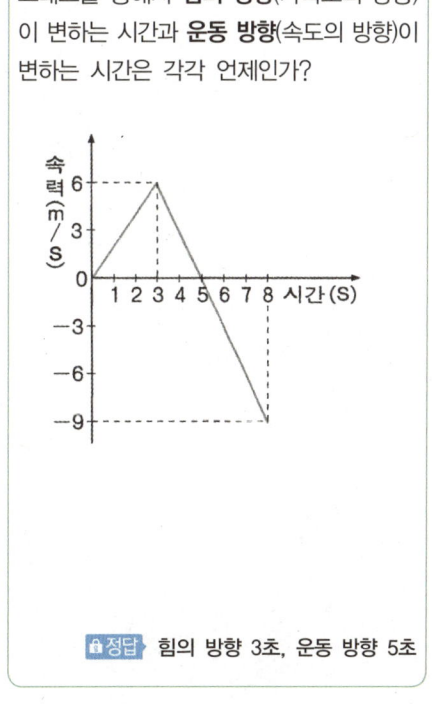

예시 그래프 해석

그래프를 통해서 **힘의 방향**(가속도의 방향)이 변하는 시간과 **운동 방향**(속도의 방향)이 변하는 시간은 각각 언제인가?

정답 힘의 방향 3초, 운동 방향 5초

6 중력장의 운동 3: 옆으로 던진 물체의 운동

B C A P Background

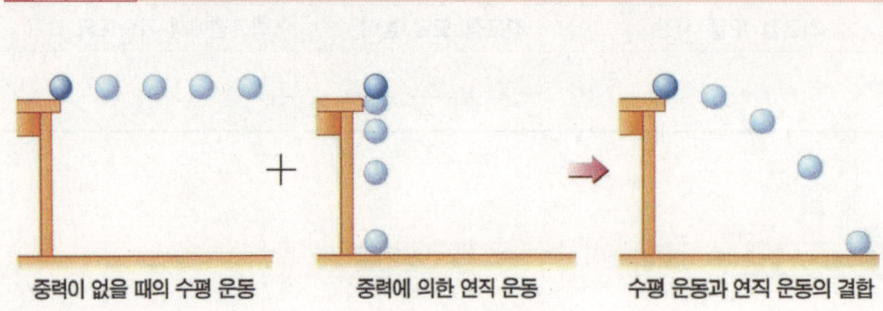

중력이 없을 때의 수평 운동 + 중력에 의한 연직 운동 → 수평 운동과 연직 운동의 결합

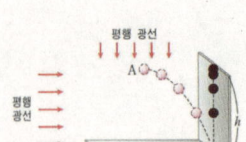

B C A P Concept

◀ ① 현상

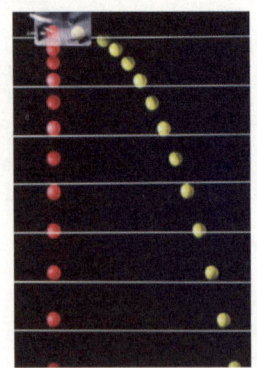

② 식

구분	수평 방향의 운동(x방향)	연직 방향의 운동(y방향)
힘	힘이 작용하지 않음 ➜ **등속도 운동**	연직 아래 방향으로 중력이 작용함 ➜ **등가속도 직선 운동(자유 낙하 운동)**
가속도	$a_x = 0$	$a_y = g$
t초 후 속도	$v_x = v_0$	$v_y = gt$
t초 후 변위	$x = v_0 t$	$y = \dfrac{1}{2}gt^2$

B C A P Applications

출제자 되는 상황	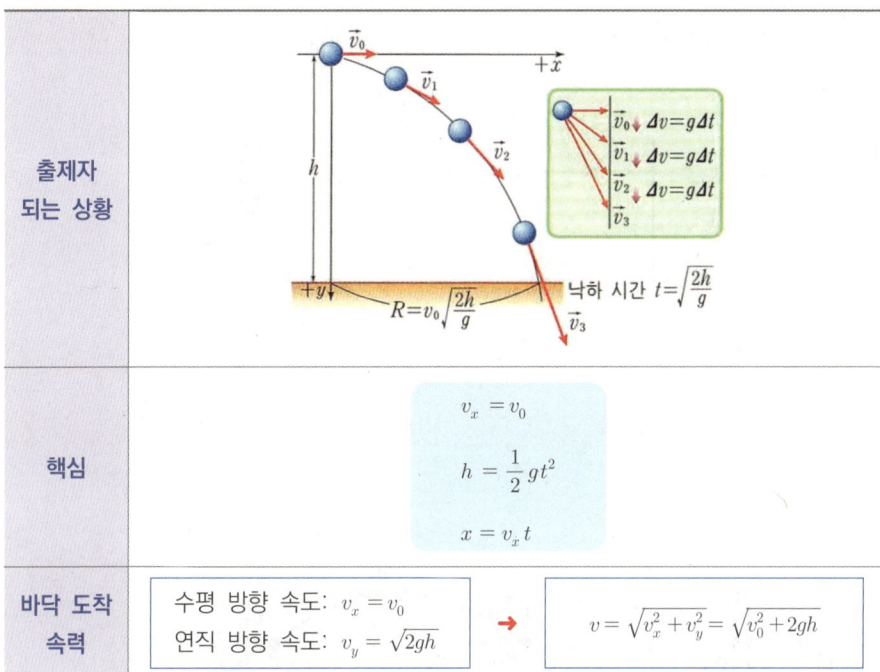
핵심	$v_x = v_0$ $h = \dfrac{1}{2} g t^2$ $x = v_x t$
바닥 도착 속력	수평 방향 속도: $v_x = v_0$ 연직 방향 속도: $v_y = \sqrt{2gh}$ → $v = \sqrt{v_x^2 + v_y^2} = \sqrt{v_0^2 + 2gh}$

B C A P Problems

예제 5 옆으로 던진 물체의 운동

그림은 질량이 m인 물체가 경사각이 45°인 경사면위의 한 점 P점에 충돌한 후, 10m/s의 속력으로 지면과 나란하게 튕겨 나와 운동한 후 Q점에 도달한 모습이다.

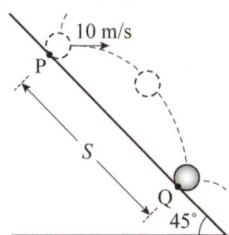

P에서 Q까지 운동하는 동안 물체의 운동에 대해 답하시오. (단, 중력가속도는 $10\,\text{m/s}^2$이고, 공기 저항은 무시한다.)

(1) 걸린 시간은?

(2) 거리 S는?

7 중력장의 운동 4: 비스듬히 던진 물체의 운동(Projectile Motion)

Background

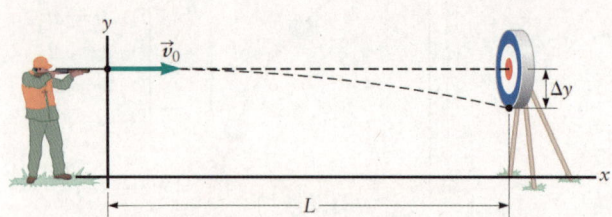

Concept

① 현상

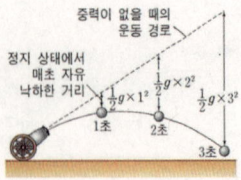

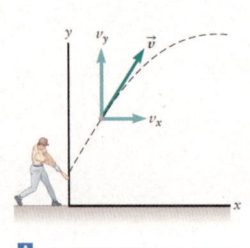

Free-body diagram

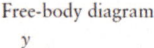

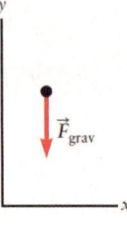

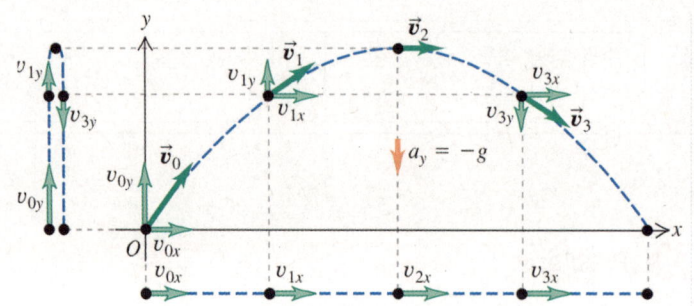

② 식

구분	수평 방향의 운동(x방향)	연직 방향의 운동(y방향)
힘	힘이 작용하지 않음 → 등속도 운동	연직 아래 방향으로 중력이 작용함 → 등가속도 직선 운동(연직 위로 던진 물체의 운동)
가속도	$a_x = 0$	$a_y = -g$
처음 속도	$v_{0x} = v_0\cos\theta$	$v_{0y} = v_0\sin\theta$
t초 후 속도	$v_x = v_{0x} = v_0\cos\theta$	$v_y = v_{0y} - gt = v_0\sin\theta - gt$
t초 후 위치	$x = v_{0x}t = v_0\cos\theta \times t$	$y = v_{0y}t - \dfrac{1}{2}gt^2 = v_0\sin\theta \times t - \dfrac{1}{2}gt^2$

연직상방	최고점	도착
$t = \dfrac{v_0}{g}$	$t = \dfrac{v_0\sin\theta}{g}$	$t_R = 2t = \dfrac{2v_0\sin\theta}{g}$
$H = \dfrac{v_0^2}{2g}$	$H = \dfrac{v_0^2\sin^2\theta}{2g}$	
	$x = v_{0x}t = \dfrac{v_0^2\sin\theta\cos\theta}{g}$	$R = 2x = v_{0x}t_R = \dfrac{2v_0^2\sin\theta\cos\theta}{g} = \dfrac{v_0^2\sin2\theta}{g}$

B C A P Applications

상황	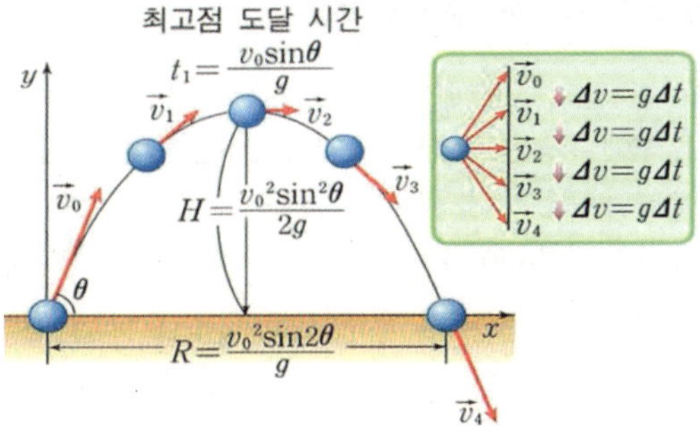 최고점 도달 시간 $t_1 = \dfrac{v_0 \sin\theta}{g}$ $H = \dfrac{v_0^2 \sin^2\theta}{2g}$ $R = \dfrac{v_0^2 \sin 2\theta}{g}$ $\Delta v = g\Delta t$
R	$R = \dfrac{v_0^2 \sin 2\theta}{g}$ 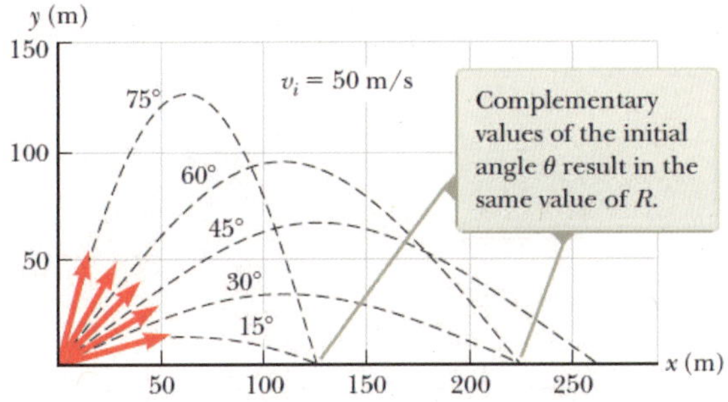 Complementary values of the initial angle θ result in the same value of R.
H	최고점에서부터 자유낙하 $H = \dfrac{v_0^2 \sin^2\theta}{2g}$ ($\leftarrow h = \dfrac{1}{2}gt^2$)
x	$(\because v_{0x} = v_0\cos\theta = $ 일정$)$ $x = v_{0x}t = v_0\cos\theta \times t$ 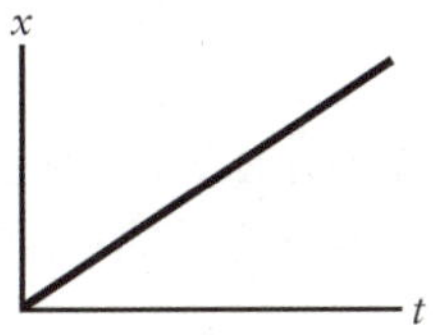 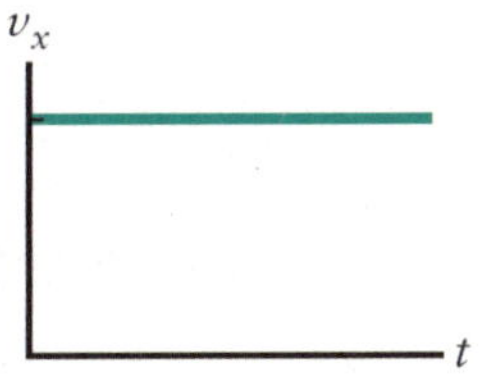

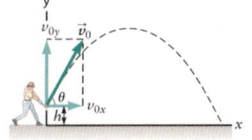

구분	연직 방향 (y방향)	
처음 속도	$v_{0y} = v_0 \sin\theta$	
t초 후 속도	$v_y = v_{0y} - gt$ $= v_0\sin\theta - gt$	
t초 후 위치	$y = v_{0y}t - \dfrac{1}{2}gt^2$ $= v_0\sin\theta \times t - \dfrac{1}{2}gt^2$	
최고점 도달 시간	$t = \dfrac{v_0\sin\theta}{g}$	

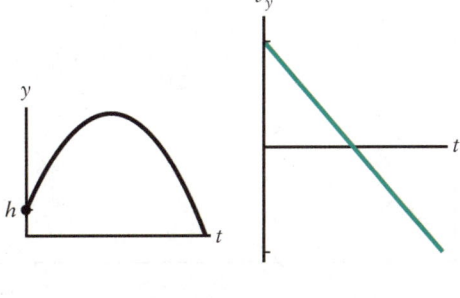

Problems

예제 6 비스듬히 던진 물체의 운동

그림은 물체를 수평면에 대해 θ의 각으로, 초기 속력 30m/s로 던지는 것을 나타낸 것이다. 물체는 2초 후에 수평면으로부터 높이가 10m인 P점에 도달하였다. 물체가 던져진 지점으로부터 P까지의 수평거리는 R이며, 물체는 동일 연직면에서 포물선 운동을 한다. 질문에 답하시오. (단, 중력가속도의 크기는 10 m/s²이고 물체의 크기는 무시한다.)

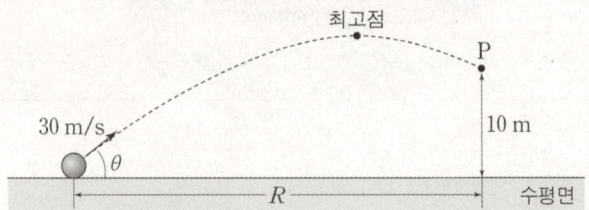

(1) θ는?

(2) R은?

(3) 최고점에 도달하는 시간은?

예제 7 옆으로 던진 물체의 운동 + 비스듬히 던진 물체의 운동

그림은 물체 A, B가 지점 O에서 같은 초기 속력 v_0으로 던져진 후 포물선 운동을 하여 각각 지점 P, Q를 지난 것을 나타낸 것이다. A는 수평선에 대해 각 θ만큼 위쪽 방향으로 던져졌고, B는 수평 방향으로 던져졌다. O와 P는 수평선 상에서 거리 L만큼 떨어져 있고, Q는 P로부터 연직방향으로 거리 d만큼 떨어져 있다. $\sin 2\theta$는? (단, 물체의 크기는 무시한다.)

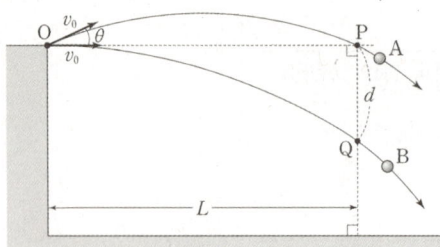

① $\dfrac{d}{4L}$ ② $\dfrac{d}{2L}$ ③ $\dfrac{d}{L}$

④ $\dfrac{2d}{L}$ ⑤ $\dfrac{4d}{L}$

⟨빗면에서 등가속도 운동 & 수평면에서 등속도 운동⟩

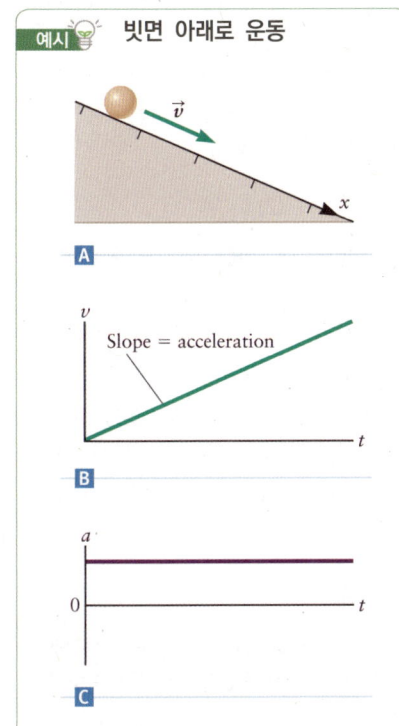

예시 빗면 아래로 운동

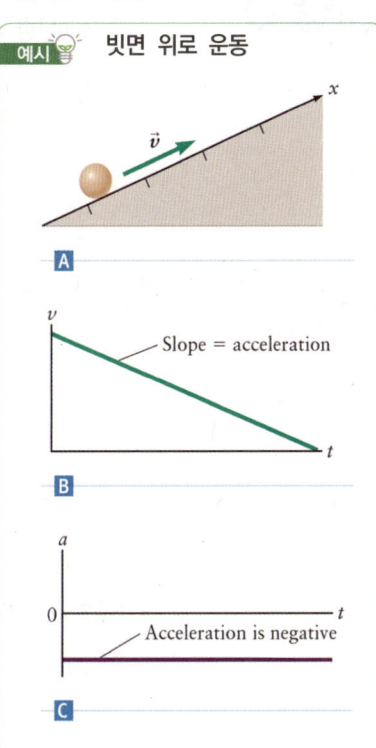

예시 빗면 위로 운동

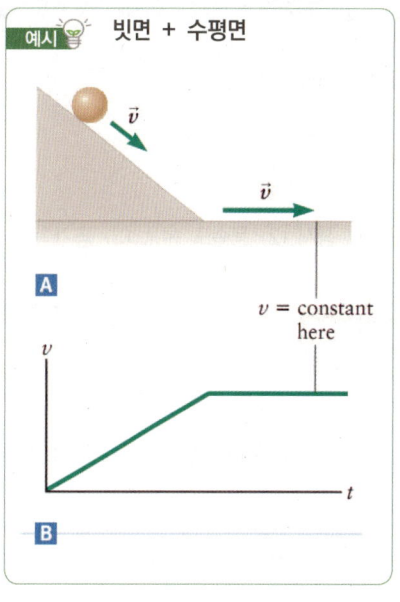

예시 빗면 + 수평면

예시 경사면에서 물체의 운동 (등가속도 운동), 두 물체가 충돌하는 상황

그림 (가)는 경사면을 따라 운동하던 물체 A가 점 p를 지나는 순간, 동일한 경사면의 점 q에 물체 B를 가만히 놓는 모습을 나타낸 것이다. 그림 (나)는 A, B의 속도를 시간에 따라 나타낸 것이다. A와 B는 $4t_0$일 때 만난다. p와 q 사이의 거리는 $4v_0t_0$이다. (단, 경사면 아래쪽 방향을 −방향, 경사면 위쪽 방향은 +방향이다.)

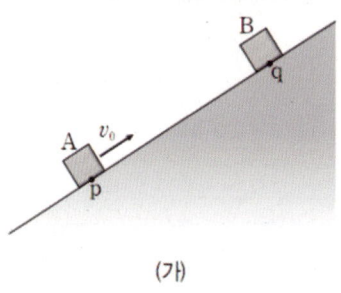

(가)

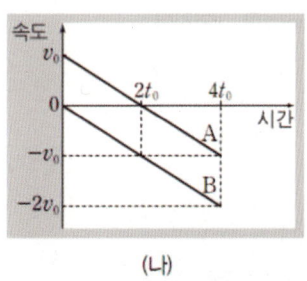

(나)

두 물체가 충돌 할 때까지 걸린 시간은 $t = \dfrac{\text{두물체의 떨어진 거리}}{|\text{상대속도}|}$ 이다.

즉, $4t_0 = \dfrac{d}{v_0} \rightarrow \therefore d = 4v_0t_0$ 이다.

01 운동학 — 정답 및 해설

1 이동거리 > 변위

2 $t = \dfrac{d}{2v}$

3 (1) 정지 (2) 등속도 운동 (3) 등가속도 운동

4 (1) $v_t = \dfrac{mg}{k}$ 이므로, 질량이 커지면 종단속도도 증가.
 (2) 수업참고
 (3) $F = mg - kv = ma$
 이 식의 mg값에 $mg = kv_t$을 대입, $a = \dfrac{g}{2}$를 대입하면 다음과 같다.
 $$kv_t - kv = \dfrac{mg}{2}$$
 $$kv_t - kv = \dfrac{kv_t}{2}$$
 $$kv = \dfrac{kv_t}{2} \quad \therefore v = \dfrac{v_t}{2}$$

5 (1) 45°이므로 수평도달거리와 연직방향거리는 같고, $\dfrac{1}{2}gt^2 = vt$에서 $t = 2$초이다.
 (2) 그래서 수평, 연직 모두 20m 이동했기 때문에, $S = 20\sqrt{2}$ 이다.

6 (1) 연직방향으로는 시간과 위치를 문제에서 제공했기 때문에 $y = v\sin\theta\, t - \dfrac{1}{2}gt^2$에 $t = 2$와 초기속도, 높이를 대입하면 $\theta = 30°$를 얻을 수 있다.
 (2) $R = v\cos\theta\, t$이고, $v = 30m/s$, $\theta = 30°$, $t = 2$를 대입하면, $R = 30\sqrt{3}\, m$이다.
 (3) 최고점에서는 물체의 속력이 0이다. $0 = v\sin\theta - gt$에 앞에서 얻은 각도와 초기속력을 대입하면, 최고점에서의 시간은 $t = 1.5\,s$이다.

7 ④
 (ⅰ) A는 비스듬히 던진 물체의 운동으로 포물선 운동을 하여 O에서 P까지 이동하는 동안 수평이동 거리 L은
 $L = \dfrac{v_0^2 \sin 2\theta}{g}$ 식을 정리하면 $\sin 2\theta = \dfrac{gL}{v_0^2}$ - (1)

 (ⅱ) B는 옆으로 던진 물체의 운동으로 계산하면
 수평방향 속도: $v_x = v_0$
 자유낙하 높이: $d = \dfrac{1}{2}gt^2$, $t = \sqrt{\dfrac{2d}{g}}$
 수평도달 거리: $L = v_x t = v_0 \sqrt{\dfrac{2d}{g}}$
 그래서 $L = v_0 \sqrt{\dfrac{2d}{g}}$ - (2)

 (ⅲ) (1)식과 (2)식을 연립할 때, g를 기준으로 연립한다.
 $g = \dfrac{v_0^2 \sin\theta}{L} = \dfrac{v_0^2 (2d)}{L^2}$ → $\sin 2\theta = \dfrac{2d}{L}$

 코멘트 g로 공통인 것으로 연립을 한 이유는 문제에서 중력가속도 텀을 주지 않았다. 즉, 문제를 풀 때 필요한 물리량이 아닌 것이다. 그래서 연립에서 필요 없는 것을 제거하는 형태의 수식으로 접근을 했다.

(예제 2) & (예시) 활용

공 A는 높이 h인 곳에서 자유 낙하시키고, 동시에 공 B는 지면에서 연직 위로 v_0의 속력으로 던져 올렸다. 두 공이 충돌할 때까지 걸리는 시간을 풀이 과정과 함께 v_0와 h로 나타내면 $t = \dfrac{h}{v_0}$ 이다. (단, 두 공 A, B는 같은 직선 위에서 운동하였고, 공의 크기, 공기 저항은 무시한다.)

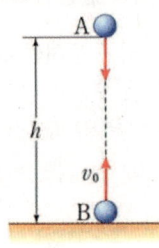

M·E·M·O

조선 제일검
방탄 Physics
김동훈

편입 물리학 Bible

제 2 장

뉴턴의 운동법칙
(Newton's laws of motion)

02 뉴턴의 운동법칙 (Newton's laws of motion)

개념지도

I. 뉴턴의 운동법칙

(1) 제1법칙 : 관성의 법칙

$$\left(\begin{array}{c} \Sigma F = 0, \ a = 0 \\ Stop, \ v = 일정 \end{array} \right)$$

(2) 제2법칙 : 운동방정식

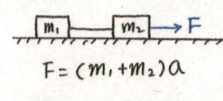
$F = (m_1 + m_2)a$

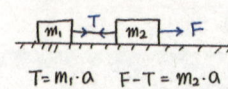
$T = m_1 \cdot a \quad F - T = m_2 \cdot a$

(3) 제3법칙 : 작용반작용

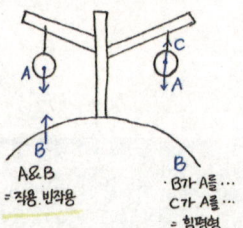

A&B
= 작용·반작용

B가 A를 …
C가 A를 …
= 힘평형

II. 여러가지 힘

(1) 중력 (만유인력) : $F = G\dfrac{Mm}{r^2} = mg$

(2) 수직항력 (N) : 바닥이 물체를 떠받치는 힘.

(3) 마찰력 (f) : • 최대정지마찰력 $f_S = \mu_S \cdot N$ • 정지마찰력 $f_S = $ 외력 $< \mu_S \cdot N$

 • 운동마찰력 $f_R = \mu_R \cdot N$

(i)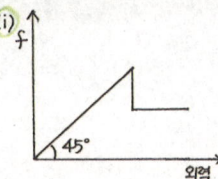

(ii)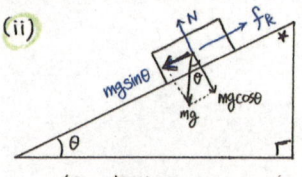

- 수직 : 힘평형 $N = mg\cos\theta$
- 수평 : 운동방정식 $mg\sin\theta - f_R = ma$

(iii)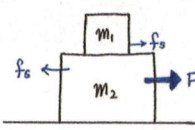

$F = (m_1 + m_2)a$
$F - f_S = m_2 \cdot a$
$f_S = m_1 \cdot a$

(4) 장력(T) : 줄이 물체를 당기는 힘. ┌ 일반적으로 내력으로 사용된다.
└ 한줄에 걸린 장력은 동일하다.

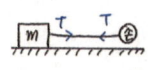 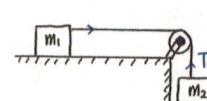 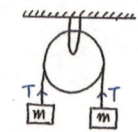 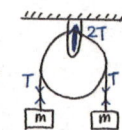

∴ 도르래와 줄사이에 마찰이 없다.

(5) 탄성력 : $\underbrace{F = kx}_{외력}$ or $\underbrace{F = -kx}_{탄성력}$

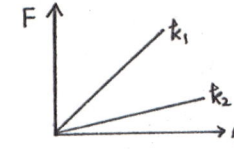

$k_1 > k_2$ 용수철 상수 (용수철 질량은 없다
장력처럼 생각한다)

(i) 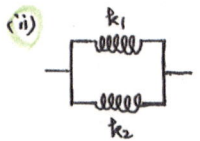 $\therefore \dfrac{1}{k_{합성}} = \dfrac{1}{k_1} + \dfrac{1}{k_2}$

(ii) 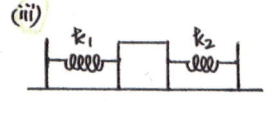 (iii) $\therefore k_{합성} = k_1 + k_2$

(iv)
-----wwww---- k
반으로 자르면
-----ww---- $2k$

(6) 관성력 : $\underbrace{가속도운동하는}_{a}$ $\underbrace{관측자가}_{m}$ $\underbrace{느끼는}_{(-)}$ 힘 $\therefore F = -ma$

(i) 엘레베이터 (y축)   (ii) 버스 (x축 + y축)

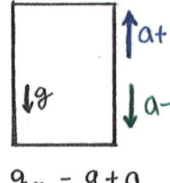   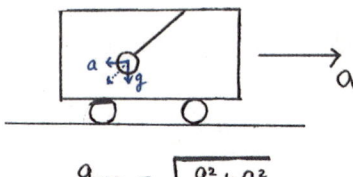

$g_{eff} = g \pm a$ $g_{eff} = \sqrt{g^2 + a^2}$

(iii) 원운동 - 원심력을 느낀다.

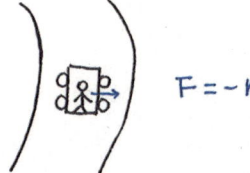 $F = -m\dfrac{v^2}{r}$

PHYSICSTORY |필수이론|

개념확인

1 뉴턴의 운동법칙

1-1 관성의 법칙 (뉴턴의 1법칙): $\sum F = 0, a = 0$, 정지 or $v =$ 일정

관성의 의미

관성의 법칙과 힘의 평형 상태 비교

관성 모멘트 (5장)

관성력

1-2 작용반작용 법칙 (뉴턴의 3법칙): 작용반작용과 힘의 평형 비교

작용 반작용의 구문 분석: A가 B를, B가 A를 …

힘의 평형의 구문 분석: A가 C를, B가 C를 …

1-3 가속도의 법칙 (뉴턴의 2법칙): $\sum F = ma$

운동 방정식 세우기

(전체식, 부분식, 내력, 외력 등등)

2. 여러 가지 힘

2-1 중력: $F = G\dfrac{mM}{r^2} = mg$

중력의 위치에너지: $E_P = -G\dfrac{mM}{r} = mgh$

(정)전기력과 비교 $F = k_e\dfrac{qQ}{r^2} = qE$

2-2 수직항력(N): 수직항력의 정의, 상황에 따른 수직항력의 크기변화

2-3 마찰력(f): 최대정지마찰력 & 정지마찰력 & 운동마찰력 비교
(공식, 크기, 방향)
정지마찰계수 & 운동마찰계수 비교

2-4 장력: 장력의 다양한 정의
고정 도르래 & 움직 도르래 비교 (장력의 크기와 방향)

2-5 탄성력: $F = -kx$ (k: 용수철상수, x: 변위) (−) 변위 방향과 반대 방향

탄성력의 위치에너지: $E_P = \dfrac{1}{2}kx^2$

탄성력의 F-x그래프 해석
탄성력은 장력처럼 해석
합성 용수철상수 (직렬, 병렬, 양렬, 용수철을 자르는 경우)

2-6 관성력: 가속도 운동하는 관측자가 느끼는 힘
$F = -ma$ (−) 가속도 방향과 반대
자동차 혹은 엘리베이터의 가속운동에서 관성력과 유효중력 가속도 (g_{eff})

PHYSICSTORY | 필수이론

I. 뉴턴의 운동 법칙(Newton's Law)

1. 제1법칙: 관성의 법칙 ($\sum F = 0, a = 0$, 정지 or $v =$ 일정)
(Newton's First Law) (Law of inertia)

외부에서 물체에 작용하는 알짜힘(합력)이 0이면, 정지하고 있던 물체는 계속 정지해 있고, 운동하던 물체는 등속도 운동을 유지한다. 이를 관성의 법칙(뉴턴의 운동 제1법칙)이라 한다.

- 관성(inertial): 현재의 운동 상태를 계속 유지하려는 성질
- 관성의 크기: 물체의 질량(mass)에 비례
- cf 관성 모멘트(The moment of inertia): 회전하는 물체의 질량
- cf 관성력: 가속도 운동하는 관측자가 느끼는 힘

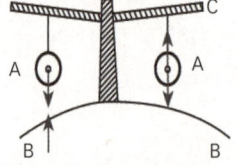

A&B: B가 A를…
작용·반작용 C가 A를…:
  힘의 평형

2. 제3법칙: 작용 반작용 (Newton's Third Law)

공통점	두 힘의 크기는 같고 방향은 반대	
구분	작용 – 반작용 (Action and Reaction)	힘의 평형(합력=0) (Equilibrium)
이미지		
구문분석	주어와 목적어가 서로 반대 ※ 두 물체 사이에서 작용	목적어(힘의 작용 대상)가 동일 ※ 관성의 법칙 → 정지 or 등속도 운동

작용-반작용: ㉠㉡, ㉢㉣
힘의 평형: ㉠㉣

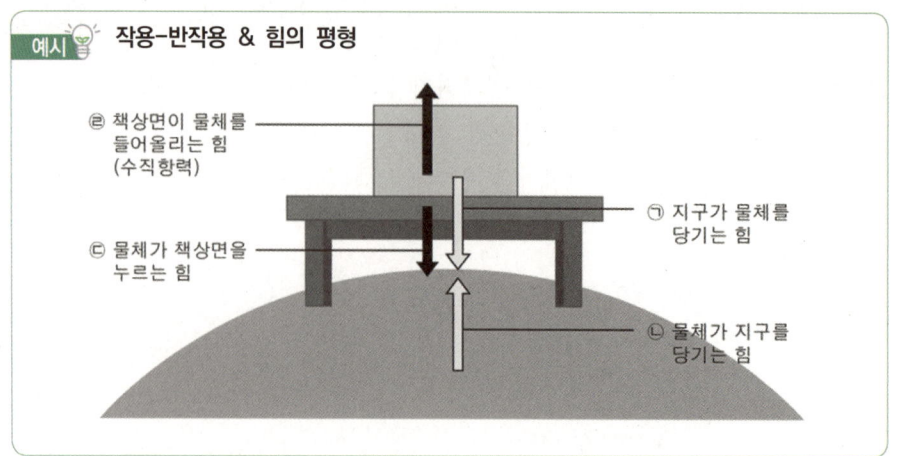

예시 작용-반작용 & 힘의 평형

- ㉣ 책상면이 물체를 들어올리는 힘 (수직항력)
- ㉢ 물체가 책상면을 누르는 힘
- ㉠ 지구가 물체를 당기는 힘
- ㉡ 물체가 지구를 당기는 힘

3 제2법칙: 운동 방정식(Newton's Second Law)

물체계	두 개 이상의 물체를 한 덩어리로 생각할 때 이것을 물체계라 한다.
물체의 운동 방정식	$$\sum F = ma$$
내력 외력	물체계를 구성하고 있는 물체들 사이에 작용하는 힘을 내력, 물체계 외부에서 작용하는 힘을 외력이라고 한다. 물체계 전체에 대한 운동을 지배하는 힘은 외력뿐이고, 내력은 물체 각각의 운동에 관계할 뿐이며, 장력(T), 수직항력(N), 마찰력(f)은 내력텀으로 사용되는 경우가 많다.
운동 방정식	 물체계: $(m_1 + m_2)$ or (m_1, m_2) 물체계의 외력: F 물체계의 내력: 장력 (T) ➡ **물체계** $(m_1 + m_2)$: 전체 $\quad F = (m_1 + m_2)a, \quad \therefore a = \dfrac{F}{(m_1 + m_2)}$ ➡ **물체계** (m_1, m_2): 각각 $\quad m_1: F - T = m_1 a \\ \quad m_2: \quad T = m_2 a$
실로 연결된 경우	실의 질량을 무시되고 마찰이 없다면, 같은 줄에서의 **장력**은 어느 부분에서나 **같다**. 또한 두 물체의 각각의 **속도 및 가속도는 동일**하다.
자유 물체도식	$F = (m_1 + m_2)a$ $\sum F_y = 0 \therefore n_1 = m_1 g$ $\quad\quad$ $\sum F_y = 0 \therefore n_2 = m_2 g$ $\sum F = ma \therefore F - P_{21} = m_1 a$ $\quad$ $\sum F = ma \therefore P_{12} = m_2 a$

PHYSICSTORY |필수이론|

i) $F(=T) = ma$

예시 i) 1물체에 힘이 작용하는 경우 – 수평면

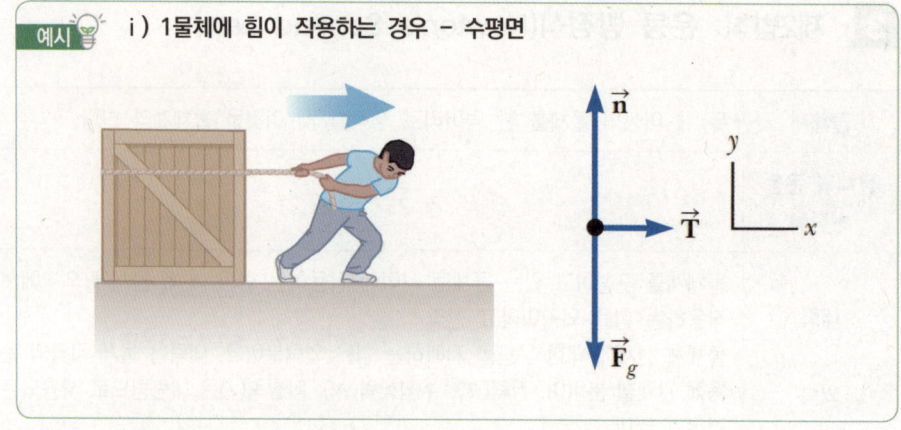

ii)
전체식
$10 = (2+3)2, \therefore a = 2\,m/s^2$

부분식
$A : 10 - T = 3a$
$B : \quad\quad T = 2a$
장력의 크기는 $T = 4\,(N)$
이다.

예시 ii) 2물체에 힘이 작용하는 경우 – 수평면

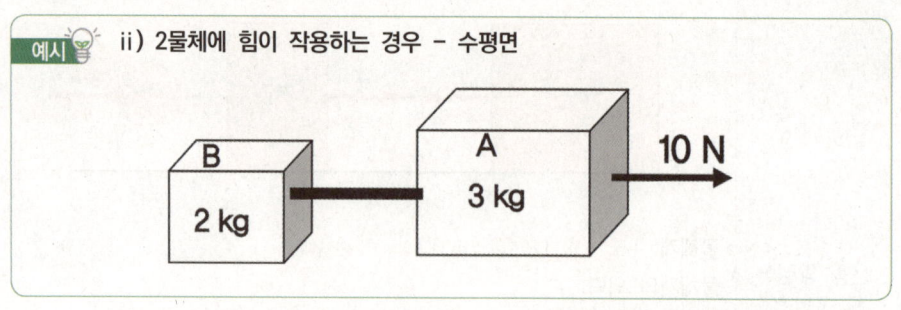

(도르래, 줄의 질량은 없다. 그리고 도르래와 줄 사이에 마찰도 없다.)

예시 iii) 2물체에 힘이 작용하는 경우 – 수평면 & 연직면

iii)
전체식
$m_2 g = (m_1 + m_2)a$
$\therefore a = \dfrac{m_2 g}{(m_1 + m_2)}$

부분식
$m_1 : \quad\quad T = m_1 a$
$m_2 : m_2 g - T = m_2 a$

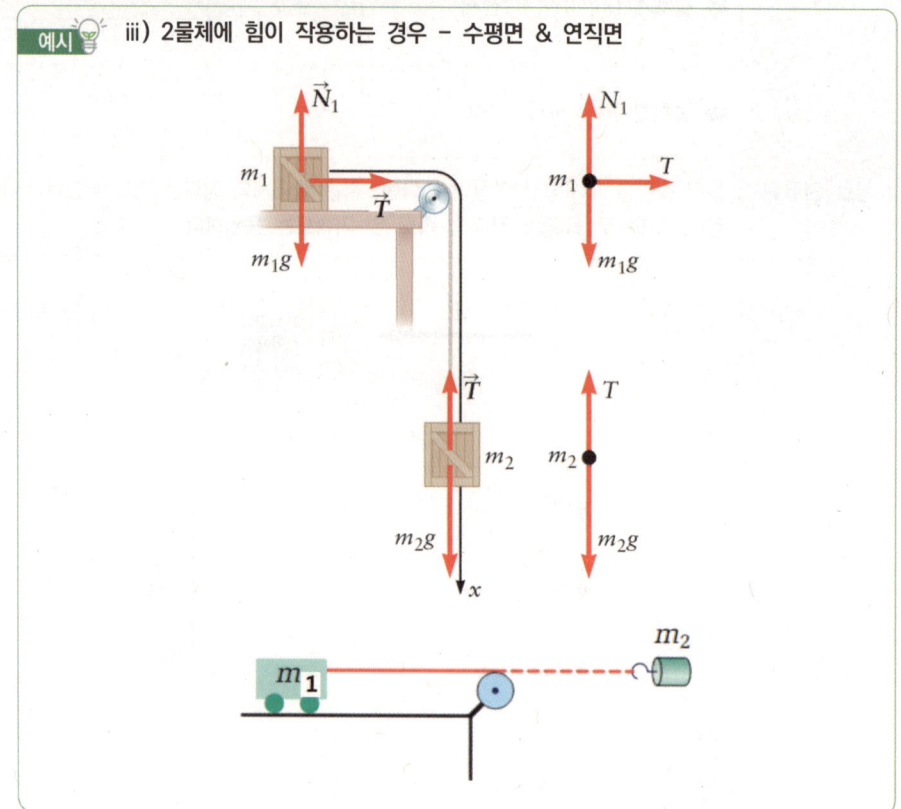

36 방탄물리 필수이론+예상문제

> **예시** iv) 2물체에 힘이 작용하는 경우 – 연직면

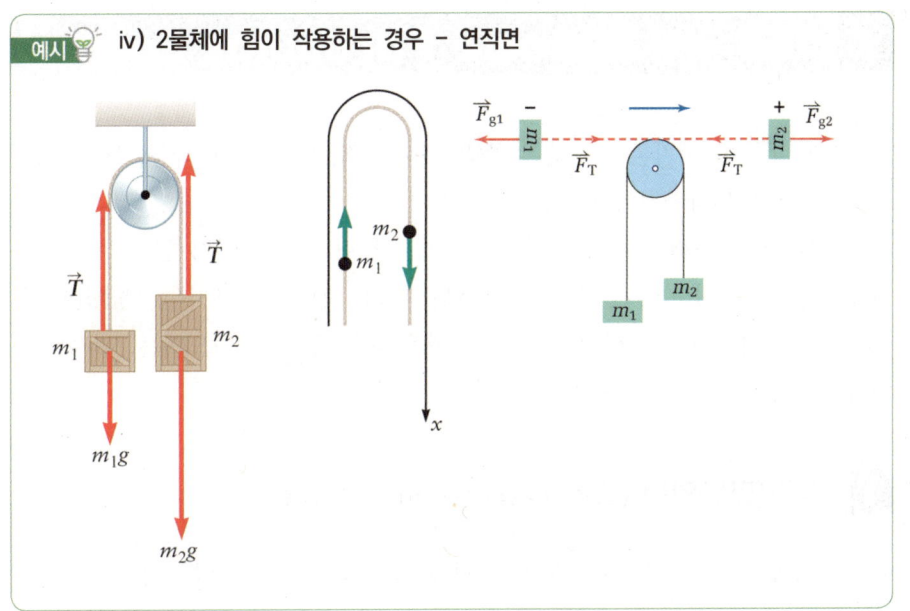

iv)
전체식
$(m_2 - m_1)g = (m_1 + m_2)a$
$\therefore a = \dfrac{(m_2 - m_1)g}{(m_1 + m_2)}$

부분식
$m_1 : T - m_1 g = m_1 a$
$m_2 : m_2 g - T = m_2 a$

> **예시** v) 2물체에 힘이 작용하는 경우 – 경사면 & 연직면

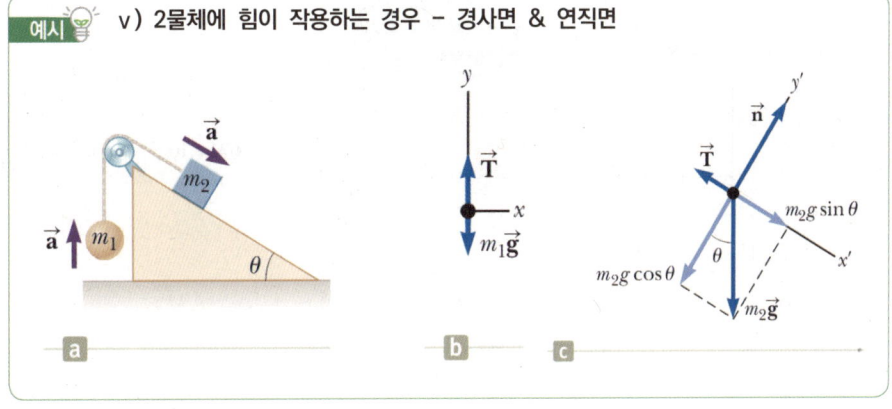

v)
$(b)\, m_1 : T - m_1 g = m_1 \vec{a}$
$(c)\, m_2 : m_2 g \sin\theta - T = m_2 \vec{a}$

(a)에서 운동방정식을 쓰면, 위 두 식에서 장력을 소거한다.

$m_2 g \sin\theta - m_1 g = (m_1 + m_2)\vec{a}$

제2장 뉴턴의 운동법칙

PHYSICSTORY |필수이론|

II 여러 가지 힘(Some Particular Forces)

자연계에 존재하는 기본적인 힘은 **중력, 전자기력, 약한 상호 작용(약력), 강한 상호 작용(강력)** 4가지이다.

역학에서 힘은 '중력', '수직항력', '마찰력', '장력', '탄성력'이 있고, 원운동을 하게 만드는 '구심력'이 있다. 유체에서는 '부력', 전자기학에서는 '(정)전기력', '(전)자기력'이 있다. 그리고 가속도 운동을 하는 관측자가 느끼는 '관성력'이 있다.

1 중력(만유인력)(The Gravitational Force)

뉴턴(Newton)은 '우주 속의 모든 물체들 사이에는 두 물체의 질량 m_1, m_2 의 곱에 비례하고, 두 물체 사이의 거리 r의 제곱에 반비례하는 인력(힘)이 작용한다.'고 하였다. 이 힘을 만유인력, 중력(gravitational force)이라고 한다.

<참고> 8장에서 전기력

전기력의 방향과 크기

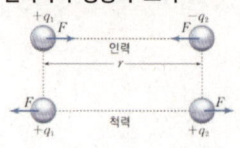

$$F = k\frac{q_1 q_2}{r^2} = \left(\frac{1}{4\pi\varepsilon_0}\right)\frac{q_1 q_2}{r^2}$$

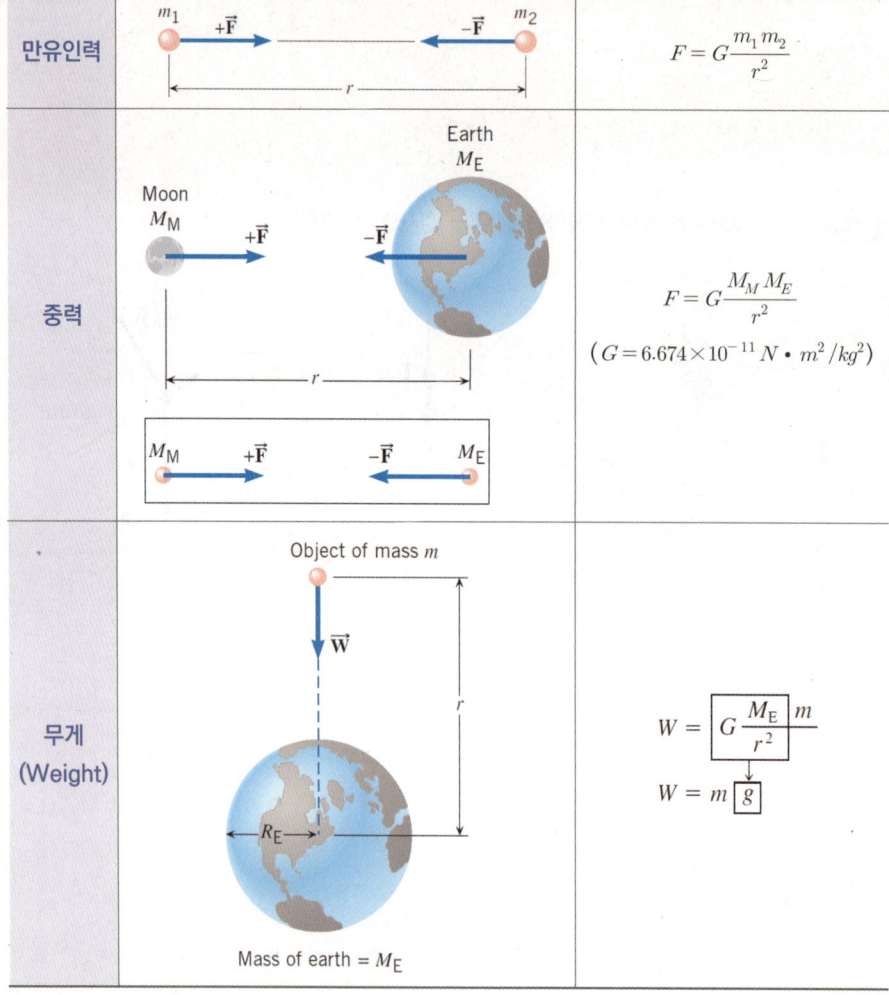

만유인력	$m_1 \xrightarrow{+\vec{F}} \quad \xleftarrow{-\vec{F}} m_2$ (거리 r)	$F = G\dfrac{m_1 m_2}{r^2}$
중력	Moon M_M, Earth M_E 사이 거리 r $M_M \xrightarrow{+\vec{F}} \quad \xleftarrow{-\vec{F}} M_E$	$F = G\dfrac{M_M M_E}{r^2}$ ($G = 6.674 \times 10^{-11}\,N\cdot m^2/kg^2$)
무게 (Weight)	Object of mass m, $\vec{W}$, R_E, Mass of earth = M_E	$W = \boxed{G\dfrac{M_E}{r^2}}\,m$ $W = m\,\boxed{g}$

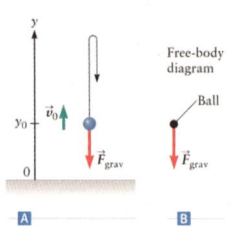

연직 상방운동 상황에서 중력 방향은 언제나 지구 중심 방향이다.

2 수직항력(Normal force, N, n 혹은 F_N)

> 즉, **물체**가 **바닥**을 누르는 힘만큼 **바닥**이 **물체**를 떠받치는 힘이다.
>   (A)   (B)   (B)   (A)

ⅰ) 수평면

수직항력 = 중력	수직항력 감소	수직항력 증가
(그림)	(그림)	(그림)
$W(=mg) = N$	$W(=15) = 11 + N, \therefore N = 4(N)$	$W(=15) + 11 = N, \therefore N = 26(N)$
중력 = 수직항력	중력 = 수직항력 + 외력	중력 + 외력 = 수직항력

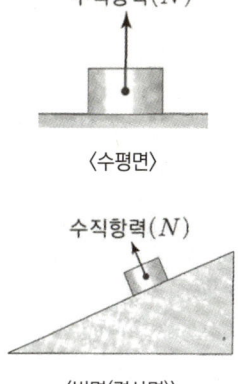

〈수평면〉

〈빗면(경사면)〉

ⅱ) 빗면 (경사면)

빗면에서 자동차가 등가속도 운동을 하는 예	수학적 식
(그림 a, b)	y 축으로 힘의 평형 x 축으로 등가속도 운동 $\sum F_y = N - mg\cos\theta = 0$ $\sum F_x = mg\sin\theta = ma_x$ $\therefore a_y = 0, a_x = g\sin\theta$ 수직 항력의 크기는 $\vec{n}(N) = mg\cos\theta$ 이다.

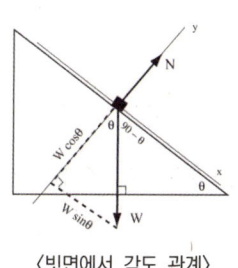

〈빗면에서 각도 관계〉

예시 수직항력의 크기는 왼쪽과 오른쪽 중에서 어느 것이 더 큰가?

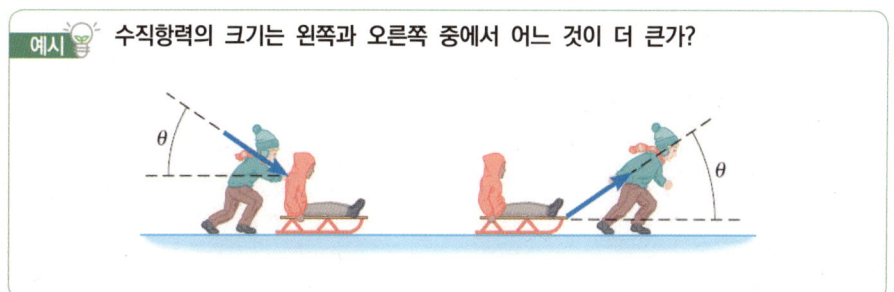

왼쪽 > 오른쪽

제2장 뉴턴의 운동법칙

PHYSICSTORY |필수이론|

3 마찰력 (Frictional force, f)

B>C>A>P Background   B>C>A>P Concept

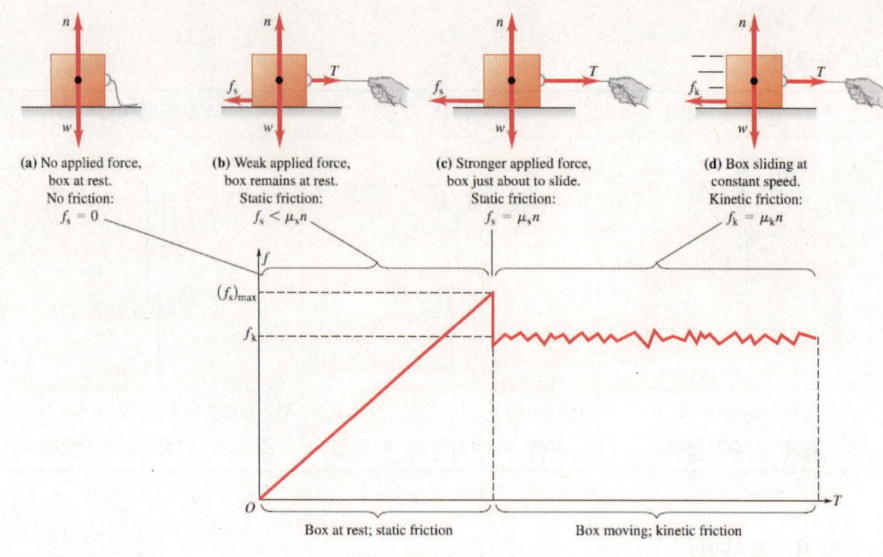

➡ 그림 물리량
W: 중력(mg)
n: 수직항력
T: 장력(외력, 끄는 힘)
f_s: 정지 마찰력
$f_s = \mu_s N$: 최대정지 마찰력
$f_k = \mu_k N$: 운동마찰력

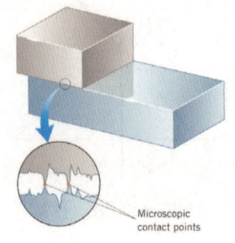

⟨마찰의 미시적 측면 해석⟩

정지 마찰력 (f_s)	① 크기: 외력과 동일 ② 방향: 외력의 방향과 반대 방향 ③ 그래프의 기울기는 1이며, 외력과 정지 마찰력은 1 : 1 대응을 한다.
최대 정지 마찰력 (f_s)	① 크기: $f_s = \mu_s N$, 방향: 외력과 반대 방향 ② μ_s: 정지 마찰계수 혹은 최대 정지 마찰계수 ③ N은 수직항력으로 접촉면의 넓이에 관계없다.
운동마찰력 (f_k)	① 크기: $f_k = \mu_k N$, 방향: 운동방향과 반대 방향 ② μ_k: 운동 마찰계수 ③ N은 수직항력으로 접촉면의 넓이에 관계없다. ④ 물체의 이동속력과는 무관하고, 접촉면의 성질에 의해서 결정된다.

Applications

i) 정지 마찰력 & 운동 마찰력

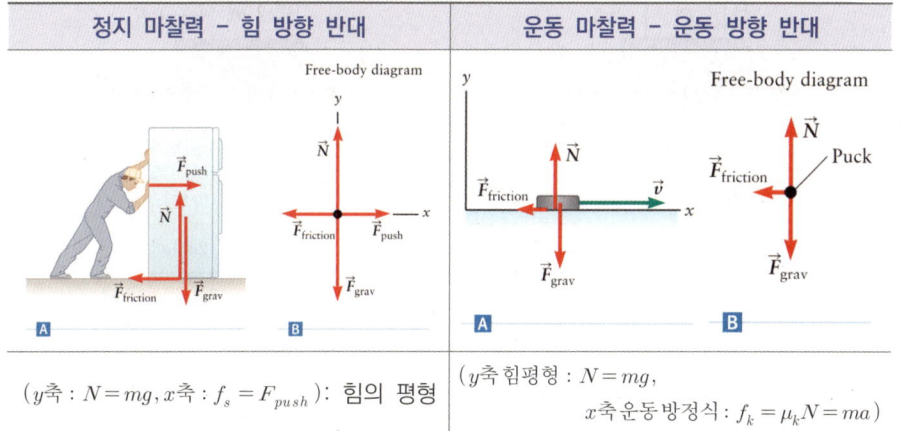

(y축: $N=mg$, x축: $f_s = F_{push}$): 힘의 평형

(y축 힘평형: $N = mg$,
 x축 운동방정식: $f_k = \mu_k N = ma$)

ii) 운동 마찰력: 등가속도 운동

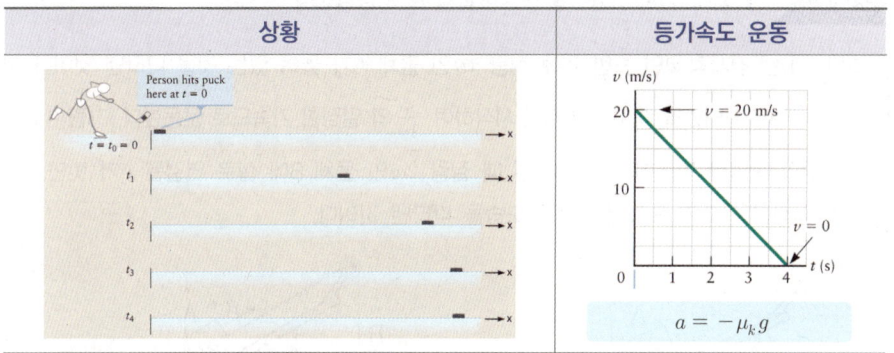

$a = -\mu_k g$

iii) 빗면(경사면)에서의 운동 – 운동 마찰력

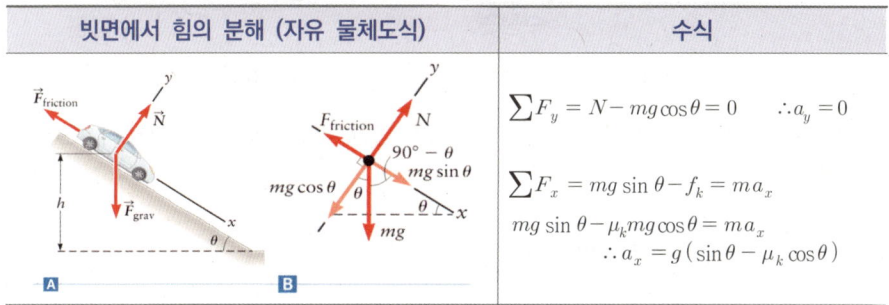

$$\sum F_y = N - mg\cos\theta = 0 \quad \therefore a_y = 0$$

$$\sum F_x = mg\sin\theta - f_k = ma_x$$

$$mg\sin\theta - \mu_k mg\cos\theta = ma_x$$

$$\therefore a_x = g(\sin\theta - \mu_k \cos\theta)$$

iv) (최대) 정지 마찰계수

상황	식
	$\tan\theta = \mu_s$

Q&A 수직항력의 크기?

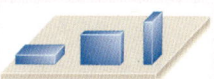

세 물체의 질량이 동일하다면 접촉면적에 무관하게 수직항력의 크기는 모두 동일하다.
만약 동일한 재질의 물체라면, 정지 마찰력, 운동 마찰력까지 모두 동일하다.

PHYSICSTORY |필수이론|

ⅴ) 마찰력의 크기, 방향 찾기

(가)	(나)
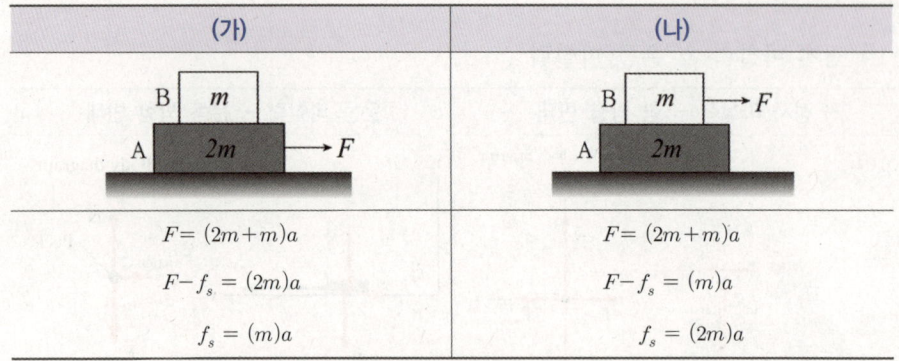	
$F = (2m+m)a$	$F = (2m+m)a$
$F - f_s = (2m)a$	$F - f_s = (m)a$
$f_s = (m)a$	$f_s = (2m)a$

B·C·A·P Problems

예제 1 최대 정지마찰력 & 운동마찰력 & 운동방정식

그림 (가)는 경사각 θ인 빗면 위에 질량 m인 물체 A가 놓여 있는 것을 나타낸 것이다. A는 $\theta = 30°$가 되었을 때 미끄러지기 시작하여 $\frac{g}{10}$의 일정한 가속도로 운동한다. 그림 (나)는 (가)와 동일한 빗면에서 $\theta = 30°$일 때 질량 $2m$인 물체 B에 실로 연결된 A가 빗면을 따라 일정한 가속도 a로 올라가는 모습을 나타낸 것이다.

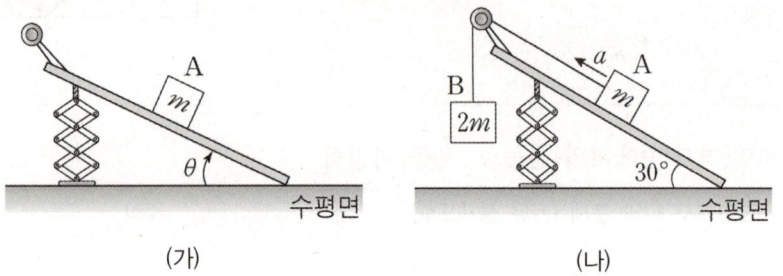

아래 질문에 답하시오. (단, 중력 가속도는 g이며, 공기 저항 및 도르래와 실의 마찰은 무시한다.)

(1) 빗면과 A 사이의 정지 마찰 계수는?

(2) 빗면과 A 사이의 운동 마찰력은?

(3) a는?

4 장력(Tension, T)

Background / Concept

장력 방향을 나타낸 그림	장력의 특징
(a) (b) (c)	❶ 줄이 물체를 당기는 힘 ❷ 장력 방향은 물체에서 줄 방향 ❸ 줄의 질량은 거의 무시 ❹ 한 줄에 걸린 장력은 일정 ❺ 작용 반작용의 내력으로 활용

Applications

고정 도르래: 힘의 방향 변화 힘의 크기 일정	Tension = T Ⓐ	Ⓐ
움직 도르래: 힘의 방향 일정 힘의 크기 변화	Tension = $2T$ Ⓐ	Ⓑ

한 줄에 걸린 장력은 동일하고, $T = T_1 = T_2 = mg$ 이다.

발의 수평방향으로 작용하는 힘은 $2T\cos(40°) = 2mg\cos(40°)$ 이다.

Problems

예시

그림에 대해서 설명하시오.

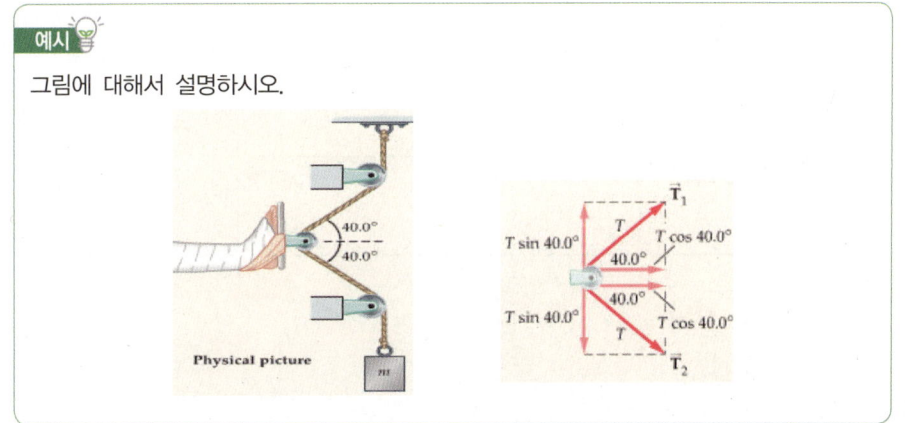

PHYSICSTORY |필수이론|

5 탄성력(Spring Force, Restoring Force)

B>C>A>P Background **B>C>A>P** Concept

$$F = -kx$$

($k\,[N/m]$: 용수철 상수(Spring constant, Stiffness constant) x: 변형된 길이)
((-)는 탄성력 F가 변형된 길이 x의 방향과 반대 방향의 복원력)

B>C>A>P Applications

i) 그래프의 해석: (F - x) 그래프의 기울기 & 그래프의 면적

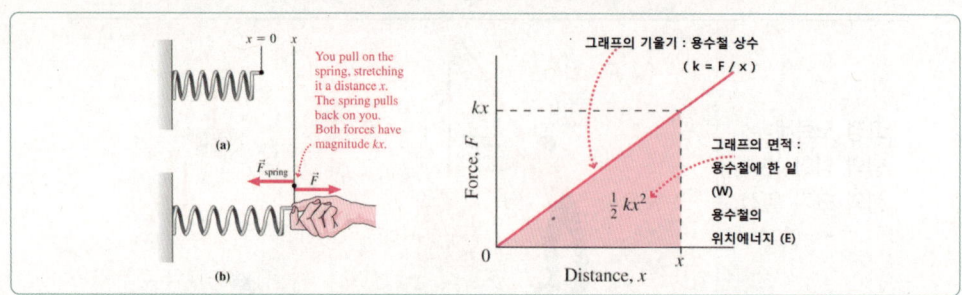

ii) 탄성력을 장력처럼 생각하고 접근한다. - 힘의 평형으로 접근

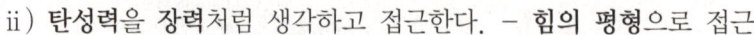

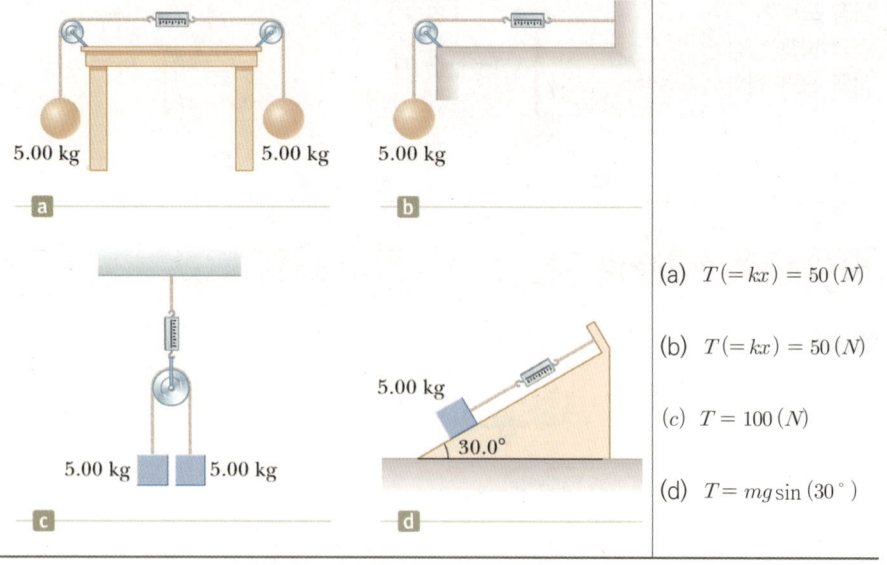

(a) $T(=kx) = 50\,(N)$

(b) $T(=kx) = 50\,(N)$

(c) $T = 100\,(N)$

(d) $T = mg\sin(30°)$

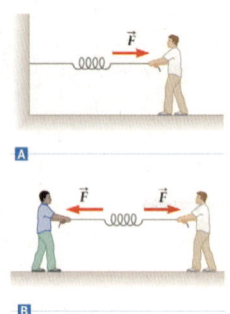

줄에 걸린 장력
= 용수철에 걸린 탄성력

(A)에서 탄성력
= (B)에서 탄성력

iii) 용수철의 연결방법 - **용수철 상수 구하기**

(a) 직렬연결 ($\frac{1}{k} = \frac{1}{k_1} + \frac{1}{k_2}$)

(b) 병렬연결 ($k = k_1 + k_2$)

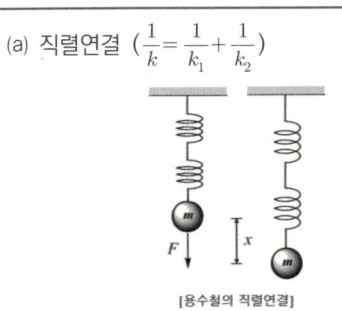
[용수철의 직렬연결]

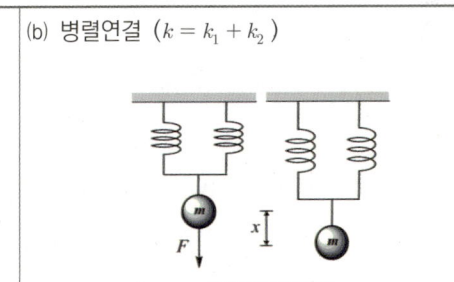
[용수철의 병렬연결]

(c) 양렬연결

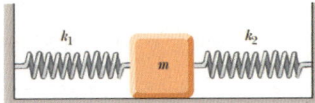

용수철이 양쪽에 연결되어 있는 경우:
병렬연결이다. ($k = k_1 + k_2$)

(d) 용수철 자르기 (k)
 * 용수철을 2등분 한다.: 용수철 상수는 2배 증가: $2k$
 * 용수철을 3등분 한다.: 용수철 상수는 3배 증가: $3k$
 * 용수철을 4등분 한다.: 용수철 상수는 4배 증가: $4k$
 * 용수철을 n등분 한다.: 용수철 상수는 n배 증가: nk

B C A P Problems

예제 2 탄성력, 힘의 평형

그림 (가)는 용수철상수가 k이고 길이가 ℓ_0인 용수철이 수평면 상에 연직 방향으로 세워져 있는 것을 나타낸 것이다. 그림 (나)는 (가)의 용수철 위에 질량 M인 물체가 놓여 정지해 있는 것을 나타낸 것이고, ℓ은 용수철의 길이이다. $\ell_0 - \ell$는 얼마인가?

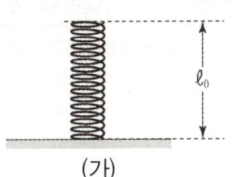
(가)

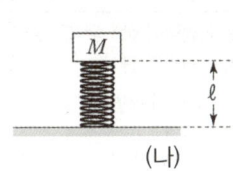
(나)

예제 3 탄성력, 용수철 상수의 변화

그림 (가)와 (나)는 길이가 $3L$인 용수철을 잘라 만든 두 용수철의 한 쪽 끝에 질량이 같은 물체 A, B를 연결한 모습을 나타낸 것이다. A, B에 동시에 같은 힘을 가하며 용수철을 서서히 압축시키다가 동시에 힘을 제거했더니 A, B가 단진동을 하였다. A의 진폭은 A_0이다. B의 진폭은 얼마인가?

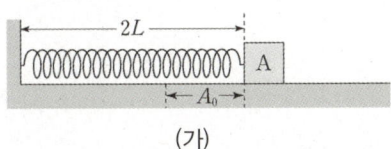
(가)

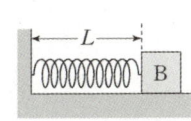
(나)

PHYSICSTORY |필수이론|

6 관성력 (Inertia Force)

B C A P Background

> **TIP**
> 연직면 (엘리베이터)
> $g_{eff} = g \pm a$

- 관성 좌표계 (Inertial Frames)
- 가속 좌표계 (비 관성 좌표계) (None Inertial Frames)
- 유효 중력가속도 (g_{eff})

B C A P Concept

$$F = -ma$$

- 관성력은 반드시 가속 운동하는 관측자에게만 나타난다.
- 관성력은 관찰자의 가속도와 반대 방향으로 작용한다.
- 관성력 $\vec{F} = -m\vec{a}$ ((-)부호는 가속도와 반대 방향을 의미)
- 관성력은 실제로 작용하는 힘이 아니므로 반작용이 없다.

B C A P Applications

가속도의 방향이 위쪽일 때	가속도가 0일 때(등속 직선 운동)	가속도의 방향이 아래쪽일 때
중력과 같은 방향으로 관성력이 작용하여 장력이 증가하는 것으로 관측된다. (가속도와 반대 방향) $T = mg + ma = m(g+a)$	장력은 중력과 평형이다. $T = mg$	중력과 반대 방향으로 관성력이 작용하여 장력이 감소하는 것으로 관측된다. $T = mg - ma = m(g-a)$ (가속도와 반대 방향)

B<C<A<P Problems

예시 그림에 대해서 설명하시오.

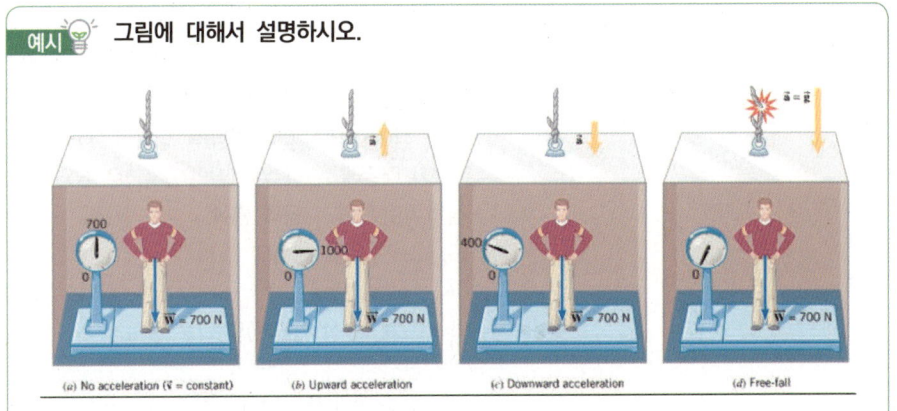

(a) 엘리베이터가 정지하거나, 등속도 운동을 한다. 관성계 상황이고 **수직항력 = 몸무게**이다.
(b) 엘리베이터가 위로 가속되는 상황에서 관성력은 중력과 같은 방향으로 작용을 한다.
수직항력 = 중력 + 관성력
(c) 엘리베이터가 아래로 가속되는 상황에서 관성력은 중력과 반대 방향으로 작용한다.
수직항력 = 중력 − 관성력
(d) 엘리베이터가 아래로 자유낙하 하는 상황으로 무중력 상태라고 한다.
수직항력 = 중력 − 관성력(중력) = 0

예제 **4 가속 좌표계, 유효중력 가속도, 관성좌표계**

그림 (가)는 엘리베이터 안에서 시간 $t=0$일 때 공을 연직 위로 던지는 영희와 지면에 정지한 철수를 나타낸 것이다. 엘리베이터 안에 정지한 영희의 좌표계에서 공의 초기 속력은 4m/s이고, 공이 던져진 위치는 엘리베이터 안에 고정된 점 P이다. 그림 (나)는 철수의 좌표계에서 연직 아래 방향으로 등가속도 운동을 하는 엘리베이터의 속력 v를 영희가 공을 던진 순간부터 시간 t에 따라 나타낸 것이다.

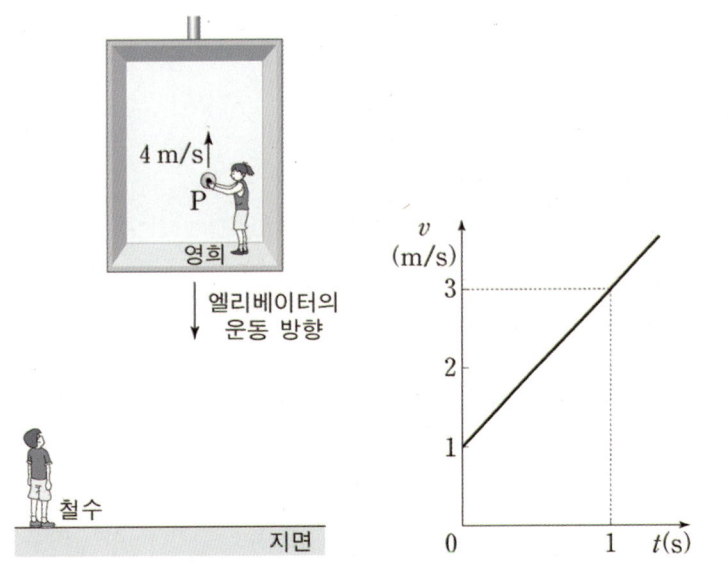

공이 다시 P로 돌아올 때 t는? (단, 공기의 저항은 무시하고, 중력 가속도의 크기는 10m/s^2이다.)

① $\dfrac{2}{3}$s ② $\dfrac{4}{5}$s ③ 1s

④ $\dfrac{6}{5}$s ⑤ $\dfrac{4}{3}$s

02 뉴턴의 운동법칙 — 정답 및 해설

1 (1) $\tan(30°) = \mu_s$, $\therefore \mu_s = \dfrac{\sqrt{3}}{3}$

(2) (가)에서 운동 방정식 $F = ma$

$mg\sin(30°) - f_k = m\left(\dfrac{g}{10}\right)$

$\rightarrow \dfrac{1}{2}mg - f_k = \dfrac{1}{10}mg$

$\rightarrow \therefore f_k = \dfrac{2}{5}mg$

(3) (나)에서 운동 방정식 $F = ma$

$2mg - (mg\sin(30°) + f_k) = (2m+m)a$

$\rightarrow 2mg - \left(\dfrac{1}{2}mg + \dfrac{2}{5}mg\right) = 3ma$

$\rightarrow \therefore a = \dfrac{11}{30}mg$

2 $\ell_0 - \ell = \dfrac{Mg}{k}$

용수철과 물체가 연결 된 경우에는 물체가 정지된 경우에는 힘의 평형으로 접근한다. 그러나 용수철과 물체가 연결된 상황에서 물체가 운동하는 경우에는 역학적 에너지 보존법칙, 주기운동으로 접근한다.

3 $A_0/2$

4 $t = 1\sec$

▶ 영희의 좌표계 (가속 좌표계)

(ⅰ) v–t 그래프 기울기:

가속도 $(a) = \dfrac{\Delta v}{\Delta t} = \dfrac{2}{1} = 2\,(m/s^2)$

(ⅱ) 유효중력가속도 $(g_{eff}) = g - a = 8\,(m/s^2)$

(ⅲ) 연직상방 운동: 최고점까지 걸린 시간

$t = \dfrac{v_0}{g_{eff}} = \dfrac{4}{8} = \dfrac{1}{2}(s)$

다시 P점으로 돌아올 때 걸린 시간 $\therefore T = 2t = 1(s)$

▶▶ 철수의 좌표계 (관성 좌표계)

(ⅰ) P점의 변위: $S = v_0 t + \dfrac{1}{2}(a)t^2 = 1t + (1)t^2$ ← 엘리베이터가 연직 아래 처음속력이 $1m/s$이고, 가속도는 $2m/s^2$이다.

(ⅱ) 공의 변위: $S = (-)v_0 t + \dfrac{1}{2}(g)t^2 = -3t + (5)t^2$ ←

공은 연직 위쪽(상방)으로 $4m/s$지만, 엘리베이터가 연직 아래(하방)로 $1m/s$이다. 그래서 연직 위쪽(상방)으로 $3m/s$이다. 그리고 공은 중력장의 운동으로 가속도는 $g = 10m/s^2$으로 일정하다. P점의 변위를 구하는 식에서 연직 아래(하방)쪽 방향을 (+)로 정의를 했기 때문에, 연직 위쪽(상방)을 (-)로 정의한다.

(ⅲ) P점의 이동거리 = 공의 변위

$1t + (1)t^2 = -3t + (5)t^2$ $\therefore t = 1\sec$

▶▶▶ 철수의 좌표계 (관성 좌표계)의 다른 풀이

등가속도 운동의 변위 = 평균속도 × 시간

평균속도 $\bar{v} = \dfrac{v_0 + v}{2}$

P점의 변위 = 공의 변위

$\dfrac{1 + (1+2t)}{2} = \dfrac{-3 + (-3+10t)}{2}$ $\therefore t = 1\sec$

참고 1 용수철의 양렬 연결에서 힘의 작용에 대한 해석

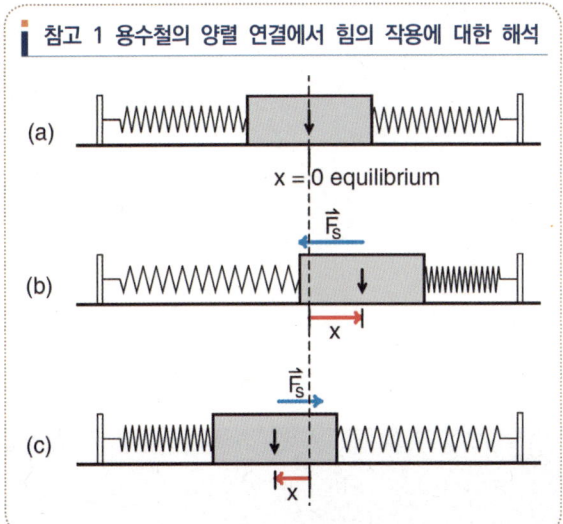

참고 3 수평면에서 자동차안에서의 관성력

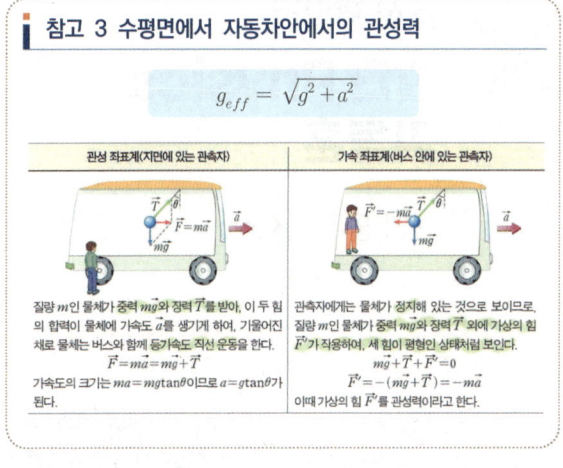

참고 2 기출에 등장하는 장력에 대한 그림

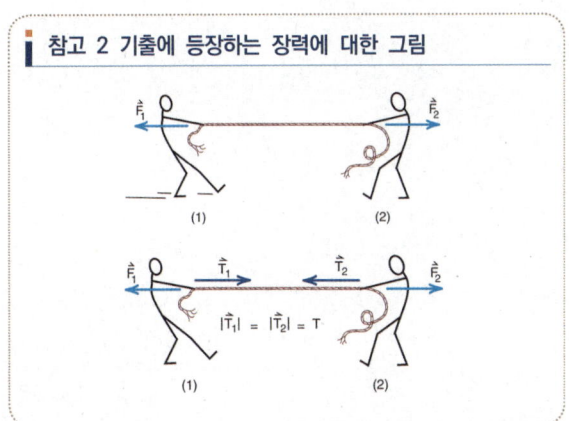

참고 4 원운동에서 관성력(원심력(Centrifugal force))

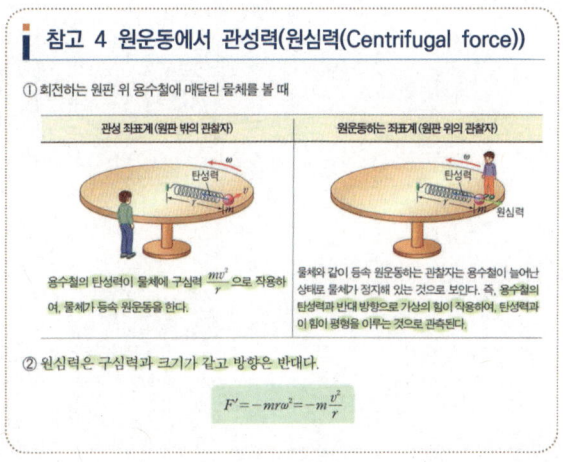

조선 제일검
방탄 Physics
김동훈 ─────

편입 물리학 Bible

제 3 장

일, 에너지, 운동량
(Work, Energy and Linear Momentum)

03 일, 에너지, 운동량
(Work, Energy and Linear Momentum)

개념지도

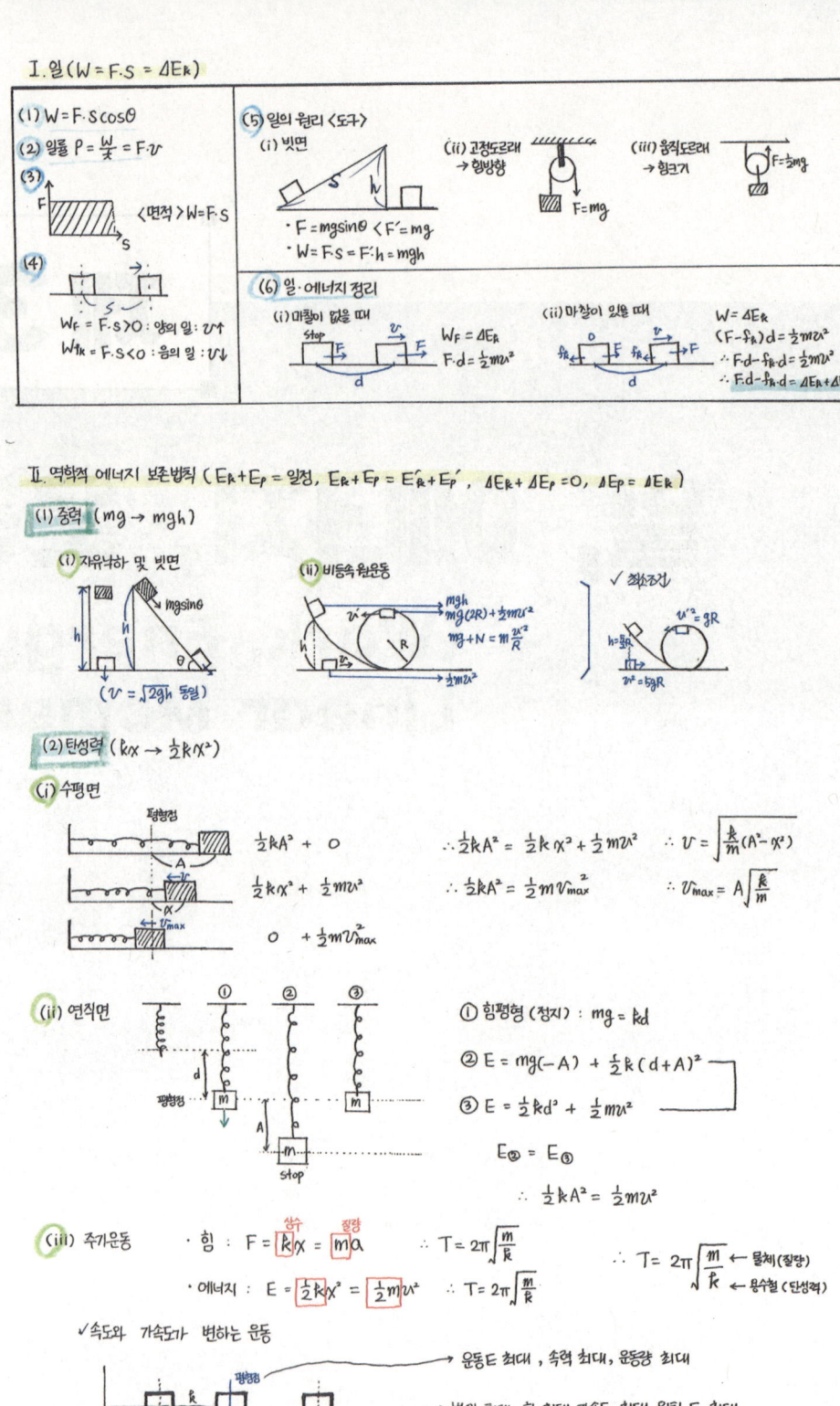

III 운동량 보존 법칙

(1) 충격량 = 운동량의 변화량 = 충돌력 × 충돌시간
$$I = \Delta P = F \cdot \Delta t$$

(2) 운동량 보존 법칙 ($\Sigma F_{외력}=0$, 작용반작용, P_{total} = 일정)

(i) 1차원 충돌

	P	E_k	e
(완전) 탄성충돌	O	O	e=1
비탄성 충돌	O	×	0<e<1
완전 비탄성 충돌	O	×	e=0

반발계수 $e = \dfrac{v_2' - v_1'}{v_1 - v_2}$

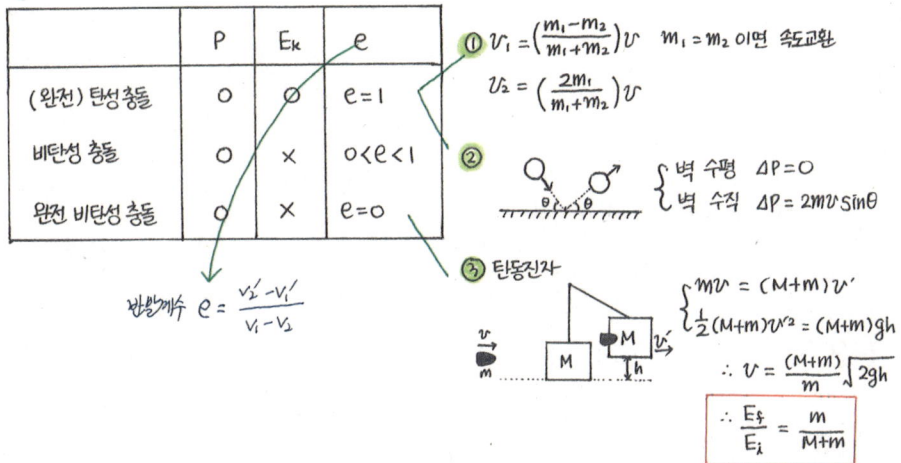

① $v_1 = \left(\dfrac{m_1 - m_2}{m_1 + m_2}\right)v$ $m_1 = m_2$ 이면 속도교환
$v_2 = \left(\dfrac{2m_1}{m_1 + m_2}\right)v$

② 벽 수평 $\Delta P = 0$
벽 수직 $\Delta P = 2mv\sin\theta$

③ 탄동진자
$\begin{cases} mv = (M+m)v' \\ \dfrac{1}{2}(M+m)v'^2 = (M+m)gh \end{cases}$

$\therefore v = \dfrac{(M+m)}{m}\sqrt{2gh}$

$\therefore \boxed{\dfrac{E_f}{E_i} = \dfrac{m}{M+m}}$

(ii) 2차원 충돌

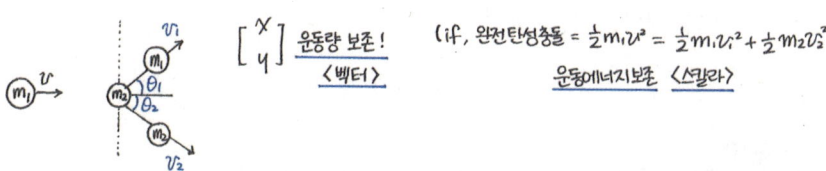

$\begin{bmatrix} x \\ y \end{bmatrix}$ 운동량 보존! <벡터>

(if, 완전탄성충돌 $\dfrac{1}{2}m_1v^2 = \dfrac{1}{2}m_1v_1^2 + \dfrac{1}{2}m_2v_2^2$
운동에너지보존 <스칼라>)

(iii) 분리

$P_i = 0$ $P_f = 0$

$\begin{cases} m = 1:3 \\ v = 3:1 \\ E_k = 3:1 \end{cases}$

[cf) 두 물체 충돌시 걸린 시간 ($v_1 > v_2$)

$t = \dfrac{\text{두 물체 떨어진 거리}}{\text{상대속도}} = \dfrac{d}{|v_1 - v_2|}$]

개념확인

1 일 (일률) – 스칼라 물리량

1-1 일: 일의 정의 ($W = F \cdot s = Fs\cos\theta$)
일의 크기와 부호 결정하기 (양의 일, 음의 일, 일이 0인 경우)
(힘–거리) 그래프: 면적 & 기울기

1-2 일–에너지 정리: $W = \Delta E_k$
마찰력이 한 일: $Fd - f_k d = \Delta E_p + \Delta E_k$
→ $Fd = \Delta E_p + \Delta E_k + f_k d$
→ $E_p + E_k - f_k d = E_p' + E_k'$

1-3 일률: 일률의 정의, 평균일률($\frac{W}{t}$)과 순간일률(Fv)에 대한 공식 이해

1-4 일의 원리 (빗면, 지렛대, 도르래 와 같은 도구의 활용)
일과 에너지의 관계 파악

2 역학적 에너지 보존법칙 – 스칼라 물리량

2-1 운동에너지 $E_k = \frac{1}{2}mv^2$
물체가 받은 합력이 한 일은 운동에너지의 변화량과 같다. ($W = \Delta E_k$)

2-2 위치에너지(E_p): 중력에 의한 위치에너지(mgh) ($-G\frac{Mm}{r}$)
탄성위치에너지($\frac{1}{2}kx^2$)

2-3 역학적 에너지 보존: 중력의 역학적 에너지 보존법칙
탄성력의 역학적 에너지 보존법칙

3 운동량 보존법칙 – 벡터 물리량

3-1 운동량과 운동량의 변화량: 운동량 ($\vec{p} = m\vec{v}$)
운동량의 변화량 ($\Delta p = m\Delta v$)

3-2 충격량 = 운동량의 변화량: ($I = Ft = \Delta p$), ($I = Ft = mv - mv_0$)
충격력과 충돌 시간

3-3 (힘-시간) 그래프: 면적 (충격량=운동량의 변화량)

3-4 운동량 보존의 법칙: ($m_A v_A + m_B v_B = m_A v_A{'} + m_B v_B{'}$)
$\langle \sum F_{ext} = 0, 작용 - 반작용, p_{total} = 일정 \rangle$

3-5 충돌의 구분: 반발계수의 정의와 공식($e = \dfrac{v_2{'} - v_1{'}}{v_1 - v_2}$,
$e = \dfrac{충돌 후의 서로 멀어지는 속도}{충돌 전의 서로 가까워지는 속도}$),
충돌의 종류(반발계수, 운동량 보존, 운동에너지 보존)

3-6 운동량이 보존되는 유형: 충돌 & 분열
충돌: 탄성충돌(e = 1), 비탄성충돌(0 < e < 1), 완전비탄성충돌(e = 0)
분열: 한 물체가 두 물체로 분열, 속도 v로 운동하던 물체의 분열

3-7 2차원 충돌: 운동량 보존: x축, y축 구별 – 벡터 물리량
(완전탄성 충돌인 경우): 운동 에너지 보존법칙 – 스칼라 물리량

3-8 질량이 같은 두 물체의 탄성충돌
1차원 충돌: 속도 교환
2차원 충돌: 충돌 후 두 물체의 각은 90°

3-9 벽과의 충돌: $e = -\dfrac{v'}{v}$
바닥과의 충돌: $e = \sqrt{\dfrac{h'}{h}}$

I. 일

1 일 (Work)

일, 에너지, 전류, 압력 이렇게 4가지는 헷갈리기 쉬운 스칼라 물리량이다.

B C A P Background

스칼라 곱 (·)	벡터 곱 (×)
$\vec{A} \cdot \vec{B} = \vec{B} \cdot \vec{A} = |\vec{A}||\vec{B}|\cos\theta$	$|\vec{A} \times \vec{B}| = |\vec{A}||\vec{B}|\sin\theta$

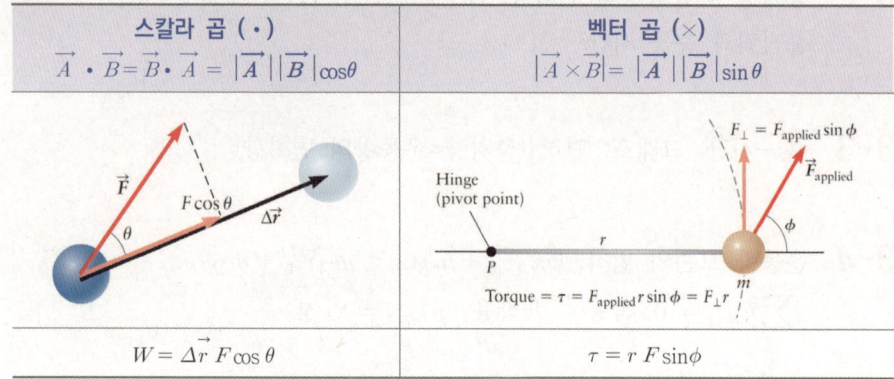

| $W = \Delta\vec{r}\, F\cos\theta$ | $\tau = r\,F\sin\phi$ |

B C A P Concept

$$W = \vec{F} \cdot \vec{s} = Fs\cos\theta$$

일의 단위
$1J = 1N \times 1m = 1N \cdot m (= kg \cdot m^2/s^2)$

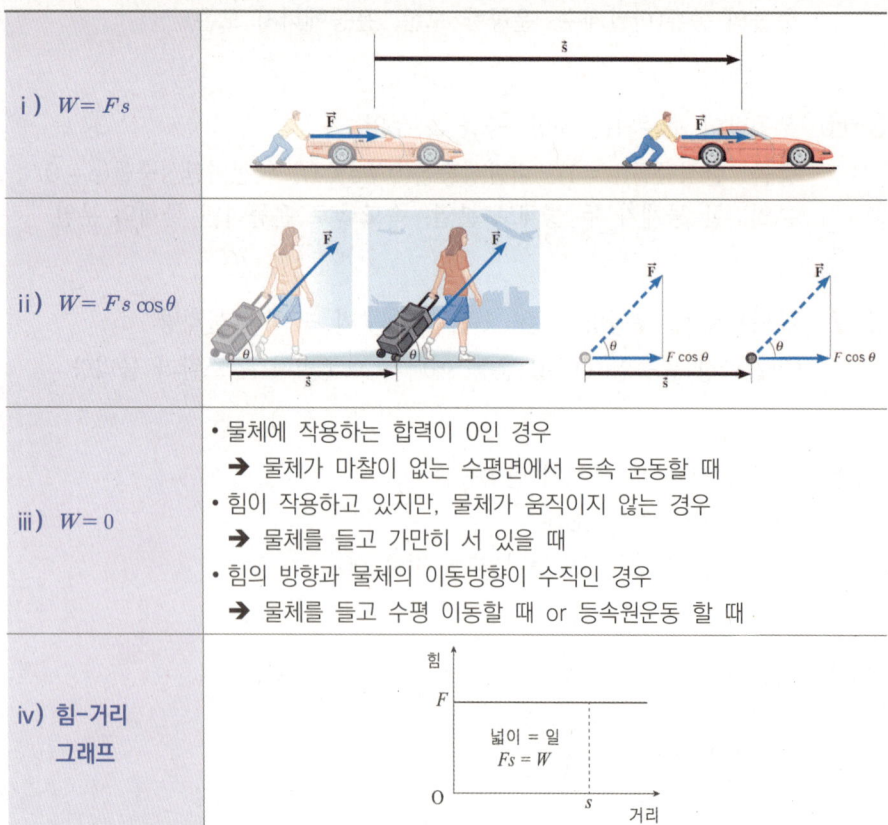

i)	$W = Fs$	
ii)	$W = Fs\cos\theta$	
iii)	$W = 0$	• 물체에 작용하는 합력이 0인 경우 → 물체가 마찰이 없는 수평면에서 등속 운동할 때 • 힘이 작용하고 있지만, 물체가 움직이지 않는 경우 → 물체를 들고 가만히 서 있을 때 • 힘의 방향과 물체의 이동방향이 수직인 경우 → 물체를 들고 수평 이동할 때 or 등속원운동 할 때
iv)	힘-거리 그래프	넓이 = 일 $Fs = W$

B C A P Applications

(1) 양의 일 & 음의 일 & 일 = 0

i) 양의 일 ➜ 운동 에너지 증가	ii) 음의 일 ➜ 운동 에너지 감소	iii) 일 = 0 ➜ 운동 에너지 일정
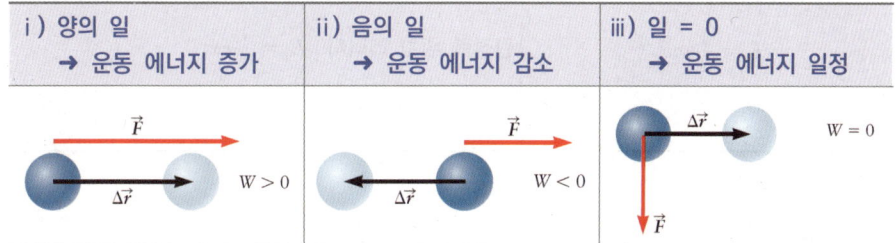		

(2) 일의 원리: 적은 힘으로 동일한 일을 한다.

i) 직접 들어 올릴 때: ➜ $W_1 = F_1 h = mgh$	ii) 빗면을 따라 들어 올릴 때: $h = L \sin\phi$ ➜ $W_2 = F_2 L = (mg\sin\phi) L = mgh$
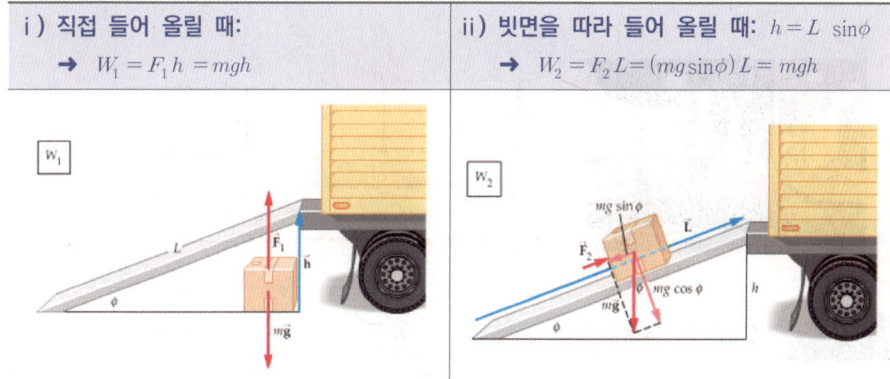	

(3) 일–에너지 정리

i) 수평면 위에서 속력 v_0로 운동하는 질량이 m인 물체가 일정한 힘 F를 받아 거리 s만큼 이동하여 속력이 v가 되었다면, $v^2 - v_0^2 = 2as$ 에 의해서 $F = ma = m \cdot \dfrac{v^2 - v_0^2}{2s}$ 이다.

$$W = F \cdot s = \frac{1}{2} mv^2 - \frac{1}{2} mv_0^2$$

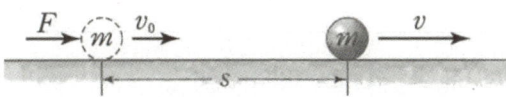

ii) **일–에너지 정리**: 물체에 작용한 힘이 한 일은 운동에너지의 변화량과 같다.

$$W = \Delta E_K$$

PHYSICSTORY |필수이론|

(4) 에너지 (Energy): 일을 할 수 있는 능력

ⅰ) 운동에너지(Kinetic energy) K	ⅱ) 위치에너지(potential energy), U
$E_k = \dfrac{1}{2}mv^2$	중력 위치 에너지: $E_p = mgh$ or $E_p = \dfrac{-GMm}{r}$ 탄성력 위치 에너지: $E_p = \dfrac{1}{2}kx^2$ 전기 위치 에너지: $U(E_p) = qV$ or $U = \dfrac{1}{4\pi\epsilon_0}\dfrac{Qq}{r}$

에너지 환산 관계
- 1cal = 4.2J
- 1Wh = 3600J
- 1eV = 1.6×10^{-19} J

BCAP Problems

예시 (양의 일 & 음의 일)에 대해서 설명을 하시오.

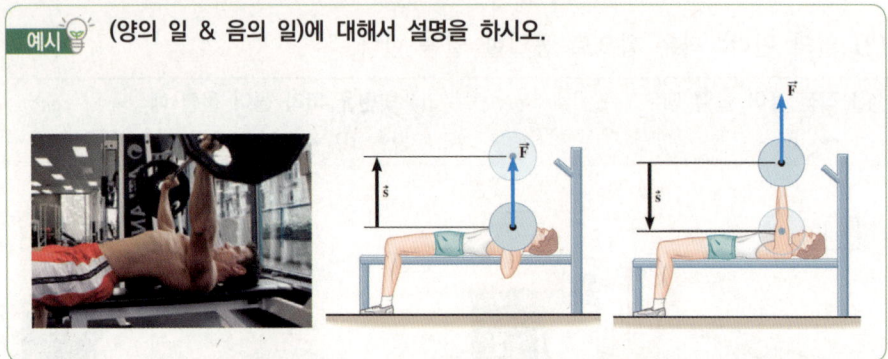

사람은 역기에 작용한 힘의 방향은 위쪽 방향이다.
가운데 그림에서 사람이 역기에 양의 일을 했고, 마지막 그림에서 사람이 역기에 음의 일을 했다.

예제 1 그래프 면적의 의미

오른쪽 그래프는 어떤 선형 고분자의 한 끝을 고정하고 다른 끝을 당길 때 선형 고분자의 늘어난 길이 x에 대한 당기는 힘 F의 크기를 나타낸 것이다. A, B, C는 각각 x의 구간을 나타낸다.

B에서 F는 양(+)의 일을 했는가? 음(−)의 일을 했는가?

예제 2 중력이 한 일의 크기는? (일의 원리)

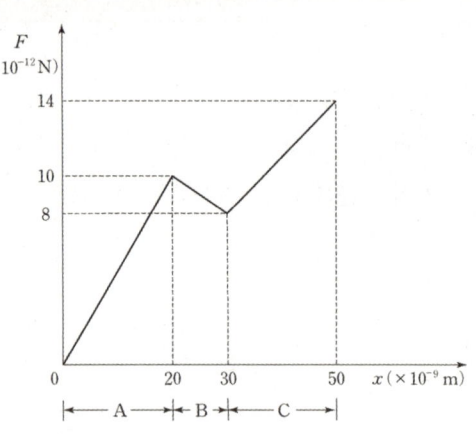

58 방탄물리 필수이론+예상문제

2 일률(Power)

B>C>A>P Background **B>C>A>P** Concept **B>C>A>P** Applications

같은 양의 일을 하는 데는 빨리할 수도 있고 천천히 할 수도 있다. 이와 같이 일을 하는 정도, 즉 단위 시간당 하는 일을 일률(Power)이라 한다.
9장 직류회로에서 (소비)전력은 역학에서 일률과 같은 의미이다.

$$P = \frac{W}{t} = \frac{Fs}{t} = \frac{Fvt}{t} = Fv$$

일률의 단위
W(Watt, 와트)가 사용되며, 1W는 1초 동안에 1J의 일을 하는 일률이다.
$$1W = \frac{1J}{1s}$$

B>C>A>P Problems

예제 3 등가속도 운동, 일률

그림과 같이 수평 직선 상에서 질량 1000kg인 물체가 크기와 방향이 일정한 합력 F에 의해 6초 동안 2m/s에서 5m/s로 가속되었다.

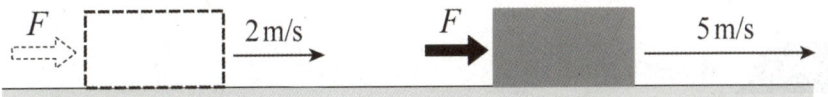

이에 대한 질문을 답하시오.

(1) 6초 동안 물체의 이동 거리는?

(2) F의 크기는?

(3) 물체의 속력이 3 m/s일 때, F에 의한 (순간)일률은?

(4) 물체의 속력이 3 m/s일 때까지 F에 의한 (평균)일률은?

3. 마찰력이 한 일

B>C>A>P Background **B>C>A>P** Concept **B>C>A>P** Applications

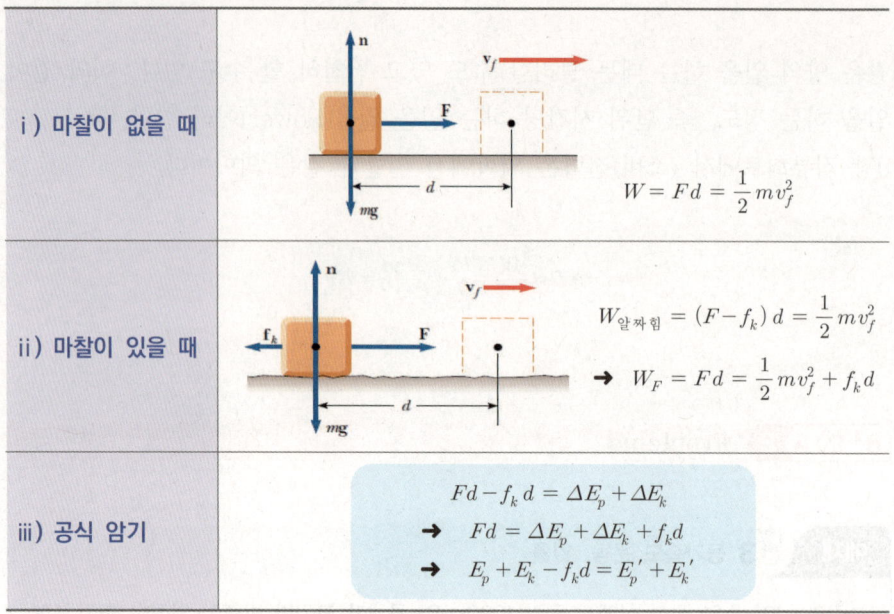

i) 마찰이 없을 때	$W = Fd = \frac{1}{2}mv_f^2$
ii) 마찰이 있을 때	$W_{알짜힘} = (F - f_k)d = \frac{1}{2}mv_f^2$ → $W_F = Fd = \frac{1}{2}mv_f^2 + f_k d$
iii) 공식 암기	$Fd - f_k d = \Delta E_p + \Delta E_k$ → $Fd = \Delta E_p + \Delta E_k + f_k d$ → $E_p + E_k - f_k d = E_p' + E_k'$

B>C>A>P Problems

예제 4 운동마찰력이 한 일

그림은 경사각이 30°인 경사면에서 질량이 m인 물체를 가만히 놓았을 때 물체가 마찰이 없는 면과 마찰이 있는 면을 따라 운동하다가 정지한 것을 나타낸 것이다. 물체가 정지한 위치로부터 높이 h인 지점에서 물체가 출발하였고, 높이 $\frac{3}{4}h$인 지점에서 마찰면이 시작된다. 마찰면과 물체 사이의 운동마찰 계수는 μ이다.

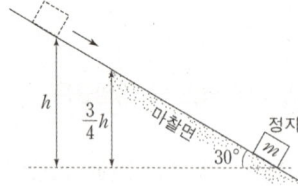

다음 질문에 답하시오. (단, 중력가속도는 g이고, 물체의 크기와 공기 저항은 무시한다.)

(1) 물체의 높이가 $\frac{3}{4}h$일 때, 물체의 운동 에너지는?

(2) 물체의 속력이 최대인 높이는?

(3) 마찰계수 (μ)?

II. 역학적 에너지 보존법칙 (Conservation of mechanical energy)

물체가 운동할 때 마찰이나 저항이 작용하지 않으면, 물체의 역학적 에너지의 총합은 항상 일정하게 보존된다.

$$E = E_k + E_p = 일정 \text{(운동 에너지 + 위치 에너지 = 역학적 에너지)}$$

아래 그림과 같이 운동하는 물체의 위치가 변할 때 운동 에너지와 위치에너지는 서로 전환된다. 물체가 아래로 내려가면 위치 에너지가 감소하고 운동 에너지가 증가하는데, 이때 증가한 운동 에너지의 양과 감소한 위치 에너지의 양은 같다. 물체가 올라갈 때에도 감소한 운동 에너지의 양만큼 위치 에너지가 증가한다. 이와 같이 역학적 에너지가 전환 될 때 전체의 양은 항상 일정하게 보존된다.

> **TIP**
> 역학적 에너지 보존 법칙의 다양한 표현식
> $E_k + E_p = $ 일정
> $E_k + E_p = E_k' + E_p'$
> $\triangle E_k + \triangle E_p = 0$
> $\triangle E_p = \triangle E_k$

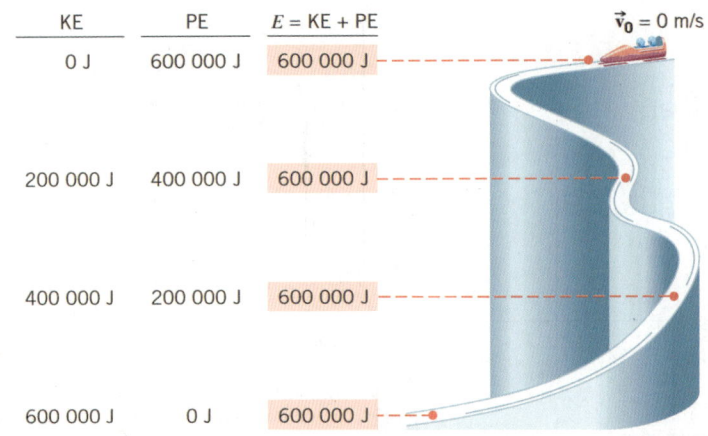

참고 〈보존력(Conservative force)과 위치에너지〉

중력, 탄성력과 같이 어떤 지점에서 다른 지점까지 물체의 위치가 변할 때 힘의 한 일이 두 점의 위치만으로 결정되고 도중의 운동 경로와는 관계없는 힘을 보존력이라고 한다. 보존력에서만 위치에너지를 정의할 수 있다. 위치 에너지는 열역학에서 **상태함수**와 같은 의미이다. 그리고 임의의 닫힌 경로에 대해 보존력이 해준 일도 0이 된다.

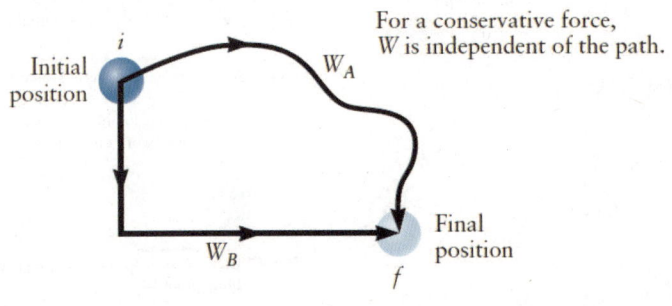

제3장: 일, 에너지, 운동량

PHYSICSTORY |필수이론|

1 중력의 역학적 에너지 보존법칙〈Conservation of Total Mechanical Energy of Gravitational Force with Constant g〉

B>C>A>P Background

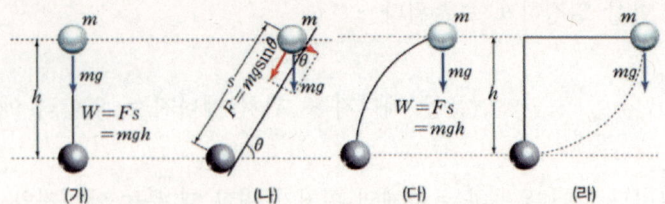

(가), (나), (다), (라)에서 중력이 한 일은 mgh로 모두 동일하다.

B>C>A>P Concept   B>C>A>P Applications

속력 구하기

i) 자유 낙하 ∴ $v = \sqrt{2gh}$	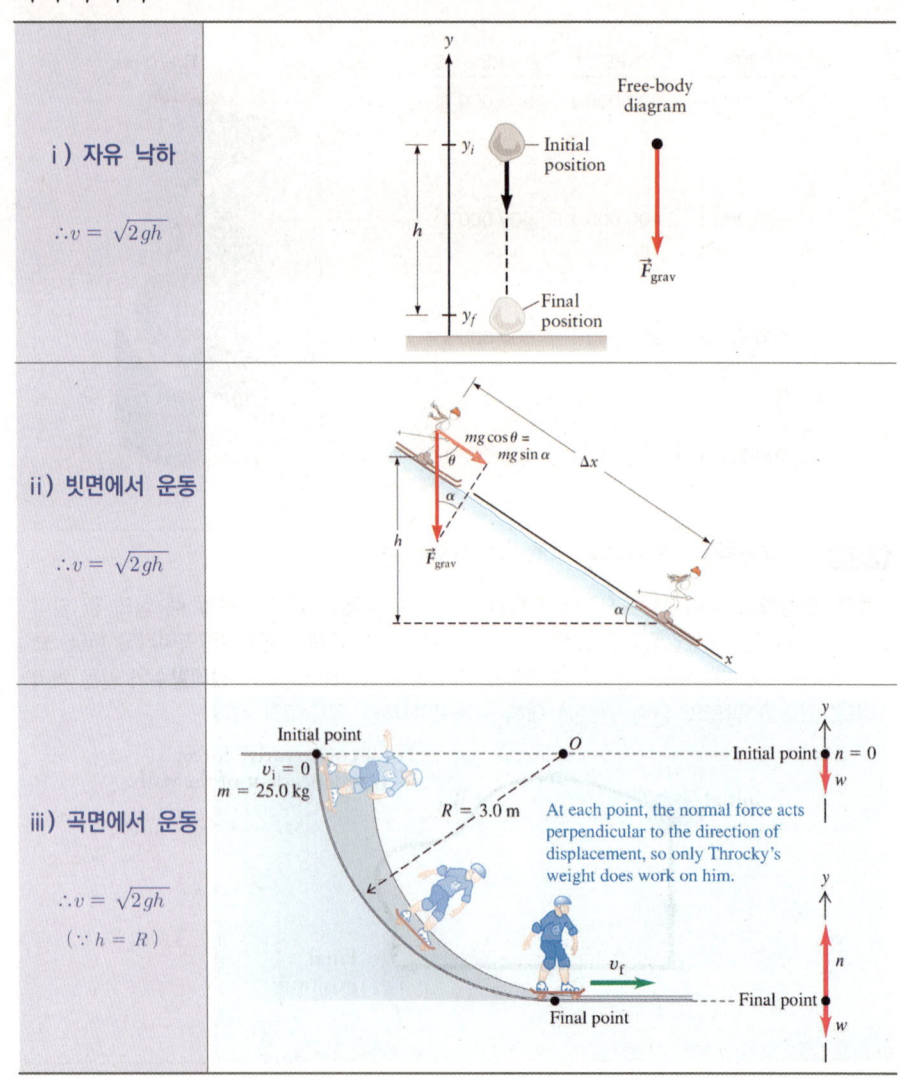
ii) 빗면에서 운동 ∴ $v = \sqrt{2gh}$	
iii) 곡면에서 운동 ∴ $v = \sqrt{2gh}$ ($\because h = R$)	

B>C>A>P Problems

예시 중력의 역학적 에너지 보존법칙에 대한 그래프 개형

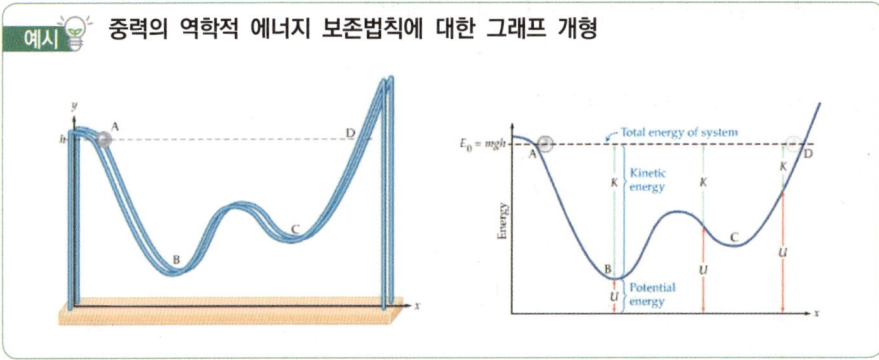

예제 5 종단속력, 역학적 에너지 보존법칙

그림과 같이 스카이다이버가 곡선 경로 상의 점 P, Q, R를 따라 낙하하고 있다. 스카이다이버는 종단 속력에 도달하여 P에서 Q까지 등속 직선 운동하며 떨어진 후 낙하산을 펴고 내려온다. 스카이다이버의 운동에 대해 다음 질문에 답하시오.

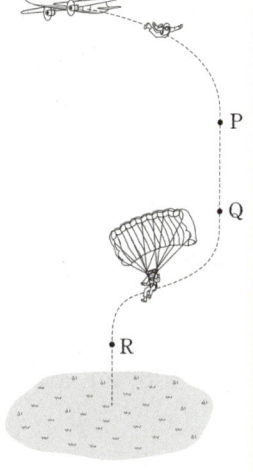

(1) P에서 R까지 변위의 크기는 이동 거리와 비교하면?

(2) P에서 Q까지 스카이다이버에 작용하는 알짜힘은?

(3) P에서 Q까지 역학적 에너지 보존이 되지 않는 이유는?

예제 6 자유낙하, 비스듬히 던진 물체의 운동, 역학적 에너지 보존법칙

그림은 물체 A를 수평면으로부터 높이 h인 지점에서 가만히 놓는 순간, 물체 B를 수평면에 대해 30°의 각으로 속력 v_0으로 던지는 것을 나타낸 것이다. A, B는 질량이 서로 같고, 수평면에 동시에 도달한다.

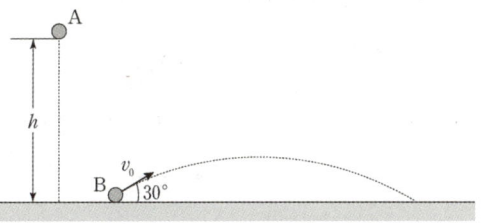

다음 질문에 답하시오. (단, 중력 가속도는 g이고, 물체의 크기와 공기 저항은 무시한다.)

(1) v_0는?

(2) A와 B가 운동하는 동안 역학적 에너지는?

(3) A와 B가 수평면에 도달할 때의 속력은?

2. 탄성력의 역학적 에너지 보존법칙〈Conservation of Total Mechanical Energy of Elastic Force〉

B>C>A>P Background

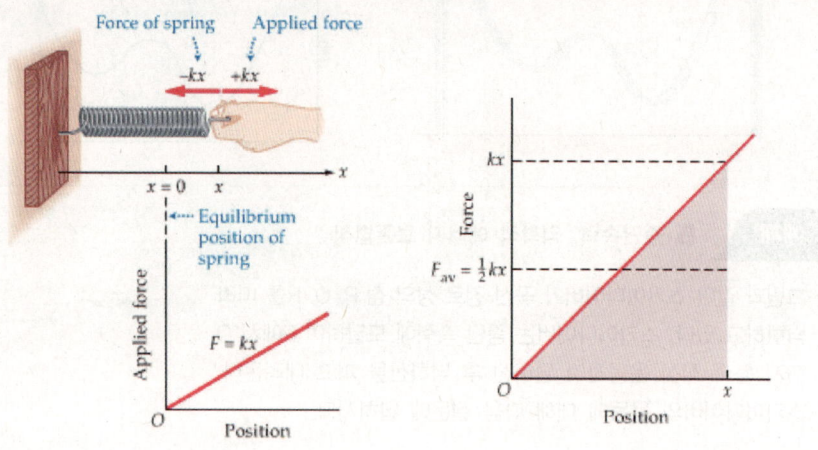

B>C>A>P Concept   B>C>A>P Applications   B>C>A>P Problems

- 탄성력의 위치에너지가 모두 운동에너지로 전환이 되는 경우
  ⓒ = ⓓ
  $\frac{1}{2}kx_{\max}^2 = \frac{1}{2}mv_A^2$
  $\therefore v_A = x_{\max}\sqrt{\dfrac{k}{m}}$

- B에서는 탄성력의 위치에너지와 물체의 운동에너지의 크기가 동일한 경우
  ⓑ = ⓒ
  $\frac{1}{2}kx_{\max}^2 = \frac{1}{2}mv_B^2 + \frac{1}{2}kx_B^2$
  $\frac{1}{2}\left(\frac{1}{2}kx_{\max}^2\right) = \frac{1}{2}kx_B^2$
  $\therefore x_B = \dfrac{x_{\max}}{\sqrt{2}}$

(1) 수평면에서 운동

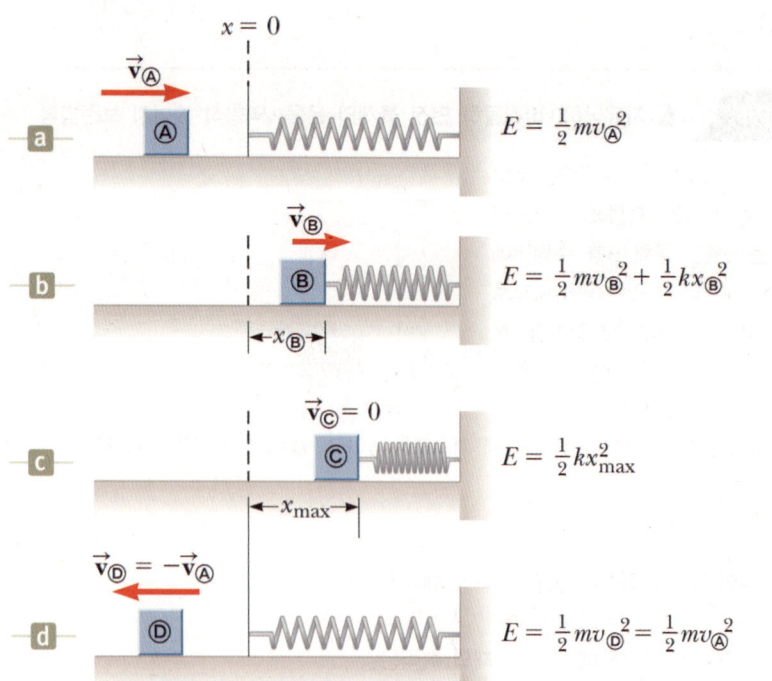

(2) 연직면에서 운동

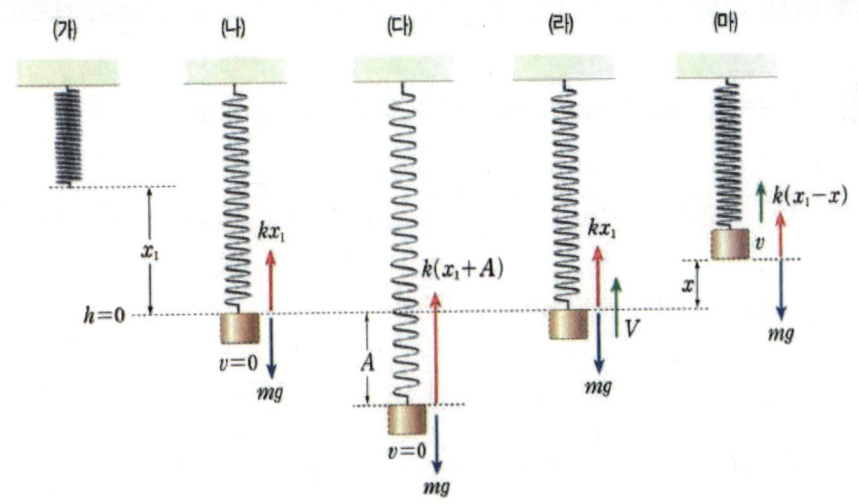

➡ (가) 용수철의 자연길이(원래 길이)

➡ (나) 힘의 평형 ← 평형점: 용수철의 원래 자연길이보다 늘어난 상태
$mg = kx_1$

➡ (다) = (라) 역학적 에너지 보존

$\frac{1}{2}k(x_1+A)^2 - mgA = \frac{1}{2}kx_1^2 + \frac{1}{2}mV^2$

➡ $\frac{1}{2}k(x_1^2 + 2x_1A + A^2) - mgA = \frac{1}{2}kx_1^2 + \frac{1}{2}mV^2$

➡ $\frac{1}{2}kx_1^2 + kx_1A + \frac{1}{2}kA^2 - mgA = \frac{1}{2}kx_1^2 + \frac{1}{2}mV^2$

➡ $\frac{1}{2}kA^2 = \frac{1}{2}mV^2$, ∴ $V = A\sqrt{\frac{k}{m}}$

각 위치에서의 힘과 역학적 에너지

(가) 용수철의 자연 길이
(나) 힘의 평형 위치
  탄성력의 위치에너지
  $\frac{1}{2}kx_1^2$
  힘의 평형 $mg = kx_1$
(다) $\frac{1}{2}k(x_1+A)^2 - mgA$
(라) $\frac{1}{2}kx_1^2 + \frac{1}{2}mV^2$
(마) $\frac{1}{2}k(x_1-x)^2 + mgx + \frac{1}{2}mv^2$

PHYSICSTORY |필수이론|

III 운동량 보존법칙 (Law of linear momentum conservation)

1 운동량(Linear momentum)과 충격량(Impulse)

BC**A**P Background **B**C**A**P Concept **B**C**A**P Applications

(1) 운동량(p): 물체의 운동 상태를 나타내는 물리량

$$p = mv \quad (\text{단위: } kg \cdot m/s)$$

(2) 충격량(I): 물체가 받은 충격의 정도를 나타내는 물리량

$$I = F\Delta t = \Delta p \quad (\text{단위: } N \cdot s)$$

(3) 힘-시간 그래프와 충격량

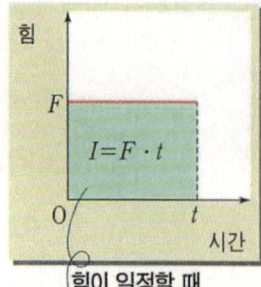
힘이 일정할 때
그래프 아래 넓이 Ft는 물체가 받은 충격량이다.

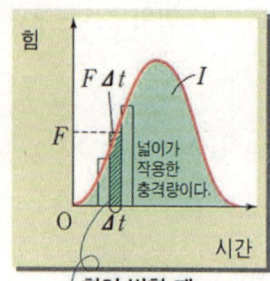
힘이 변할 때
짧은 시간 Δt 동안의 충격량을 모두 더한 $\Sigma F \cdot \Delta t$가 물체가 받은 전체 충격량이다.

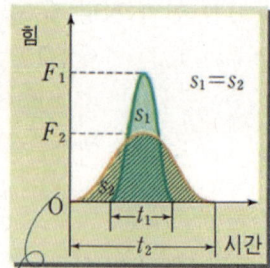
충격력과 충돌 시간의 관계
충격량이 일정한 경우

> **TIP**
> **충격력**
> 충돌에 의해 물체에 순간적으로 작용하는 힘 $\vec{F}$를 충격력이라고 하고, $\vec{F}$는
> $$\vec{F} = \frac{\Delta \vec{p}}{\Delta t} = \frac{\Delta(m\vec{v})}{\Delta t}$$
> $$= m\frac{\Delta \vec{v}}{\Delta t} = m\vec{a}$$
> 이다.
> $$\therefore \Delta \vec{p} = \vec{F}\Delta t = I$$
>
> 운동량의 변화량
> = 충격력 × 충돌시간
> = 충격량

예시 야구공이 충돌하는 순간 사진 & (F − t)그래프

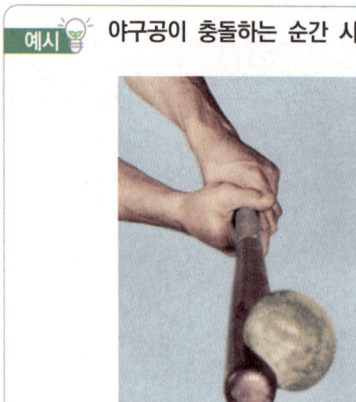
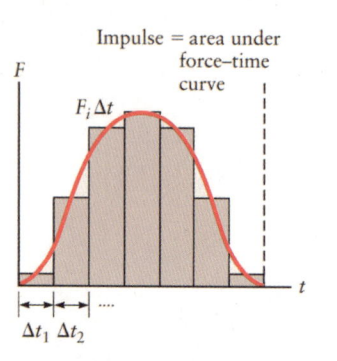

예시 충격량 = 운동량의 변화량 = 힘 × 시간

(1) 콘크리트 벽에 부딪칠 때(Δt는 짧고, F는 크다.)

(2) 짚더미에 부딪칠 때(Δt는 길고, F는 작다.)

두 상황 모두 처음 자동차 운동량의 크기와 마지막 자동차가 정지된 상황에서 운동량의 크기는 0으로 동일하다. 그러므로 운동량의 변화량이 두 상황에서 동일하다. 그래프의 면적(충격량, 운동량의 변화량)은 같다.

BCAP Problems

예제 7 역학적 에너지 보존법칙, 충격량=운동량의 변화량=힘*시간

그림 (가)는 마찰이 없는 수평면 위에서 질량 m인 물체 A가 수직면에 고정된 용수철상수 k인 용수철을 향해 일정한 속력 v_0로 운동하는 것을 나타낸 것이며, 그림 (나)는 A가 용수철과 접촉하는 순간부터 용수철로부터 받는 힘의 크기 F를 시간 t에 따라 나타낸 것이다. A는 용수철이 놓여 있는 직선상에서 운동한다.

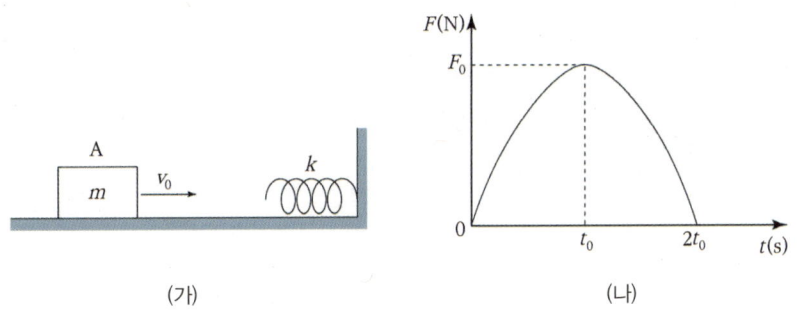

(가) (나)

다음 질문에 답하시오. (단 용수철은 후크의 법칙을 만족하며, 용수철의 질량과 공기의 저항은 무시한다.)

(1) 시간 t_0일 때 물체 A의 속력은?

(2) 시간 t_0일 때 용수철이 압축된 길이는?

(3) (나)에서 시간 축과 곡선이 만드는 면적은?

PHYSICSTORY |필수이론|

2 운동량 보존법칙

B C A P Background   **B C A P** Concept

(1) 운동량 보존법칙 정의

외부에서 힘이 작용하지 않을 때(힘의 평형), '충돌' 혹은 '분리' 전후 물체의 운동량의 합은 변하지 않는다.

> 상호 작용 전의 운동량의 총합 = 상호 작용 후의 운동량의 총합

(2) 두 물체의 충돌 시 운동량 보존법칙

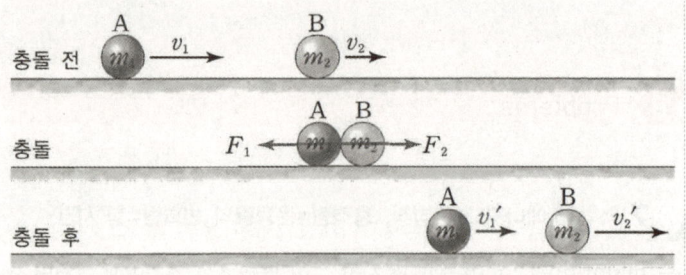

m_1 인 물체가 받은 충격량: $-F\Delta t = m_1 v_1' - m_1 v_1$

m_2 인 물체가 받은 충격량: $F\Delta t = m_2 v_2' - m_2 v_2$

> $m_1 v_1 + m_2 v_2 = m_1 v_1' + m_2 v_2'$

(3) 반발계수 (충돌계수, coefficient of restitution)

충돌 전과 충돌 후 상대 속도 크기의 비율을 반발 계수라고 하며, 이는 충돌에 의하여 반발되는 정도를 나타내는 **계수**이다.

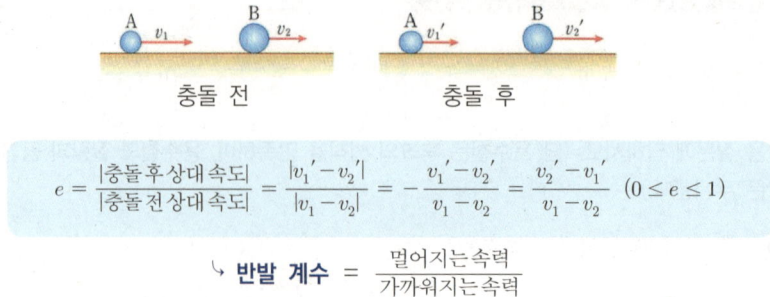

$$e = \frac{|충돌후 상대속도|}{|충돌전 상대속도|} = \frac{|v_1' - v_2'|}{|v_1 - v_2|} = -\frac{v_1' - v_2'}{v_1 - v_2} = \frac{v_2' - v_1'}{v_1 - v_2} \quad (0 \leq e \leq 1)$$

↳ 반발 계수 = $\dfrac{멀어지는 속력}{가까워지는 속력}$

탄성충돌 (elastic collision)	비탄성충돌 (inelastic collision)	완전 비탄성 충돌 (Completely inelastic collision)
$e = 1$	$0 < e < 1$	$e = 0$

TIP

운동량 보존법칙

$\sum F_{ext} = 0$,

< 작용 반작용 >

$p_{total} =$ 일정

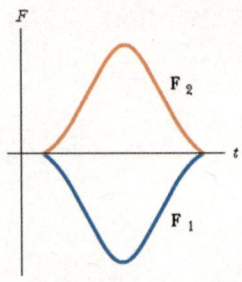

충돌시간, 충격력은 작용반작용으로 동일하다.

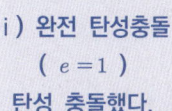 **Applications**

i) 완전 탄성충돌 ($e=1$) 탄성 충돌했다.	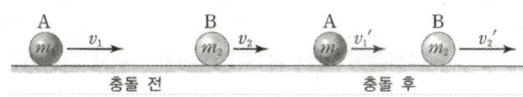 $m_1v_1 + m_2v_2 = m_1v_1' + m_2v_2'$ $\frac{1}{2}m_1v_1^2 + \frac{1}{2}m_2v_2^2 = \frac{1}{2}m_1v_1'^2 + \frac{1}{2}m_2v_2'^2$	
ii) 비 탄성충돌 ($0<e<1$) 충돌했다.	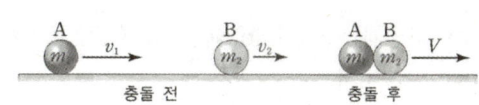 $m_1v_1 + m_2v_2 = m_1v_1' + m_2v_2'$ $\frac{1}{2}m_1v_1^2 + \frac{1}{2}m_2v_2^2 > \frac{1}{2}m_1v_1'^2 + \frac{1}{2}m_2v_2'^2$	
iii) 완전 비 탄성충돌 ($e=0$) 충돌 후 두 물체가 한 물체가 되었다.	$m_1v_1 + m_2v_2 = (m_1+m_2)V$ $\frac{1}{2}m_1v_1^2 + \frac{1}{2}m_2v_2^2 > \frac{1}{2}(m_1+m_2)V^2$	
iv) 2차원 충돌 (Collisons in Two Dimensions)	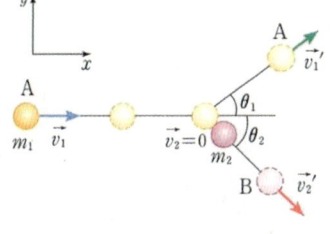 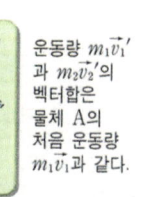 (ⅰ) 운동량 보존: x축 : $m_1v_1 = m_1v_1'\cos\theta_1 + m_2v_2'\cos\theta_2$ 　　　　　　　　y축 : $0 = m_1v_1'\sin\theta_1 - m_2v_2'\sin\theta_2$ (ⅱ) 운동 에너지 보존: $\frac{1}{2}m_1v_1^2 = \frac{1}{2}m_1v_1'^2 + \frac{1}{2}m_2v_2'^2$ (단, 탄성충돌에서만 운동에너지 보존)	
V) 분리 (separation)	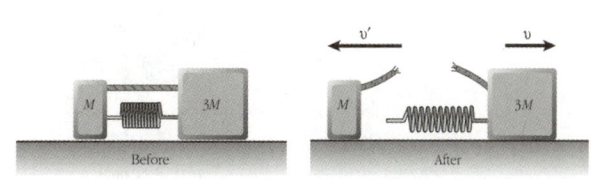	

	M	3M
질량	1	3
속력	3	1
운동 에너지	3	1

제3장 일, 에너지, 운동량

PHYSICSTORY |필수이론|

B>C>A>P Problems

예시 💡 완전 탄성충돌 상황 (정지한 물체와 완전 탄성충돌 하는 경우)

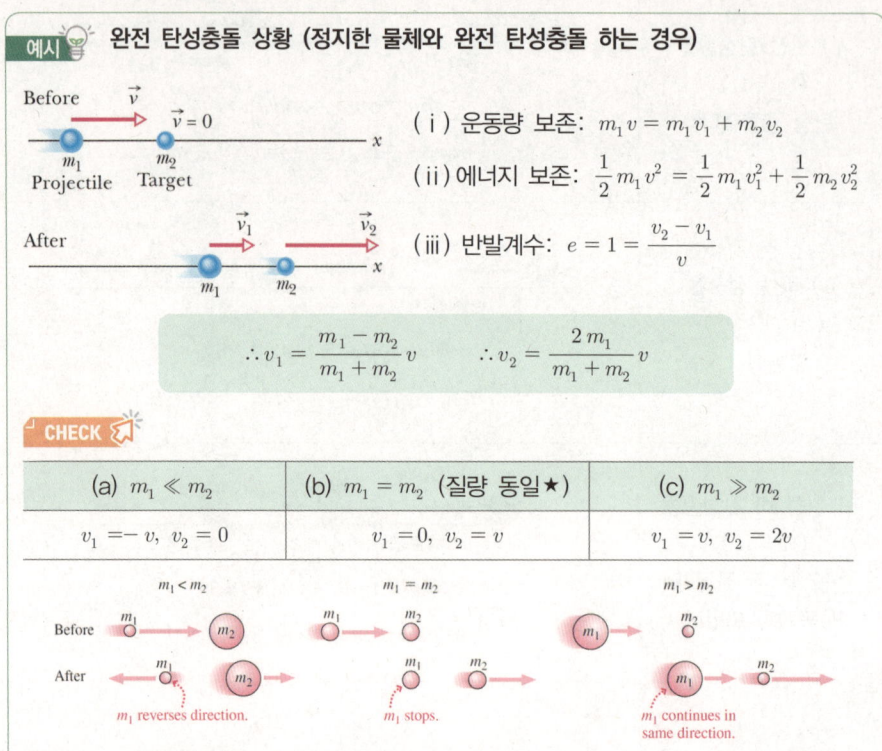

(i) 운동량 보존: $m_1 v = m_1 v_1 + m_2 v_2$

(ii) 에너지 보존: $\frac{1}{2} m_1 v^2 = \frac{1}{2} m_1 v_1^2 + \frac{1}{2} m_2 v_2^2$

(iii) 반발계수: $e = 1 = \dfrac{v_2 - v_1}{v}$

$$\therefore v_1 = \frac{m_1 - m_2}{m_1 + m_2} v \qquad \therefore v_2 = \frac{2 m_1}{m_1 + m_2} v$$

CHECK

(a) $m_1 \ll m_2$	(b) $m_1 = m_2$ (질량 동일★)	(c) $m_1 \gg m_2$
$v_1 = -v,\ v_2 = 0$	$v_1 = 0,\ v_2 = v$	$v_1 = v,\ v_2 = 2v$

(질량 동일★)
속도 교환

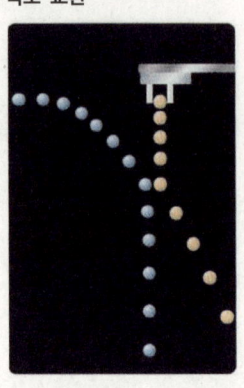

예시 💡 수평면에서 벽에 충돌하는 상황

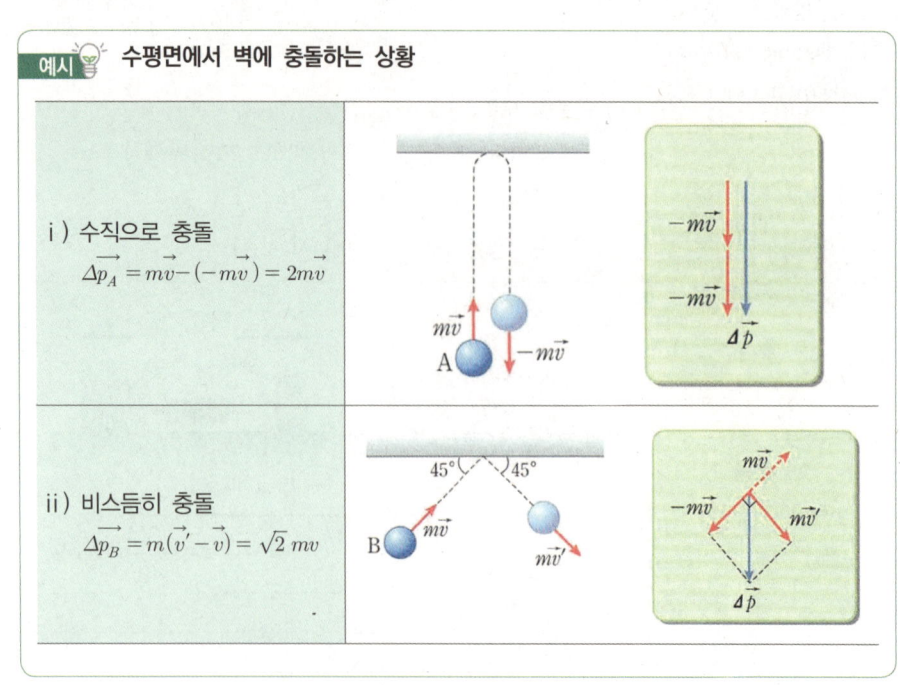

i) 수직으로 충돌
$\vec{\Delta p_A} = m\vec{v} - (-m\vec{v}) = 2m\vec{v}$

ii) 비스듬히 충돌
$\vec{\Delta p_B} = m(\vec{v'} - \vec{v}) = \sqrt{2}\, mv$

> **예시** 연직면에서 바닥에 충돌하는 상황

바닥에 충돌하는 경우 : 높이 h인 곳에서 공을 자유 낙하시키면 반복하여 튀어오르는 높이가 작아지면서 결국 정지한다.

- 반발 계수 : $e = \dfrac{|v'|}{|v|} = -\dfrac{v'}{v} = \dfrac{\sqrt{2gh'}}{\sqrt{2gh}} = \sqrt{\dfrac{h'}{h}}$
- 충돌 후 속도와 튀어오르는 높이 : $v' = -ev$, $h' = e^2 h$
- n번째 튀어오르는 높이 : $h_n = (e^2)^n h$ → $0^2 - v^2 = -2gh$

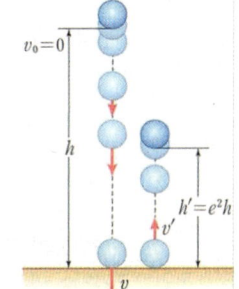

1. 공이 마루 위 $1m$ 높이에서 자유 낙하시켰더니 바닥과 충돌 후 $49cm$ 높이까지 튀어 올랐다. 이 때 공과 마루 사이의 반발계수(충돌계수)는?

   해설 바닥에 충돌하는 경우 반발계수(충돌계수) $e = \sqrt{\dfrac{h'}{h}}$ 이므로, $e = \sqrt{\dfrac{49}{100}} = 0.7$ 이다.

2. 공이 마루 위 $80cm$ 높이에서 자유 낙하하였다. 공과 마루 사이의 반발계수(충돌계수)가 0.5 일 때, 공이 첫 번째 튀어 오르는 높이는 몇 cm인가?

   해설 $h' = e^2 h$이므로 $h' = (0.5)^2 \times 80cm = 20cm$

> **예시** 탄동진자 (Ballistic pendulum)

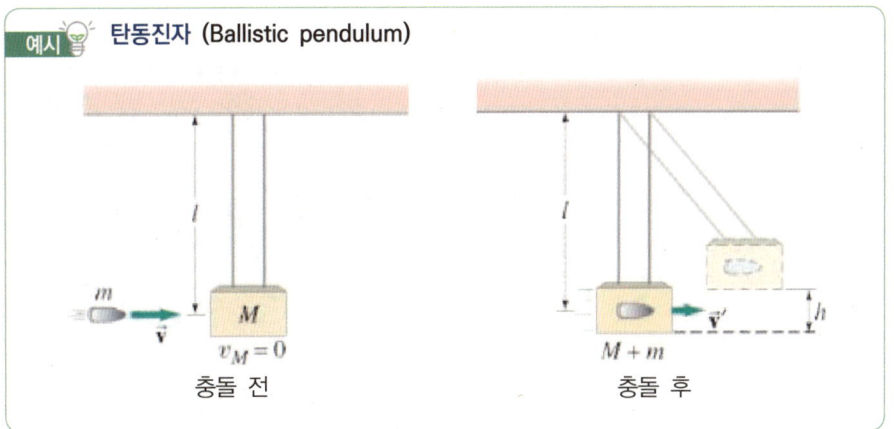

충돌 전   충돌 후

- 충돌 전 후: 운동량 보존 (완전 비탄성 충돌)
  $mv = (M+m)v'$
- 충돌 후: 역학적 에너지 보존(중력에 의한 역학적 에너지 보존)
  $\dfrac{1}{2}(M+m)v'^2 = (M+m)gh$
- 충돌 전 총알의 속도
  $v = \left(\dfrac{M+m}{m}\right)\sqrt{2gh}$
- 충돌 전 후 운동에너지의 비
  $\dfrac{E_{kf}}{E_{ki}} = \dfrac{m}{M+m}$

03 일, 에너지, 운동량

1 양의 일: B 구간에서는 용수철에서는 일어나는 현상이 아니고, 다만 그래프의 면적이 (+)값이므로 양의 일을 했다고 표현을 할 수 있다.

2 mgh 로 모두 동일

3 (1) 물체가 2m/s에서 5m/s로 가속되는 동안 일정한 합력이 작용하였기 때문에 등가속도 운동을 하였다고 볼 수 있다.

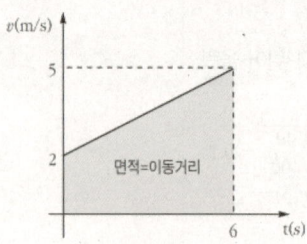

따라서 $s = \bar{v}t = (\dfrac{5\,m/s + 2\,m/s}{2}) \times 6s = 21m$

(2) 일 에너지 정리에 따라 힘 F에 의해 물체에 한 일은 물체의 운동에너지 변화량과 같다.

$W = \triangle E_k$, $F \cdot s = \dfrac{1}{2}m(v_f^2 - v_i^2)$

$F \cdot 21m = \dfrac{1}{2}1000kg[(5m/s)^2 - (2m/s)^2]$ ∴ F = 500N

(3) 일률 $P = \dfrac{W}{t} = F \cdot v$로 표현할 수 있다.

물체가 운동하는 동안 일정한 힘 F가 작용하였으므로
P = 500N × 3m/s = 1500W = 1.5kW

(4) P = 1.25kW

4 (1) $\dfrac{1}{4}h$만큼 내려왔으므로 위치에너지의 감소량은 $\dfrac{1}{4}mgh$이고, 운동에너지와 크기가 같다.

(2) 물체는 마찰면을 지나면서 속력이 일정하게 감소하였다고 볼 수 있으므로 $\dfrac{3}{4}h$일 때, 물체의 속력이 최대였다고 말할 수 있다.

(3) 마찰력의 크기

$F_{마찰력} = \mu mg\cos 30° = \dfrac{\sqrt{3}}{2}\mu mg$,

변위는 $s = \dfrac{\dfrac{3}{4}h}{\sin 30°} = \dfrac{3}{2}h$이다.

$mgh = \dfrac{\sqrt{3}}{2}\mu mg \times \dfrac{3}{2}h$ ∴ $\mu = \dfrac{4}{3\sqrt{3}}$

코멘트
$Fd - f_k d = \triangle E_P + \triangle E_K$
$\rightarrow 0 - (\mu mg\cos 30°)s = -(mgh) + 0$
∴ $mgh = (\mu mg\cos 30°)s$

마찰력은 음의 일을 하고, 중력의 위치에너지는 감소했다. 공식을 통해서 적용을 해도 동일한 결과를 유추할 수 있다.

5 (1) P점과 R점의 변위는 두 점을 직선으로 연결한 것이고, 이동거리는 P-Q-R을 지나는 실제 이동거리이다. 따라서 P점과 R점의 변위는 이동거리보다 작다. (∴ 변위 ≤ 이동거리)

(2) P점과 Q까지는 등속운동을 한다. 등속운동의 속력의 변화량은 0이고, 이에 따라 가속도는 0임을 알 수 있다. 가속도가 0이면, 물체에 작용하는 힘은 $F = ma$이므로 힘은 0이 될 것이다. 따라서 스카이다이버는 중력과 공기의 저항력이 평형상태를 이룬 상태에서 낙하하였다.

(3) 역학적 에너지가 보존되는지 확인하는 방법은 마찰로 손실되는 에너지가 있는지 살펴보면 된다. P점과 Q까지는 등속운동을 하는 반면, 위치에너지는 낙하하면서 줄어든다. 즉, 위치에너지는 감소하는 반면, 운동에너지는 그대로이다. 따라서 역학적 에너지가 감소하고 있음을 알 수 있다. 감소한 위치에너지는 공기의 저항력으로 인한 열에너지로 전환되었다.

6 (1) v_0와 h의 관계를 묻는 답이다. A와 B 두 물체 운동의 연결고리는 동시에 수평면에 도달한다는 것이다. 즉, A가 자유낙하 하는 시간과 B의 체공시간이 같다.

A의 자유낙하시간 $t_1 = \sqrt{\dfrac{2h}{g}}$

B의 체공시간 $t_2 = \dfrac{2v_0 \sin\theta}{g}$

$t_1 = t_2$이므로 $\sqrt{\dfrac{2h}{g}} = \dfrac{2v_0 \sin 30°}{g}$이고, $v_0 = \sqrt{2gh}$ 가 된다.

(2) 물체가 운동하는 동안 공기 저항은 무시한다고 하였으므로 역학적 에너지는 보존된다. 따라서 운동 시작 순간의 역학적 에너지를 구하면, 역학적 에너지 비교가 가능하다. 수평면의 높이를 $h = 0$인 기준점으로 잡으면

A의 처음 역학적 에너지 $= mgh$

B의 처음 역학적 에너지 $= \dfrac{1}{2}mv_0^2$

$\Rightarrow \dfrac{1}{2}m(\sqrt{2gh})^2 = mgh$ (ㄱ의 결과 이용)

따라서 운동하는 동안 역학적 에너지는 서로 같다.

(3) (2)에서 운동하는 동안 역학적 에너지가 동일하다고 하였으므로 수평면에 도달하였을 때, 운동 에너지도 서로 같아야 한다. (수평면에 도달하였을 때에는 동일한 위치에너지를 가지기 때문이다.) 두 물체의 질량은 서로 같으므로 수평면에 도달할 때의 속력은 서로 같다.

7 (1) 전체 충돌시간은 $2t_0$ 이므로, t_0 일 때는 물체가 용수철과 충돌을 하여 용수철이 압축되는 시간이고, 다음 t_0 는 압축되었던 용수철이 이완되는 시간이다. 그러므로 t_0 일 때 용수철이 최대로 압축되므로 순간적으로 물체가 멈춘다. 즉 물체 A의 속도는 0이다.

(2) 충돌 전 운동에너지는 충돌 후 최대로 압축이 될 때 탄성력의 위치에너지로 모두 에너지 전환이 일어난다.

→ $\frac{1}{2}mv_0^2 = \frac{1}{2}kx^2$ ∴ $x = v_0\sqrt{\frac{m}{k}}$

(3) $F-t$ 그래프의 면적은 〈**충격량 = 운동량의 변화량**〉이다.

→ $I = Ft = \Delta p = mv_0 - (-mv_0)$ ∴ $\Delta p = 2mv_0$

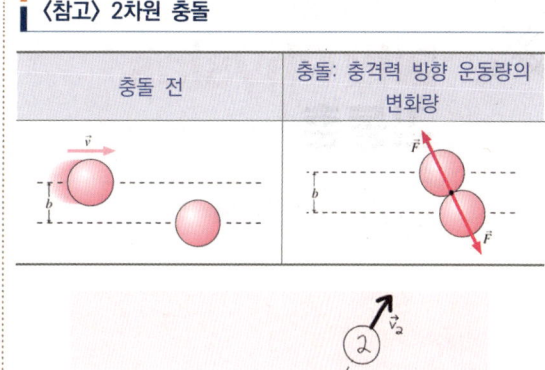

〈참고〉 2차원 충돌

충돌 전	충돌: 충격력 방향 운동량의 변화량

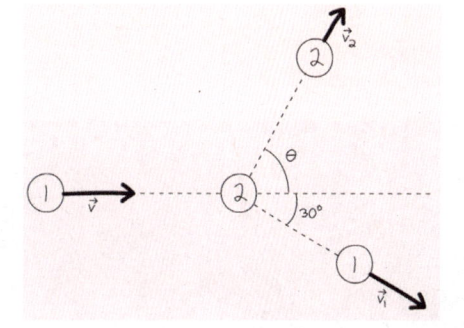

2차원 완전탄성 충돌, 질량이 동일한 경우, 위의 상황에서는 $\theta = 60°$ 이다.

탄성충돌: 두 물체가 운동하는 경우

Before: $\vec{v_1}$, $\vec{v_2}$, m_1, m_2

After: $\vec{v_1'}$, $\vec{v_2'}$, m_1, m_2

$$v_1' = \frac{m_1 - m_2}{m_1 + m_2}v_1 + \frac{2m_2}{m_1 + m_2}v_2$$

$$v_2' = \frac{2m_1}{m_1 + m_2}v_1 + \frac{m_2 - m_1}{m_1 + m_2}v_2$$

제3장 일, 에너지, 운동량

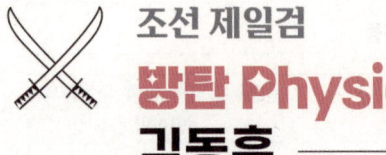

조선 제일검
방탄 Physics
김동훈

편입 물리학 Bible

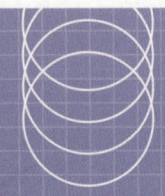

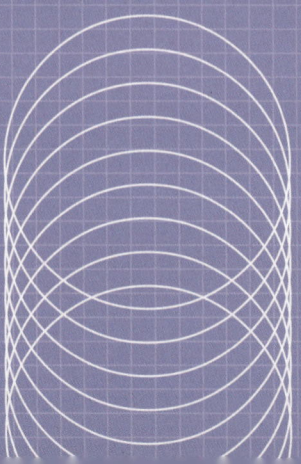

제 4 장

원운동과 단진동
(Circular motion and Simple harmonic oscillation)

04 원운동과 단진동(Circular motion and Simple harmonic oscillation)

개념지도

I. 원운동

(1) 원운동식

$$v = r\omega$$
$$\omega = 2\pi f$$
$$a = \frac{v^2}{r} = r\omega^2 \text{ (구심가속도)}$$

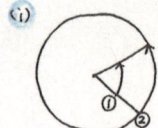
(i)
$\omega_1 = \omega_2$
$v_1 < v_2$
$a_1 < a_2$

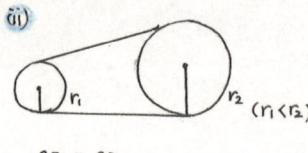
(ii) $(r_1 < r_2)$
$v_1 = v_2$
$\omega_1 > \omega_2$
$a_1 > a_2$

(2) 등속원운동 (일반적으로 수평면)

(i) 장력 $T = m\dfrac{v^2}{r}$

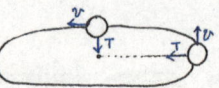

(ii) 인공위성 : 중력
(등속원운동)
(공전속도)

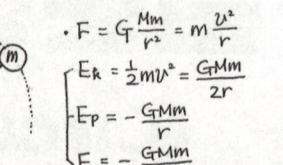

$\cdot F = G\dfrac{Mm}{r^2} = m\dfrac{v^2}{r}$

$E_k = \dfrac{1}{2}mv^2 = \dfrac{GMm}{2r}$

$E_p = -\dfrac{GMm}{r}$

$E = -\dfrac{GMm}{2r}$

$\cdot v = \sqrt{\dfrac{GM}{r}}$

$\cdot T = \dfrac{2\pi r}{v}$

(iii) 원뿔진자

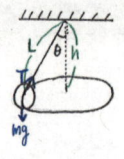 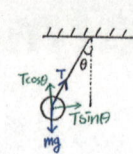

y축: $T\cos\theta = mg$ ∴ $T = \dfrac{mg}{\cos\theta}$

x축: $T\sin\theta = m\dfrac{v^2}{r}$ ∴ $mg\tan\theta = m\dfrac{v^2}{r}$

∴ $v = \sqrt{rg\tan\theta}$

($r = L\sin\theta$)

(3) 비등속원운동 (일반적으로 연직면)

(i)
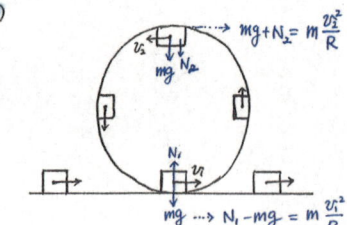

$mg + N_2 = m\dfrac{v_2^2}{R}$

$N_1 - mg = m\dfrac{v_1^2}{R}$

(ii)
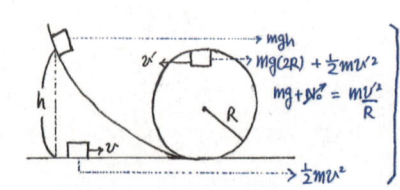

mgh
$mg(2R) + \dfrac{1}{2}mv'^2$
$mg + N_0 = m\dfrac{v'^2}{R}$
$\dfrac{1}{2}mv^2$

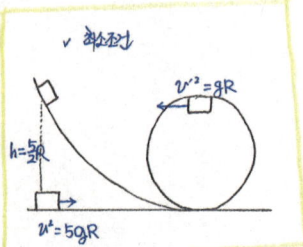
✓ 최소조건
$v'^2 = gR$
$h = \dfrac{5}{2}R$
$v^2 = 5gR$

Ⅱ. 주기운동 (단조화 운동)

(1) 운동식
$\begin{cases} x = A\sin(\omega t) \\ v = A\omega\cos(\omega t) \\ a = -A\omega^2\sin(\omega t) = -\omega^2 x \end{cases}$

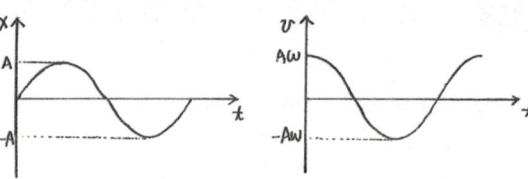

(2) 용수철진자 $F = kx = ma$ $T = 2\pi\sqrt{\dfrac{m}{k}}$ (g와 무관)

$E = \dfrac{1}{2}kx^2 = \dfrac{1}{2}mv^2$

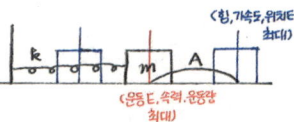

〈힘, 가속도, 위치E 최대〉

〈운동E, 속력, 운동량 최대〉

(3) 단진자 (질량만 있고 부피는 없다)

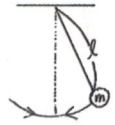

$F = mg\sin\theta = mg\dfrac{x}{\ell} = ma$ $T = 2\pi\sqrt{\dfrac{\ell}{g}}$ (m은 무관)

(4) 원뿔진자

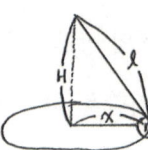

$F = mg\tan\theta = mg\dfrac{x}{H} = ma$ $T = 2\pi\sqrt{\dfrac{H}{g}}$

(5) 부력진자

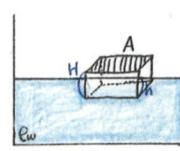

· $\rho_w > \rho_o$
· $F = \rho_w \cdot V_g \cdot g = \rho_w \cdot gA \cdot h = ma$ $T = 2\pi\sqrt{\dfrac{m}{\rho_w gA}}$

(6) 물리진자

(i) 단진자형 물리진자 (보다진자)

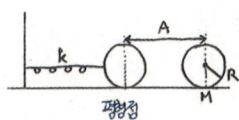

· $T = 2\pi\sqrt{\dfrac{I}{Mg\ell_{cm}}} = 2\pi\sqrt{\dfrac{\frac{2}{5}MR^2 + M\ell_{cm}^2}{Mg\ell_{cm}}} = 2\pi\sqrt{\dfrac{\frac{2}{5}R^2 + \ell_{cm}^2}{g\ell_{cm}}}$

· $I = I_{cm} + Mh^2 = \dfrac{2}{5}MR^2 + M(\ell_{cm})^2$, $\ell_{cm} = \ell + R$, $T \propto \sqrt{\dfrac{R + \ell_{cm}}{g}}$

(ii) 용수철형 물리진자

$\dfrac{1}{2}kA^2 = \dfrac{1}{2}Mv^2(1+\beta)$ ∴ $T = 2\pi\sqrt{\dfrac{M(1+\beta)}{k}}$

PHYSICSTORY |필수이론|

개념확인

1 원운동 (등속 원운동, 변속 원운동)

1-1 등속원운동: 수평면에서 원운동

주기($T = \dfrac{2\pi r}{v} = \dfrac{2\pi}{w}$)

진동수($f = \dfrac{1}{T}$)

각속도($w = \dfrac{\theta}{t} = \dfrac{2\pi}{T} = 2\pi f$)

선속도($v = rw$)

구심 가속도의 크기($a_구 = \dfrac{v^2}{r} = rw^2$), 구심가속도의 방향(구심 방향)

1-2 구심력: 구심력의 크기($F = m\dfrac{v^2}{r} = mrw^2$), 구심력의 방향(원운동 중심 방향)

원운동을 위해서 구심력이 필요하고, 구심력 역할을 하는 힘 찾는다.

1-3 원뿔진자: 3차원 공간상에서 등속 원운동

Y축 힘의 평형: 장력

X축 운동 방정식: 구심력

원뿔진자의 접선속력

원뿔진자의 주기

1-4 변속 원운동: 연직면에서 원운동(중력 + 수직항력, 중력 + 장력)

변속도 원운동 할 수 있는 최소조건: $h = \dfrac{5}{2}R$

$$v_b = \sqrt{5gR}$$
$$v_t = \sqrt{gR}$$

구심력의 크기 변화 (장력, 수직항력의 변화)

2. 단진동 (주기 운동)

2-1 단진동, 단조화 운동, 단순조화 운동, 단순조화진동 운동 식:
변위($x = A\sin(\omega t)$), 속력($v = A\omega\cos(\omega t)$), 가속도($a = -A\omega^2\sin(\omega t)$)
근사적으로 직선운동으로 해석을 한다. (등속원운동과 비교)
진폭(A)이 있다는 것은 평형점을 기준으로 운동한다.

2-2 용수철 진자의 주기:

수평 방향의 용수철 진동: ($F = -m\omega^2 x = -kx$), 주기($T = 2\pi\sqrt{\dfrac{m}{k}}$)

연직 방향의 용수철 진동: 진동의 중심(평형점), 주기($T = 2\pi\sqrt{\dfrac{m}{k}}$)

중력에 관계없다.
속도와 가속도가 변하는 운동

2-3 단진자(점 질량)의 주기: ($F = -mg\sin\theta$), 주기($T = 2\pi\sqrt{\dfrac{l}{g}}$)

질량에 관계없다.
속도와 가속도가 변하는 운동

3. 행성의 운동 (등속 원운동 응용)

3-1 케플러 법칙: 1법칙: 타원 궤도
2법칙: 면적 속도 일정
3법칙: 조화의 법칙

3-2 만유인력, 만유인력에 의한 위치에너지, 운동에너지, 역학적 에너지

3-3 등속원운동 & 타원운동 & 직선운동

I 원운동 (circular motion)

1 원운동 식

B C A P Background **B C A P** Concept

(1) 주기(Period)와 진동수(Frequency)

구분	주기	진동수
정의	1회전 당 시간	단위 시간(1초) 당 회전 수
식	$T = \dfrac{2\pi}{w} = \dfrac{2\pi r}{v} = \dfrac{1}{f}$ (단위: s)	$f = \dfrac{1}{T}$ (단위: Hz)

(2) 각속도(Angular velocity)와 접선속도(Tangential velocity)

구분	각속도	(접)선속도
정의	단위 시간(1초) 당 회전한 각	등속 원운동 상황이면, 속도의 크기는 일정하고 방향만 변한다.
식	$\omega = \dfrac{\Delta\theta}{\Delta t} = \dfrac{2\pi}{T} = 2\pi f$	$v = \dfrac{\Delta s}{\Delta t} = \dfrac{r\Delta\theta}{\Delta t} = r\omega$

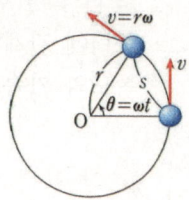

(3) 구심가속도(Centripetal acceleration)

등속 원운동 하는 물체의 순간 가속도를 **구심 가속도**라고 하며, 항상 선속도와 수직이고 **원의 중심 방향**으로 구심 가속도의 **크기**는 다음과 같다.

$$a = \dfrac{v^2}{r} = r\omega^2$$

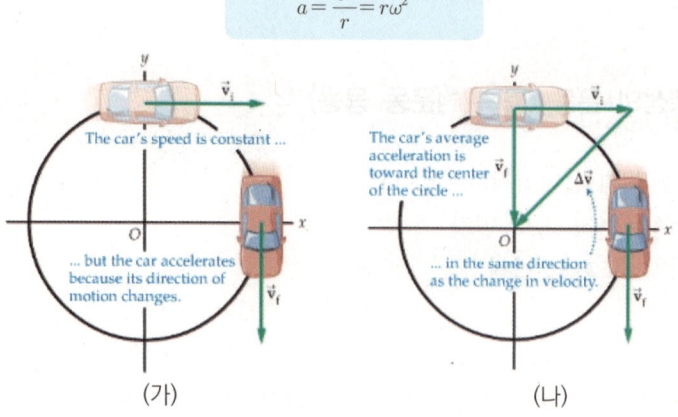

(가)   (나)

위의 그림 (가)와 같이 등속 원운동 하는 물체의 속도가 짧은 시간 Δt 동안에 $\vec{v_i}$ 에서 $\vec{v_f}$ 로 되었을 때, $\vec{v_i}$, $\vec{v_f}$ 의 크기는 같으나 방향이 다르다. ($|\vec{v_i}| = |\vec{v_f}| = v$)이다. 이 때, $\vec{v_2} - \vec{v_1} = \Delta v = v\Delta\theta$ 이므로 **구심 가속도** a는 다음과 같다.

$$a = \dfrac{\Delta v}{\Delta t} = \dfrac{v\Delta\theta}{\Delta t} = v\omega = \dfrac{v^2}{r} = r\omega^2$$

즉, 정리하면 $\Delta v = v\Delta\theta, \Delta s = r\Delta\theta \rightarrow \Delta\theta = \dfrac{\Delta v}{v} = \dfrac{\Delta s}{r} \rightarrow \Delta v = v\dfrac{\Delta s}{r} (\div \Delta t) \rightarrow \therefore a = \dfrac{v^2}{r}$

TIP

구심 가속도 증명 과정

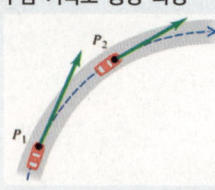

자동차가 일정한 속도의 크기로 운동하지만, 자동차의 방향이 변하고 있다. (원운동 처럼)

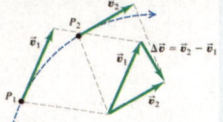

P_1, P_2 위치에서 속도의 변화를 구한다.
$\Delta v = v_2 - v_1$을 구하면, 원의 중심으로 속도의 변화량 방향이 된다.

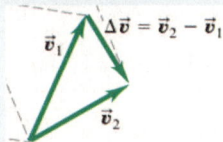

$a = \dfrac{\Delta v}{\Delta t}$ 로 가속도를 구하면 아래와 같다.

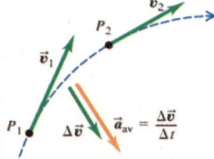

즉, 속도의 변화량 방향이 원의 중심방향이고, 원의 중심방향으로 가속도 방향, 구심력 방향이 된다.

Applications

	각속도 동일	(접)선속도 동일
	(원판 그림: A, B, P 점들)	(톱니바퀴 A, B 체인 연결 그림)
$\omega = 2\pi f$	$w_A = w_B$	$w_A > w_B$
$v_t = r\omega$	$v_A > v_B$	$v_A = v_B$
$a = \dfrac{v^2}{r} = r\omega^2$	$a_A > a_B$	$a_A > a_B$

Problems

예제 1 각속도 동일

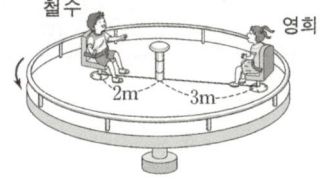

그림과 같이 일정한 각속도로 회전하는 원판의 중심축으로부터 각각 2m, 3m 떨어진 곳에 고정되어 있는 의자에 철수와 영희가 앉아 있다. 다음 물리량을 비교하시오.

(1) 각속도 (2) (선)속도 (3) 구심가속도

예제 2 (접선)속도 동일

그림과 같이 반지름의 비가 1:2인 톱니바퀴 A와 B를 체인에 연결하고 손잡이를 돌려 B를 등속 원운동 시켰다.

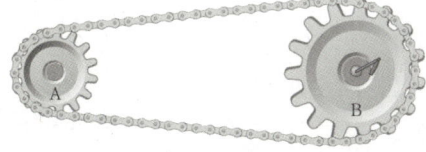

등속 원 운동하는 동안, A의 물리량이 B의 물리량을 비교하시오. (단, A, B의 축은 고정되어 있고, 체인은 미끄러지지 않는다.)

(1) 각속도 (2) (선)속도 (3) 구심가속도

2 등속 원운동(Uniform circular motion): 수평면에서 운동

BCAP Background **BCAP** Concept

등속 원운동 하는 물체는 **원의 중심방향**으로 구심 **가속도가 필요**하다. 이 가속도를 위한 힘이 필요한데, 그 힘을 **구심력**(centripetal force)이라고 한다.

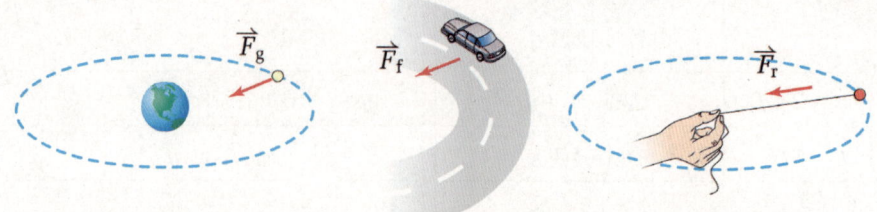

즉, 그림처럼 **구심력 역할**을 하는 힘은 다양하다. 물체에 작용하는 합력(알짜힘)이 원의 중심으로 향하는 힘이 구심력이 된다.

$$F_{구심력} = ma \quad (\therefore a = \frac{v^2}{r})$$

> **TIP**
> **등속원운동 식**
> • (접)선속도 $v = r\omega$
> • 각속도 $\omega = \frac{2\pi}{T} = 2\pi f$
> • 구심 가속도
> $a = \frac{v^2}{r} = r\omega^2$

BCAP Applications

장력	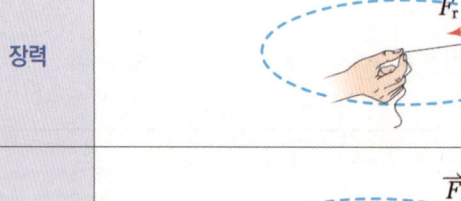	$(T = m\frac{v^2}{r})$
중력	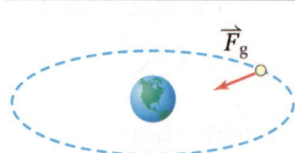	$(G\frac{Mm}{r^2} = m\frac{v^2}{r})$
원뿔 진자 (Conical pendulum)	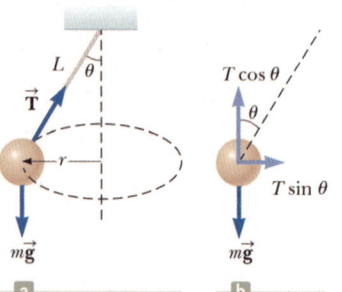	Y축 힘의 평형: $T\cos\theta = mg$ X축 운동 방정식: $T\sin\theta = m\frac{v^2}{r}$ ❶ $T = \frac{mg}{\cos\theta}$ ❷ $mg\tan\theta = m\frac{v^2}{r}$ ❸ $v = \sqrt{rg\tan\theta}$ $(r = L\sin\theta)$ ❹ $T = 2\pi\sqrt{\frac{h}{g}}$ $(h = L\cos\theta)$

〈기출: 원뿔진자 응용〉

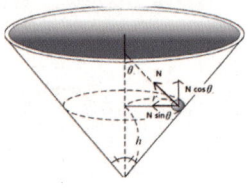

Y축 힘의 평형 :
$N\cos\theta = mg$
X축 운동 방정식 :
$N\sin\theta = m\frac{v^2}{r}$
$(\therefore mg\tan\theta = m\frac{v^2}{r})$

B>C>A>P Problems

예제 3 등속원운동, A&B 비교, 탄성력

그림은 마찰이 없는 수평면에서 질량이 각각 m, $2m$인 물체 A, B가 용수철에 매달려 반지름이 r 인 원궤도를 따라 운동하는 것을 나타낸 것이다. A, B의 각속도는 서로 같다.

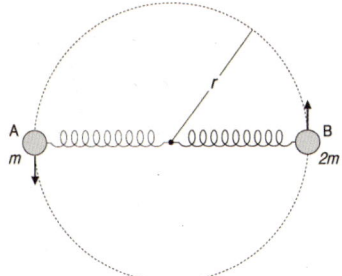

A, B에 대한 질문에 답하시오. (단, 물체의 크기는 무시한다.)

(1) 물체에 작용하는 구심력의 크기를 비교하면?

(2) 각운동량의 크기를 비교하면?

(3) 운동에너지의 크기를 비교하면?

예제 4 원뿔진자, $\theta_2 > \theta_1$ 비교

그림 (가)와 (나)는 질량 m인 물체가 한쪽 끝이 천장에 고정된 길이 L인 실에 매달려 각각 등속 원운동을 하는 모습을 나타낸 것이다. 실과 연직선이 이루는 각은 각각 θ_1, θ_2이다.

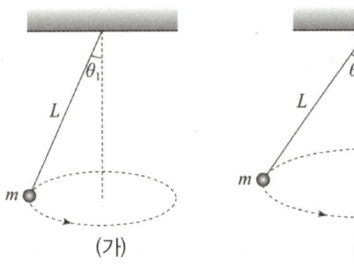

$\theta_2 > \theta_1$일 때, (가)와 (나)의 물리량을 비교하시오. (단, 중력 가속도는 g이고, 물체의 크기와 실의 질량은 무시한다.)

(1) 중력?

(2) 장력?

(3) 구심력?

(4) 속력?

(5) 주기?

PHYSICSTORY |필수이론|

3 비등속 원운동(Non uniform circular motion): 연직면에서 운동

B>C>A>P Background **B>C>A>P** Concept **B>C>A>P** Applications

(1) 운동 방정식

바닥:
$$T_{bot} - mg = m\frac{v_{bot}^2}{R}$$

꼭대기:
$$T_{top} + mg = m\frac{v_{top}^2}{R}$$

일반화:
$$T - mg\cos\theta = m\frac{v^2}{R}$$

(1) $\underbrace{F_{N1} - mg}_{=F_{c1}} = \frac{mv_1^2}{r}$

(2) $\underbrace{F_{N2}}_{=F_{c2}} = \frac{mv_2^2}{r}$

(3) $\underbrace{F_{N3} + mg}_{=F_{c3}} = \frac{mv_3^2}{r}$

(4) $\underbrace{F_{N4}}_{=F_{c4}} = \frac{mv_4^2}{r}$

원운동 할 수 있는 최소 조건

$$h = \frac{5}{2}R$$
$$v_b = \sqrt{5gR}$$
$$v_t = \sqrt{gR}$$

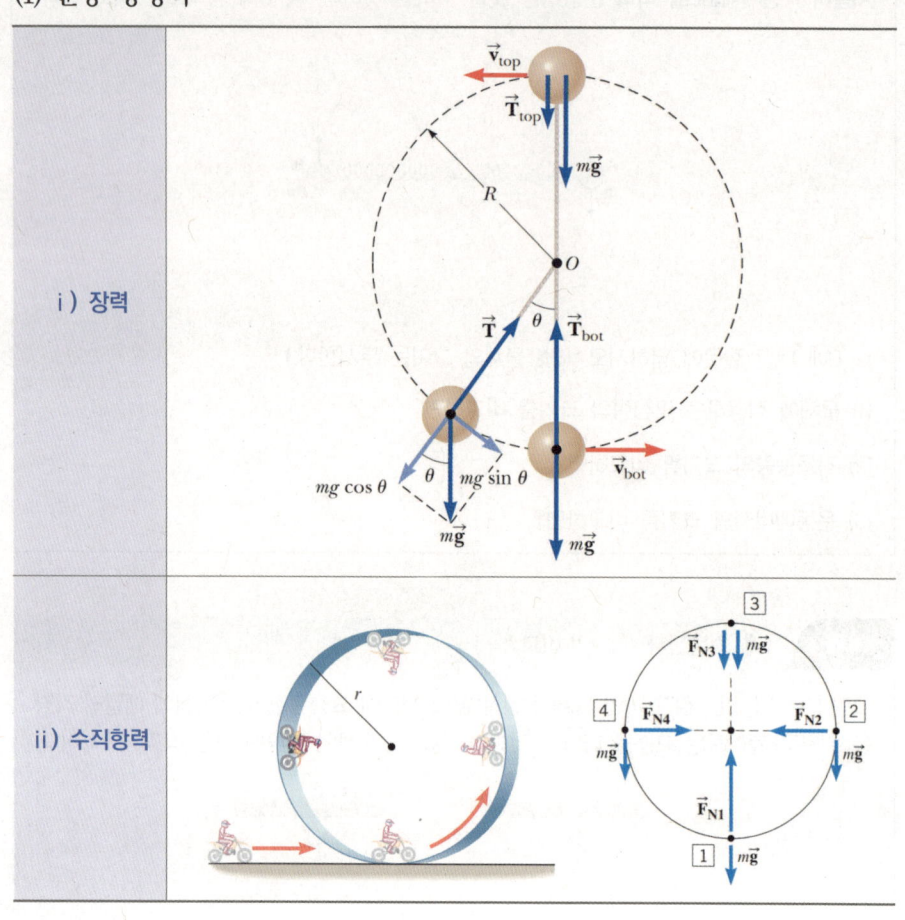

상황	일반적 접근식
(그림)	i) 역학적 에너지 보존식 mgh $\frac{1}{2}mv_b^2$ $\frac{1}{2}mv_t^2 + mg(2R)$ ii) 최고점에서 운동식 $mg = m\frac{v_t^2}{R}$ $(N=0)$

i) 장력

ii) 수직항력

(2) 역학적 에너지 보존법칙

B C A P Problems

예제 5 변속도 원운동, 최소값 찾기, 중력+수직항력

그림은 물체가 수평면 상에서 v_0의 속력으로 미끄러져 반지름 R인 연직면 상의 반원 트랙을 따라 원운동을 한 후, 트랙의 끝점에서 수평 방향으로 운동하는 것을 나타낸 것이다. v_0은 물체가 트랙의 끝점까지 원운동을 하기 위한 최소 속력이다.
이에 대한 질문에 답하시오. (단, 중력가속도는 g이고, 물체의 크기, 공기 저항 및 모든 마찰은 무시한다.)

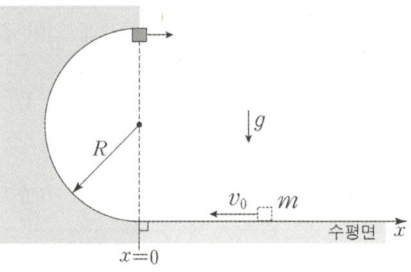

(1) 반원 트랙의 끝점에서 트랙이 물체에 작용하는 힘은?

(2) v_0은?

(3) 물체는 수평면 상에 떨어진 지점 x는?

예제 6 일반적인 변속도 원운동의 분석

그림은 중력장 내에서 질량 m인 물체가 실에 매달려 고정된 점 O를 중심으로 연직면에서 원운동하는 모습을 나타낸 것이다. 점 A, B, C는 각각 원 궤도상의 최고점, 중간점, 최저점이고, 각 점을 지날 때 물체의 운동에너지는 K_A, K_B, K_C이다. 이에 대한 질문에 답하시오. (단, 중력 가속도는 g이고, 공기의 저항과 물체의 크기는 무시한다.)

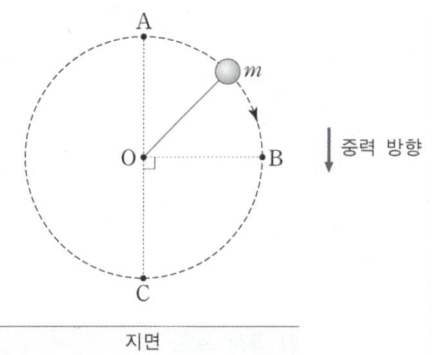

(1) 물체가 B를 지날 때 물체의 구심가속도의 방향과 가속도 방향을 구하면?

(2) 실의 장력의 크기는 물체가 C를 지날 때와 A를 지날 때 비교하면?

(3) $K_B = \dfrac{1}{2}(K_A + K_C)$를 증명하면?

PHYSICSTORY |필수이론|

물리량	지구 내부	지표면 근처	지표면 멀리
중력	$F_{ins} = -K\vec{r}$	$F = mg$	$F_{far} = -G\dfrac{Mm}{r^2}$
대표적 문제 상황	지구에 구멍	지면에서 던진 물체	행성, 인공위성
힘의 특성	복원력	근사에 의한 결과, 상수	중심력
유효한 지구의 질량	$M_{ins} = \dfrac{r^3}{R^3}M$	M	M
중력 위치에너지	$\dfrac{1}{2}Kr^2$	mgh	$-G\dfrac{Mm}{r}$
운동의 종류	단진동	등가속도 운동	가속도 운동, 원운동
에너지 기준점	중심 = 0	지표면 = 0	무한대 = 0

케플러 법칙(Kepler's Law)
- 1법칙: 타원 궤도
- 2법칙: 면적속도 일정

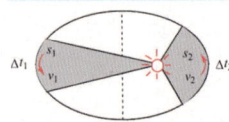

$r_1 v_1 = r_2 v_2 \Rightarrow v_1 < v_2$

- 3법칙: 조화의 법칙

$$T^2 = \dfrac{4\pi^2}{GM}r^3$$

(r은 장반경, 반지름)

타원궤도의 운동

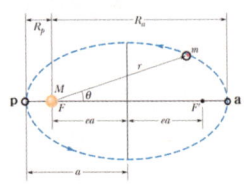

- $E(a) = -\dfrac{GMm}{2a}$
- $K = E - U$
  $= -\dfrac{GMm}{2a} + \dfrac{GMm}{r}$
- $R_a \times v_a = R_p \times v_p = r \times v$
- $\Rightarrow R_a v_a = R_p v_p = rv\sin\theta$

참고 ⊕ 인공위성(satellite, 등속 원운동) & 로켓(rocket)의 탈출속도 (직선운동)

(a) 원운동: **구심력 역할 = 중력**

$F = ma$

$\to G\dfrac{mM}{r^2} = m\dfrac{v^2}{r}$

(b) 에너지 관계

① 운동 에너지 $E_K = \dfrac{1}{2}mv^2 = \dfrac{1}{2}\dfrac{GMm}{r}$

② 위치 에너지 $E_P = -\dfrac{GMm}{r}$

③ 역학적 에너지 $E = E_K + E_P = -\dfrac{GMm}{2r}$

(c) 인공위성의 공전 속도

$F = ma \quad \therefore v_{공전속도} = \sqrt{\dfrac{GM}{r}} \quad r = (R+h)$ 속도는

$\to G\dfrac{mM}{r^2} = m\dfrac{v^2}{r} \to (h=0)$에서 인공위성의 $v_{공전속도} = \sqrt{\dfrac{GM}{R}} = \sqrt{gR}$

(d) 인공위성의 주기

$T = \dfrac{2\pi r}{v}, v = \sqrt{\dfrac{GM}{r}} \to \therefore T^2 = \dfrac{4\pi^2}{GM}r^3$

(e) 로켓의 탈출속도 (직선운동)

$\dfrac{1}{2}mv_e^2 - \dfrac{GMm}{R} = 0 \to \therefore v_e = \sqrt{\dfrac{2GM}{R}} = \sqrt{2gR}$

II 단순조화운동(Simple Harmonic Motion)
– 주기운동, 단진동

1 단진동 식

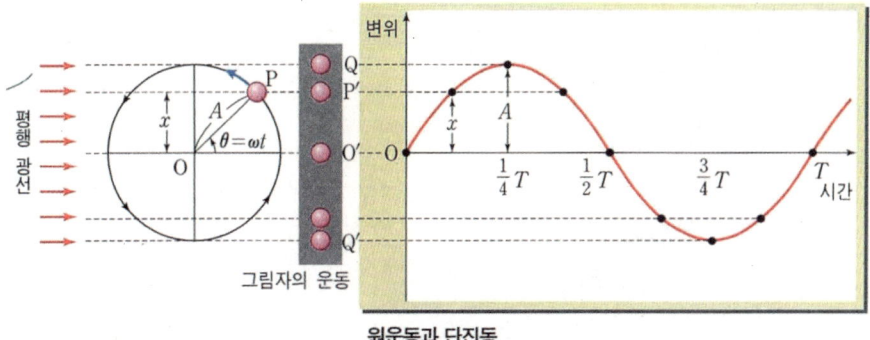

원운동과 단진동

> **TIP**
> **단진동 수학식 정리**
> 단진동의 변위(x) 속도(v)와 가속도(a)
> • 변위
> $x = A\sin(\omega t)$
> • 속도
> $v = \dfrac{dx}{dt} = A\omega\cos(\omega t)$
> • 가속도
> $a = \dfrac{dv}{dt} = -A\omega^2\sin(\omega t)$
> $= -\omega^2 x$

변위	그림에서 진동의 중심 O 로부터 P'의 위치 x를 **변위**라고 하며, 변위 x는 $$x = A\sin\theta = A\sin(\omega t)$$ 로 표시된다. 여기서 변위의 최댓값 A을 **진폭**이라고 한다.
속도	점 P'의 속력 v는 원 운동하는 점 P의 속력 $A\omega$의 정사영과 같다. $$v = A\omega\cos(\omega t)$$ **단진동의 속도는 진동 중심에서 최대($A\omega$)이고, 양 끝에서 최소(0)이다.**
가속도	점 P'의 속력 v는 원 운동하는 점 P의 가속도 $A\omega^2$의 정사영과 같고 방향은 점 P'의 변위와 항상 반대 방향이다. $$a = -A\omega^2\sin(wt) = -\omega^2 x$$ **단진동의 가속도는 양끝에서 최대($A\omega^2$) 이고, 진동 중심에서 최소(0)이다.**
주기와 진동수	단진동으로 1회 진동하는 데 걸리는 시간을 주기라 하고, 단위는 [s]이다. 1초 동안 진동하는 횟수를 진동수라고 하고, 단위는 [Hz]이다. $$T = \dfrac{2\pi r}{v} = \dfrac{2\pi}{\omega} = \dfrac{1}{f}$$ 따라서 주기 T는 진동수 f와 **역수의 관계**에 있다. ($T = \dfrac{1}{f}$)
힘	단진동하는 물체의 질량을 m이라고 하면, 이 물체에 작용하는 힘 F는 운동 제 2법칙에서 $$F = ma = -m\omega^2 x \;\rightarrow\; F = -kx \;(단,\; k = m\omega^2)$$ 이 된다. 이 힘을 **복원력(Restoring Force)**이라고 한다.
에너지	탄성력(보존력)만 작용하므로 역학적 에너지 보존법칙을 적용한다. $$E = K + U = \dfrac{1}{2}mv^2 + \dfrac{1}{2}kx^2 \;\rightarrow$$ $$\dfrac{1}{2}m\omega^2 A^2(\sin^2 wt + \cos^2 wt) = \dfrac{1}{2}kA^2 = \dfrac{1}{2}mv_{max}^2$$

> **TIP**
> **원운동 & 단진동**
>
>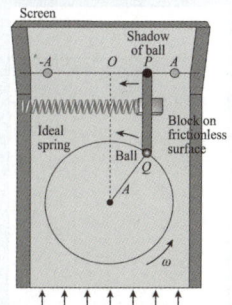
>
> 그림에서와 같이 등속원운동을 하는 경우와 용수철에 연결된 물체가 일정하게 반복 운동하는 주기운동은 비슷하게 운동식이 사용이 된다.
>
> | 등속 원운동 | 단진동 |
> |---|---|
> | 회전 반지름 A | 진폭 A |
> | 각속도 ω | 각진동수 ω |
> | 회전주기 T | 진동주기 T |
> | 회전수 f | 진동수 f |

2 용수철 진자 (Spring pendulum)

TIP
용수철 진자
- 질량(m), 용수철 상수(k)가 주기에 영향을 준다.
- 진폭(A), 중력(g)이 주기에 영향을 주지 않는다.
- 단진동을 하면서 물체의 속도와 가속도가 변한다.

(1) **탄성력 (복원력)**: 용수철의 탄성력은 변형의 크기(늘어나거나 압축된 길이)에 비례하고, 변형의 반대 방향으로 작용한다. 변형된 길이가 x일 때 다음 식으로 나타낸다.

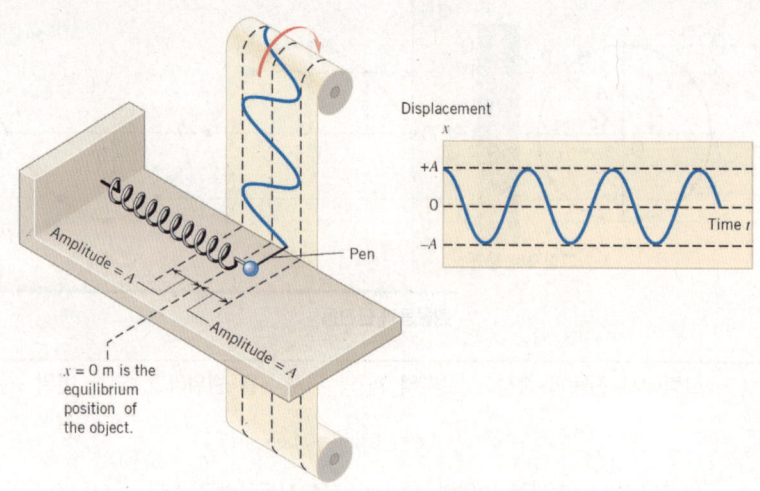

$F = -kx$ (k : 용수철상수, 단위 : N/m)

(2) 용수철 진자 주기

구분	수평 방향의 용수철 진자	연직 방향의 용수철 진자
상황	마찰이 없는 수평면에서 탄성 계수 k인 용수철에 질량 m인 물체를 매달아 평형인 위치 O에서 x만큼 잡아당겼다 놓으면 물체는 O점을 중심으로 진폭 x로 단진동 한다.	탄성 계수 k인 용수철에 질량 m인 물체를 매달아 평형 상태인 위치를 O라 하고, O에서 아래로 A만큼 잡아당겼다 놓으면 물체는 O점을 중심으로 진폭 A로 단진동 한다.
물체에 작용하는 힘	O점으로부터의 변위가 x일 때 다음과 같은 힘이 작용한다. $F = -kx$	평형 상태에서는 중력(mg)과 탄성력(kx_0)의 합력이 0이다. $mg - kx_0 = 0, \therefore mg = kx_0$ 물체가 O점에서 x만큼 떨어진 곳을 지날 때 물체에 작용하는 알짜힘은 중력(mg)과 탄성력 $k(x+x_0)$의 합력이 된다. $F = mg - k(x+x_0) = -kx$
용수철 진자의 주기	$T = 2\pi\sqrt{\dfrac{m}{k}}$	$T = 2\pi\sqrt{\dfrac{m}{k}}$

3. 단진자 (Simple pendulum)

(1) 단진자의 힘

진자가 수직 상태(평형 상태)에서 θ만큼 기울어 있을 때 장력 T와 중력의 $mg\cos\theta$ 성분이 평형이 되므로, 물체에 작용하는 합력의 크기는 중력의 $mg\sin\theta$ 성분이 된다.

$$F = -mg\sin\theta$$

θ가 매우 작을 경우 $\sin\theta ≒ \dfrac{x}{l}$ 이므로 합력 F는 다음과 같다.

→ θ가 충분히 작을 때 $\sin\theta \approx \theta$로 대체할 수 있다.

$$F = -mg\left(\frac{x}{l}\right) = -\frac{mg}{l}x$$

$$F = -kx \ \left(\text{단}, \ k = \frac{mg}{l}\right)$$ → 단진자가 작은 각도 내에서 진동하면 단진동한다.

➜ 즉, 단진자에 작용하는 힘은 평형점으로부터의 변위 x에 비례하고, 방향이 반대인 **복원력**이다.

TIP

단진자
- 줄의 길이(L), 중력(g)이 주기에 영향을 준다.
- 물체의 질량(m)이 주기에 영향을 주지 않는다.
- 단진동을 하면서 물체의 속도와 가속도가 변한다.

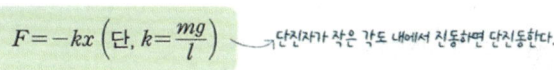
단진자

(2) 단진자 주기(T)

단진동의 주기 공식에서 $k = \dfrac{mg}{l}$를 대입하여 나타낼 수 있다.

$$T = 2\pi\sqrt{\frac{m}{k}} \ \blacktriangleright \ T = 2\pi\sqrt{\frac{l}{g}}$$

단진자의 주기를 측정하면 주기 공식에서 지표면 중력 가속도를 구할 수 있다.

$$g = \frac{4\pi^2 l}{T^2}$$

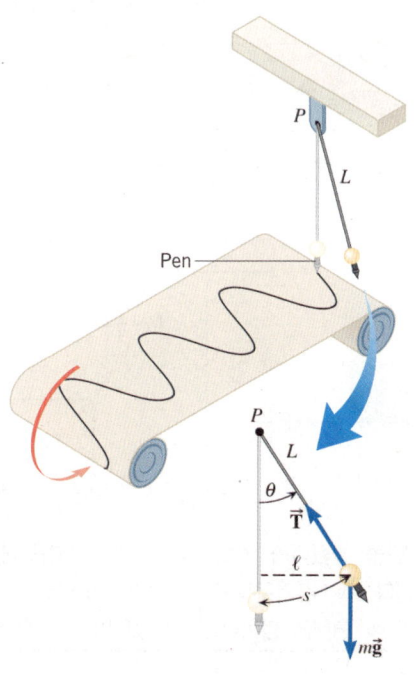

제4장 원운동과 단진동

PHYSICSTORY |필수이론|

참고 ➕ (용수철 진자 & 단진자) 속도, 가속도의 변화 / 역학적 에너지 보존법칙

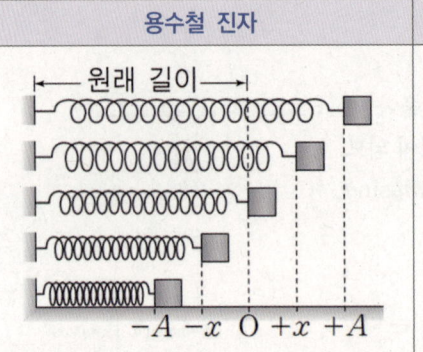

용수철 진자	단진자
양끝: 변위, (수평)힘, 가속도, 위치에너지	**양끝**: 각도, (접선)힘, 가속도, 위치에너지
중앙(평형점): 운동에너지, 속력, 운동량	**중앙(평형점)**: 운동에너지, 속력, 운동량

참고 ➕ 주기 구하기

주기 구하는 과정 정리

① 물체에 작용하는 알짜 힘 F를 구한다.
$$F_{복} = -상수 \cdot x$$
② 다음 식으로 w를 알아낸다.
$$\omega = \sqrt{\frac{상수}{m}}$$
③ $T = \frac{2\pi}{w}$ 의 관계식으로 T를 계산한다.

① 물체에 작용하는 알짜 힘 F를 구한다.
$$F_{복} = -상수 \cdot x$$
② 운동방정식을 세운다.
$$-상수 \cdot x = ma = m\ddot{x}$$
③ x와 $\ddot{x}$은 식 $a = \ddot{x} = -\omega^2 x$의 관계를 만족하므로
$$\omega = \sqrt{\frac{상수}{m}} \text{ 로 각진동수 계산}$$
④ $T = \frac{2\pi}{w}$ 의 관계식으로 T를 계산한다.

$$F = ma \quad \rightarrow \quad kx = ma \quad \therefore T = 2\pi\sqrt{\frac{m}{k}}$$

$$U = E_K \quad \rightarrow \quad \frac{1}{2}kx^2 = \frac{1}{2}mv^2 \quad \therefore T = 2\pi\sqrt{\frac{m}{k}}$$

용수철 진자운동 (힘)	에너지 그래프
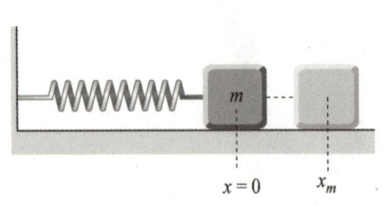	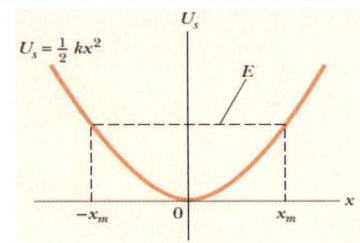
(가) 용수철이 변위(x_m)만큼 늘렸다가 놓으면, 왕복운동하게 된다. 즉, 주기운동의 형태가 된다. 또한 $F \propto x$ 형태의 힘이다.	(나) (가)의 상황을 에너지도표로 나타낸 것이다. 0점을 중심으로 주기운동을 하고 있으며, $U \propto x^2$ 형태의 에너지이다.

> 참고 **감쇠진동 & 강제진동(공명)**

(참고 1) 감쇠진동(Damped harmonic motion: Underdamping)

마찰 또는 저항이 있는 경우 진동의 진폭이 감소하는 현상이 나타난다. 이러한 진동을 감쇠진동이라고 한다. 감쇠 진동의 경우 합력에는 복원력과 마찰력이 있다.

$$F_{알짜힘} = -kx - bv = -kx - b\dot{x}$$

운동방정식을 세우면 $-kx - b\dot{x} = ma$

$$-kx - b\dot{x} = m\ddot{x} \;\Rightarrow\; \frac{d^2x}{dt^2} + \left(\frac{b}{m}\right)\frac{dx}{dt} + \left(\frac{k}{m}\right)x = 0$$

이 방정식의 해는 다음과 같다.

$$x(t) = x_m e^{-bt/2m}\cos(w't+\phi)$$

$$w' = \sqrt{\frac{k}{m} - \frac{b^2}{4m^2}}$$

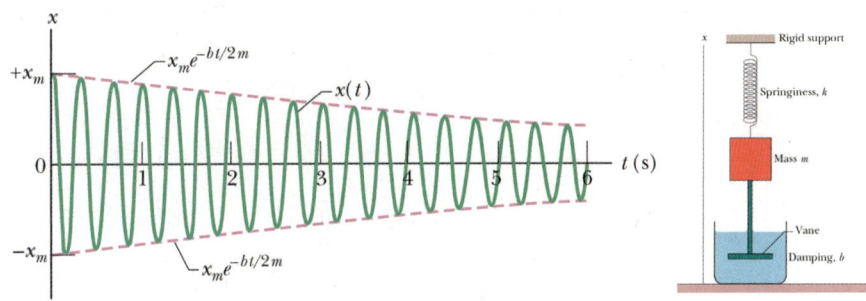

(참고 2) 강제진동(Damped and driven harmonic motion)과 공진(Resonance)

감쇠진동을 유지하기 위해서는 외부에서 주기적인 힘을 가해주면 된다. 우리가 그네를 밀어줄 때도 동일한 원리라고 생각할 수 있다. 그네의 경우 가만히 두면 진폭이 줄다가 멈추게 된다. 하지만 주기적으로 밀어주게 되면 그네가 계속하여 진동하는 것을 알 수 있다. 강제진동에서 힘을 가하는 각진동수를 w_d라고 하면 변위는 다음과 같이 얻을 수 있다.

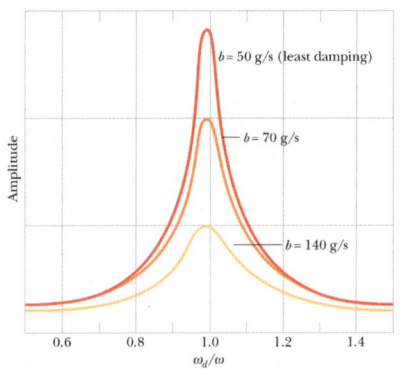

$x(t) = x_m\cos(w_d t + \phi)$ 이 때, x_m은 외력의 각진동수 w_d와 원래 진동의 자유진동수 w에 의해 결정이 되는데 그 과정은 복잡하다. w_d와 w의 비에 따른 진폭의 변화 그래프는 오른쪽 그림과 같다. 즉, 특정한 외력의 각진동수에 대해 진동의 진폭이 커지는 경우와 그렇지 않은 경우가 생기는데, 적절한 각진동수(결국, 원래 진동의 자유 진동수와 동일한 값)일 때에는 진폭이 최대가 된다. 그네로 따지면 원래 그네가 지니는 자유 각진동수와 동일한 각진동수로 그네를 밀어주게 되면 그네의 진동의 진폭이 커지는 것이다. 이를 '공진(resonance)'이라고 한다.

[다양한 공진의 예]

1. **역학적 공진**
   - 여러 개의 단진자가 걸린 막대를 흔들 때
   - 그네를 밀어 줄 때
   - 다양한 용수철에 다양한 질량이 매달린 막대를 상하로 진동시킬 때
   - 타코마 다리의 붕괴

2. **소리에서의 공진**
   - 스피커에서 나오는 음파로 컵을 깨기
   - 컵에 들어있는 빨대 움직이기
   - 통기타의 통에서의 공명
   - 기주공명을 이용한 소리의 파장 측정

3. **전자기에서의 공진**
   - $R-L-C$ 회로에서의 공진(전류가 최대, Z가 최소)
   - 라디오 주파수 맞추기

04 원운동과 단진동 — 정답 및 해설

1 (수업 참고)

2 (수업 참고)

3 (1) 원운동에서 구심력은 $F=mrw^2$ 이다. 문제에서 두 물체 A, B의 원운동 반지름과 각속도가 동일하므로 구심력은 질량에 비례한다. 따라서, 질량이 작은 A의 구심력이 더 작다.

(2) 각운동량 $L=rmv=mr^2w$ 이다.($v=rw$ 를 대입하였다) 문제에서 두 물체 A, B의 원운동 반지름(r)과 각속도(w)가 동일하므로 각운동량은 질량에 비례 관계에 있다. 따라서, 질량이 작은 A의 각운동량이 더 작다.

(3) 질량이 m 이고 속력이 v 인 물체의 운동에너지 $K=\frac{1}{2}mv^2$ 에, $v=rw$ 에서 원운동 반지름(r), 각속도(w)가 서로 동일하므로 v역시 동일하다. 따라서 K 는 질량 m 에 비례한다. 질량이 작은 A의 운동에너지가 더 작다.

4 (1) 중력의 크기는 mg 이며, 크기는 동일하다.

(2) $T=\frac{mg}{\cos\theta}$ 이고, mg는 일정하고, $\theta\uparrow \to \cos\theta\downarrow$ 이므로 장력↑
∴ 장력 $T_1 < T_2$

(3) 구심력 = $mg\tan\theta$
mg 일정하고, $\theta\uparrow \to \tan\theta\uparrow$ 이므로 구심력↑
∴ 구심력 $F_1 < F_2$

(4) 속력 $v=\sqrt{lg\sin\theta\tan\theta}$ 이므로, $\theta\uparrow \to \sin$ & $\tan\theta\uparrow$ 이므로 속력은 $v_1 < v_2$ 이다.

(5) 식 (4)에 의해 $T=2\pi\sqrt{\frac{h}{g}}$ 는 천장에서 물체까지의 수직 거리이며, $h_1 > h_2$ 이므로 ∴ 주기 $T_1 > T_2$

5 반원 트랙의 끝점에서 원운동하는 물체에 작용하는 힘은 중력과 수직항력으로써 이 두 힘이 구심력이 된다.

$mg+N=m\frac{v^2}{r}$ — (1)

(1) 한편 문제에서 v_0 는 트랙의 끝점까지 원운동을 하기 위한 최소 속력이라고 하였으므로 트랙의 끝점에서의 속력 v 도 최소가 되어야 한다. 즉, N=0일 조건이다. 이는 트랙이 물체에 작용하는 힘(수직항력 의미)이 0임을 의미한다.

(2) 수평면 상에서 v_0의 속력을 가지고 있던 물체는 트랙의 끝점으로 올라가면서 역학적 에너지가 보존된다.(조건에서 공기 저항 및 모든 마찰은 무시한다고 하였다.)

$\frac{1}{2}mv_0^2 = mg(2R) + \frac{1}{2}mv^2$ — (2)

특히 앞의 식 (1)에서 N =0인 조건으로부터 $v=\sqrt{Rg}$ 임을 알 수 있고, 이를 식 (2)에 대입하면, $v_0 = \sqrt{5Rg}$ 가 된다.

(3) 트랙의 끝점에서 물체는 수평방향으로 $v=\sqrt{Rg}$ 인 속력을 가지므로, 수평방향으로 던져진 포물체 운동으로 생각할 수 있다. 2R인 지점에서 떨어질 때 걸린 시간 $t=\sqrt{\frac{2(2R)}{g}}$ 이고, x축 방향으로는 등속도운동을 하게 되므로 $x=vt=\sqrt{Rg}\times\sqrt{\frac{4R}{g}}=2R$이 된다.

6 (1) B에서 중력과 장력이 동시에 작용한다. 즉, 중력과 장력의 합벡터 방향이 알짜힘 방향이 되고, 가속도 방향이 된다. 구심가속도는 장력방향이다.

(2) A: $T_A + mg = m\frac{v_A^2}{R} \to T_A = m\frac{v_A^2}{R} - mg$

C: $T_C - mg = m\frac{v_C^2}{R} \to T_C = m\frac{v_C^2}{R} + mg$

그래서 장력은 C가 A보다 더 크다.

(3) ㄴ. 역학적 에너지가 보존이 되므로, 위치 에너지 변화량만큼 운동 에너지 증가량이 되므로, 각각의 위치 에너지는 높이에 비례한다. 각각에서 위치에너지 관계는 아래와 같다.

$PE_B = \frac{1}{2}(PE_A + PE_C)$

그래서 운동에너지도 동일하게 성립한다.

[다른풀이]

A에서 운동에너지를 K_A라 하고, 실의 길이를 l 이라 하면, B에서의 운동에너지는 중력에 의한 위치에너지 감소량만큼 증가하므로 $K_B = K_A + mgl$ 이 되고, C에서의 운동에너지 $K_C = K_A + 2mgl$ 가 된다. 따라서 $K_B = \frac{1}{2}(K_A + K_C)$ 와 같다.

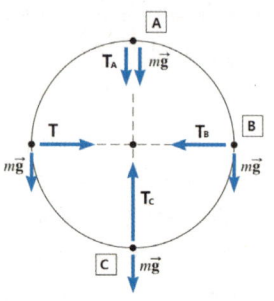

M·E·M·O

조선 제일검
방탄 Physics
김동훈 ────

편입 물리학 Bible

제 5 장

강체역학
(Mechanics of rigid body)

05 강체역학 (Mechanics of rigid body)

개념지도

I. 운동식

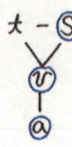

$\begin{cases} S = r\theta \\ v_t = r\omega \\ a_t = r\alpha \ (cf.\ a_r = \dfrac{v^2}{r}) \end{cases}$

$\begin{cases} \omega = \omega_0 + \alpha t \\ \theta = \omega_0 t + \dfrac{1}{2}\alpha t^2 \\ 2\alpha\theta = \omega^2 - \omega_0^2 \end{cases}$

II. 관성 모멘트

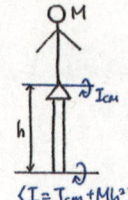

- $x_{cm} = \dfrac{m_1 x_1 + m_2 x_2}{m_1 + m_2}$

- $v_{cm} = \dfrac{m_1 v_1 + m_2 v_2}{m_1 + m_2}$

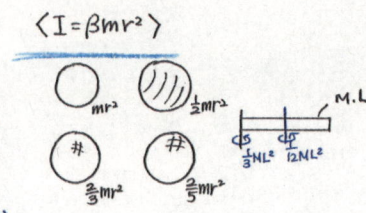

$\langle I = \beta m r^2 \rangle$

$\langle I = I_{cm} + Mh^2 \rangle$

III. 토크

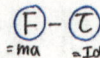

(i) 동역학

$\tau = r \times F = I\alpha = rF\sin\theta$

(ii) 정역학

① CM - same

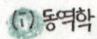

$L_1 F_1 = L_2 F_2$

② side - different

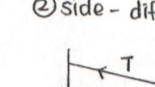

$\left(\dfrac{L}{2}\right)mg = (L)T\sin\theta$

(iii) 물리진자 (단진자형)

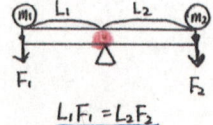

$T = 2\pi\sqrt{\dfrac{I}{mgl_{cm}}} = 2\pi\sqrt{\dfrac{\frac{2}{5}R^2 + l_{cm}^2}{g l_{cm}}}$ ($l_{cm} = l + R$)

IV. 각운동량 (보존법칙)

(i) 김연아

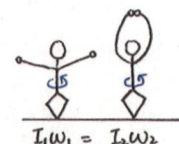

$I_1 \omega_1 = I_2 \omega_2$

(ii) 방향제어

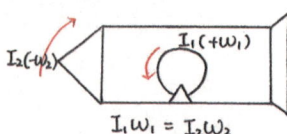

$I_1 \omega_1 = I_2 \omega_2$

(iii) 케플러 제2법칙

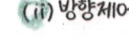

$m r_1 v_1 = m r_2 v_2$

(iv) 충돌후 → 회전운동

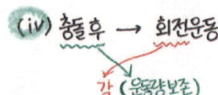

각 (운동량보존)

V. 회전운동에너지

$\boxed{E_k} - \boxed{E_{rot}}$
$=\frac{1}{2}mv^2 \quad =\frac{1}{2}I\omega^2$

(i) 역학적 에너지 보존

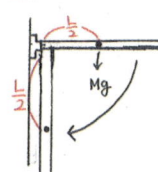

(질량중심) 위치 E = (회전) 운동 E
$Mg \cdot (\frac{L}{2}) = \frac{1}{2}I\omega^2$

(ii) 굴림운동 (병진 + 회전, 미끄러짐 없이 굴러간다.)

ⓐ 속도관계   ⓑ 직선 & 굴림   ⓒ 굴림 (R, D, S)

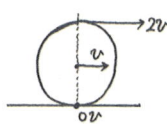 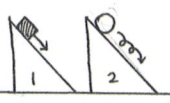 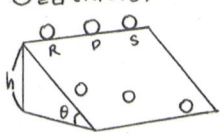

- $mgh = \frac{1}{2}mv^2$
- $mgh = \frac{1}{2}mv^2(1+\beta)$
  $v_1 > v_2$ (바닥도착속력)

- $mgh = \frac{1}{2}mv^2(1+\beta)$
  $\therefore v = \sqrt{\dfrac{2gh}{1+\beta}}$

VI. 강체 역학

(i) 한 물체가 굴림운동 (병진 + 회전):
$mg = ma(1+\beta)$
$mgh = \frac{1}{2}mv^2(1+\beta)$

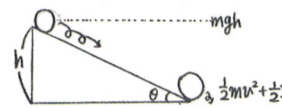

$\therefore mgh = \frac{1}{2}mv^2 + \frac{1}{2}I\omega^2 = \frac{1}{2}mv^2(1+\beta)$

$\therefore v = \sqrt{\dfrac{2gh}{1+\beta}}$

- $mg\sin\theta - f_s = ma$
- $\tau = R \cdot f_s = I\alpha \;(I = \beta mR^2)$
- $a = R\alpha$

$\therefore mg\sin\theta = ma(1+\beta)$
$\therefore a = \dfrac{g\sin\theta}{1+\beta}$

(ii) 한 물체가 직선운동만 → 알짜힘: mg
     한 물체가 회전운동만 → βM

$\Big\} \quad mg = a(m+\beta M)$
$\quad\quad mgh = \frac{1}{2}v^2(m+\beta M)$

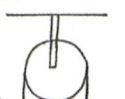 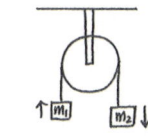 줄과 도르래 사이에 마찰이 존재

$(3-2)g = (3+2)a$
$10 = 5a$
$\therefore a = 2m/s^2$
$\therefore T = 24N$

$\cdot (m_2 - m_1)g = (m_1 + m_2)a$
$\therefore a = \dfrac{m_2 - m_1}{m_1 + m_2}g$
줄에 걸린 장력은 항상일정
$\cdot (m_2-m_1)gh = \frac{1}{2}v^2(m_1+m_2)$

$\cdot (m_2 - m_1)g = (m_1 + m_2 + \beta M)a$
$\therefore a = \dfrac{(m_2-m_1)g}{(m_1+m_2+\beta M)}$

$\cdot (m_2-m_1)gh = \frac{1}{2}v^2(m_1+m_2+\beta M)$

(iii) 물리진자 - 용수철형

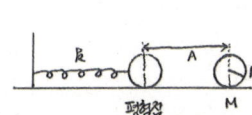

$\frac{1}{2}kA^2 = \frac{1}{2}Mv^2(1+\beta)$
$kA = Ma(1+\beta)$

$\therefore T = 2\pi\sqrt{\dfrac{M(1+\beta)}{k}}$

PHYSICSTORY |필수이론|

1 병진운동 & 회전운동: $a = r\alpha$, $v = r\omega$, $s = r\theta$ 그리고 $a = \sqrt{a_t^2 + a_r^2}$

2 등가속도 운동 & 등각가속도 운동

등가속도 직선운동	등각가속도를 갖는 회전운동
$a = $ 일정, $F = $ 일정	$\alpha = $ 일정, $\tau = $ 일정
$v = v_0 + at$	$\omega = \omega_0 + \alpha t$
$s = v_0 t + \dfrac{1}{2} a t^2$	$\theta = \omega_0 t + \dfrac{1}{2} \alpha t^2$
$v^2 = v_0^2 + 2as$	$\omega^2 = \omega_0^2 + 2\alpha\theta$

3 강체 & 입자 비교, 질량 중심위치($x_{CM} = \dfrac{m_1 x_1 + m_2 x_2}{m_1 + m_2}$)

4 관성모멘트(회전관성): 정의 ($I \equiv mr^2$)
평행 축 정리 ($I = I_{cm} + Mh^2$)
특별한 관성모멘트 ($I = $ 상수 $\cdot mr^2 = \beta mr^2$)

5 돌림힘(토크)의 정의, 알짜토크 구하기

6 강체의 평형: 병진평형($\sum F = 0$), 회전평형($\sum \tau = 0$)
⟨CM & Same⟩, ⟨Side & Different⟩

7 각운동량의 정의($L=Iw$), 각운동량 보존($\tau=0$일 때, $L=$일정),
  ⅰ) 김연아
  ⅱ) 방향 제어
  ⅲ) 케플러 제 2법칙
  ⅳ) 충돌

8 회전운동에너지의 정의($E_{rot}=\frac{1}{2}Iw^2=\frac{L^2}{2I}$)

9 막대의 역학적 에너지 보존법칙:
(질량중심) 위치 E_P = (회전) 운동 E_{rot}, $mg(\frac{L}{2})=\frac{1}{2}Iw^2$

10 굴림 운동

① 한 물체의 굴림 운동: $Mgh=\frac{1}{2}Mv_{CM}^2$ (병진운동 + 회전운동)

→ $Mgh=\frac{1}{2}Mv_{CM}^2(1+\beta)$

$Mg=Ma$ (직선운동 + 회전운동)

→ $Mg=Ma(1+\beta)$

② 두 물체(이상)의 굴림 운동:
$mgh=\frac{1}{2}v_{CM}^2$ (병진운동 질량 + 회전운동 질량)

→ $mgh=\frac{1}{2}v_{CM}^2(m+\beta M)$

$mg=a$ (병진운동 질량 + 회전운동 질량)

→ $mg=a(m+\beta M)$

11 강체의 주기

중력에 의한 단진자형 물리진자의 주기 공식($T=2\pi\sqrt{\frac{I}{MgL_{CM}}}$)

탄성력에 의한 용수철형 물리진자(굴림 운동) 주기($T=2\pi\sqrt{\frac{M(1+\beta)}{k}}$)

PHYSICSTORY |필수이론|

1 회전 운동식(Rotational variables)

B‹C›A›P Background

회전방향

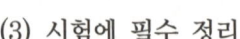

B‹C›A›P Concept

(1) 직선운동 & 회전운동

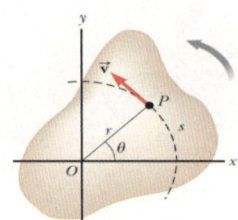

변위 와 선속도
$s = r\theta \;/\; v = rw$

구분	직선운동	회전운동
각도(angular position)	s	θ
각속도(angualr velocity)	$v = \dfrac{s}{t}$	$w = \dfrac{\theta}{t}$
각가속도(angylar acceleration)	$a = \dfrac{v}{t}$	$\alpha = \dfrac{w}{t}$

(2) 등가속도 운동 & 등각가속도 운동

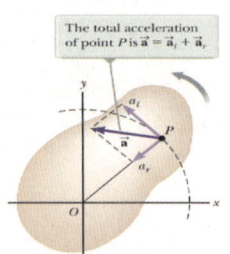

구심가속도 & 접선 가속도
$a = \sqrt{a_t^2 + a_r^2}$

등가속도 직선운동(constant angular acceleration)	등각가속도를 갖는 회전운동
$a = $ 일정, $F = $ 일정	$\alpha = $ 일정, $\tau = $ 일정
$v = v_0 + at$	$\omega = \omega_0 + \alpha t$
$s = v_0 t + \dfrac{1}{2} a t^2$	$\theta = \omega_0 t + \dfrac{1}{2} \alpha t^2$
$v^2 = v_0^2 + 2as$	$\omega^2 = \omega_0^2 + 2\alpha\theta$

(3) 시험에 필수 정리

- 변위와 각도 $s = r\theta$
- 선속도와 각속도 $v = rw$
- 접선가속도와 각가속도 $a_t = r\alpha$
- 구심가속도와 선속도 $a_r = \dfrac{v^2}{r} = rw^2$

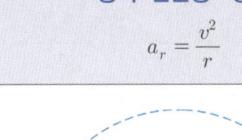 Applications

(1) 등속 원운동과 변속도 원운동의 비교

등속 원운동: 장력	변속도 원운동: 장력 + 비행기의 추진력
$a_r = \dfrac{v^2}{r}$	$a = \sqrt{a_t^2 + a_r^2} = \sqrt{(r\alpha)^2 + \left(\dfrac{v^2}{r}\right)^2}$
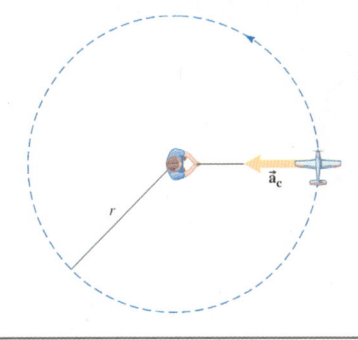	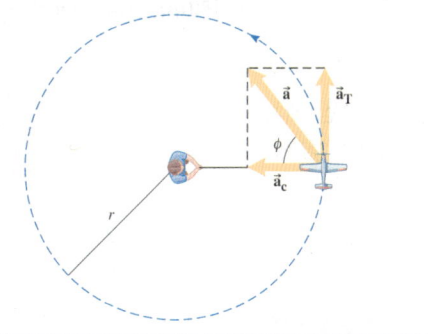

(2) 등각가속도 운동 현상

현 상	등각가속도 운동
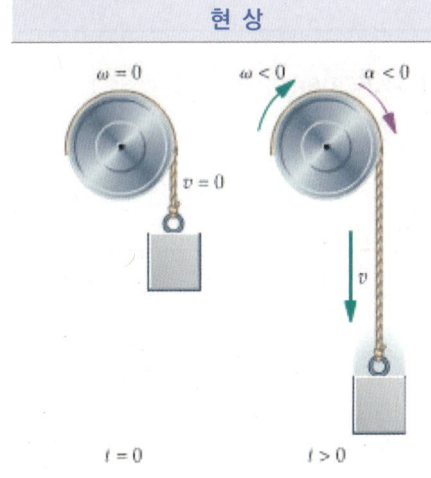	토크(각가속도) 방향과 회전(각속도) 방향이 같은 방향인 경우에는 각속도의 크기가 증가하게 된다. 그리고 추의 중력(=무게)이 일정, 토크의 크기 일정, 각가속도가 일정한 등각가속도 운동을 한다. (마치 연직하방 운동처럼 해석) $\omega = \omega_0 + \alpha t \; (\because w_0 = 0)$ $v = v_0 + at \; (\because v_0 = 0)$

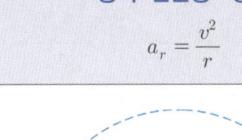 Problems

예제 1 등 각가속도 운동 (마치 연직상방 운동처럼 해석)

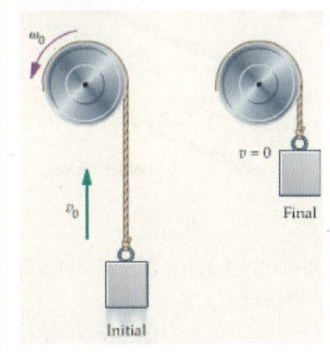

시간 $t=0$에서 각속도가 $\omega_0 = 5$ (rad/s)로 반시계방향으로 회전하는 도르래와 추가 연결되어 있다. 추는 중력이 일정하게 작용하기 때문에, 도르래의 각가속도는 시계 방향이고, 크기는 $\alpha = 2$ (rad/s^2)이다.

(1) 도르래가 일시 정지하는 순간까지 걸린 시간을 구하면?

(2) 도르래가 일시 정지할 때 까지 원판의 접선 이동거리는 얼마인가? 혹은 추의 이동거리는 얼마인가? (도르래의 반경 거리 $r = 0.4$m 이다.)

2. 관성 모멘트 (회전 관성, 회전하는 물체의 질량)

Background

구분	
역학의 물리량	**강체(rigid body)**: 질량 + 부피 **질점(material point)**: 질량만 존재하고, 부피는 무시한다.
질량 중심 위치 일반적 상황	
질량 중심 위치 공식	$x_{CM} = \dfrac{m_1 x_1 + m_2 x_2}{m_1 + m_2}$

Concept / Applications

(1) 관성 모멘트 (The moment of inertia) 정의

$$I \equiv mr^2$$

⟨증명⟩

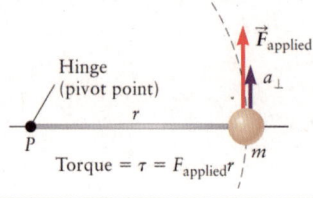

$$\begin{aligned}\tau &= rF_t = r\,ma \\ &= rmr\alpha = mr^2\alpha \\ &= I\alpha \\ \therefore I &= mr^2\end{aligned}$$

> **예시** 관성 모멘트 – 축에서 떨어진 거리가 중요
>
> 그림은 질량과 크기가 동일한 막대를 나타낸 것이다. 차이가 있다면 회전축이 다른 것이다. 관성모멘트의 크기는 (a)와 (b)중에서 어느 것이 더 큰 것인가?
>
>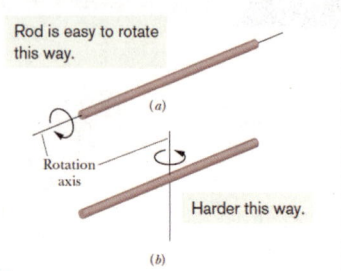
>
> **해설**
> 모든 것이 동일하지만, 회전축이 다르다. 즉 회전축에서 질량이 분포하는 거리를 생각을 했을 때, (a) 보다는 (b)에서 더 멀리 질량이 분포하게 되므로, 관성모멘트는 (b)에서 더 크다.
>
> **정답** $I_b > I_a$

> **예시** 관성 모멘트
>
> 질량이 없는 막대 양쪽에 질량이 m물체가 연결되어 있다. 관성모멘트는 어느 것이 더 큰가?
>
>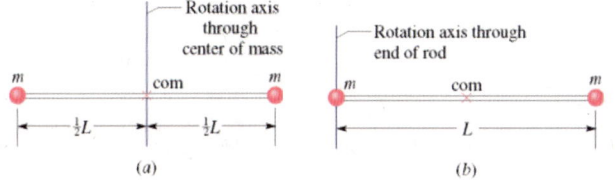
>
> **해설**
> $I_a = m\left(\dfrac{L}{2}\right)^2 + m\left(\dfrac{L}{2}\right)^2 = \dfrac{1}{2}mL^2,\ I_b = m(0)^2 + m(L)^2 = mL^2$
>
> **정답** $I_b > I_a$

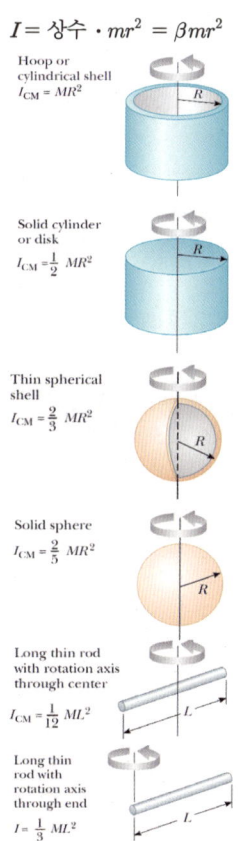

(2) 평행 축 정리(Parallel axis theorem)

$$I = I_{cm} + Mh^2$$

(M : 물체의 전체 질량, h : 회전축에서 질량중심을 지나는 축까지 거리)

(3)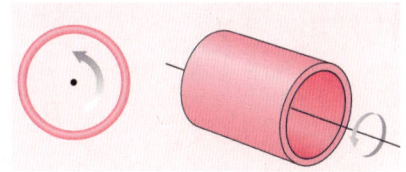

⟨check⟩

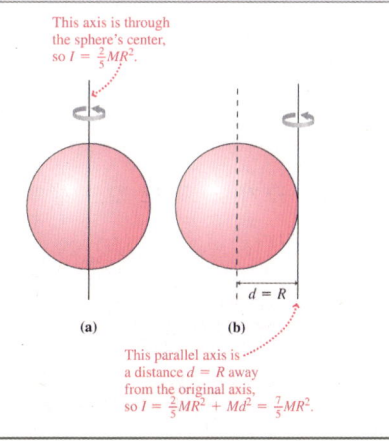

∴ $I = MR^2$ 이다.

즉, 질량과 반지름에만 영향을 받는다.

B C A P Problems

예제 2 관성 모멘트의 크기 구하기

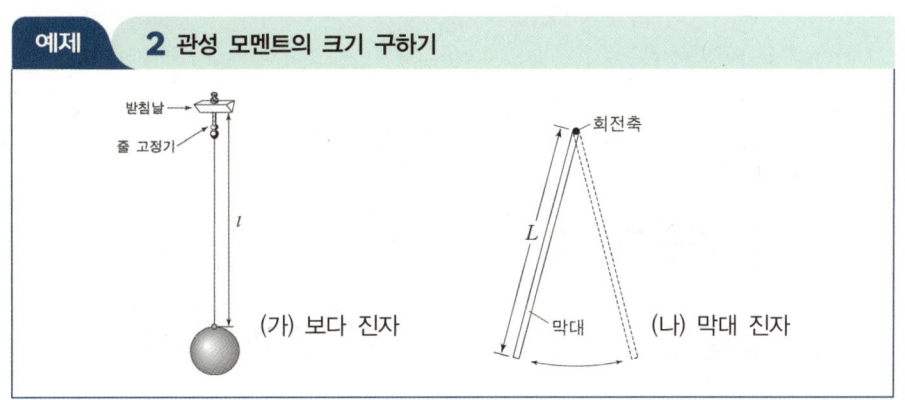

(가) 보다 진자   (나) 막대 진자

PHYSICSTORY |필수이론|

TIP

힘 = 질량 × 가속도
$$F = ma$$

토크
= 관성모멘트 × 각가속도
$$\tau = I\alpha$$

3 토크 (Torque, τ, 돌림힘, 회전효과, 힘의 모멘트)

(1) 토크의 정의

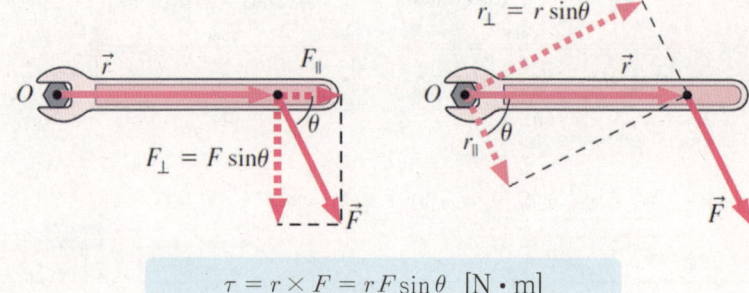

$$\tau = r \times F = rF\sin\theta \ [\text{N} \cdot \text{m}]$$

(2) 토크 크기 1: **거리** 요소에 따른 변화: (a) ➔ (c)로 갈수록 토크의 크기는 커진다.

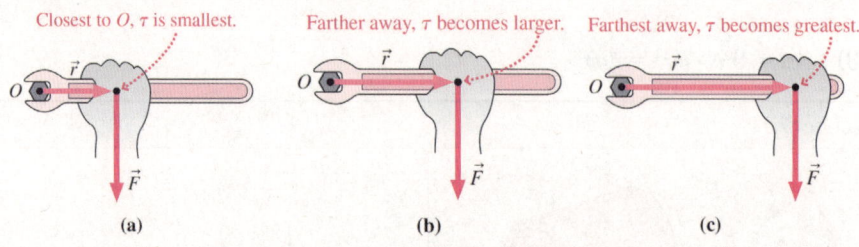

(3) 토크 크기 2: **각도** 요소에 따른 변화: (a) ➔ (c)로 갈수록 토크의 크기는 작아진다.

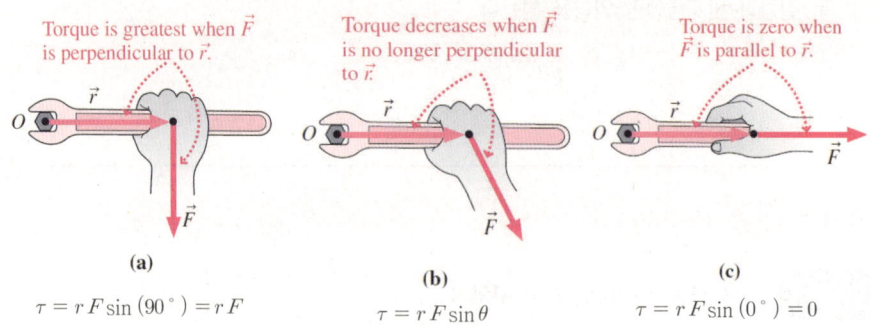

$\tau = rF\sin(90°) = rF$ $\tau = rF\sin\theta$ $\tau = rF\sin(0°) = 0$

(4) 토크의 방향

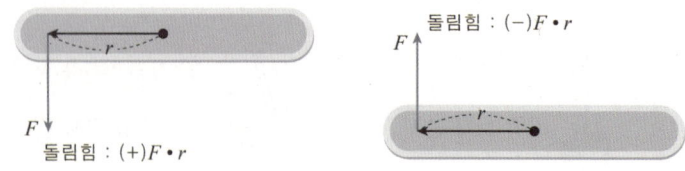

3-1 동역학(Dynamics)

예제 3 토크의 동역학적 관점의 해석

그림은 길이가 L이고, 질량이 M인 막대가 한 쪽 끝이 마찰이 없는 자유롭게 회전할 수 있는 곳에 연결되어 있다. 처음에는 그림 (가)처럼 막대는 수평면에 평행인 상태로 잡고 있다. 막대를 놓게 되면 막대는 그림 (나)처럼 중력에 의해서 아래로 움직여서, 지면과 수직을 이룬다.

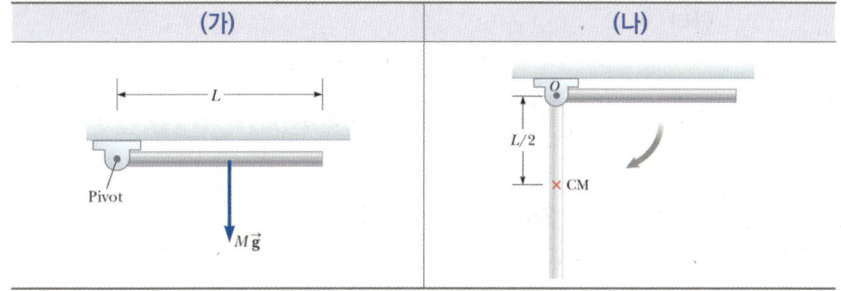

아래 질문에 답하시오. (단, 방향은 반시계 방향을 (+), 시계 방향을 (−)로 한다.)

(1) (가)에서 토크의 크기는?

(2) (가)에서 토크의 방향은?

(3) (나)에서 지면과 수직이 되었을 때 토크의 크기와 방향은?

3-2 정역학(회전평형, Statics)

B>C>A>P Background

- 알짜힘(net force, 합력): 물체에 작용하는 모든 힘들의 합력
- 힘의 평형: 물체에 작용하는 알짜힘이 0으로, 정지 혹은 등속직선운동 한다.
- 회전 평형: 물체에 작용하는 알짜토크는 0으로, 회전하지 않거나 등속원운동 한다.

> **TIP**
> 힘의 평형
> $\sum F = 0$
>
> 회전 평형
> $\sum \tau = 0$

B>C>A>P Concept B>C>A>P Applications B>C>A>P Problems

(1) 회전 평형 1 ➡ CM & Same

회전축	힘의 방향
CM	Same

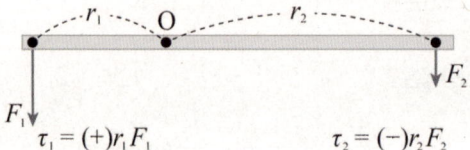

$$\tau_1 = \tau_2, \qquad r_1 F_1 = r_2 F_2$$

예시 시소 & 옷걸이

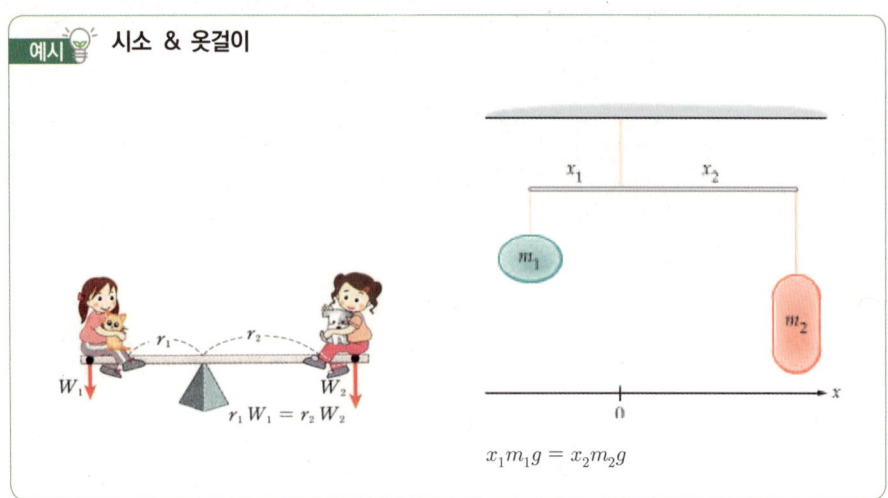

$r_1 W_1 = r_2 W_2$

$x_1 m_1 g = x_2 m_2 g$

(2) 회전 평형 2 ➡ Side & Different

회전축	힘의 방향
Side	Different

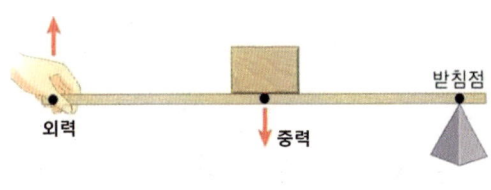

$$\tau_1 = \tau_2, \qquad r_1 F_\text{외력} = r_2 F_\text{중력}$$

> **예시** 중력 & 장력
>
>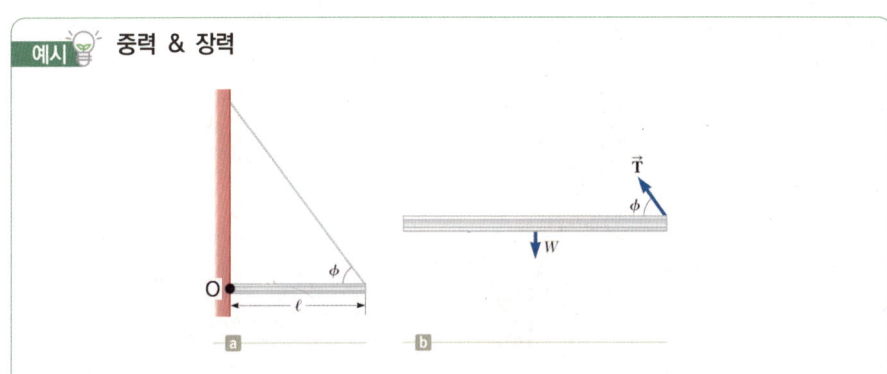

$\tau_1 = \tau_2$
$\dfrac{l}{2} W = l\, T \sin\phi$
$\therefore T = \dfrac{W}{2\sin\phi}$

예제 4 회전 평형 (CM & Same)

지레의 한쪽 끝에 무게가 $600N$인 물체가 놓여 있고, 다른 쪽 끝에 F의 힘을 가하여 일정한 속력으로 들어 올리고 있다. 받침점에서 각각의 거리는 각각 $40cm$, $80cm$이다.

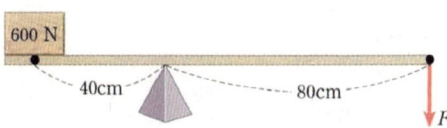

이때 오른쪽에 가한 힘 F의 크기는 몇 N인지 구하면? (단, 지레의 무게는 무시한다.)

예제 5 회전 평형 (Side & Different)

질량을 무시할 수 있는 지레에 무게가 $300N$인 물체가 놓여 있고 $100N$의 힘으로 일정한 속력으로 들어 올리고 있다. 받침점 O에서 P까지의 거리는 a이고, P와 Q까지의 거리는 b이다.

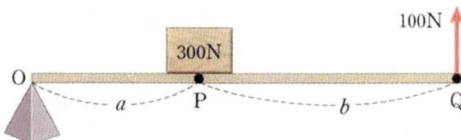

a : b의 비는 어떻게 되는지 구하면?

3-3 물리진자(physical pendulum)

B C A P Background **B C A P** Concept **B C A P** Applications

용수철 진자	$F = kx = ma$ → $\therefore T = 2\pi \sqrt{\dfrac{m \text{ (질량)}}{k \text{ (상수)}}}$
물리진자 주기 구하는 중간과정	$\tau = rF\sin\theta = I\alpha$ → $\therefore T = 2\pi \sqrt{\dfrac{I \text{ (회전하는물체의질량)}}{rF \text{ (상수)}}}$
(단진자형) 물리진자	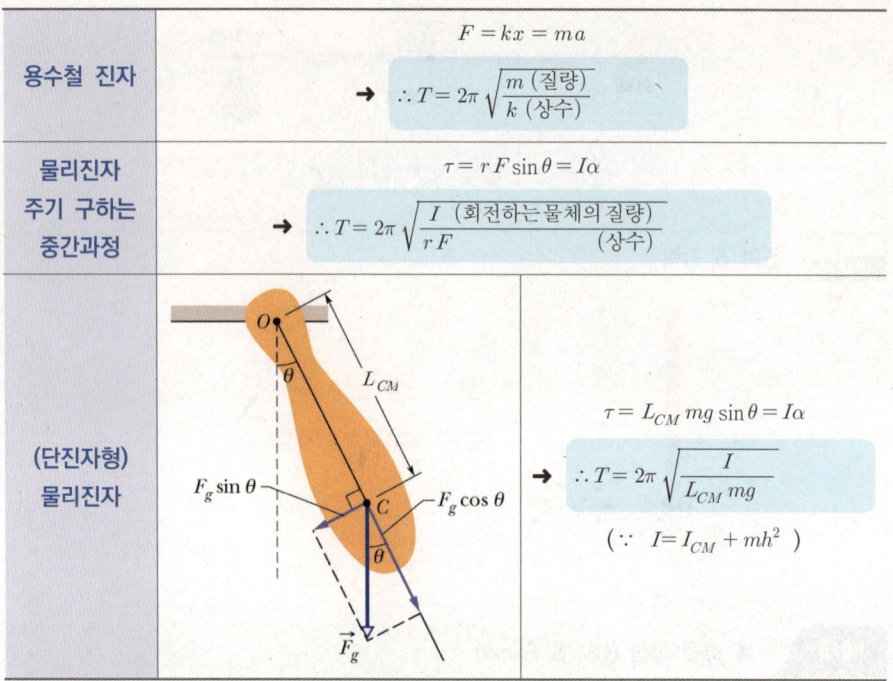

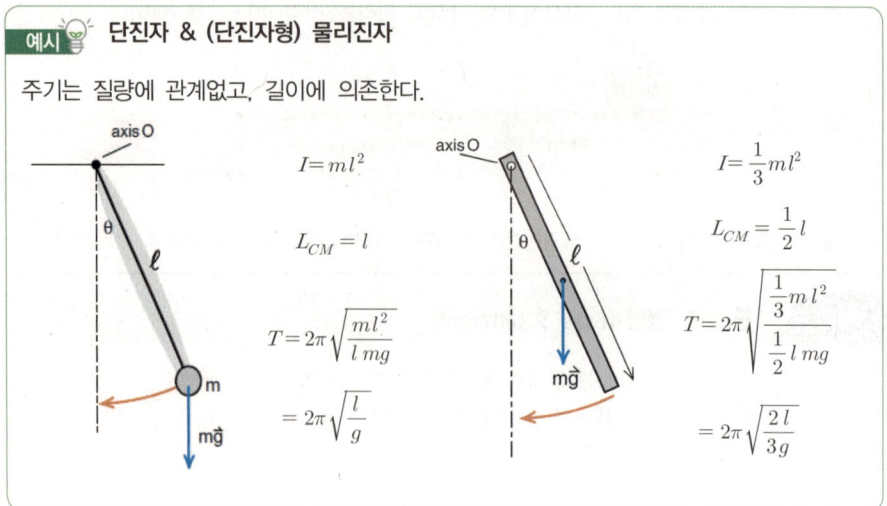

예시 단진자 & (단진자형) 물리진자

주기는 질량에 관계없고, 길이에 의존한다.

Problems

예제 6 보다(물리) 진자. 중력가속도 측정

다음은 보다(Borda) 진자의 진동을 이용하여 중력가속도를 측정하는 실험 과정의 일부를 나타낸 것이다.

〈실험 과정〉
(1) 금속구를 줄에 매단 후 정지 상태가 되도록 한다.
(2) 받침날에서 금속구까지의 거리 l을 측정한다.
(3) 금속구를 옆으로 약간 당긴 후 정지 상태에서 놓는다.

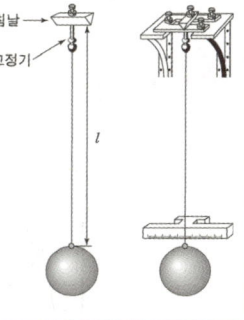

중력가속도를 구하기 위해서 측정해야 하는 물리량을 구하시오. (단, 받침날, 줄 고정기, 줄의 질량은 무시한다.)

예제 7 물리진자

그림은 반지름이 R인 균일한 원판이 고정된 회전축에 대한 단진동 하는 것을 나타낸 것이다. 회전축은 원판에 수직이고, d는 원판의 질량 중심과 회전축 사이의 거리이다. 표는 반지름이 R로 같은 세 원판 A, B, C의 질량과 d를 나타낸 것이다.

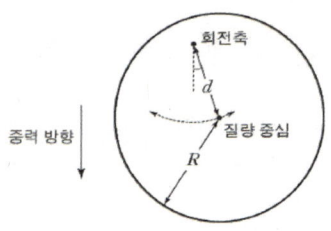

원판	질량	d
A	m	$\frac{3}{4}R$
B	m	$\frac{1}{2}R$
C	$2m$	$\frac{3}{4}R$

단진동 하는 A, B, C에 대한 질문에 대해서 설명하시오.

(1) 원판A가 단진동하는 동안 A에 작용하는 회전축에 대한 돌림힘(토크)의 변화를 설명하면?

(2) 회전축에 대한 관성 모멘트 A와 B를 비교하면?

(3) A와 C의 단진동 주기를 비교하면?

4 각운동량(Angular momentum)

B⟩C⟩A⟩P Background

- $p = mv$
- $L = Iw$

B⟩C⟩A⟩P Concept   **B⟩C⟩A⟩P** Applications

(1) 각운동량의 정의

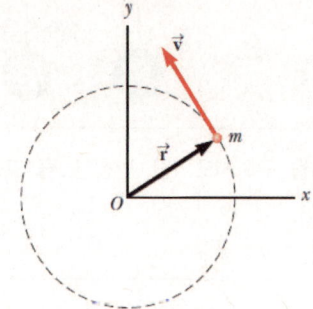

$$L = r \times p = rp\sin\theta$$
$$= rp\sin 90° = rp$$

$$\therefore L = r\,m\,v$$

(2) 각운동량 보존의 법칙(law of conservation of angular momentum)
물리계에 작용하는 알짜힘이 0이면 계의 (선)운동량이 보존되는 것처럼 회전하는 계에 작용하는 알짜토크가 0이면 회전하는 계의 각운동량도 보존된다. 이를 각운동량 보존법칙이다.

$$\sum \tau_{ext} = 0, \quad L_{total} = 일정$$

회전하는 물리계에 작용하는 알짜 토크가 0이면, 각운동량은 보존된다.

i) 김연아 (관성모멘트 변화)	$I_1 w_1 = I_2 w_2$
ii) 방향 변화	

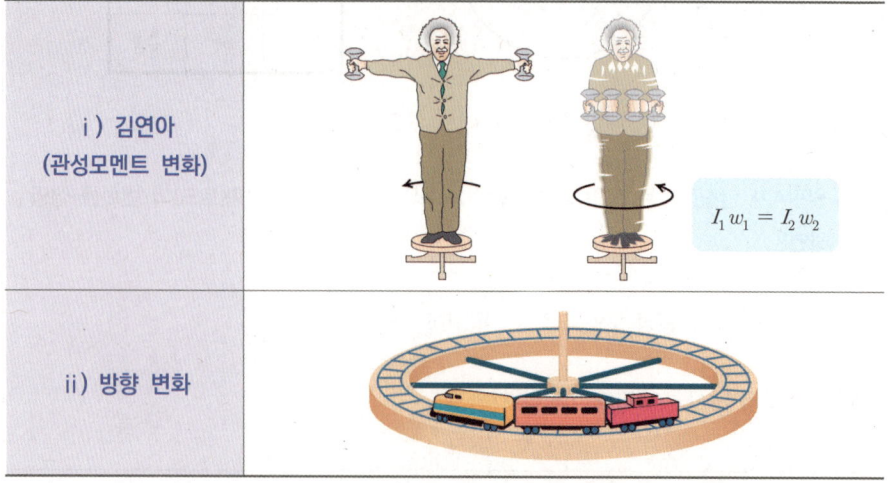

ii) 방향 변화
- 처음 정지된 상태 $L_i = 0$
- 외력이 작용하지 않은 상태에서 마지막 전체 각운동량
$$L_f = 0$$
기차($I_{기차}$)가 반시계 방향으로 회전을 하게 되면,
기차레일($I_{기차레일}$)은 기차가 움직이는 것과 반대 방향인 시계방향으로 회전을 하게 된다.

($I_{기차레일}=3I_{기차}$ 이라면......
회전 방향은 서로 반대이다.)

	기차	기차레일
I	1	3
w	3	1
E_{rot}	3	1

iii) 케플러 제2법칙	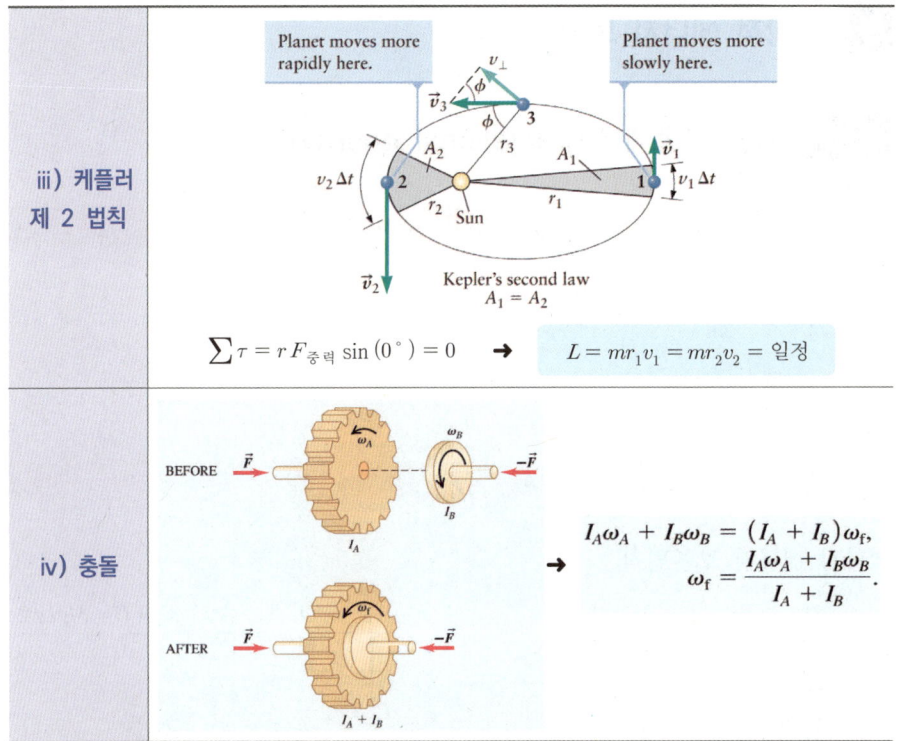 $\sum \tau = rF_{중력}\sin(0°) = 0$ → $L = mr_1v_1 = mr_2v_2 = $ 일정	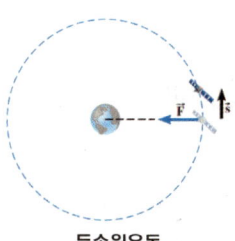 등속원운동
iv) 충돌	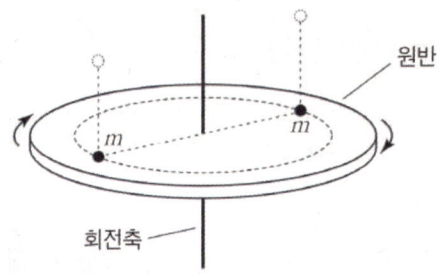 $I_A\omega_A + I_B\omega_B = (I_A + I_B)\omega_f,$ $\omega_f = \dfrac{I_A\omega_A + I_B\omega_B}{I_A + I_B}$	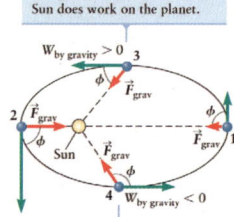 타원궤도운동

B C A P Problems

예제 8 각운동량 보존법칙

그림은 중심을 지나는 고정된 회전축에 대해 일정한 각속도로 수평하게 회전하던 원반 위에 질량 m인 동일한 두 물체가 정지 상태에서 자유 낙하하여 원반에 붙어 함께 회전하는 것을 나타낸 것이다. 두 물체는 회전축에 대해 대칭인 두 지점에서 동시에 낙하하였다.

두 물체가 붙은 원반에 대한 질문에 답하시오. (단, 물체의 부피는 무시한다.)

(1) 회전축에 대한 관성모멘트는 두 물체가 붙기 전의 원반의 관성모멘트와 비교하면?

(2) 각속도는 두 물체가 붙기 전의 원반의 각속도와 비교하면?

(3) 회전운동에너지는 두 물체가 붙기 전의 원반의 회전운동 에너지와 비교하면?

PHYSICSTORY |필수이론|

> **TIP**
> $F = ma$
> $p = mv$
> $E_k = \frac{1}{2}mv^2 = \frac{p^2}{2m}$
> ----------
> $\tau = I\alpha$
> $L = Iw$
> $E_{rot} = \frac{1}{2}Iw^2 = \frac{L^2}{2I}$

5 역학적 에너지 보존법칙

5-1 회전 운동에너지(Rotational energy)

B>C>A>P Background   B>C>A>P Concept

- $E_k = \frac{1}{2}mv^2 = \frac{p^2}{2m}$

- $E_{rot} = \frac{1}{2}Iw^2 = \frac{L^2}{2I}$

B>C>A>P Applications

역학적 에너지 보존법칙

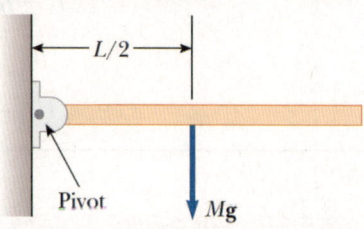
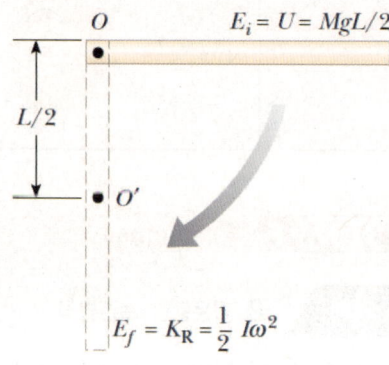

(질량중심) 위치 E_P = (회전) 운동 E_{rot}
$$Mg\left(\frac{L}{2}\right) = \frac{1}{2}Iw^2$$

B>C>A>P Problems

예제 9 역학적 에너지 보존법칙

그림은 길이가 L이고, 질량이 M이고, 한 쪽 끝이 마찰이 없는 자유롭게 회전할 수 있는 곳에 연결되어 있다. 처음에 막대는 수평면에 평행인 상태로 잡고 있다. 막대를 놓게 되면 막대는 중력에 의해서 아래로 움직인다.
이에 대한 질문에 답하시오. (단, 막대의 한쪽 끝을 회전축으로 한 관성모멘트 $I = \frac{1}{3}ML^2$이다.)

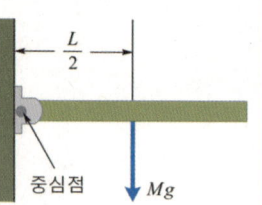

(1) 막대를 수평상태에서 놓는 순간 각가속도의 크기는?

(2) 막대가 가장 낮은 위치에 왔을 때의 각속도의 크기는?

(3) 막대가 가장 낮은 위치에 왔을 때의 질량중심에서의 선속도의 크기는?

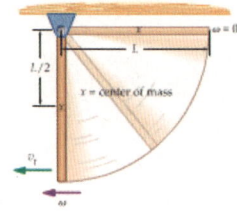

5-2 굴림운동 (Rolling Motion without slipping)

: 미끄러짐 없이 굴림 운동한다.

B C A P Background

- 미끄러진다. & 미끄러짐 없이 <u>굴림운동</u> 한다.

  : 운동 마찰력   : 정지 마찰력

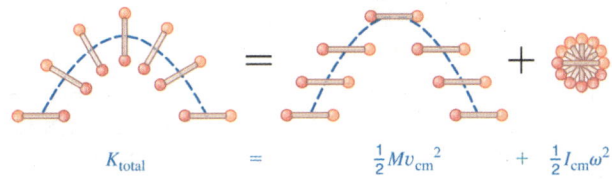

$$K_{total} \qquad = \qquad \tfrac{1}{2}Mv_{cm}^2 \quad + \quad \tfrac{1}{2}I_{cm}\omega^2$$

B C A P Concept

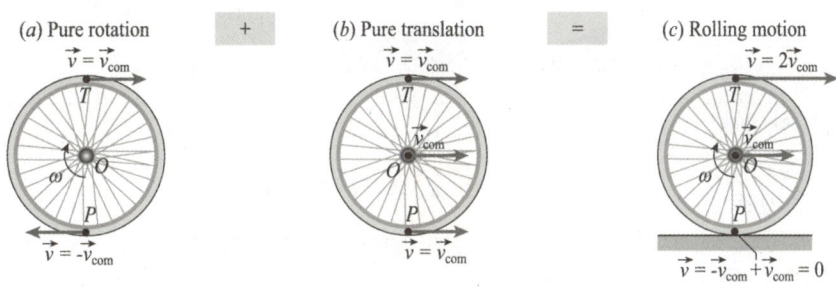

(a) Pure rotation + (b) Pure translation = (c) Rolling motion

$$E_{Rolling} = \tfrac{1}{2}I_{CM}\omega^2 + \tfrac{1}{2}Mv_{CM}^2 = \tfrac{1}{2}Mv^2_{CM}(1+\beta)$$

B C A P Applications

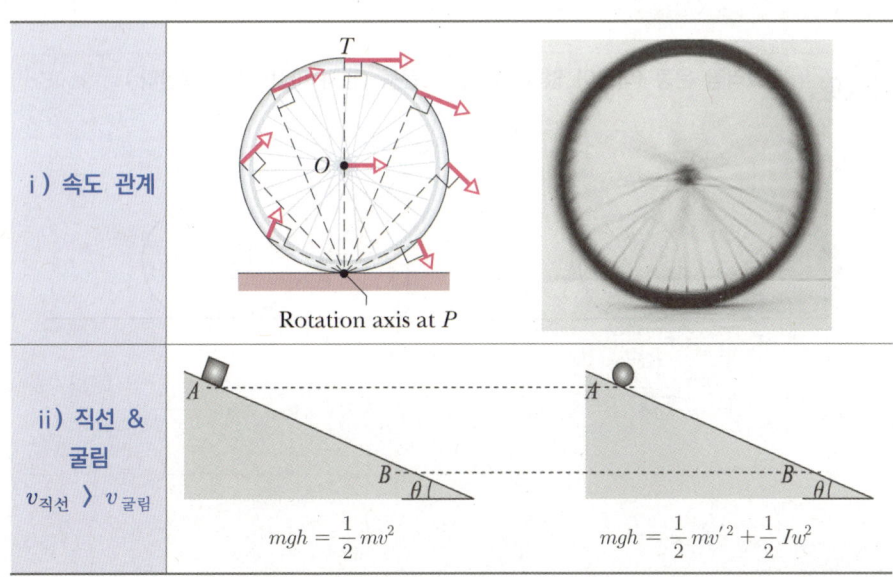

i) 속도 관계 — Rotation axis at P

ii) 직선 & 굴림

$v_{직선} > v_{굴림}$

$mgh = \tfrac{1}{2}mv^2 \qquad mgh = \tfrac{1}{2}mv'^2 + \tfrac{1}{2}I\omega^2$

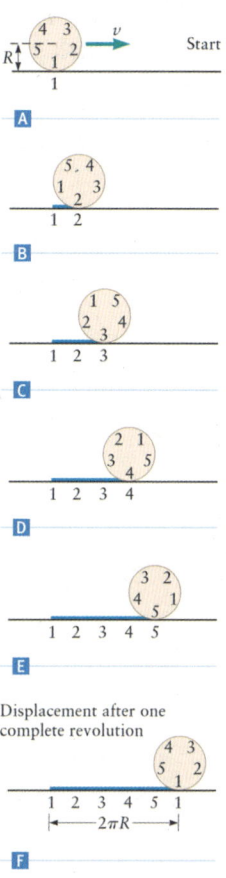

Displacement after one complete revolution — $2\pi R$

TIP

굴림운동 식

$\omega = \dfrac{2\pi}{T},\ v = \dfrac{2\pi R}{T}$

$v = R\omega$
$a = R\alpha$

PHYSICSTORY |필수이론|

(Q) 굴림운동은 정지마찰력이 작용한다. 그렇다면 역학적 에너지는 보존되는가?

(A) 정지마찰력이 한 일이 0이 되므로 역학적 에너지는 보존이 된다. 즉, 물체와 바닥의 접점이 힘점이 되는데, 힘점의 직선이동 거리가 없으므로 정지마찰력이 한 일이 0이 된다.

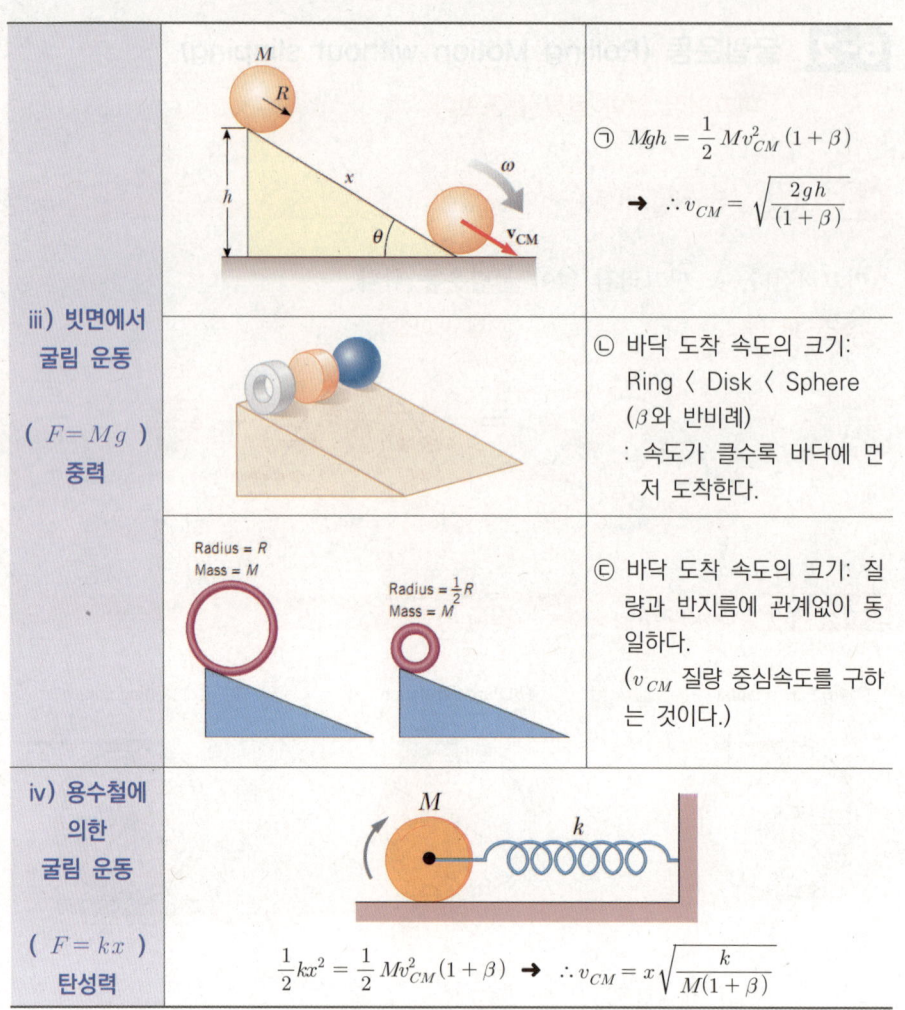

iii) 빗면에서 굴림 운동

($F = Mg$) 중력

㉠ $Mgh = \frac{1}{2}Mv_{CM}^2(1+\beta)$
→ $\therefore v_{CM} = \sqrt{\frac{2gh}{(1+\beta)}}$

㉡ 바닥 도착 속도의 크기: Ring < Disk < Sphere (β와 반비례)
: 속도가 클수록 바닥에 먼저 도착한다.

㉢ 바닥 도착 속도의 크기: 질량과 반지름에 관계없이 동일하다.
(v_{CM} 질량 중심속도를 구하는 것이다.)

iv) 용수철에 의한 굴림 운동

($F = kx$) 탄성력

$\frac{1}{2}kx^2 = \frac{1}{2}Mv_{CM}^2(1+\beta)$ → $\therefore v_{CM} = x\sqrt{\frac{k}{M(1+\beta)}}$

B C A P Problems

예시 💡 미끄러짐 운동 (마찰이 없다.) & 굴림 운동 (정지 마찰력이 작용한다.)

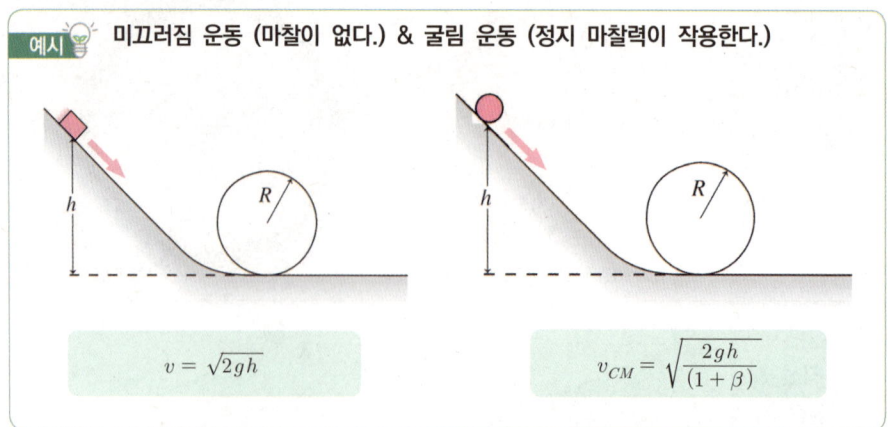

$v = \sqrt{2gh}$

$v_{CM} = \sqrt{\frac{2gh}{(1+\beta)}}$

6. 강체역학(Rigid body dynamics)

6-1 한 물체 굴림 운동

- $Mgh = \frac{1}{2}Mv^2(1+\beta)$ → $\therefore v = \sqrt{\dfrac{2gh}{(1+\beta)}}$
- $Mg = Ma(1+\beta)$ → $\therefore a = \dfrac{g}{(1+\beta)}$

① 빗면

속력	가속도
$Mgh = \frac{1}{2}Mv_{CM}^2(1+\beta)$ → $\therefore v_{CM} = \sqrt{\dfrac{2gh}{(1+\beta)}}$	$Mg\sin\theta = Ma(1+\beta)$ → $\therefore a = \dfrac{g\sin\theta}{(1+\beta)}$

- $\sum F_x = Mg\sin\theta - f_s = Ma$
- $\sum F_y = n - Mg\cos\theta = 0$
- $\sum \tau = f_s R = I\alpha$
- $a = R\alpha$

$Mg\sin\theta = Ma(1+\beta)$
→ $\therefore a = \dfrac{5}{7}g\sin\theta$
(상황. 구의 관성모멘트 $I = \dfrac{2}{5}MR^2$이다.)

② 요요

속력	가속도
$Mgh = \frac{1}{2}Mv^2(1+\beta)$ → $\therefore v = \sqrt{\dfrac{2gh}{(1+\beta)}}$	$Mg = Ma(1+\beta)$ → $\therefore a = \dfrac{g}{(1+\beta)}$

- $\sum F_y = Mg - T = Ma$
- $\sum \tau = RT = I\alpha$
- $a = R\alpha$

$Mg = Ma(1+\beta)$
→ $\therefore a = \dfrac{g}{(1+\beta)}$

제5장 강제역학

6-2 두 물체(이상) 굴림 운동

한 물체가 직선운동만 ➜ 알짜힘: mg
한 물체가 회전운동만 ➜ βM

- $mgh = \dfrac{1}{2}v^2$ (직선운동 + 회전운동) ➜ $mgh = \dfrac{1}{2}v^2(m+\beta M)$ ➜ $\therefore v = \sqrt{\dfrac{2gh}{(1+\beta\dfrac{M}{m})}}$

- $mg = a$ (직선운동 + 회전운동) ➜ $mg = a(m+\beta M)$ ➜ $\therefore a = \dfrac{g}{(1+\beta\dfrac{M}{m})}$

① 도르래와 줄 1

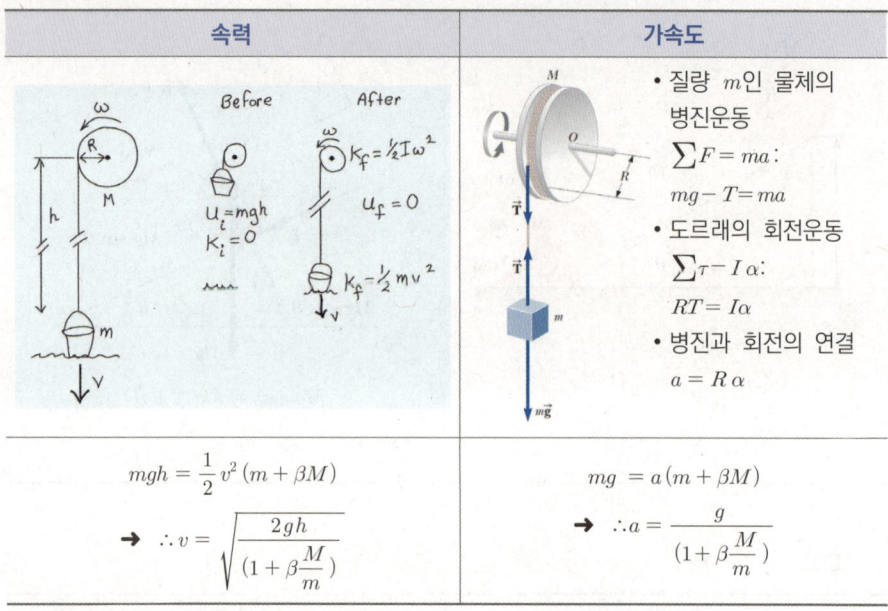

속력	가속도
	• 질량 m인 물체의 병진운동 $\sum F = ma$: $mg - T = ma$ • 도르래의 회전운동 $\sum \tau = I\alpha$: $RT = I\alpha$ • 병진과 회전의 연결 $a = R\alpha$
$mgh = \dfrac{1}{2}v^2(m+\beta M)$ ➜ $\therefore v = \sqrt{\dfrac{2gh}{(1+\beta\dfrac{M}{m})}}$	$mg = a(m+\beta M)$ ➜ $\therefore a = \dfrac{g}{(1+\beta\dfrac{M}{m})}$

② 도르래와 줄 2

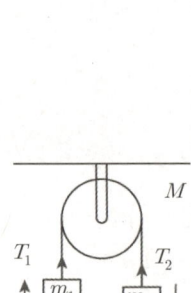

- 힘: $T_1 - m_1 g = m_1 a$
- 힘: $m_2 g - T_2 = m_2 a$
- 토크: $\tau = R(T_2 - T_1) = I\alpha$
- 가속도: $a = R\alpha$

➜ $(m_2 - m_1)g = a(m_1 + m_2 + \beta M)$

$\therefore a = \dfrac{(m_2 - m_1)g}{(m_1 + m_2 + \beta M)}$

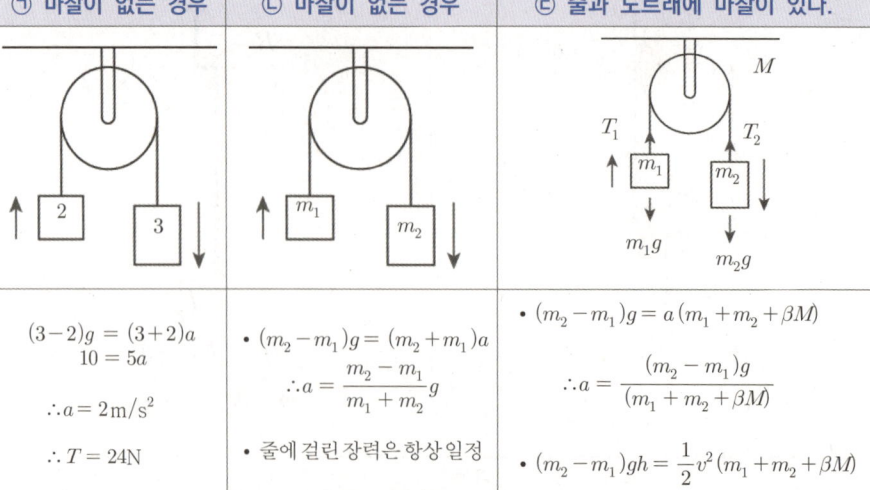

㉠ 마찰이 없는 경우	㉡ 마찰이 없는 경우	㉢ 줄과 도르래에 마찰이 있다.
$(3-2)g = (3+2)a$ $10 = 5a$ $\therefore a = 2\text{m/s}^2$ $\therefore T = 24\text{N}$	• $(m_2 - m_1)g = (m_1 + m_2)a$ $\therefore a = \dfrac{m_2 - m_1}{m_1 + m_2}g$ • 줄에 걸린 장력은 항상 일정	• $(m_2 - m_1)g = a(m_1 + m_2 + \beta M)$ $\therefore a = \dfrac{(m_2 - m_1)g}{(m_1 + m_2 + \beta M)}$ • $(m_2 - m_1)gh = \dfrac{1}{2}v^2(m_1 + m_2 + \beta M)$

예제 10 강체역학: 한 물체는 직선운동만 + 다른 물체는 회전운동만

그림과 같이 균일한 원판 A에 감긴 줄이 동일한 원판 B에 걸쳐서 물체에 연결되어 있다. 물체가 낙하운동을 하면, A와 B는 각각 원판의 중심을 지나는 고정된 회전축을 중심으로 회전한다. A, B의 관성모멘트는 서로 같고, 줄은 A, B에서 미끄러지지 않는다.

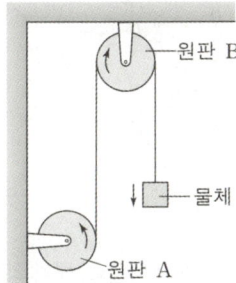

아래 질문에 답하시오. (단, A, B는 동일한 연직면상에 있고, 회전축과 원판 사이의 마찰, 줄의 질량, 공기 저항은 무시하며, 줄은 팽팽하게 유지되고, 원판의 반지름 R, 원판의 질량 m, 물체의 질량 M, 중력 가속도는 g이다.)

(1) 각가속도의 크기는 A와 B를 비교하면?

(2) 회전축에 대한 돌림힘(토크)의 크기는 A와 B를 비교하면?

(3) 물체의 가속도를 구하면? (단, 원판의 관성모멘트는 $I = \frac{1}{2}mR^2$이다.)

PHYSICSTORY |필수이론|

심화플러스 · 굴림 운동에 대한 운동에너지 분석

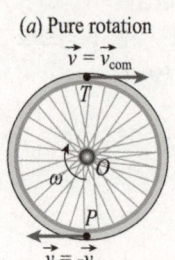 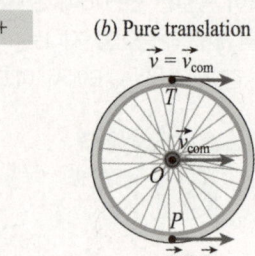 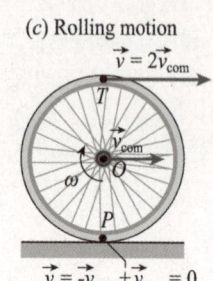

(a) Pure rotation + (b) Pure translation = (c) Rolling motion

참고 ⊕ 위의 상황에 대한 다른 접근

(1) P점을 회전축으로 생각하여 구르는 운동으로 해석(회전축이 P)

$$E_K = \frac{1}{2}I_P w^2$$

(2) O점을 회전축으로 생각하여 병진운동과 회전운동의 합으로 구르는 운동을 해석

$$E_K = \frac{1}{2}I_{CM} w^2 + \frac{1}{2}MV_{CM}^2$$

(3) (1)과 (2)가 같은 값임을 증명: (1)에서 운동에너지는 $E_K = \frac{1}{2}I_P w^2$ 이다.

여기서, 평행 축 정리에 의해 $(I_P = I_{CM} + MR^2)$을 대입하면,

$$E_K = \frac{1}{2}I_P w^2 = \frac{1}{2}(I_{CM}+MR^2)w^2 = \frac{1}{2}(I_{CM}w^2 + MR^2 w^2) = \frac{1}{2}(I_{CM}w^2 + MV_{CM}^2)$$

심화플러스 · 역학적 에너지 보존법칙에 대한 운동에너지 분석

참고 ⊕ 역학적 에너지 보전법칙에 대한 운동에너지의 두 가지 다른 접근

(1) O점을 회전축으로 생각하여 구르는 운동으로 해석(회전축이 O)

$$E_K = \frac{1}{2}I_O w^2 = \frac{1}{2}\left(\frac{1}{3}ML^2\right)w^2$$

(2) O′점을 회전축으로 생각하여 병진운동과 회전운동의 합으로 구르는 운동을 해석

$$E_K = \frac{1}{2}I_{CM}w^2 + \frac{1}{2}MV_{CM}^2$$
$$= \frac{1}{2}\left(\frac{1}{12}ML^2\right)w^2 + \frac{1}{2}MV_{CM}^2$$

(3) (1)과 (2)가 같은 값임을 증명: (1)에서 운동에너지는 $E_K = \frac{1}{2}I_O w^2$ 이다.

여기서, 평행 축 정리에 의해 $(I_O = I_{CM} + M(\frac{L}{2})^2)$을 대입하면,

$$E_K = \frac{1}{2}(I_{CM}+M\frac{L^2}{4})w^2 = \frac{1}{2}(\frac{1}{12}ML^2w^2 + \frac{1}{4}ML^2w^2) = \frac{1}{2}(\frac{1}{3}ML^2w^2) = \frac{1}{2}I_{CM}w^2 + \frac{1}{2}MV_{CM}^2$$

05 강체역학   정답 및 해설

1 (1) $t = 2.5$초 (2) 이동거리는 $2.5m$

  (1) $t = 2.5$초
  $w = w_0 - \alpha t$
  $\Rightarrow 0 = 5 - 2t$
  $\Rightarrow \therefore t = 2.5$초

  즉, 1초마다 $2 rad/s$씩 각속도가 감소한다.

  (2) 이동거리는 $2.5m$
  $S = r \Delta \theta = r(\overline{w}t)$
  $= 0.4 \left(\dfrac{5+0}{2} \times 2.5 \right)$
  $= 2.5 m$

  (참고) $v_0 = rw_0 = (0.4)(5) = 2 m/s$

2 $I_{(가)} = \dfrac{2}{5} MR^2 + M(R+l)^2$, $I_{(나)} = \dfrac{1}{3} mL^2$

3 동역학 (sin 값의 변화에 집중 한다.)

  (1) 막대의 질량은 질량 중심에 있다고 생각하고 문제를 접근한다. 그래서
  $\tau = \left(\dfrac{L}{2} \right) Mg \sin(90°)$
  $= \left(\dfrac{L}{2} \right) Mg$
  이다.

  (2) 시계방향이므로 (−)이다.

  (3) 막대가 지면과 수직이 되면,
  $\tau = \left(\dfrac{L}{2} \right) Mg \sin(0°) = 0$ 이다. 그래서 방향도 의미없다.

4 $\therefore F = 300 (N)$

  지레의 받침점을 중심으로 양쪽의 토크의 크기는 동일하다.
  $600N \times 0.4m = F \times 0.8m$
  $\therefore F = \dfrac{0.4}{0.8} \times 600 = 300 (N)$

5 $a : b = 1 : 2$

  $300N \times a = 100N \times (a+b)$
  → $300a = 100a + 100b$
  → $200a = 100b$이므로 $a : b = 1 : 2$이다.

6 진동 주기, 금속구의 반지름

  물리 진자의 주기 공식
  $T = 2\pi \sqrt{\dfrac{I}{mgh}} : (I = I_{cm} + mh^2)$

  에서 필요한 물리량을 알 수 있다. 이 때, h는 회전축(고정점)으로부터 무게 중심까지의 거리를 나타낸다. 현재 줄의 길이 l이 주어져 있으므로 금속구의 반지름 R을 측정하면
  $$h = l + R$$

  *질량 m은 I에도 들어있기 때문에 서로 소거가 된다. 일반적으로 모든 진자의 주기는 질량과 무관하다. (마치 단진자와 동일한 결과를 나타낸다.)

7 (1) 토크(돌림힘) $\tau = r \times F = rF\sin\theta$이다. 문제에서 r은 회전축에서 질량중심까지 거리 d이고, 힘 F는 중력 mg이다. d, mg 두 값은 일정한 크기를 지니지만, 두 벡터가 이루는 각 θ가 변하므로 토크의 크기는 변하게 된다.
  $\tau = dmg \sin\theta$이다.

  (2) 원판의 질량 중심을 지나는 축에 대한, 관성모멘트 $I_{cm} = \dfrac{1}{2} MR^2$로 정의된다. 현재, A, B의 회전축이 질량중심이 아니므로 평행축 정리를 이용하여 관성모멘트를 비교할 수 있다.

  $I_p = I_{cm} + Mh^2$에서 A의 경우 h가 $\dfrac{3}{4}R$로 더 큰 값을 지니므로 A의 관성모멘트가 더 크다.(문제에서 h는 축에서 질량중심까지의 거리로 d이다.)

  (3) 물리진자의 주기 $T = \sqrt{\dfrac{I_p}{Mgh}}$으로 주어진다. 분자, 분모에서 M이 나누어지기 때문에 질량과는 무관하다. 따라서 h가 동일한 A, C의 진동 주기는 동일하다.

8 $L = I_i w_f = I_f w_f$ =일정, $\therefore w_f = \dfrac{I_i}{I_f} w_f (\because I_i < I_f)$

  (1) 회전축에 대한 관성모멘트는 두 물체가 붙기 전의 원반의 관성모멘트 값보다 커진다.

  (2) 각속도는 두 물체가 붙기 전의 원반의 각속도보다 작게 된다.

  (3) 회전운동에너지 $E_{rot} = \dfrac{1}{2} Iw^2$이므로, 관성모멘트 I의 변화보다 각속도는 w^2의 변화가 더 크다. 그러므로 두 물체가 붙은 후의 원반의 회전운동에너지는 감소하게 된다.
  ($E_{rot} = \dfrac{L^2}{2I}$이며 각운동량은 일정하며, 관성모멘트 I는 증가하였다. 즉, 회전운동에너지는 감소하였다.)

9 (1) $\tau = I\alpha = rF$
$\Rightarrow \frac{1}{3}ML^2\alpha = \frac{L}{2}Mg$
$\Rightarrow \therefore \alpha = \frac{3}{2}\frac{g}{L}$

(2) $Mg(\frac{L}{2}) = \frac{1}{2}Iw^2 \ (I = \frac{1}{3}ML^2)$
$\Rightarrow \therefore w = \sqrt{\frac{3g}{L}}$

(3) $v = (\frac{L}{2})w$
$\Rightarrow \therefore v = \frac{L}{2}\sqrt{\frac{3g}{L}} = \frac{1}{2}\sqrt{3gL}$

10 변수 지정: a_A, a_B, 장력 T_1, T_2, 원판의 반지름 R, 원판의 질량 m, 물체의 질량 M

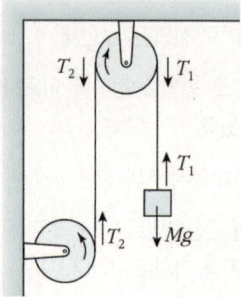

(1) 두 원판이 동일한 모양이고, 줄이 미끄러지지 않는다고 하였으므로, 두 원판의 각가속도, 각속도의 크기는 동일(방향은 반대)하다.

(2) 돌림힘(토크, 회전효과)의 크기를 묻고 있는데, 마치 힘으로 가속도가 떠올라 운동방정식을 세우듯이(F = ma) 회전 운동의 경우에도 돌림힘과 각가속도의 관계를 회전운동방정식을 통해 알 수 있다.

$$\Sigma 돌림힘 = I\alpha$$

여기에서, 두 원판이 동일하므로 회전관성(관성모멘트) I는 서로 동일하고, ㄱ에서 각가속도의 크기는 동일하므로 돌림힘의 크기도 같다.

(3) $Mg = a(M+m) \rightarrow \therefore a = \frac{Mg}{(M+m)}$ 이다.

〈참고〉 용수철 형 물리진자

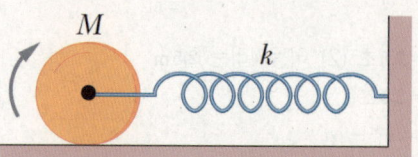

역학적 에너지 보존법칙 (굴림 운동)
$\frac{1}{2}kx^2 = \frac{1}{2}Mv_{CM}^2(1+\beta)$

→ $\therefore v_{CM} = x\sqrt{\frac{k}{M(1+\beta)}}$

가속도를 구하기 위해서 힘, 토크, 가속도를 통한 접근

• $\sum F_x = kx - f_s = Ma$

• $\sum F_y = n - Mg = 0$

• $\sum \tau = f_s R = I\alpha$

• $a = R\alpha$

$kx = Ma(1+\beta)$

→ $\therefore a = \frac{kx}{M(1+\beta)}$

용수철 형 물리진자의 주기 $\therefore T = 2\pi\sqrt{\frac{M(1+\beta)}{k}}$

〈참고〉 비틀림 진자

$\therefore T = 2\pi\sqrt{\frac{I}{k}}$

(k: 비틀림 상수)

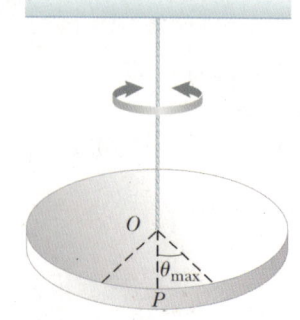

M·E·M·O

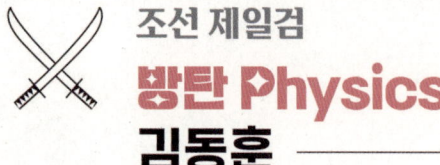

조선 제일검
방탄 Physics
김동훈

편입 물리학 Bible

제 6 장

유체역학
(Fluid mechanics)

06 유체역학(Fluid mechanics)

개념지도

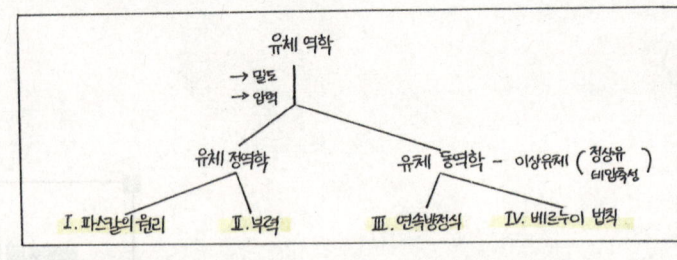

→ 밀도(ρ) = $\dfrac{\text{질량}(m)}{\text{부피}(V)}$ ∴ $m = \rho V$

→ 압력(P) = $\dfrac{\text{힘}(F)}{\text{면적}(A)}$ 유체에서 $\underline{P = \rho g h}$ 〈높이함수〉

I. 파스칼의 원리

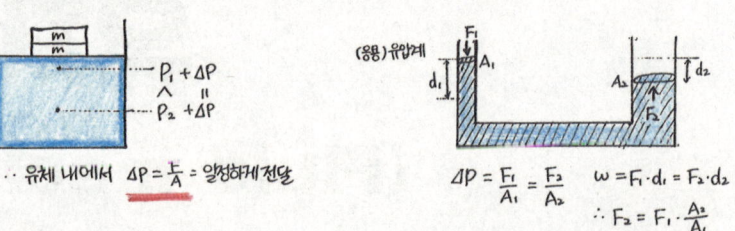

∴ 유체 내에서 $\Delta P = \dfrac{F}{A}$ = 일정하게 전달

$\Delta P = \dfrac{F_1}{A_1} = \dfrac{F_2}{A_2}$ $W = F_1 \cdot d_1 = F_2 \cdot d_2$

∴ $F_2 = F_1 \cdot \dfrac{A_2}{A_1}$

II. 부력 ($F = \rho_w \cdot V_0 \cdot g$)

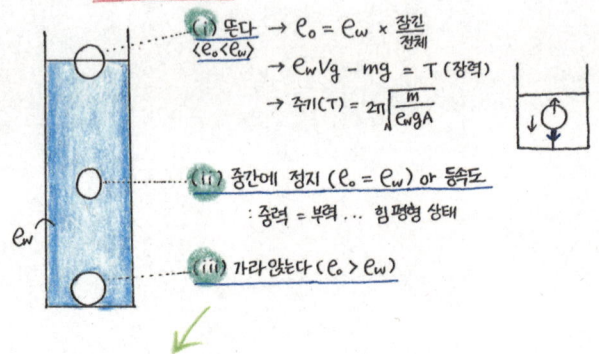

(i) 뜬다 → $\rho_0 = \rho_w \times$ 잠긴 / 전체
  $\langle \rho_0 < \rho_w \rangle$
  → $\rho_w V g - mg = T$ (장력)
  → 주기(T) = $2\pi\sqrt{\dfrac{m}{\rho_w g A}}$

(ii) 중간에 정지 ($\rho_0 = \rho_w$) or 등속도
  : 중력 = 부력 ∴ 힘평형 상태

(iii) 가라앉는다 ($\rho_0 > \rho_w$)

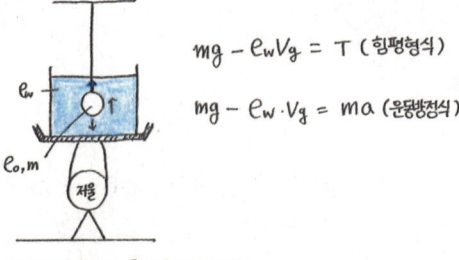

$mg - \rho_w V g = T$ (힘평형식)
$mg - \rho_w \cdot V g = ma$ (운동방정식)

(비커의 무게 + 물의 무게 + 부력)

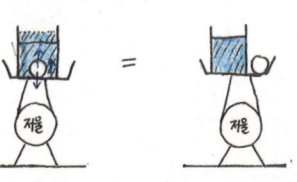

$mg - \rho_w V g = N$, (비커의 무게 + 물 + 물체무게)

Ⅲ. 연속 방정식

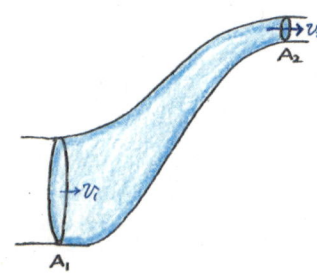

관 내부에서 유체가 흐르는 경우

$$A_1 v_1 = A_2 v_2$$

Ⅳ. 베르누이 법칙 ($P + \frac{1}{2}\rho v^2 + \rho g y$ = 일정)

(i) 속력 구하기

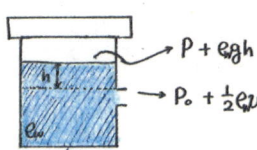

$$P + \rho_w g h = P_0 + \frac{1}{2}\rho v^2$$

$$\therefore v = \sqrt{2gh + \frac{2(P-P_0)}{\rho_w}}$$

(ii) 벤트리관

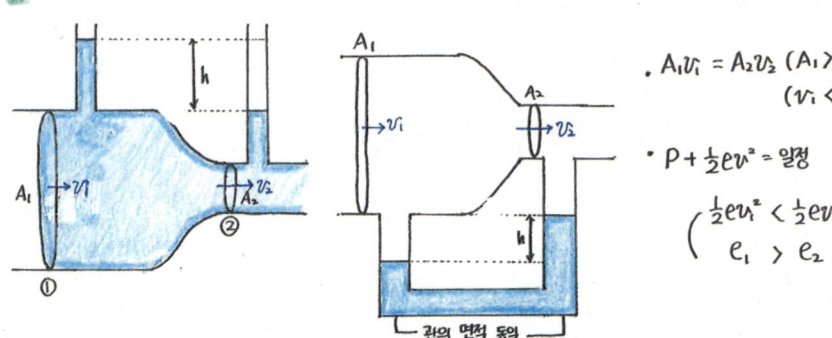

- $A_1 v_1 = A_2 v_2$ ($A_1 > A_2$)
  ($v_1 < v_2$)
- $P + \frac{1}{2}\rho v^2$ = 일정

$$\left(\begin{array}{c} \frac{1}{2}\rho v_1^2 < \frac{1}{2}\rho v_2^2 \\ \rho_1 > \rho_2 \end{array} \right)$$

— 관의 면적 동일 —

(iii) 사이펀

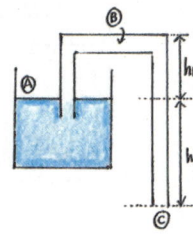

Ⓐ : $P_0 + \rho \cdot g \cdot h_c$

Ⓑ : $P_B + \frac{1}{2}\rho v_B^2 + \rho \cdot g (h_b + h_c)$

Ⓒ : $P_0 + \frac{1}{2}\rho v_c^2$

⇒ 속력구하기 Ⓐ = Ⓒ $v_c = \sqrt{2gh_c}$

⇒ 관에서의 속력은 일정하다. ($A_1 v_1 = A_2 v_2$) ∴ $v_B = v_c = \sqrt{2gh_c}$

⇒ 관 내부의 압력은 대기압보다 작다 Ⓑ = Ⓒ

$$\therefore P_B = P_0 - \rho g (h_b + h_c)$$

PHYSICSTORY |필수이론|

개념확인

1. 물리량

1-1 밀도: 밀도 = $\dfrac{질량}{부피}$, $\rho = \dfrac{m}{V}$ (단위: kg/m^3) – 스칼라 물리량

1-2 비중: 4℃ 물의 밀도에 대한 시료의 밀도의 비율, $S = \dfrac{\rho_{시료}}{\rho_{4°물}}$

1-3 압력: 압력 = $\dfrac{힘}{면적}$, $P = \dfrac{F}{A}$ (P: 압력, F: 힘, A: 면적) – 스칼라 물리량
유체 안에서 받는 압력($P = P_0 + \rho g h$)

2. 유체 정역학

2-1 파스칼의 법칙: 정의
상황(유압계, 유압장치, 유압 지렛대) $\Delta P = \dfrac{F_L}{A_L} = \dfrac{F_R}{A_R}$

2-2 부력: 정의 $F = \rho V g$
상황

밀도 관계	i) $\rho_w = \rho_o$ (중간)	ii) $\rho_w > \rho_o$ (뜬다)	iii) $\rho_w < \rho_o$ (가라앉는다.)
상황		$V_{침강}$	
수식			

3　유체 동역학

3-1　연속 방정식: 질량 보존의 법칙(Av=일정)

3-2　베르누이 법칙: 에너지 보존법칙
$$(P_1 + \rho g h_1 + \frac{1}{2}\rho v_1^2 = P_2 + \rho g h_2 + \frac{1}{2}\rho v_2^2)$$

3-3　베르누이 법칙 응용
　　　속력 구하기 (압력이 대기압인 경우, 압력이 다른 경우)
　　　벤투리 관 (유체의 종류가 1개, 유체의 종류가 2개)
　　　비행기가 뜨는 원리 – 양력

PHYSICSTORY |필수이론|

1. 기본 물리량

(1) 밀도 (density)

단위 부피당 물질의 질량을 밀도라고 하며, 밀도는 **스칼라량**이다.

$$\text{밀도} = \frac{\text{질량}}{\text{부피}}, \quad \rho = \frac{m}{V} \quad (\text{단위}: kg/m^3)$$

유체에서 대부분 질량(m)은 ρV로, 무게(W)는 $\rho V g$로 계산한다.

(2) 압력 (Pressure)

단위 면적당 누르는 힘이다. 압력은 **스칼라량**이다.

$$\text{압력} = \frac{\text{힘}}{\text{면적}}, \quad P = \frac{F}{A} \quad (P: \text{압력}, F: \text{힘}, A: \text{면적})$$

표준 단위는 Pa(파스칼)이다.
$[1 Pa = 1 N/m^2]$: 1Pa은 $1m^2$의 면적에 1N의 힘이 작용할 때의 압력이다.

(3) 유체의 압력

ⅰ) 압력 방향

압력은 스칼라량이다. 특정한 방향이 있는 것이 아니고 오른쪽 그림과 같이 물체의 표면에 수직으로 작용한다. 물체의 모양에 따라서 압력의 방향이 변하게 된다.

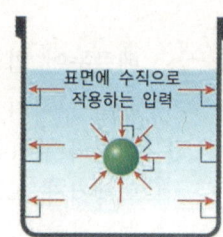

유체의 압력 방향

비중 (Specific gravity)
4℃ 물의 밀도에 대한 시료의 밀도의 비율
$$S = \frac{\rho_{\text{시료}}}{\rho_{4℃ \text{물}}}$$

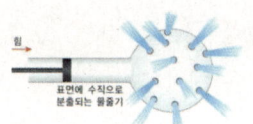

분출되는 물줄기
구멍이 뚫린 구에 물을 넣고 한쪽에 힘을 가하면 물에 의한 압력이 구에 수직으로 작용하기 때문에 물줄기가 표면과 수직으로 이루면서 뿜어 나온다.

압력이 크다 & 작다	압력은 면에 수직한 방향	유체 안에서 압력 계산 (방향과는 무관하다.)
오른쪽의 압력이 크다. 압력이 작다.		$P = \frac{F}{A}$ $\Rightarrow F = P \cdot A = kx$ $\therefore x = \frac{P \cdot A}{k}$

ii) 중력에 의한 압력

유체의 무게 = 밀도 × 부피 × 중력 가속도 = $\rho(Ah)g = \rho Vg$

유체의 무게에 의한 압력: $P' = \dfrac{W}{A} = \dfrac{\rho g A h}{A} = \rho g h$

따라서 밑면이 받는 압력: $P = P_0 + P' = P_0 + \rho g h$

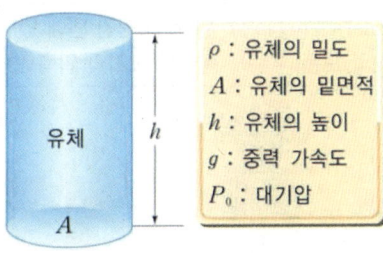

- ρ : 유체의 밀도
- A : 유체의 밑면적
- h : 유체의 높이
- g : 중력 가속도
- P_0 : 대기압

> **TIP**
> 유체 역학에서 자주 사용하는 영문 기호
>
> F: Force
> S: Surface
> A: Area
> P: Pressure
> h: height
> V: Volume
> m: mass

예제 1 압력의 크기: 수면으로부터 아래 높이

다음의 네 종류의 용기에서 수면으로부터 h만큼 떨어진 지점에서의 유체의 압력의 크기를 순서대로 나열하시오.

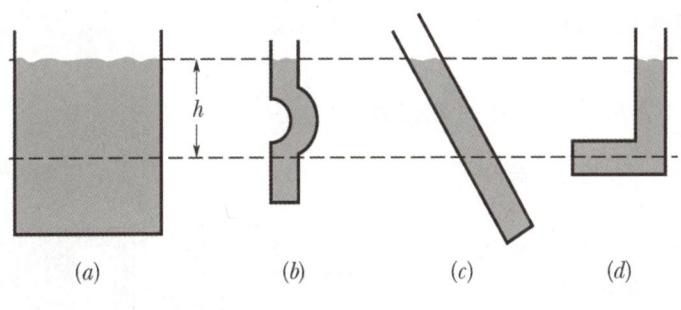

다양한 예

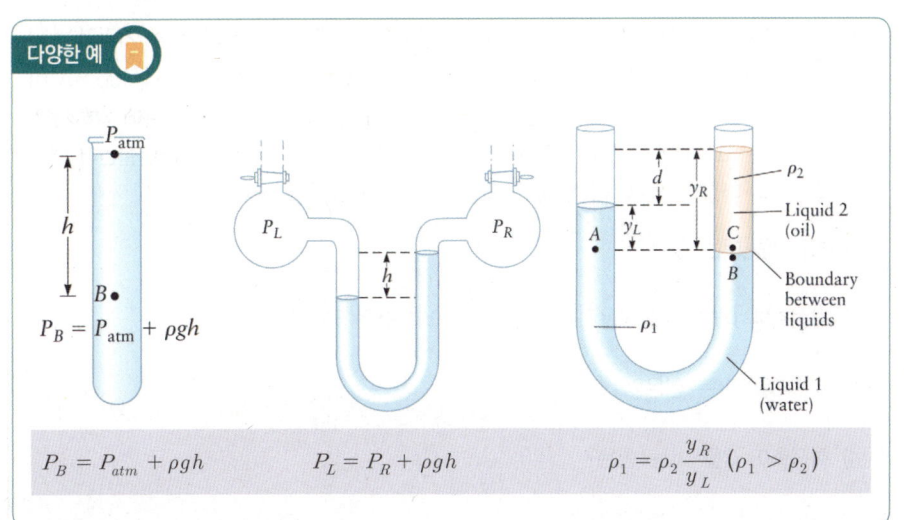

$P_B = P_{atm} + \rho g h$ $\qquad P_L = P_R + \rho g h$ $\qquad \rho_1 = \rho_2 \dfrac{y_R}{y_L} \; (\rho_1 > \rho_2)$

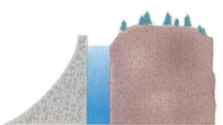

$P \propto \rho g h$

압력은 수면으로부터 아래로 내려갈수록 압력이 증가한다. 그래서 댐을 만들 때, 수면에서 아래로 내려갈수록 댐 벽을 더 두껍게 만들어야 한다.

I 유체 정역학(fluid statics)

1 파스칼의 원리

B⟩C⟩A⟩P⟩ Background **B⟩C⟩A⟩P⟩ Concept** **B⟩C⟩A⟩P⟩ Applications**

정의	파스칼의 원리 (Pascal's Principle): 밀폐 된 공간 안에 있는 유체에서 한 지점의 압력을 변화시키면 유체의 모든 부분에 동일한 크기의 압력 변화가 생긴다(전달이 된다).
유압계	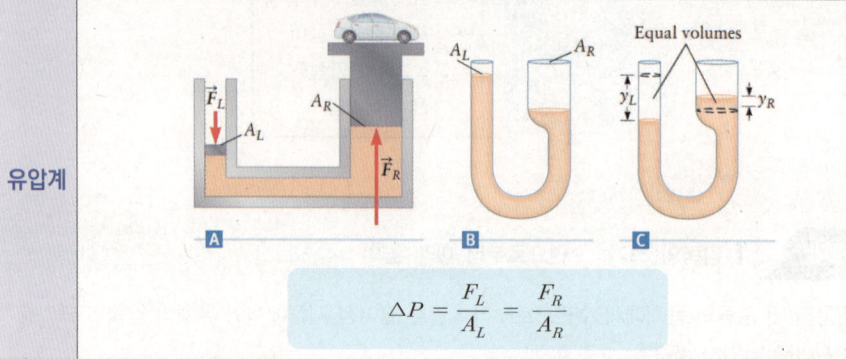 $$\Delta P = \frac{F_L}{A_L} = \frac{F_R}{A_R}$$

$P_{ext} < P(P_{ext} + \rho g h)$
$P_{ext} + \Delta P$
$\quad < P(P_{ext} + \rho g h) + \Delta P$

B⟩C⟩A⟩P⟩ Problems

예제 2 파스칼의 원리 + 회전평형

그림은 유압 장치를 이용하여 물체 D에 힘을 작용하는 것을 나타낸 것이다. 피스톤 A를 미는 힘은 10 N이며, 이 힘이 서로 연결된 두 실린더 내부의 비압축성 유체에 미치는 압력은 피스톤 B에 힘을 작용한다. B는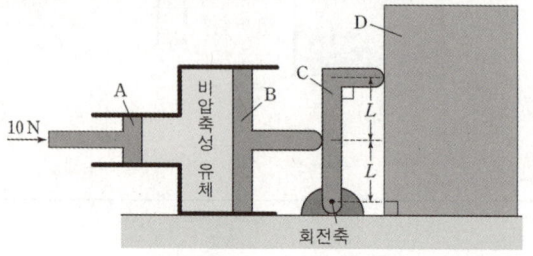
고정된 회전축을 중심으로 돌 수 있는 강체 C의 한 지점(회전축으로부터의 거리가 L인 곳)을 수직으로 밀며, C의 끝 부분은 D를 민다. A, B의 단면적은 각각 10 cm^2, 100 cm^2이고, 유압 장치와 모든 물체는 힘의 평형을 이루어 정지 상태에 있다. 아래 질문에 답하시오. (단, 실린더는 고정되어 있으며, 유체에 미치는 중력의 영향, C의 질량과 굵기, 실린더 내부 및 회전축의 마찰, 유체의 점성, 모든 변형은 무시한다.)

(1) B가 C를 미는 힘은?

(2) 회전축에 대한 C에 작용하는 돌림힘(토크)의 합은 얼마인가?

(3) C가 D를 미는 힘은?

(4) 회전축이 C를 미는 힘은?

2 부력 (Buoyant Force) or 아르키메데스 원리 (Archimedes' Principle)

B C A P Background **B C A P** Concept

현상	정의 (식)
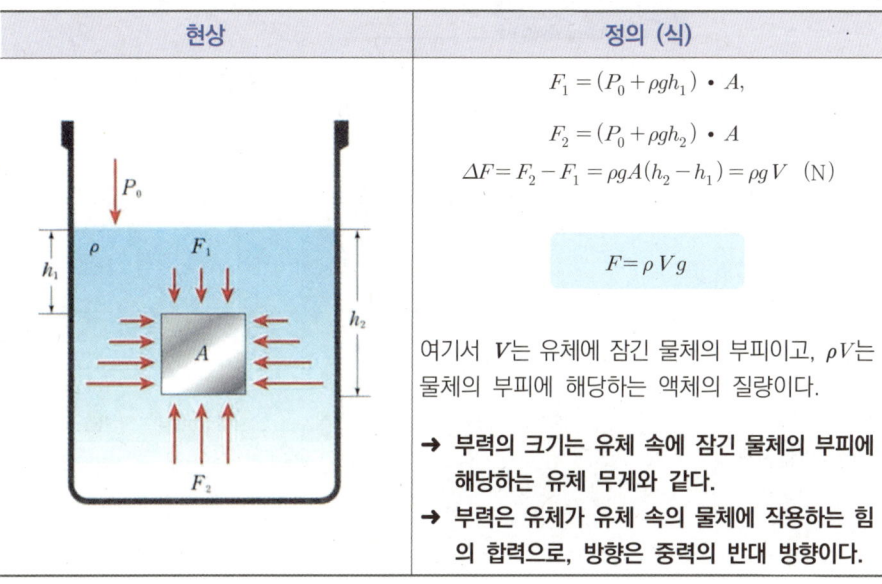	$F_1 = (P_0 + \rho g h_1) \cdot A,$ $F_2 = (P_0 + \rho g h_2) \cdot A$ $\Delta F = F_2 - F_1 = \rho g A(h_2 - h_1) = \rho g V \quad (\text{N})$ $$F = \rho V g$$ 여기서 V는 유체에 잠긴 물체의 부피이고, ρV는 물체의 부피에 해당하는 액체의 질량이다. → 부력의 크기는 유체 속에 잠긴 물체의 부피에 해당하는 유체 무게와 같다. → 부력은 유체가 유체 속의 물체에 작용하는 힘의 합력으로, 방향은 중력의 반대 방향이다.

B C A P Applications

밀도 관계	i) $\rho_w = \rho_o$ (중간)	ii) $\rho_w > \rho_o$ (뜬다)	iii) $\rho_w < \rho_o$ (가라앉는다.)
상황	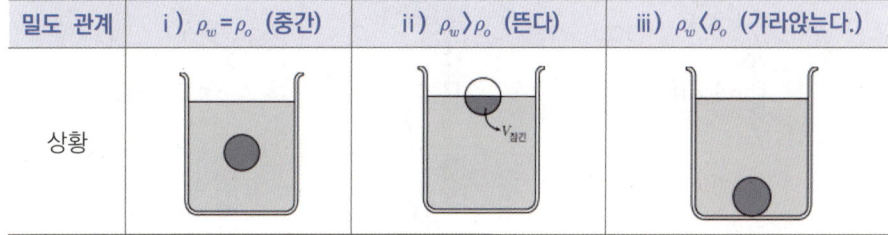		

i) 물속에 멈춰 있다. ($\rho_w = \rho_o$)

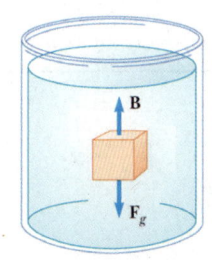

부피가 V이고 밀도가 ρ_o인 물체가 밀도 ρ_w인 유체(물) 중에 잠겨서 멈춰 있다. 이 물체의 무게와 부력은 평형을 유지한다.

중력 or 물체의 무게(F_g) = 부력(B)

$$mg = \rho_w V g$$
→ $\rho_o V g = \rho_w V g$
→ $\rho_o = \rho_w$

→ 물체가 유체에 부분적으로 잠긴 상태로 정지해 있을 때 부력의 크기는 물체의 무게와 같다. (힘의 평형)

PHYSICSTORY |필수이론|

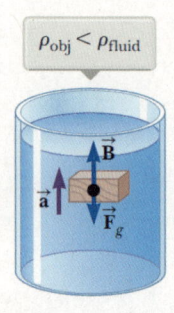

$\rho_w V g - m g = m a$

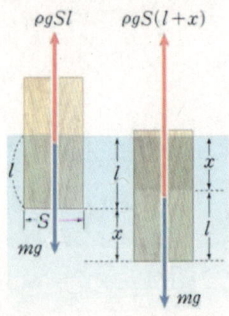

깊이 l로 잠겨 힘의 평형상태이다. **중력 = 부력**
- $m g = \rho V g = \rho g (S l)$

x만큼 더 밀어 넣으면
- 부력 = $\rho g S (l + x) > m g$

손을 놓으면 나무 도막에 작용하는 **힘의 합력**은
- $\sum F = m g - \rho g S (l + x)$
  $= -\rho g S x = -k x$
  $\rightarrow \therefore k = \rho g S$
- $T = 2\pi \sqrt{\dfrac{m}{k}} = 2\pi \sqrt{\dfrac{m}{\rho g S}}$

ii) 물 위에 뜬다. ($\rho_w \rangle \rho_o$)

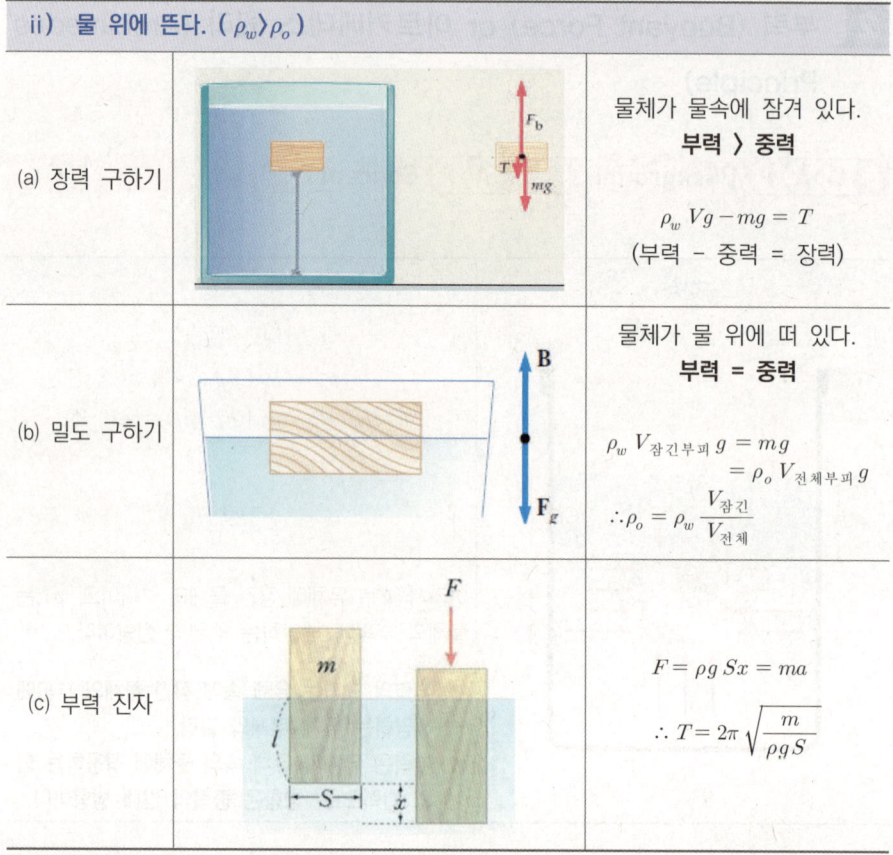

(a) 장력 구하기 — 물체가 물속에 잠겨 있다. **부력 〉중력**
$\rho_w V g - m g = T$
(부력 − 중력 = 장력)

(b) 밀도 구하기 — 물체가 물 위에 떠 있다. **부력 = 중력**
$\rho_w V_{잠긴부피}\, g = m g$
$\qquad\qquad\quad = \rho_o V_{전체부피}\, g$
$\therefore \rho_o = \rho_w \dfrac{V_{잠긴}}{V_{전체}}$

(c) 부력 진자
$F = \rho g S x = m a$
$\therefore T = 2\pi \sqrt{\dfrac{m}{\rho g S}}$

iii) 가라앉는다. ($\rho_w \langle \rho_o$)

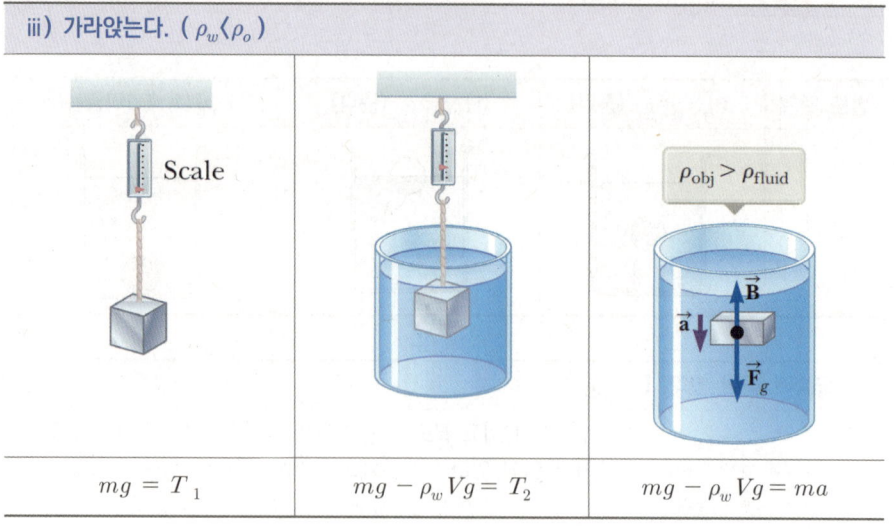

$m g = T_1 \qquad m g - \rho_w V g = T_2 \qquad m g - \rho_w V g = m a$

$\therefore T_1 > T_2$

B>C>A>P Problems

예제 **3 부력 + 힘의 평형 + 운동 방정식**

그림은 물체가 풍선에 매달려 액체 속에 뜬 채로 정지해 있는 모습을 나타낸 것이다. 물체와 풍선의 부피는 각각 V와 $5V$이다. 물체와 풍선 사이의 실을 끊은 직후 물체의 가속도는? (단, 액체의 점성, 풍선의 질량, 풍선 속 공기의 질량, 실의 질량은 모두 무시하고, 중력가속도는 g 이며, 액체의 밀도는 균일하다.)

① $\dfrac{1}{6}g$ ② $\dfrac{1}{5}g$ ③ $\dfrac{1}{4}g$
④ $\dfrac{4}{5}g$ ⑤ $\dfrac{5}{6}g$

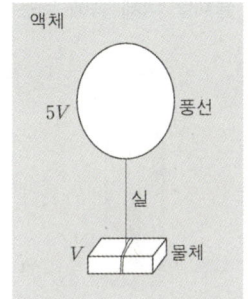

예제 **4 부력 + 힘의 평형**

그림 (가)와 (나)는 실로 연결된 물체 A, B가 각각 밀도 ρ_1, ρ_2인 액체에 잠겨 정지해 있는 모습을 나타낸 것이다. (가)에서 B는 바닥에 닿아 있고, (나)에서 A는 일부가 떠 있다. (가)와 (나)에서 실의 장력은 T로 같다. A, B의 밀도는 각각 $\dfrac{\rho_1}{2}$, $\dfrac{3\rho_1}{2}$이고, 부피는 각각 V_0, $2V_0$이다. $\dfrac{\rho_2}{\rho_1}$는?

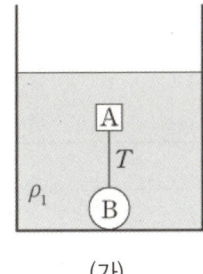 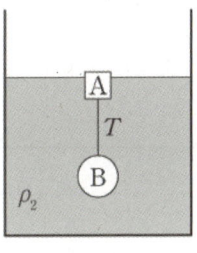

(가)　　　　　(나)

① $\dfrac{5}{3}$　② $\dfrac{3}{2}$　③ $\dfrac{4}{3}$　④ $\dfrac{5}{4}$　⑤ $\dfrac{6}{5}$

PHYSICSTORY |필수이론|

유체의 무게로 확인하는 부력의 크기

물체가 밀어낸 유체의 무게가 2N이므로 물체에 작용하는 부력은 2N이다. 따라서 유체에 잠긴 물체가 저울을 당기는 힘은 10N에서 8N으로 줄어든다.

→ 부력은 유체가 유체 속의 물체에 작용하는 힘의 합력으로, 부력의 크기는 물체에 의해 밀려난 유체의 무게와 같다.

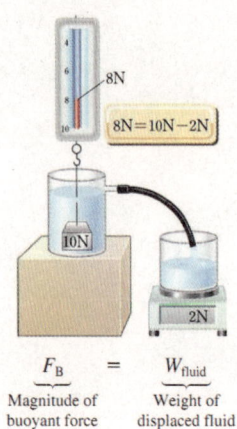

$$\underbrace{F_B}_{\text{Magnitude of buoyant force}} = \underbrace{W_{\text{fluid}}}_{\text{Weight of displaced fluid}}$$

예제 5 부력 < 중력

용수철 저울에 측정되는 무게 & 앉은뱅이 저울에 측정되는 무게 (= 수직항력)

그림 (가)는 물체를 용수철 저울에 매단 것으로 용수철 저울은 4N을 가리켰다. 그림 (다)는 물체를 액체 속에 넣은 것으로 용수철 저울은 3N을 가리켰다.

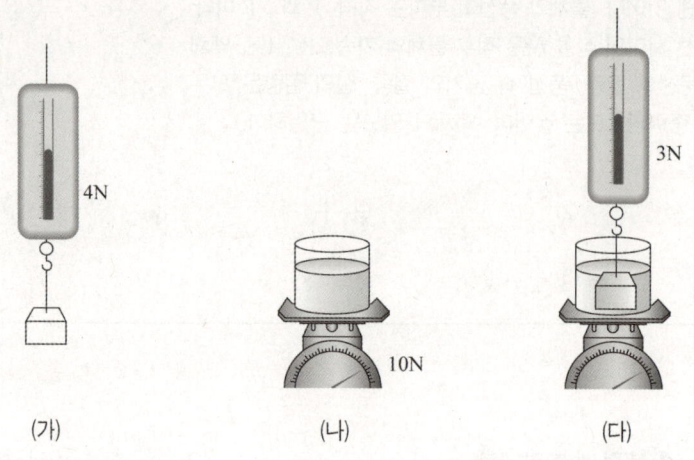

(가)   (나)   (다)

아래 질문에 답하시오.

(1) 물체의 밀도와 액체의 밀도를 비교하면?

(2) 그림 (다)에서 물체에 작용한 부력은?

(3) 그림 (다)에서 앉은뱅이저울의 눈금은?

퀴즈 (Quiz)

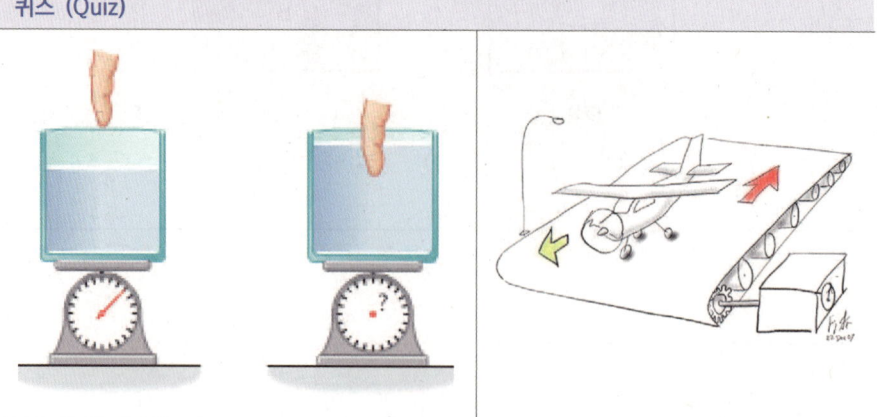

〈퀴즈1〉 손가락을 넣으면, (오른쪽)저울의 눈금은 어떻게 되는가?

〈퀴즈2〉 제자리에서 달리는 비행기는 뜰까요? 혹은 뜨지 않을까요?

Ⅱ 유체 동역학(fluid dynamics)

1 연속방정식(continuity equation): 질량 보존법칙

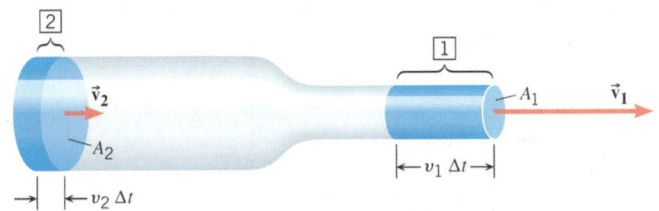

위의 그림과 같은 유관에 정상류가 흐를 때 단면적 A_1, A_2인 임의의 단면에서 유체의 속력은 각각 v_1, v_2 유체의 밀도를 ρ라고 하자.
시간 Δt 동안 A_1에 흘러 들어온 유체의 질량 m_1은

$$m_1 = \rho V_1 = \rho A_1 v_1 \Delta t$$

이고, 시간 Δt 동안 A_2에 흘러 들어온 유체의 질량 m_2은

$$m_2 = \rho V_2 = \rho A_2 v_2 \Delta t$$

이며, 정상류인 경우 질량이 보존되므로 $m_1 = m_2$의 관계가 성립된다.

$$\rho A_1 v_1 \Delta t = \rho A_2 v_2 \Delta t$$

$$A_1 v_1 = A_2 v_2 = \text{일정}$$

예시

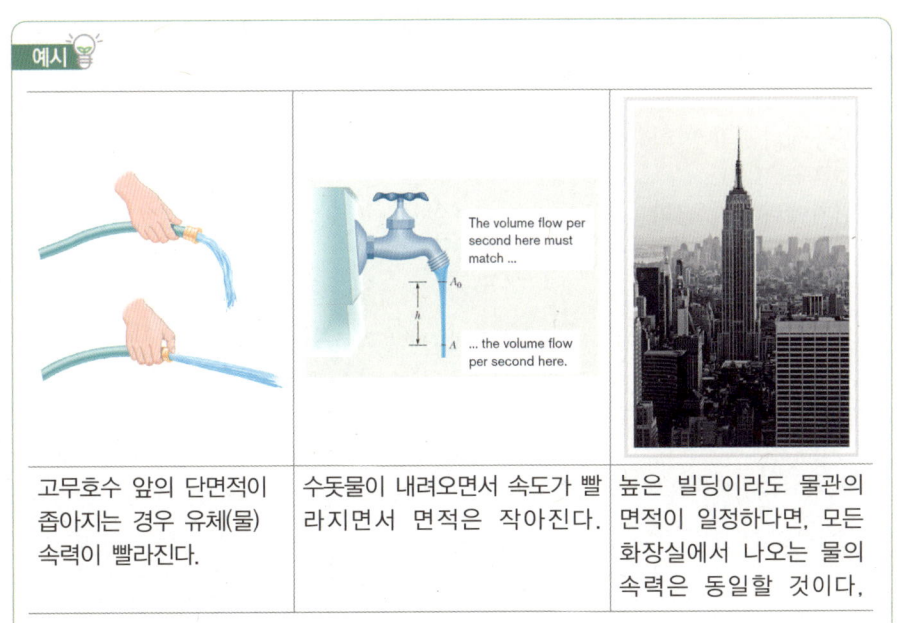

| 고무호수 앞의 단면적이 좁아지는 경우 유체(물) 속력이 빨라진다. | 수돗물이 내려오면서 속도가 빨라지면서 면적은 작아진다. | 높은 빌딩이라도 물관의 면적이 일정하다면, 모든 화장실에서 나오는 물의 속력은 동일할 것이다. |

> **TIP**
> **정상류(steady flow)**
> 유체의 흐름이 시간적으로 변하지 않을 때 이 흐름을 정상류라고 한다. 정상류일 때 유선은 서로 교차하지 않고 어느 한 점을 통과하는 모든 입자들의 속력은 동일하다.

이상유체(ideal fluid)는 유체가 흐를 때 흐름이 정상류이고, **회전하지 않고, 점성이 없고, 비압축성**일 때를 이상 유체라고 한다. (아래 그림은 정상류에 대한 그림이다.)

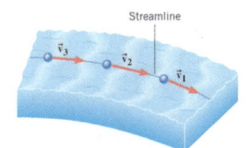

속도는 모두 동일하다

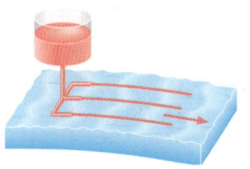

세 물줄기의 흐름이 일정하다

PHYSICSTORY |필수이론|

2 베르누이 방정식(Bernoulli's equation): 일-에너지 정리

B C A P Background **B C A P** Concept

> **TIP**
> **베르누이 방정식과 에너지 보존 법칙**
>
> 베르누이 방정식은 일종의 에너지 보존 법칙이라고 생각할 수 있다. 유체에 작용한 알짜일은 유체의 운동 에너지와 위치 에너지로 전환되고 이는 유관의 단면적과 높이와 상관없이 항상 보존된다. 이러한 에너지 보존 법칙을 유체의 물리량으로 정리한 것이 베르누이 방정식이다.

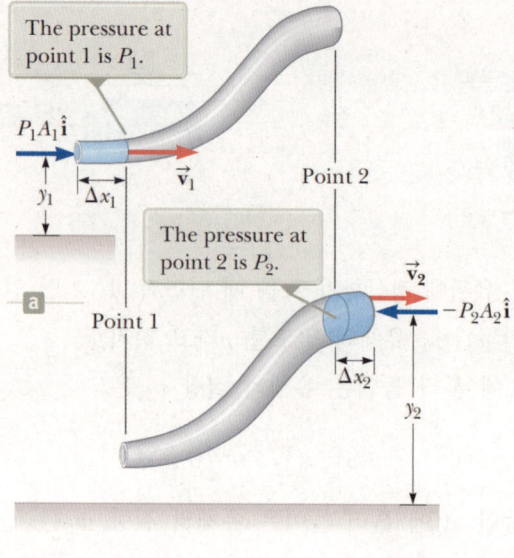

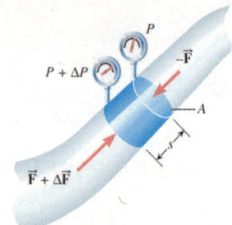

알짜 일은 아래와 같다.
$W = (\Delta F)s$
$\quad = (\Delta PA)s$
$\quad = \Delta P \cdot As$
$\quad = (P_1 - P_2)V$
$(\because V = As)$

그림과 같이 균일하지 않은 관에 비압축성 이상유체가 흐르는 경우이다.

- 단면적: A_1, A_2
- Δt시간에 유체가 움직인 거리: $\Delta x_1 = v_1 \Delta t$, $\Delta x_2 = v_2 \Delta t$
- 유체에 작용하는 힘: $F_1 = P_1 A_1$, $F_2 = -P_2 A_2$
- 이 힘이 한 일: $W_1 = F_1 \Delta x_1 = P_1 A_1 \Delta x_1$, $W_2 = -F_2 \Delta x_2 = -P_2 A_2 \Delta x_2$
- 비압축성이므로 이동한 부피: $A_1 \Delta x_1 = A_2 \Delta x_2 = \Delta V$

➡ 알짜 일: $W = W_1 + W_2 = (P_1 - P_2)\Delta V$

➡ 운동에너지의 변화: $\Delta E_K = \dfrac{1}{2}\Delta m v_2^2 - \dfrac{1}{2}\Delta m v_1^2$

➡ 위치에너지의 변화: $\Delta E_P = \Delta m g y_2 - \Delta m g y_1$

▶ 일-에너지 정리: $W = \Delta E_K + \Delta E_P$

$(P_1 - P_2)\Delta V = \dfrac{1}{2}\Delta m v_2^2 - \dfrac{1}{2}\Delta m v_1^2 + \Delta m g y_2 - \Delta m g y_1$

→ $P_1 - P_2 = \dfrac{1}{2}\rho v_2^2 - \dfrac{1}{2}\rho v_1^2 + \rho g y_2 - \rho g y_1$ $(\because \Delta m = \rho \Delta V)$

→ $P_1 + \dfrac{1}{2}\rho v_1^2 + \rho g y_1 = P_2 + \dfrac{1}{2}\rho v_2^2 + \rho g y_2$

$$P + \dfrac{1}{2}\rho v^2 + \rho g y = 일정$$

BCAP Applications **BCAP** Problems

① 속력 구하기: 연속 방정식 + 베르누이 법칙

(a) 압력이 대기압으로 동일한 경우	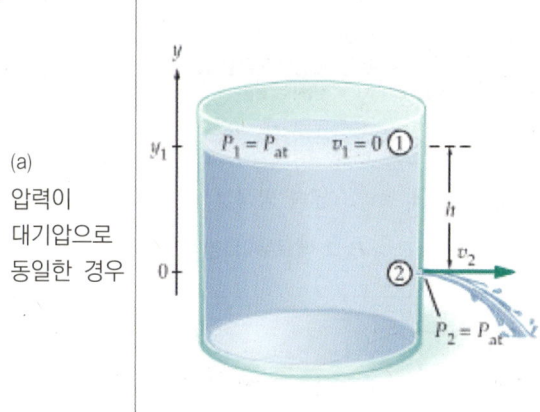	②번 지점에서 물이 나오는 속력을 구하는 상황 ①번: $P_{at} + \rho g h$ ②번: $P_{at} + \frac{1}{2}\rho v_2^2$ 그래서 ① = ②이므로 $P_{at} + \rho g h = P_{at} + \frac{1}{2}\rho v_2^2$ $\therefore v_2 = \sqrt{2gh}$
(b) 압력이 다른 경우	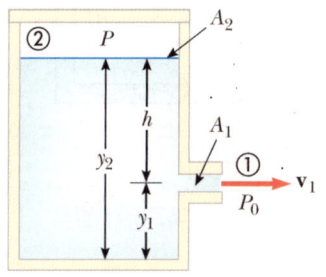	$P_0 + \frac{1}{2}\rho v_1^2 + \rho g y_1 = P + \rho g y_2$ $v_1 = \sqrt{\dfrac{2(P-P_0)}{\rho} + 2gh}$

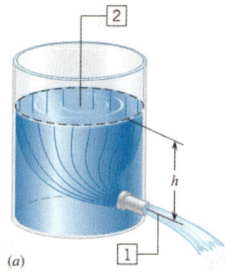
(a) 자유낙하 운동처럼
$\therefore v = \sqrt{2gh}$

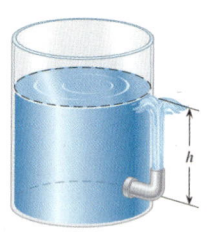
(b) 연직상방이라고 생각을 하면, 수면까지 올라온다.

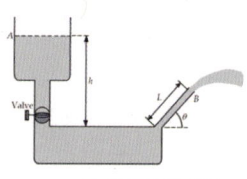
$v_B = \sqrt{2g(h - L\sin\theta)}$

예제 6 속력 구하기

그림은 밀도가 ρ 인 액체가 담긴 통에서 수면으로부터 깊이 h인 곳에 있는 작은 구멍으로 액체가 속력 v로 흘러나오는 것을 모식적으로 나타낸 것이다. 수면과 구멍 밖에서 대기의 압력은 같다. 표는 다른 조건은 그대로 두고 ρ 와 h를 변화시킨 세 경우 A, B, C에 대한 v를 나타낸 것이다.

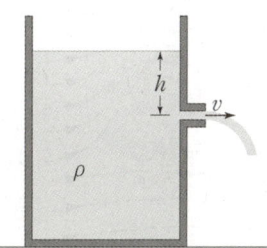

	밀도 ρ	깊이 h	속력 v
A	ρ_0	h_0	v_A
B	$2\rho_0$	$\frac{1}{2}h_0$	v_B
C	$\frac{1}{2}\rho_0$	$2h_0$	v_C

v_A, v_B, v_C의 크기를 비교하시오. (단, 액체는 이상유체이고 액체와 통 사이의 마찰은 없으며, 구멍의 지름은 통의 지름보다 아주 작다.)

② 벤투리 관 - 연속방정식 + 베르누이 방정식 + (압력 평형 혹은 + alpha@)

(a)
관 위로 기둥이 연결 되어 있는 경우.

(유체의 종류는 1종류)

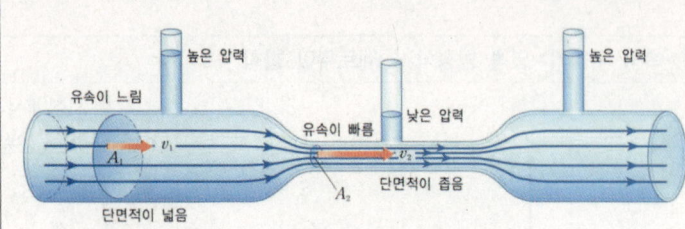

ⅰ) $A_1 v_1 = A_2 v_2$ $(A_1 > A_2)(v_1 < v_2)$: 연속 방정식

ⅱ) $P_1 + \frac{1}{2}\rho v_1^2 = P_2 + \frac{1}{2}\rho v_2^2$ $(P_1 > P_2)$: 베르누이 법칙

(b)
관 아래로 기둥이 연결 되어 있는 경우.

(유체의 종류는 2종류)

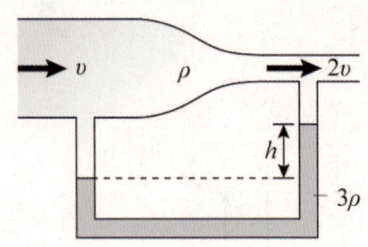

ⅰ) $2A(v) = A(2v)$: 연속 방정식

ⅱ) $P_1 + \frac{1}{2}\rho v^2 = P_2 + \frac{1}{2}\rho (2v)^2$: 베르누이 법칙
   $\rightarrow \therefore P_1 - P_2 = \frac{3}{2}\rho v^2$

ⅲ) $P_1 + \rho g y = P_2 + \rho g (y-h) + 3\rho g h$: 압력평형
   $\rightarrow \therefore P_1 - P_2 = 2\rho g h$

위 식을 연립하면, $\frac{3}{2}\rho v^2 = 2\rho g h$, $\therefore h = \frac{3v^2}{4g}$ 이다.

베르누이 법칙에 관한 다양한 (예)

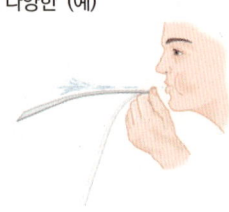

③ 비행기가 뜨는 원리 - 양력

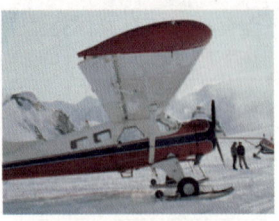
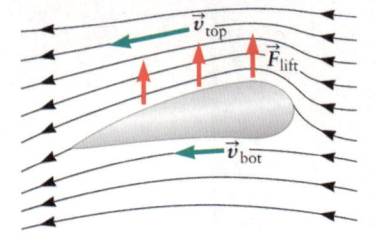

$P_t < P_b$ 이고, $(\Delta P = P_b - P_t)$는 $\frac{1}{2}\rho (v_t^2 - v_b^2)$ 이다.

그래서 $F_l = \Delta P A = \frac{1}{2}\rho A (v_t^2 - v_b^2)$ 이다.

예제 7 연속방정식 + 베르누이 법칙

그림과 같이 밀도 ρ인 이상 유체가 단면적이 각각 $3S$, S, $2S$인 세 부분으로 이루어진 관 속을 정상 흐름으로 통과하고 있다. 점 A, B, C는 수평면으로부터 높이가 모두 같고, B에서 유체의 속력은 v이다. A, C에서 압력이 각각 P_A, P_C일 때, $P_A - P_C$는?

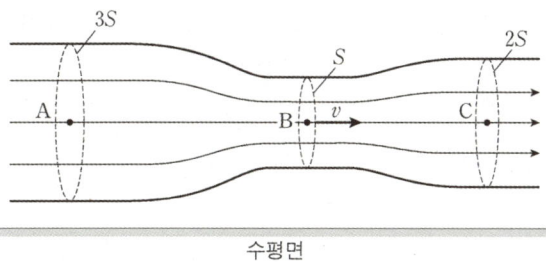

예제 8 연속방정식 + 베르누이 법칙

그림은 주사기 안에 들어 있는 밀도 ρ인 유체가, 단면적이 각각 S, $\dfrac{S}{9}$인 영역 Ⅰ, Ⅱ에서 속력 v_1, v_2로 흐르는 것을 나타낸 것이다. Ⅰ, Ⅱ에서 유체의 압력은 각각 P_1, P_2이다.

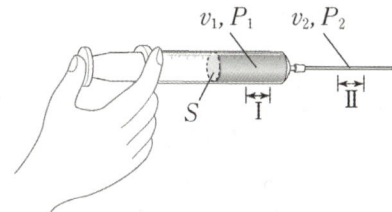

v_2는? (단, 유체는 베르누이 법칙을 만족한다.)

예제 9 연속방정식 + 베르누이 법칙 + 연직면

그림과 같이 밀도가 ρ인 유체를 추로 압력을 가하여 연직 방향의 관을 따라 흐르게 하였다. 관 내부의 두 지점 A, B에서 단면적은 각각 $8S$, S이다. A와 B의 높이 차는 h_0이고, 유체의 압력은 A에서가 B에서보다 $\dfrac{5}{2}\rho g h_0$만큼 높다. B에서 유체의 속력은? (단, 피스톤과 관 사이의 마찰은 없고, 유체는 이상유체이며, 중력 가속도는 g이다.)

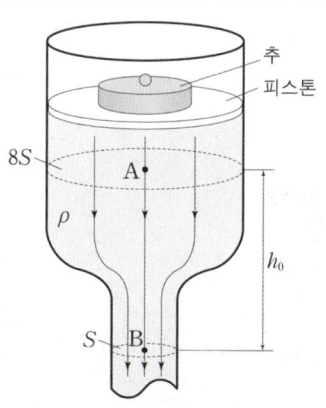

06 유체역학 | 정답 및 해설

1 (a) = (b) = (c) = (d)

압력은 수면으로부터의 깊이 h에 따라 $P_0 + \rho gh$로 결정되므로 (a) = (b) = (c) = (d)로 압력은 같다.

2 (ⅰ) 접근 1. 유체와 피스톤(파스칼의 원리)

A와 B 사이에 유체가 있으므로 파스칼의 원리에 의해

$$\frac{F_A}{S_A} = \frac{F_B}{S_B} \rightarrow \frac{10\,\text{N}}{10\,\text{cm}^2} = \frac{F_B}{100\,\text{cm}^2}$$

$\therefore F_B = 100\,\text{N}$ (1)의 정답

(ⅱ) 접근 2. 모두 정지해 있다 → 평형(힘의 평형, 회전평형)

즉, (2)에서 토크의 합은 0이 된다. (Side & Different)

시계 방향 토크: LF_{BC}

반시계 방향 토크: $2LF_{DC}$

회전평형: $2LF_{DC} = LF_{BC}$

→ $\therefore F_{DC} = \frac{1}{2}F_{BC}$

작용 반작용 법칙에 의해 $F_{DC} = F_{CD}$ 이다.
(3)에서 $F_{DC} = F_{CD} = 50\text{N}$이 된다. 그리고 (4) 50N이 된다.

3 ⑤

접근 1: **정지 → 힘의 평형**

전체식: $\rho(5V+V)g = mg$, $\therefore \rho = \dfrac{m}{6V}$

풍선: $\rho(5V)g = T$

물체: $mg + T = \rho(V)g$

접근 2: **실을 끊었을 때 → 알짜힘 → 가속도 운동**

물체: $mg - \rho(V)g = ma$

→ $mg - \dfrac{1}{6}mg = ma$

→ $\therefore a = \dfrac{5}{6}g$

4 ④

(ⅰ) 그림 (가): 물체 A의 힘의 평형

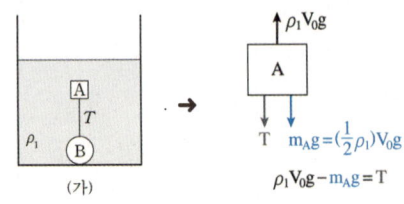

→ $\rho_1 V_0 g - \frac{1}{2}\rho_1 V_0 g = T$

→ $\frac{1}{2}\rho_1 V_0 g = T$

(ⅱ) 그림 (나): 물체 B의 힘의 평형

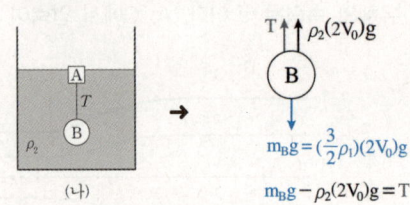

$m_B g - \rho_2(2V_0)g = T$

→ $(\frac{3}{2}\rho_1)(2V_0)g - \rho_2(2V_0)g = T$

→ $3\rho_1 V_0 g - 2\rho_2 V_0 g = \frac{1}{2}\rho_1 V_0 g$

→ $3\rho_1 V_0 g - \frac{1}{2}\rho_1 V_0 g = 2\rho_2 V_0 g$

→ $\frac{5}{2}\rho_1 V_0 g = 2\rho_2 V_0 g$

$\therefore \dfrac{\rho_2}{\rho_1} = \dfrac{5}{4}$

5 (1) 물체의 밀도가 크기 때문에 액체에서 가라앉게 된다. 그래서 〈탄성력 = 중력 - 부력〉이 되므로, 탄성력이 감소함을 알 수 있다.

(2) (다)에서 물체의 무게가 1N 감소했으므로 부력은 1N이다.

(3) 액체가 물체에 작용한 부력 $1N$의 반작용으로 저울이 아래로 $1N$의 힘을 받게 되므로 앉은뱅이저울의 눈금은 $10N$에서 $1N$ 증가한 $11N$을 가리킨다.

6 $v_B < v_A < v_C$

7 (ⅰ) 연속방정식 ($A_1 v_1 = A_2 v_2$)

B점의 단면적을 흐르는 유체의 양은 A와 C점의 단면적을 통과한 양과 같다. 즉, $v_A = \dfrac{1}{3}v$이고, $v_C = \dfrac{1}{2}v$이다.

(ⅱ) 베르누이 법칙

$P_1 + \dfrac{1}{2}\rho v_1^2 + \rho g h_1 = P_2 + \dfrac{1}{2}\rho v_2^2 + \rho g h_2$, 문제에서 각 지점은 높이차이가 없기 때문에 $h_1 = h_2 = 0$이고, 베르누이 법칙을 A와 C에 적용하면 $P_A + \dfrac{1}{2}\rho v_A^2 = P_C + \dfrac{1}{2}\rho v_C^2$이다. 양변의 압력을 이항하면, 압력 차이는

$P_A - P_C = \dfrac{1}{2}\rho v_C^2 - \dfrac{1}{2}\rho v_A^2$이다.

(ⅲ) 두 식을 정리하면, $P_A - P_C = \dfrac{5}{72}\rho v^2$이다.

8 (i) 연속방정식

$$S(v_1) = \frac{S}{9}(v_2) \qquad \therefore v_1 = \frac{1}{9}v_2 \quad - (1)$$

(ii) 베르누이 법칙

$$P_1 + \frac{1}{2}\rho v_1^2 = P_2 + \frac{1}{2}\rho v_2^2 \qquad - (2)$$

(1)식의 v_1를 (2)식에 대입한다.

$$P_1 + \frac{1}{2}\rho(\frac{v_2}{9})^2 = P_2 + \frac{1}{2}\rho v_2^2 \quad \therefore v_2 = \sqrt{\frac{81(P_1 - P_2)}{40\rho}}$$

9 (i) 관을 따라서 이상 유체가 흐르는 경우에는 반드시 연속방정식을 만족한다.

$$8S \cdot (v_A) = S \cdot (v_B) \qquad \therefore v_B = 8v_A$$

(ii) 유체가 흐르는 경우에는 베르누이 방정식 $P + \frac{1}{2}\rho v^2 + \rho gy$ = 일정하다. B 지점을 기준으로 A는 h_0만큼 높고, 압력이 $\frac{5}{2}\rho g h_0$만큼 높다.

$$\therefore \frac{5}{2}\rho g h_0 + \frac{1}{2}\rho v^2 + \rho g h_0 = \frac{1}{2}\rho v_B^2 = \frac{1}{2}\rho(8v_A)2$$

$$\therefore v_A = \frac{1}{3}\sqrt{gh_0} \; \& \; \therefore v_B = 8v_A = \frac{8}{3}\sqrt{gh_0}$$

〈퀴즈 1〉 눈금은 증가한다.
〈퀴즈 2〉 뜨지 않는다.

조선 제일검
방탄 Physics
김동훈

편입 물리학 Bible

제7장

열역학
(thermodynamics)

07 열역학(thermodynamics)

개념지도

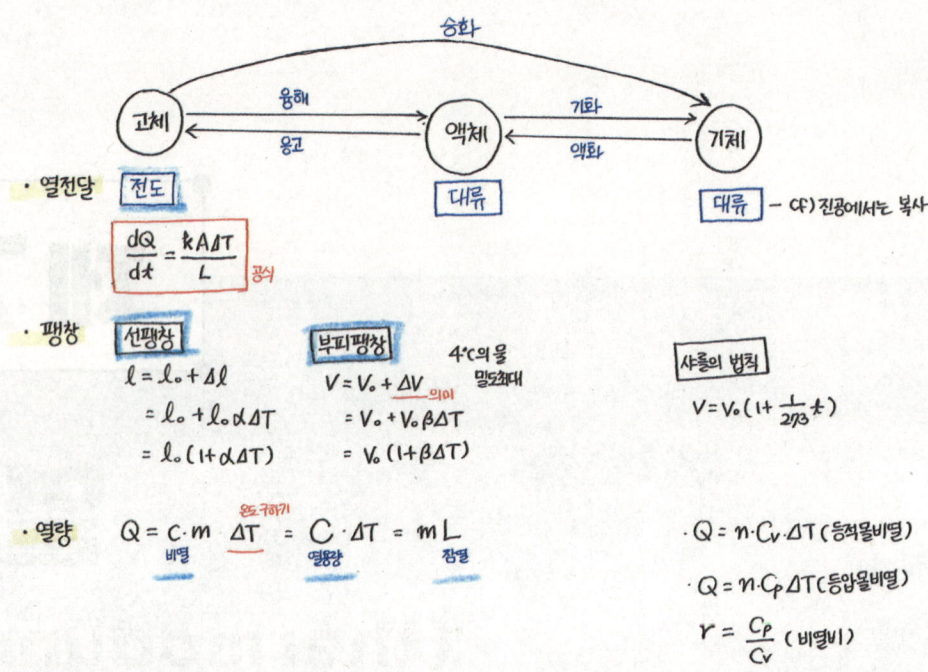

- 열전달 전도 대류 대류 — cf) 진공에서는 복사
  $$\frac{dQ}{dt} = \frac{kA\Delta T}{L}$$ 공식

- 팽창 선팽창 부피팽창 4°C의 물 밀도최대 샤를의 법칙
  $l = l_0 + \Delta l$ $V = V_0 + \Delta V$ 의미 $V = V_0(1 + \frac{1}{273}t)$
  $= l_0 + l_0 \alpha \Delta T$ $= V_0 + V_0 \beta \Delta T$
  $= l_0(1 + \alpha \Delta T)$ $= V_0(1 + \beta \Delta T)$

- 열량 $Q = c \cdot m \cdot \Delta T$ (온도 구하기) $= C \cdot \Delta T = mL$ · $Q = n \cdot C_v \Delta T$ (등적몰비열)
  비열   열용량   잠열   · $Q = n \cdot C_p \Delta T$ (등압몰비열)
  $r = \frac{C_p}{C_v}$ (비열비)

- 법칙 :

(i) 이상기체 (상태방정식 & 이상기체 분자운동론)

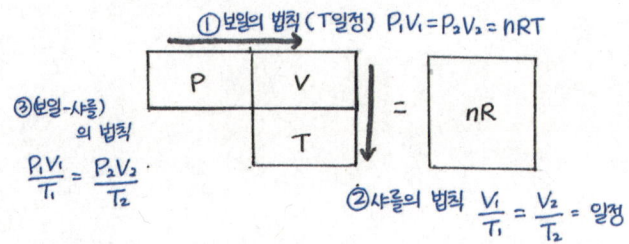

① 보일의 법칙 (T일정) $P_1V_1 = P_2V_2 = nRT$
② 샤를의 법칙 $\frac{V_1}{T_1} = \frac{V_2}{T_2}$ = 일정
③ 보일-샤를)의 법칙 $\frac{P_1V_1}{T_1} = \frac{P_2V_2}{T_2}$

④ 이상기체 상태 방정식 | ⑤ 이상 기체 분자운동론
〈거시적 관점〉 | 〈미시적 관점〉
· $PV = nRT$ | · $E_k = \frac{1}{2}m\overline{v^2} = \frac{3}{2}kT$
$= NkT$ | · $v_{rms} = \sqrt{\overline{v^2}} = \sqrt{\frac{3kT}{m}} = \sqrt{\frac{3RT}{M}}$
(· 온도 구하기 · 압력 구하기) | (공식의 의미)
· $U = \frac{3}{2}nRT$

(ii) 열역학 제1법칙 (에너지 보존 법칙)

$$Q = \Delta U + W = \tfrac{3}{2}nR\Delta T + P\Delta V$$

① $Q=0$: 단열 ② $\Delta T=0$: 등온 ③ $P=$일정 : 등압〈정압〉 ④ $\Delta V=0$: 등적〈정적〉

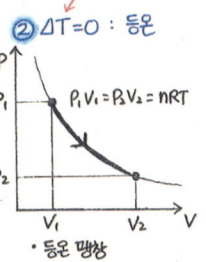
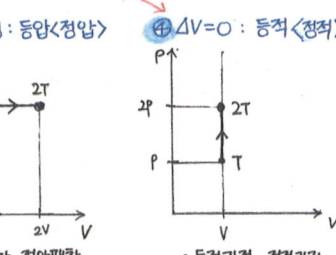

- 단열 팽창
- $Q = \Delta U + W = 0$
  - $\to \Delta U = -W$
  - $\to \tfrac{3}{2}nR\Delta T = -P\Delta V$
- 부피가 증가 → 일을 했다.
  - → 온도감소 → 내부에너지 감소
- $\begin{cases} PV^\gamma = \text{일정}, \ TV^{\gamma-1}=\text{일정} \\ \gamma = C_P/C_V \end{cases}$

- 등온 팽창
- $\Delta U = 0, \ \Delta T = 0$
- $W = \int PdV$
  $= nRT \ln\tfrac{V_2}{V_1}$
  $= P_1V_1 \ln\tfrac{V_2}{V_1}$
- $Q = W$

- 등압팽창, 정압팽창
- $\Delta V > 0 \quad W = PV$
- $\Delta T > 0 \quad \Delta U = \tfrac{3}{2}PV$
- $Q = \Delta U + W$
  $= \tfrac{5}{2}PV = \tfrac{5}{2}nRT$
- $Q = nC_P \Delta T$

- 등적과정, 정적과정
- $\Delta V = 0, \ W = 0$
- $\Delta U = \tfrac{3}{2}nRT$
  $= \tfrac{3}{2}PV$
- $Q = \Delta U = \tfrac{3}{2}PV$
  $= \tfrac{3}{2}nRT$
- $Q = nC_V \Delta T$

(iii) 열역학 제2법칙 (엔트로피 증가, $\Delta S = \tfrac{Q}{T} = \tfrac{3}{2}nR\ln\left(\tfrac{T_2}{T_1}\right) + nR\ln\left(\tfrac{V_2}{V_1}\right)$)

① 자유 팽창

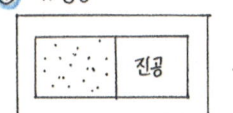

- $Q = 0, \ W = 0, \ \Delta U = 0$
- $\Delta S > 0$

② 열기관

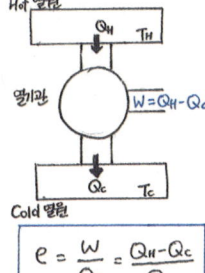
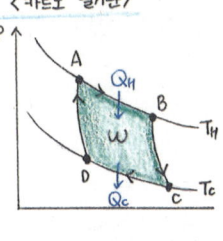
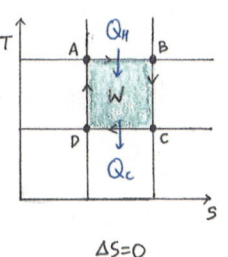

$e = \dfrac{W}{Q_H} = \dfrac{Q_H - Q_C}{Q_H}$

$e = \dfrac{T_H - T_C}{T_H}$

$\Delta S = 0$

③ 냉동기관

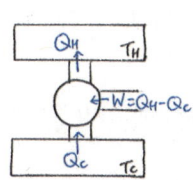

$k = \dfrac{Q_C}{W} = \dfrac{Q_C}{Q_H - Q_C}$

제7장 열역학

PHYSICSTORY 필수이론

개념확인

1. 열의 이동

1-1 열 전도 (고체): $\dfrac{\Delta Q}{\Delta t} = k\dfrac{A(T_1 - T_2)}{L}$

직렬 연결 & 병렬 연결

1-2 대류 (액체, 기체): 밀도차

1-3 복사 (진공): 슈테판–볼츠만 법칙과 공식($E = \sigma T^4$)

빈의 변위 법칙과 공식($\lambda_{max} T = $ 일정)

2. 열팽창

2-1 열팽창: 선팽창 $L = L_0 + \Delta L = L_0 + L_0 \alpha \Delta T = L_0(1 + \alpha \Delta T)$

부피팽창 $V = V_0 + \Delta V = V_0 + V_0 \beta \Delta T = V_0(1 + \beta \Delta T)$

2-2 열팽창 응용: 바이메탈, 겉보기 팽창, 원형 고리의 팽창

2-3 액체의 팽창 & 기체의 팽창

3. 열량 계산

3-1 비열, 열용량, 잠열(숨은열)의 정의

3-2 열평형 상태에서 온도구하기(ΔT: 열량 & 팽창 비교)

4. 이상기체 방정식과 상태방정식

4-1 (이상)기체의 성질

4-2 이상기체 상태 방정식($pV = nRT = NkT$)의 정의, 활용

4-3 기체분자 운동론: 기체 분자 1개의 (병진)평균운동 에너지($\dfrac{3}{2}kT$)

제곱 평균 제곱근 속력($v_{rms} = \sqrt{\dfrac{3kT}{m}}$)

5 열역학 제1법칙: 에너지 보존법칙

5-1 단원자 이상기체의 내부에너지(2원자, 3원자 분자는 선택)의 공식

5-2 일(W): 일의 부호, 크기(PV그래프 면적), 압력이 일정할 때, 압력이 변할 때

5-3 열역학 제1법칙: $Q = \Delta U + W$,
등온과정, 등적과정, 등압과정, 단열과정, 순환과정(시계 & 반시계)
등적몰비열, 등압몰비열

6 열역학 제2법칙: 엔트로피 증가

6-1 열역학 제2법칙(엔트로피 증가의 법칙)

6-2 ΔS 공식 활용 (열원 & 이상기체 & 통계역학)
$\Delta S = \dfrac{Q}{T}$ & $\Delta S = nC_V \ln\left(\dfrac{T_2}{T_1}\right) + nR \ln\left(\dfrac{V_2}{V_1}\right)$ & $\Delta S = k \ln W$

6-3 자유팽창(비가역과정)

7 열기관 & 냉동기관

7-1 열기관의 열효율

7-2 카르노 열기관: 특징, 열효율

7-3 냉동기관의 작동계수

I 열의 이동

1 전도 (Conduction): 고체

B>C>A>P Background

(1) **온도**: 물체가 차갑고 뜨거운 정도를 객관적으로 수치화한 것이다.(기체분자의 평균운동에너지)

(2) **열**: 온도 차이 때문에 고온 물체에서 저온 물체로 이동하는 에너지를 열이라 한다.

(3) **온도와 열의 이동**: 온도가 다른 두 물체를 접촉하면, 열은 고온의 물체에서 저온의 물체로 이동하기 때문에, 저온의 물체는 온도가 올라가고 고온의 물체는 온도가 내려간다.

(4) **열평형 상태**: 온도가 다른 두 물체를 접촉시켰을 때 두 물체 사이의 열의 이동이 끝나서 두 물체의 온도가 같아진 상태

B>C>A>P Concept   **B>C>A>P** Applications

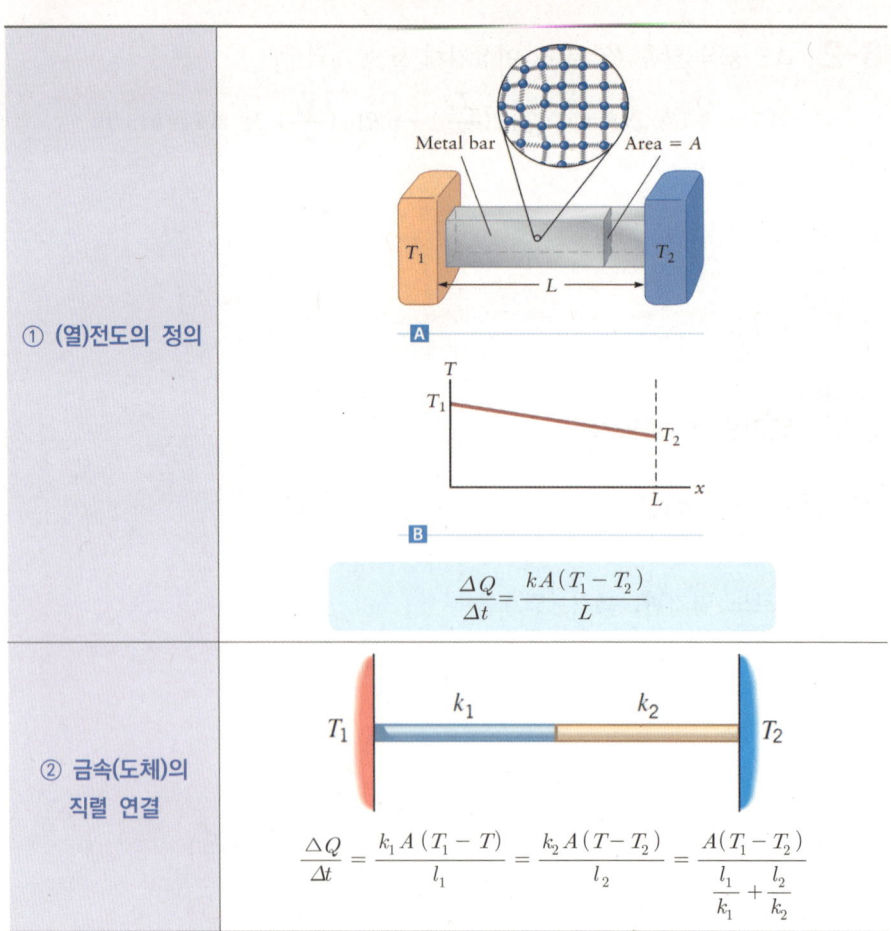

열전도도 (k, 열전도율)
물질을 통해 열에너지가 전달되는 정도를 나타내는 상수로, 물질의 종류에 따라 다르다.
(단위: $J/m \cdot s \cdot K$, $kcal/m \cdot s \cdot K$)

정상상태
시간이 흘러도 열의 흐름이 일정하게 유지되는 상태
➔ 열전도 공식은 정상상태인 상황에서 쓸 수 있다.

① (열)전도의 정의

$$\frac{\Delta Q}{\Delta t} = \frac{kA(T_1 - T_2)}{L}$$

② 금속(도체)의 직렬 연결

$$\frac{\Delta Q}{\Delta t} = \frac{k_1 A(T_1 - T)}{l_1} = \frac{k_2 A(T - T_2)}{l_2} = \frac{A(T_1 - T_2)}{\frac{l_1}{k_1} + \frac{l_2}{k_2}}$$

섭씨 온도 (℃) / 절대 온도 (K)
물이 100℃ 끓는 온도 — 373K
물이 어는 온도 0℃ — 273K
−273℃ — 0K

$TK = 273 + t℃$

③ 금속(도체)의 병렬연결

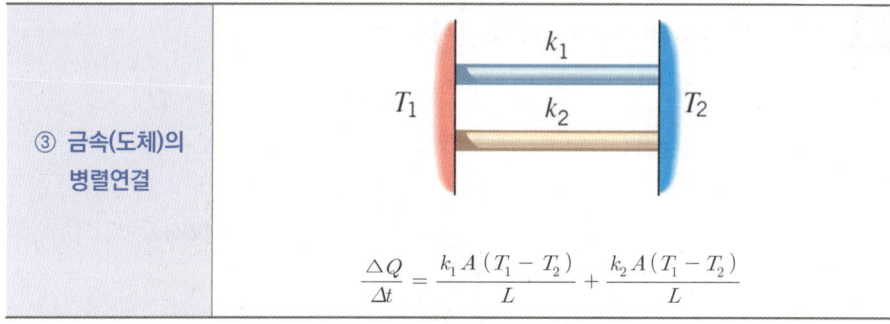

$$\frac{\triangle Q}{\triangle t} = \frac{k_1 A (T_1 - T_2)}{L} + \frac{k_2 A (T_1 - T_2)}{L}$$

B〉C〉A〉P Problems

예제 1 직렬연결

아래 왼쪽 그림은 단면적과 길이가 같은 물체 A, B를 접촉시켰다. 물체의 양 끝에는 각각 100℃와 0℃의 열원에 연결하였다. 물체 A의 열전도도가 물체 B의 4배이다. 아래 오른쪽 그림은 금속막대의 거리에 따른 온도 그래프이다. T_1, T, T_2값을 구하시오. (단, 열은 전도에 의해서만 이루어지고, 외부와의 열 출입은 없다.)

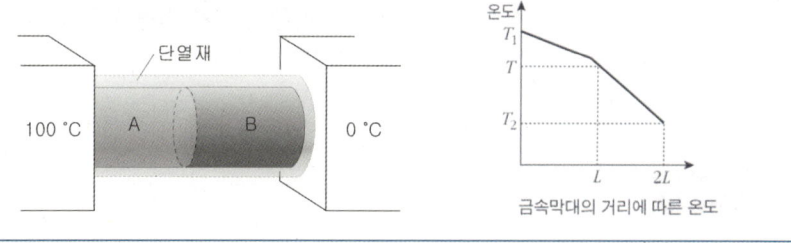

예제 2 (직렬 & 병렬) 연결

그림 (a)는 두 개의 동일한 직육면체 금속막대를 용접하여 왼쪽은 $T_1 = 100$℃, 오른쪽은 $T_2 = 0$℃ 가 되게 하였다. 2분 동안 왼쪽에서 오른쪽으로 일정한 비율로 10J의 에너지가 전달되었다. 두 막대를 그림 (b)와 같이 용접한다면 10J의 에너지를 전달하는데 걸리는 시간은 얼마인가? (단, (b)에서 열전달은 왼쪽에서 오른쪽으로만 전달이 되고, 두 물체 사이에서 열교환은 없다.)

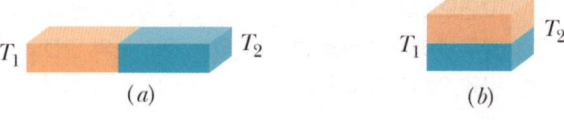

2 대류 (Convection): 액체, 기체

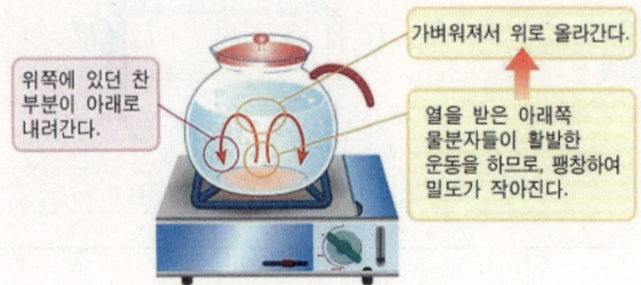

- 위쪽에 있던 찬 부분이 아래로 내려간다.
- 가벼워져서 위로 올라간다.
- 열을 받은 아래쪽 물분자들이 활발한 운동을 하므로, 팽창하여 밀도가 작아진다.

3 복사 (Radiation): 진공

흑체 (Black Body)

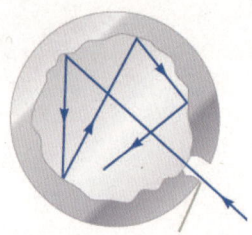

작은 구멍이 있는 속이 빈 물체를 흑체로 생각할 수 있다. 구멍을 통해 물체 내부로 들어온 복사는 물체 내부의 벽에 흡수되거나 반사되는 것을 반복하며, 결국 물체 내부의 벽에 모두 흡수된다.

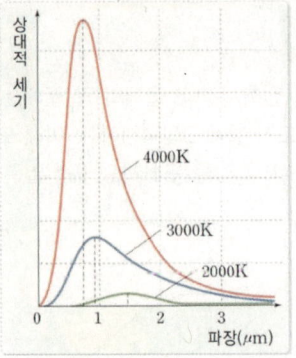

① 슈테판–볼츠만 법칙: 단위 시간당 흑체의 단위 면적을 통하여 복사되는 총 에너지(E)는 절대 온도(T)의 4제곱에 비례한다.

$$E = \sigma T^4 \quad (\sigma : \text{슈테판–볼츠만 상수})$$

② 빈의 법칙: 흑체복사에서 에너지 세기가 최대인 파장(λ_{max})은 흑체 표면의 절대 온도(T)에 반비례 한다.

$$\lambda_{max} \propto \frac{1}{T}$$

읽어보자

1. 에스키모인의 이글루는 따듯할까?

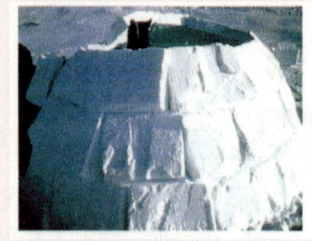

분자들이나 전자들의 충돌에 의해 운동 에너지가 이동하여 열이 이동하는 현상을 전도라고 한다. 이때 물질을 따라 열이 이동하는 정도를 나타내는 열전도도는 물질에 따라 달라진다. 예를 들어 도체의 경우 자유 전자를 가지므로, 이웃한 입자들과 충돌이 잘 일어나기 때문에 열전도도가 크고, 나무, 고무 등의 부도체는 열전도도가 작다. 또, 같은 물질이라도 액체와 기체 상태에서 열전도도가 더 작은데, 이것은 이웃한 분자들과 충돌이 어렵기 때문이다. 겨울에 내리는 눈도 열전도도가 낮은 물질 중 하나다. 눈송이의 결정 구조는 깃털과 같아 그 사이에 공기가 들어차서 지표면으로부터 열이 빠져나가는 것을 방지해 준다. 즉, 추운 지방에서 얼음과 눈으로 만든 이글루 속에서 추위를 견딜 수 있는 것도 눈의 열전도도가 낮아서 열이 바깥으로 빠져나가는 것을 막아주기 때문이다.

2. 겨울에는 맨발로 타일과 카페트 중에서 카페트에서 더 따뜻함을 느낀다.

열전도도가 높은 물질은 열을 잘 전달하는 물질이고, 열전도도가 낮은 물질은 열을 잘 전달하지 못하는 물질이다. 타일보다 카페트가 덜 차갑게 느껴지는 까닭은 카페트가 타일보다 열전도도가 작으므로 발바닥으로부터 열을 느리게 빼앗아가기 때문이다.

II 열팽창 (Expansion)

1 고체의 열팽창

B C A P Background

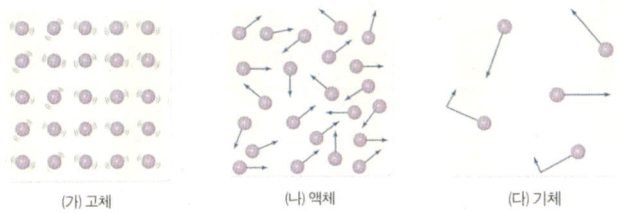

(가) 고체   (나) 액체   (다) 기체

→ 온도가 증가할수록 분자 구조간격이 증가한다. 즉 팽창한다.

B C A P Concept

선팽창	부피팽창
$L = L_0 + \Delta L$ $\quad = L_0 + L_0 \alpha \Delta T$ $\quad = L_0 (1 + \alpha \Delta T)$ α : 선팽창 계수	$V = V_0 + \Delta V$ $\quad = V_0 + V_0 \beta \Delta T$ $\quad = V_0 (1 + \beta \Delta T)$ β : 부피팽창 계수

$$\frac{\Delta L}{L_0} = \alpha \Delta T$$

β는 물질의 부피팽창계수라고 하며, 같은 물질로 된 고체의 경우 $\beta \simeq 3\alpha$ 관계가 성립한다.

B C A P Applications

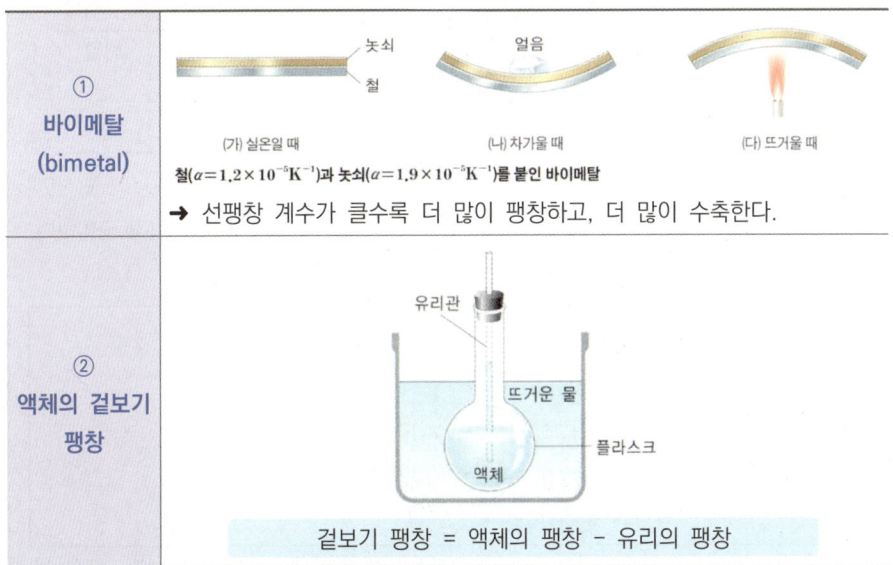

① 바이메탈 (bimetal)	(가) 실온일 때 — 놋쇠/철 (나) 차가울 때 — 얼음 (다) 뜨거울 때 철($\alpha = 1.2 \times 10^{-5} K^{-1}$)과 놋쇠($\alpha = 1.9 \times 10^{-5} K^{-1}$)를 붙인 바이메탈 → 선팽창 계수가 클수록 더 많이 팽창하고, 더 많이 수축한다.
② 액체의 겉보기 팽창	유리관 / 뜨거운 물 / 플라스크 / 액체 겉보기 팽창 = 액체의 팽창 − 유리의 팽창

PHYSICSTORY |필수이론|

③ 원형 고리 팽창	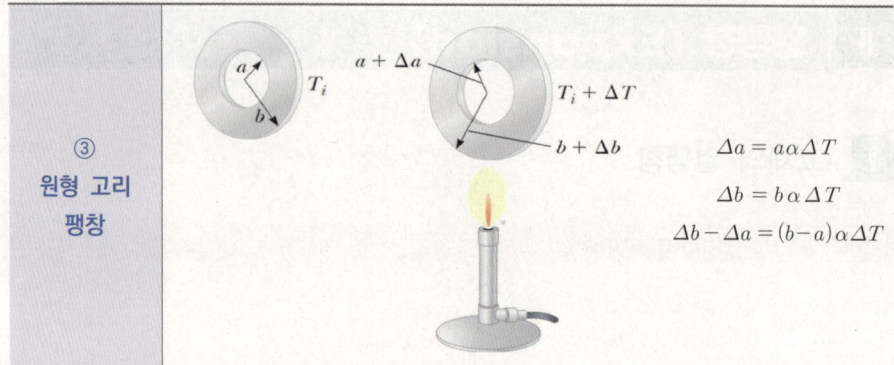

B C A P Problems

예제 3 원형 고리의 팽창 & 열량계산

그림 (가)는 금속 구슬 A가 금속 원형 고리 B의 중앙에 얹혀 있는 모습을 나타낸 것이다. A의 온도는 T_A이고 반지름이 r_A이며, B의 온도는 T_B이고 안쪽과 바깥쪽 반지름은 각각 r_B와 R_B이다. 그림 (나)는 (가)에서 외부환경에 열을 잃지 않고 A와 B 사이에만 열이 이동하여 A의 반지름과 B의 안쪽 반지름이 r'으로 같아져 A가 B를 통과하는 것을 나타낸 것이다. 이 때, A와 B의 온도는 T'로 같고, B의 바깥쪽 반지름은 R_B'이다. A와 B의 질량은 같고, A와 B의 재질의 특성은 표와 같다.

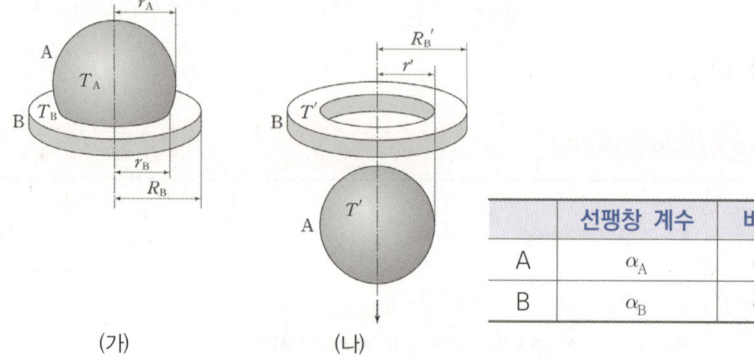

	선팽창 계수	비열
A	α_A	c_A
B	α_B	c_B

다음 〈보기〉중에서 옳은 것은 몇 개 인가? (단, 매 순간 A와 B의 온도는 각각 균일하며, A와 B 사이의 마찰은 무시한다.)

── 보기 ──
- $T_A > T_B$ 이다.
- $c_A(T_A - T') = c_B(T' - T_B)$ 이다.
- A는 수축했다. 즉 $r' = r_A + r_A \alpha_A (T' - T_A)$ 이다.
- B는 팽창했다. 즉 $r' = r_B + r_B \alpha_B (T' - T_B)$ 이다.
- $R_B' - r' = (R_B - r_B) + (R_B - r_B) \alpha_B (T' - T_B)$

2 액체의 열팽창

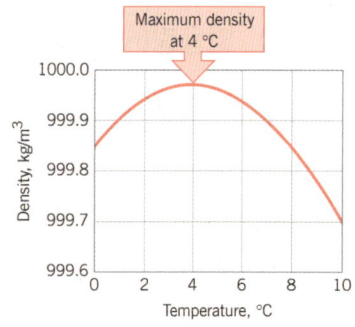
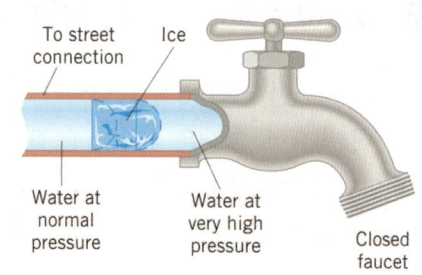

4°C일 때, 물의 **밀도가 최대**이다.
즉 4°C 물의 **부피가 최소**가 된다.

(예) 얼음의 부피는 물(4°C)의 부피보다 크다.
그래서 겨울에 수도관이 얼면, 물이 나오지 않는다.

3 기체의 열팽창

기체의 온도가 변하면 부피팽창을 하고, 기체의 부피 팽창 계수는 고체나 액체에 비해 매우 크다. 여기서부터 다루는 기체는 이상기체라고 생각을 한다면, 압력에 영향을 받게 된다. ($PV = nRT$) 그러나 압력이 일정하게 유지하면 모든 기체는 종류에 관계없이 $\beta = \dfrac{1}{273}$ 의 값을 갖는다. 그러므로 0°C일 때 기체의 부피를 V_0라고 하면 온도 t°C 일 때 기체의 부피 V는 다음과 같다.

$$V = V_0\left(1 + \dfrac{1}{273}t\right)$$

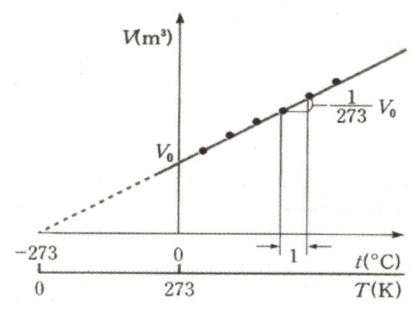

샤를 법칙

$$V = V_0\left(1 + \dfrac{1}{273}t\right)$$
$$= V_0\left(\dfrac{273 + t}{273}\right)$$
$$= V_0 \dfrac{T}{T_0}$$
$$\therefore \dfrac{V_0}{T_0} = \dfrac{V}{T}$$

Ⅲ 열량

1 열량(Quantity of heat), 비열(Specific heat), 열용량(heat capacity)

(1) **열량**: 이동한 열의 양을 열량이라고 하며, 순수한 물 1kg의 온도를 1K 높이는 데 필요한 열량은 4200J (4.2KJ) 또는 1kcal이다.

(2) **비열**: 어떤 물질 1kg의 온도를 1K 올리는 데 필요한 열량이 그 물질의 비열이다. 질량 m인 물질의 온도를 Δt만큼 높이는 데 필요한 열량을 Q라고 할 때, 물질의 비열 c는 다음과 같다.

$$c = \frac{Q}{m\Delta t} \text{ (단위: J/kg·℃ 또는 kcal/kg·K)}$$

- 비열은 물질의 특성으로 물질의 종류에 따라 다르다.
- 같은 물질이라도 물질의 상태에 따라 다르다.
  ↳ 고체, 액체, 기체

(3) **열용량**: 어떤 물질의 온도를 1K만큼 높이는 데 필요한 열량을 그 물질의 열용량이라고 한다. 비열이 c, 질량이 m인 어떤 물질의 온도의 Δt만큼 높이는 데 필요한 열량을 Q라고 할 때, 물질의 열용량 C는 다음과 같다.

$$C = \frac{Q}{\Delta t} = mc \text{ (단위: J/℃ 또는 kcal/K)}$$

↳ 물질의 열용량은 그 물질의 질량에 비례한다.

> **TIP**
>
> **비열 & 열용량 비교**
> 비열은 물질의 고유한 특징을 나타내는 물리량이지만, 열용량은 동일한 물질이라도 질량에 따라서 달라지므로 물질을 나타내는 고유한 물리량이 될 수 없다.
>
> **비열 & 열용량이 큰 물질은 온도변화가 작다.**
> 비열이 크다. 혹은 열용량이 크다는 것은 열을 주더라도 온도 올리는 것이 어렵다는 의미가 된다.
> (수능에서는 자신의 온도변화는 적고, 타인의 온도변화를 크게 하는 것이 비열 혹은 열용량이 크다고 쉽게 표현 한다.)

2 열량 보존의 법칙 (열평형, 온도 구하기)

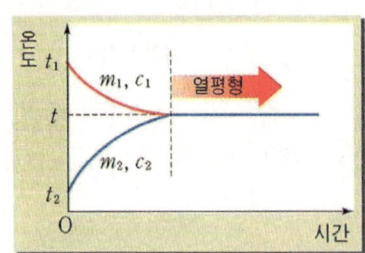

$$m_1 c_1 (t_1 - t) = m_2 c_2 (t - t_2)$$

예제 **4 온도 구하기, 부피팽창**

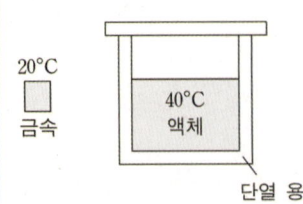

그림은 부피 V, 부피팽창 계수 β, 온도 20℃인 금속과 단열 용기에 담긴 온도 40℃인 액체를 나타낸 것이다. 금속의 질량과 액체의 질량은 같고, 액체의 비열은 금속 비열의 4배이다. 금속을 액체에 넣은 후 금속과 액체가 온도 T에서 열평형 상태가 되었다. $\frac{\Delta V}{V}$은?

3 물질의 상태변화 (잠열, Latent heat)

(1) **상태 변화**: 얼음에 열을 가하여 물로 되고 계속 가열하면 이 물은 수증기로 변한다. 모든 물질은 온도에 따라서 **고체, 액체, 기체**의 세 가지 상태가 될 수 있다. 이와 같이 물질의 분자 자체는 변하지 않고 그 상태만 변하는 것을 물질의 상태 변화라고 한다.

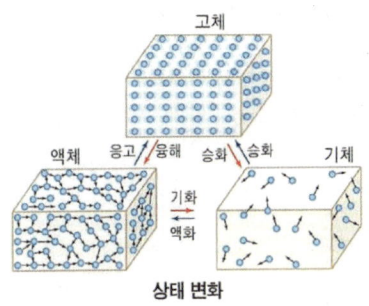
상태 변화

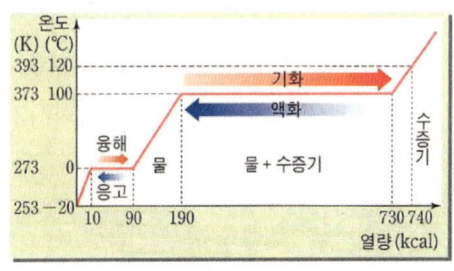
상태 변화 그래프(물 1kg, 1기압)

(2) **숨은열 (잠열)**: 어떤 물질 1kg의 상태를 변화시키는 데 필요한 열량으로, 이 때는 열을 가해도 온도 변화가 일어나지 않으므로 이 열을 숨은열(잠열)이라 한다.

$$L = \frac{Q}{m} \quad (단위: J/kg \text{ 또는 } kcal/kg)$$

예제 5 비열 & 숨은열(잠열)

그림은 물질 A로 이루어진 질량이 30g인 물체가 일정한 압력에서 5 J/s로 열을 흡수하여 고체에서 액체로 서서히 변화할 때, 시간 t에 따른 물체의 온도를 나타낸 그래프이다. 아래 질문에 답하시오.

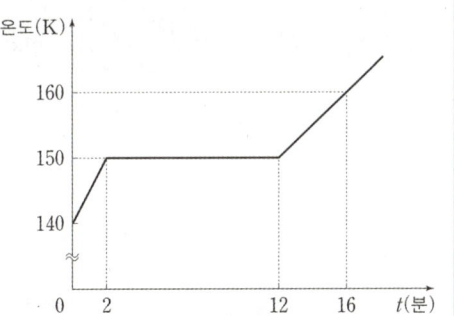

(1) 고체일 때와 액체일 때 A의 비열을 비교하면?

(2) A의 융해열은?

(3) 물체의 온도가 150 K로 유지되는 10분 동안 물체의 엔트로피 증가량은?

PHYSICSTORY |필수이론|

IV 이상기체법칙 (ideal gas law)

1 기체의 성질

기체의 압력
밀폐된 용기 속에서 자유롭게 운동하고 있는 기체 분자는 용기 벽에 끊임없이 충돌하며, 기체 분자가 용기 벽에 충돌할 때 용기 벽은 힘을 받는다. 이 때 용기 벽이 단위 면적당 받는 평균 힘을 기체의 압력이라고 한다.

$$P = \frac{F}{A}$$

대기압
지표면 위의 공기의 무게에 의한 압력을 대기압이라 한다.
1기압 = 760 mmHg
= 760 torr
= 1.013×10^5 N/m²
= 1013 hpa

(1) **보일의 법칙(Boyle's law)**: 온도가 일정할 때, 일정량의 기체의 부피 V는 압력 P에 반비례한다.

$$PV = P'V' = 일정 \ (그래프\ 면적 \propto 온도 = 일정)$$

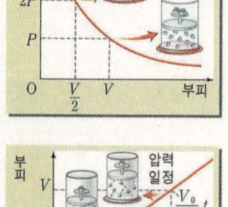

(2) **샤를의 법칙(Charles' law)**: 일정량의 기체의 압력을 일정하게 유지하면서 온도를 변화시키면, 기체의 부피 V는 절대 온도 T에 비례한다.

$$\frac{V}{T} = \frac{V'}{T'} = 일정 \ (그래프\ 기울기 \propto 압력 = 일정)$$

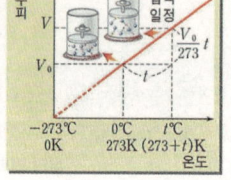

즉, 압력이 일정할 때 기체의 부피는 기체의 종류에 관계없이 온도가 1℃ 올라감에 따라 0℃ 때 부피 V_0의 $\frac{1}{273}$ 배씩 증가하며, 이것을 샤를의 법칙이라고 한다.

$$V = V_0\left(1 + \frac{1}{273}t\right)$$
↳ 섭씨 온도

(3) **보일-샤를의 법칙**: 기체의 압력, 온도, 부피의 관계를 나타낸 것으로, 일정량의 기체의 부피 V는 압력 P에 반비례하고 절대 온도 T에 비례한다.

$$\frac{PV}{T} = \frac{P'V'}{T'} = 일정$$

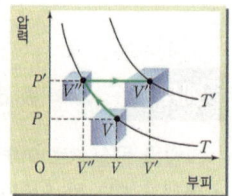

참고 ⊕ 물리에서는 나오지 않지만, 화학에서는 나오는 법칙

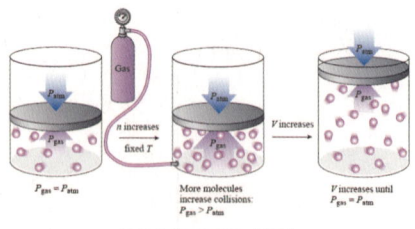
아보가드로의 법칙

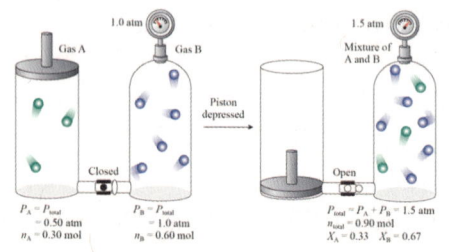
돌턴의 분압 법칙

- **아보가드로의 법칙**: 온도와 압력이 일정할 때 이상 기체의 부피는 기체 몰 수에 비례한다.
- **돌턴의 분압 법칙**: 혼합기체의 전체압력은 각 성분의 부분압력의 합과 같다.

2 이상기체 상태방정식 (ideal gas equation)

$$PV = nRT \rightarrow \text{절대 온도}$$

상태방정식 활용	① 이상 기체 상태 방정식은 기체 종류에 무관하다. ② 4가지 상태 변수 (P, V, n, T) ③ 변수들 간에 비례 or 반비례 관계를 이용해서 문제에 접근한다.
온도를 구한다.	열역학에서 가장 중요한 물리량
힘 평형	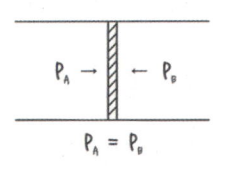 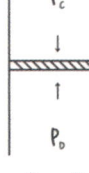

피스톤을 경계로 양쪽 기체의 압력이 동일하다. (그림에서 피스톤의 무게를 무시)

> **TIP**
> $PV = nRT$
> $\quad = \dfrac{m}{M} RT$
> $\quad = \dfrac{N}{N_A} RT$
> $\quad = NkT$

예제 6 온도 구하기 = 그래프 면적

그림은 1몰의 이상기체가 상태 a→b→c로 변하는 열역학적 과정에서 압력 P와 부피 V사이의 관계를 나타내는 그래프이다. a, b, c에서 온도의 크기를 비교하시오.

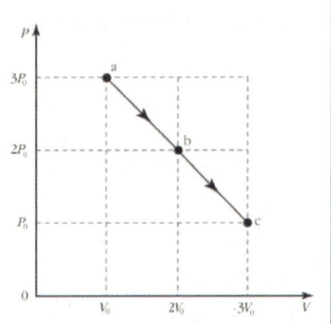

예제 7 (피스톤)칸막이의 힘 평형

그림은 단열 밀폐 용기에 자유롭게 움직일 수 있는 칸막이를 핀으로 고정시켜 부피가 같은 두 부분 A, B로 나눈 것을 나타낸 것이다. A, B에는 각각 단원자 분자 이상기체 2몰, 1몰이 들어 있다. 핀을 제거하여도 칸막이는 이동하지 않고 그대로 있었다. 질문에 답하시오.
(단, 칸막이를 통한 열과 기체의 이동은 없다.)

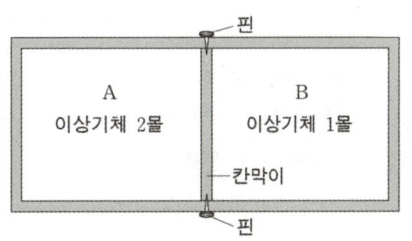

(1) 이상기체 A와 B의 압력을 비교하면?
(2) 이상기체 A와 B의 온도를 비교하면?
(3) 기체 분자의 평균운동에너지를 비교하면?
(4) 기체분자의 제곱평균제곱근 속력을 비교하면?

3 기체 분자 운동론(kinetic theory of gas)

3-1 이상 기체에 대한 가정

이상 기체와 실제 기체의 차이
① 기체 입자의 크기는 기체 입자 사이의 거리에 비해 매우 작다. 따라서 기체 입자의 자체 부피는 무시할 수 있다. (분자의 자체 부피는 0이다.)
② 기체 입자 사이에는 인력과 반발력이 작용하지 않는다고 가정한다.
(분자 간 상호 작용 무시)
③ 기체 입자는 속력 분포를 가지고 무질서한 방향으로 끊임없이 움직이며 상호간에 완전 탄성 충돌하고 용기 벽과의 충돌은 압력의 원인이 된다.
④ 기체 입자 집합의 평균 운동 에너지는 기체의 Kelvin 온도에 정비례한다고 가정한다.
($\overline{E_k}$)

$$(\overline{E_k} = \frac{1}{2}mv^2 = \frac{3}{2}kT = \frac{3}{2}\frac{R}{N_A}T) \propto T$$

볼츠만 상수 = $\frac{R}{N_A}$ 움직임과 관련

3-2 온도의 의미와 제곱 평균 제곱근 속력

(1) 온도의 의미

'온도(T)'는 '평균 운동 에너지($\overline{E_k}$)'에 비례한다.

단원자는 병진 운동(직선 운동)만 고려하고, 선형, 비선형 분자의 경우 회전 운동까지 고려한다.

* 평균 병진 운동 에너지 = $\frac{3}{2}kT$ ($k = \frac{R}{N_A}$) $\xrightarrow{\times N_A}$ $\frac{3}{2}RT$
  └ 개당   └ 몰당

∴ 평균 병진 운동 에너지 ∝ T

• 평균 운동 에너지 = $\overline{E_k} = \frac{3}{2}kT$ (단원자), $\frac{5}{2}kT$ (선형), $\frac{6}{2}kT$ (비선형) ← 1개당
• 평균 에너지 = $\overline{E} = \overline{E_k}$ (이상 기체)

• 내부 에너지 = $E = E_k = \frac{3}{2}nRT = \frac{3}{2}PV$ (단원자)
             $= \frac{5}{2}nRT = \frac{5}{2}PV$ (선형)
             $= \frac{6}{2}nRT = \frac{6}{2}PV$ (비선형)

∴ 평균 운동 에너지 ∝ T
내부 에너지 ∝ $n \times T$ or $P \times V$

(2) 기체 분자의 속력 분포

v_{mp}: 최빈속도(most probable speed)
v_{av}: 평균 속력(average speed)
v_{rms}: 제곱평균 제곱근 속도 (Root-mean square speed)

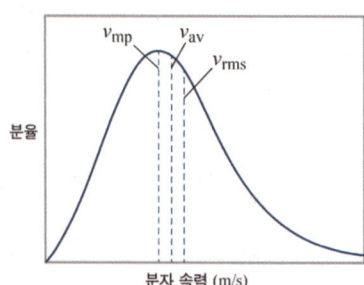

(3) 제곱 평균 제곱근 속력(v_{rms})

- 제곱 평균 제곱근 속력 (v_{rms})

$$\frac{1}{2}m\overline{v^2} = \frac{3}{2}kT$$

$$v_{rms} = \sqrt{\overline{v^2}} = \sqrt{\frac{3kT}{m}} = \sqrt{\frac{3RT}{m \cdot N_A}} = \sqrt{\frac{3RT}{M_w}}$$

$$\therefore v_{rms} \propto \sqrt{\frac{T}{M_w}}$$

$$v_{rms},\ v_{av},\ v_{mp} \propto \sqrt{\frac{T}{M_w}}$$

→ 기체 분자의 빠르기 : 온도가 높을수록, 가벼울수록 빠르다.

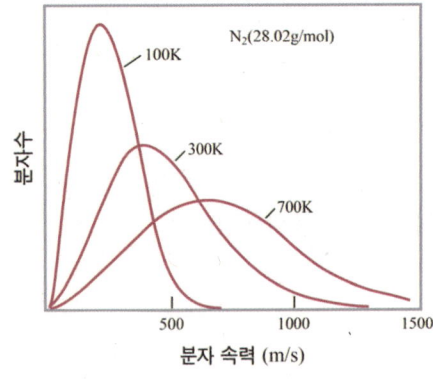

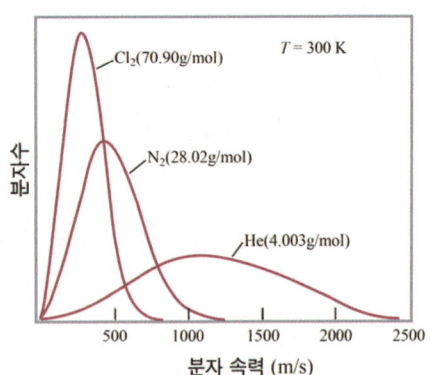

예제 8 이상기체와 기체분자의 속력 분포

그림 (가)는 단열된 실린더 속에 있는 동일한 단원자 분자 이상 기체가 단열된 피스톤에 의해서 A와 B로 나누어진 것을 모식적으로 나타낸 것이다. A, B의 기체의 분자수는 같고 부피는 각각 $2V$, V이다. 이때 실린더와 피스톤 사이의 마찰은 없으며 피스톤은 정지해 있다. 그림 (나)는 (가)의 A, B에 들어 있는 기체분자의 속력 분포 X, Y를 순서 없이 나타낸 것이다.

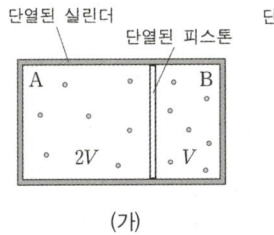
(가)

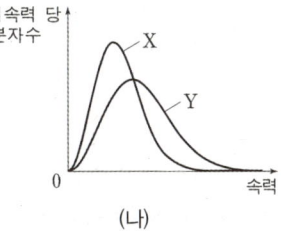
(나)

아래 질문에 답하시오.

(1) 이상기체 A와 B의 압력을 비교하면?
(2) 이상기체 A와 B의 온도를 비교하면?
(3) A의 기체분자의 속력분포는 (나)에서 무엇인가?
(4) 기체분자의 제곱평균제곱근 속력을 비교하면?

Ⅴ 열역학 제 1법칙(first law of thermodynamics): 에너지 보존

BCAP Background

(1) 에너지 : 일을 하거나 열을 발생시킬 수 있는 능력

(2) 에너지 보존 법칙 : 에너지는 다른 형태로 바뀔 수는 있지만 생성 또는 소멸되지 않는다.

에너지의 두 가지 형태
- (3) 퍼텐셜 에너지 : 위치 또는 조성의 변화에 따른 에너지
- (4) 운동 에너지 : 물체의 운동에 따른 에너지

에너지 이동의 두 가지 형태
- (5) 열 : 두 물체 사이의 온도 차이에 의한 에너지의 전달
- (6) 일 : 힘 × (힘 방향으로 이동한) 거리

(7) 계와 주위

① 계 : 관심을 갖는 우주의 한 부분

② 주위 : 우주에서 계를 제외한 나머지

	물질 출입	에너지 출입
열린계	O	O
닫힌계	X	O
고립계	X	X

우주는 고립계이다.

(8) 크기 성질과 세기 성질

- 크기 성질 : 양에 의존하는 성질   ex) E, H, S, G
- 세기 성질 : 양에 의존하지 않는 성질   ex) 밀도, $\varepsilon°$

- 반응식의 계수를 n배 ⇒ $\Delta E, \Delta H, \Delta S, \Delta G$도 n배
  $\varepsilon°$는 그대로

(9) 상태 함수와 경로 함수

- **경로 함수** : 경로에 의존하는 함수   ex) w(일), q(열)

ex) 경로 함수(w)

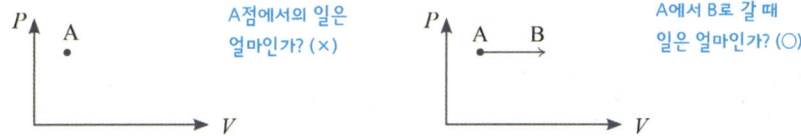

- **상태 함수** : 주어진 상태에 의존하는 함수 (변화량은 경로에 무관)   ex) E, H, S, G

ex) 상태 함수(E)

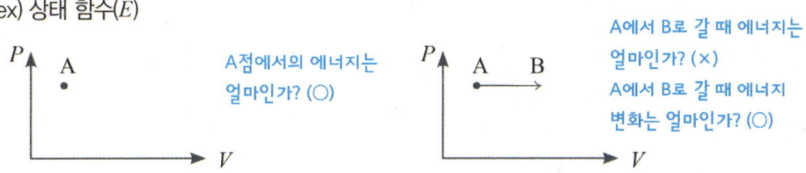

(10) 가역 과정과 비가역 과정

- **가역 과정** : ─ 무한소 변화를 통해서 진행 방향을 바꿀 수 있는 과정
  - 중간 단계들이 모두 평형을 유지하면서 진행되는 과정 (이상적인 과정이다.)
  - $P = P_{ex}, T = T_{ex}, \cdots$
  - 기체의 상태를 그래프로 나타낼 수 있다.
- **비가역 과정** : 가역 과정이 아닌 과정   ex) 자유 팽창 ($P \neq P_{ex}$)

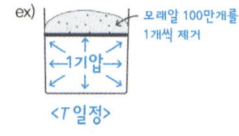

근사적인 등온 가역 팽창

PHYSICSTORY |필수이론|

이상 기체의 열역학
i) 상태 변화 화학 반응 ×
ii) 기체의 몰수는 일정
iii) $PV = nRT$ 만족

열역학 제1법칙에서 물리량의 부호

구분	(+)인 경우	(−)인 경우
Q	물체가 열을 받음	물체가 열을 방출함
ΔU	내부 에너지 증가	내부 에너지 감소
W	기체의 부피가 팽창하여 외부에 일을 함	기체의 부피가 감소하여 외부에서 일을 받음

B>C>A>P Concept   B>C>A>P Applications

(1) 열역학 제 1법칙: 에너지 보존법칙 정의

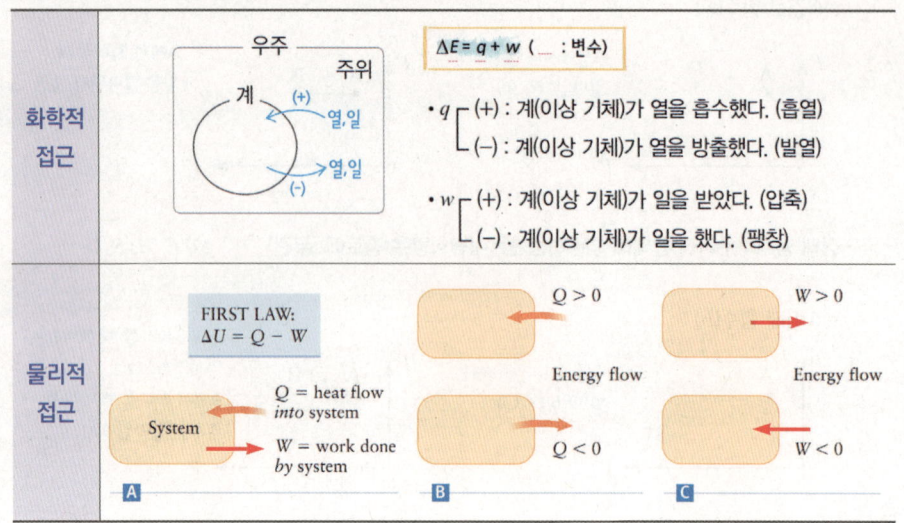

(2) 일(W): 경로함수(path function)

① 정의

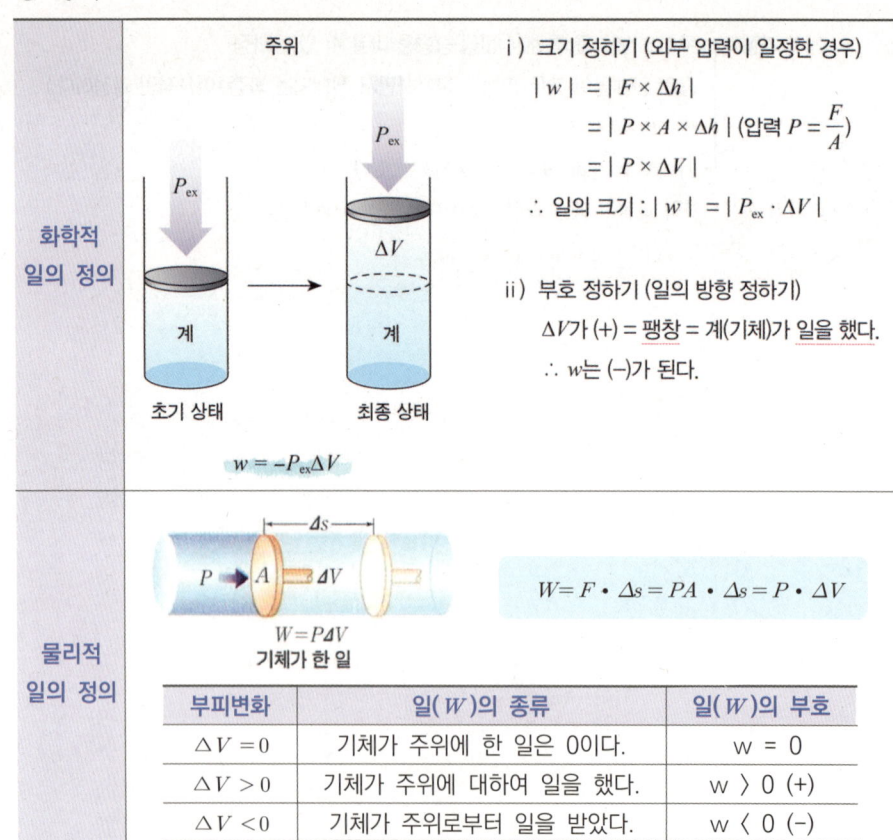

부피변화	일(W)의 종류	일(W)의 부호
$\Delta V = 0$	기체가 주위에 한 일은 0이다.	$w = 0$
$\Delta V > 0$	기체가 주위에 대하여 일을 했다.	$w > 0$ (+)
$\Delta V < 0$	기체가 주위로부터 일을 받았다.	$w < 0$ (−)

② 일에 대한 접근

일의 수식 활용	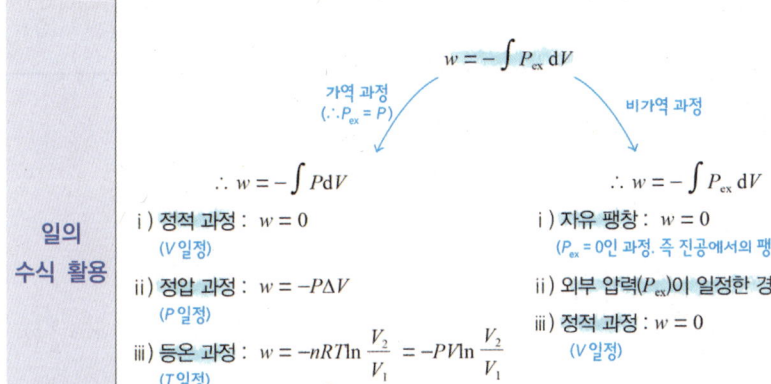 i) 정적 과정 : $w = 0$ 　(V 일정) ii) 정압 과정 : $w = -P\Delta V$ 　(P 일정) iii) 등온 과정 : $w = -nRT\ln\dfrac{V_2}{V_1} = -PV\ln\dfrac{V_2}{V_1}$ 　(T 일정) iv) 단열 과정 : $\Delta E = \cancel{q}^{\,0} + w$ 　($q=0$)　　$\therefore w = \Delta E$ 　　　　　i) 자유 팽창 : $w = 0$ 　($P_{ex} = 0$인 과정, 즉 진공에서의 팽창.) ii) 외부 압력(P_{ex})이 일정한 경우 : $w = -P_{ex} \cdot \Delta V$ iii) 정적 과정 : $w = 0$ 　(V 일정)
P–V 그래프 & 일	P–V 그래프와 일 └ 일의 경로를 알려준다. 　x축과 경로로 둘러싸인 면적 = $\lvert w \rvert$ ┌ 부피가 증가하는 경우 → 팽창 → 일을 했다. → $w < 0$ 　　　　　　　　　　　　　　　　　 └ 부피가 감소하는 경우 → 압축 → 일을 받았다. → $w > 0$ 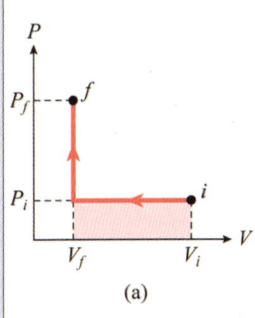 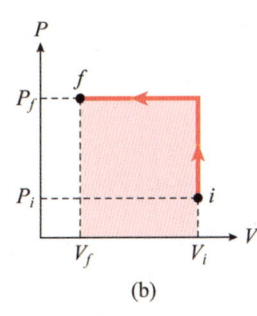 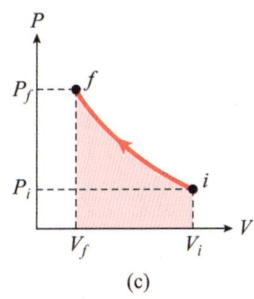 　　(a)　　　　　　　　(b)　　　　　　　　(c) • 기체가 받은 일의 크기 : (a) < (c) < (b)

PHYSICSTORY |필수이론|

(3) 이상 기체의 내부 에너지(E, U)와 내부 에너지 변화($\Delta E, \Delta U$)
: 계(이상 기체) 내부의 운동에너지와 퍼텐셜 에너지 총합(크기성질, 상태함수(state function))

> 상태 함수(state function)과 경로 함수(path function)은 열역학에서 사용되는 열역학 변수 또는 함수들을 구분하는 한 방법이다. 상태 함수는 함수값이 계의 주어진 상태에만 의존하고, 그 상태에 도달하기까지 거친 경로와 무관한 물리량을 말한다. 내부 에너지, 엔트로피, 온도, 압력 등 대부분 열역학 물리량은 상태 함수이다. 상태 함수와 대비되는 경로 함수는 계가 한 상태에서 다른 상태로 변화할 때 경로에 따라 그 값이 달라지는 물리량을 말하며, 그 대표적인 예는 열역학에서 일과 열이다.

① 단원자 분자 이상 기체의 내부에너지

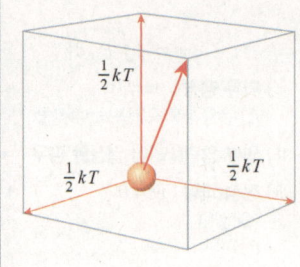

평균 병진 운동 에너지 $= \frac{3}{2}kT$
평균 회전 운동 에너지 $= 0$

$\therefore \overline{E_k} = \overline{E_{병진}} + \overline{E_{회전}}$
$= \frac{3}{2}kT + 0$
$= \frac{3}{2}kT$

$\therefore E = \overline{E_k} = \frac{3}{2}kT \times N = \frac{3}{2} \times \frac{R}{N_A} \times T \times N = \frac{3}{2}nRT = \frac{3}{2}PV$

$\therefore \Delta E = \frac{3}{2}nR\Delta T$ (n은 일정)
$= \frac{3}{2}\Delta(PV)$

* 자유도? 가능한 운동의 종류
  자유도 1당 $\frac{1}{2}kT$의 평균 운동 에너지를 갖는다.

② 이상 기체의 내부에너지

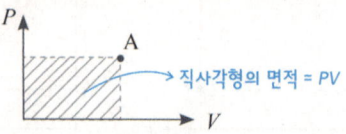

$E = \frac{3}{2}nRT = \frac{3}{2}PV \Rightarrow$ 단원자
$= \frac{5}{2}nRT = \frac{5}{2}PV \Rightarrow$ 선형 분자
$= \frac{6}{2}nRT = \frac{6}{2}PV \Rightarrow$ 비선형 분자

③ P-V 그래프와 이상 기체의 내부에너지 변화 (상태 함수)

점 A에서 직사각형의 면적 = PV

- '점 A'에서 'P-V그래프의 면적' $\propto E \propto T$ (n은 일정)
- 계의 내부 에너지 변화 $\Delta E = \frac{3}{2}nR\Delta T = \frac{3}{2}\Delta(PV) \Leftarrow$ 단원자

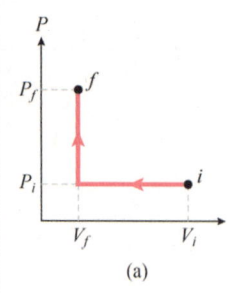 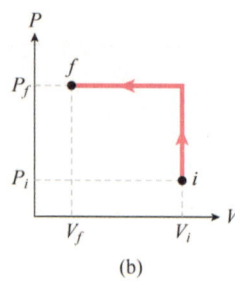 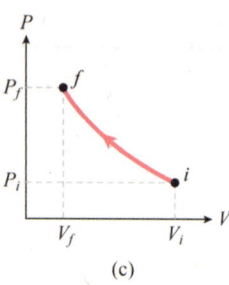

(a) (b) (c)

- 내부 에너지 변화 : (a) = (b) = (c)

(4) 열량(Q)

ⅰ) $\Delta E = q + w$ (해석 이용하기)
ⅱ) $q = n \cdot C \cdot \Delta T$ 이용하기
  C (몰비열) : 어떤 물질 1mol의 온도를 1K 높이는데 필요한 열량

---

① 정적 가역 과정에서의 열 : ΔE

- $q_V = n \cdot C_V \cdot \Delta T$
- C_V (정적 몰비열) : 부피가 일정할 때 어떤 물질 1mol의 온도를 1K 높이는데 필요한 열량

$\Delta E = q + w \xrightarrow{V일정} \Delta E = q_V$

- $\Delta E = \dfrac{3}{2} nR\Delta T$ • $q_V = n \cdot C_V \cdot \Delta T$

$\therefore \Delta E = nC_V\Delta T,\ E = nC_V T$

$\therefore \dfrac{3}{2} nR\Delta T = n \cdot C_V \cdot \Delta T$

$\therefore C_V = \dfrac{3}{2} R$ (단원자)
$\quad\quad = \dfrac{5}{2} R$ (선형)
$\quad\quad = \dfrac{6}{2} R$ (비선형)

---

② 정압 가역 과정에서의 열 : ΔH

- $q_P = nC_P\Delta T$
- C_P (정압 몰비열) : 압력이 일정할 때 어떤 물질 1mol의 온도를 1K 높이는데 필요한 열량

- $H \equiv E + PV = \dfrac{3}{2} PV + PV = \dfrac{5}{2} PV = \dfrac{5}{2} nRT$ (단원자) ← 크기 성질, 상태 함수

$\Delta E = q + W \xrightarrow{P일정} \Delta E = q_P - P\Delta V$

$\therefore q_P = \Delta E + P\Delta V$
$\quad\quad = \Delta E + \Delta(PV)$
$\quad\quad = \Delta H$

$\therefore \Delta H = q_P$

- $\Delta H = \dfrac{5}{2} nR\Delta T$ • $q_P = n \cdot C_P \cdot \Delta T$

$\therefore \Delta H = nC_P\Delta T,\ H = nC_P T$

$\therefore \dfrac{5}{2} nR\Delta T = n \cdot C_P \cdot \Delta T$

$\therefore C_P = \dfrac{5}{2} R$ (단원자)
$\quad\quad = \dfrac{7}{2} R$ (선형)
$\quad\quad = \dfrac{8}{2} R$ (비선형)
($C_P = C_V + R$)

---

③ 등온 가역 과정에서의 열 : $-w$

$\Delta E = q + w$
$\quad\quad \downarrow T일정$
$0 = q_T + w$

$\therefore q_T = -w = nRT\ln\dfrac{V_2}{V_1}$

등온 가역 과정은 압력이나 부피가 일정한 과정이 아니므로 $q = nC\Delta T$ 식을 사용할 수 없다.

(5) 열역학 과정 – 가역과정(Reversible process)

① 정적 과정 ($\Delta V = 0$)

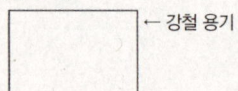
정적 과정 ← 강철 용기

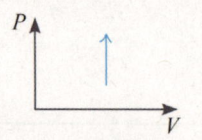 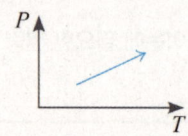 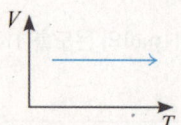

$\left[\begin{array}{l} \Delta H = nC_P\Delta T \\ \Delta E = nC_V\Delta T \end{array}\right]$ 는
증명(유도)은 각각의 조건에서 했지만, 이상 기체라면 어떤 상황에서도 항상 성립하는 식이다. (∵ E, H는 상태 함수)

$\begin{cases} w = 0 \quad \therefore \Delta E = q \\ \Delta E = \dfrac{3}{2}nR\Delta T = \dfrac{3}{2}\Delta(PV) \quad \text{(at 단원자)} \\ \qquad = nC_V\Delta T \qquad \text{(항상 성립)} \quad (C_V = \dfrac{3}{2}R, \dfrac{5}{2}R, \dfrac{6}{2}R) \\ \Delta H = \dfrac{5}{2}nR\Delta T = \dfrac{5}{2}\Delta(PV) \quad \text{(at 단원자)} \qquad \text{단원자 \ 선형 \ 비선형} \quad +R \\ \qquad = nC_P\Delta T \qquad \text{(항상 성립)} \quad (C_P = \dfrac{5}{2}R, \dfrac{7}{2}R, \dfrac{8}{2}R) \\ \Delta S = nC_V \ln\dfrac{T_2}{T_1} \quad (T\uparrow \to S\uparrow) \end{cases}$

② 정압 과정 ($\Delta P = 0$)

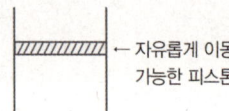
정압 과정 ← 자유롭게 이동 가능한 피스톤

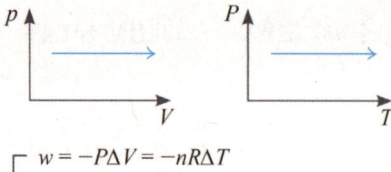

$\begin{cases} w = -P\Delta V = -nR\Delta T \\ \Delta E = nC_V\Delta T \\ \Delta H = nC_P\Delta T = q \\ \Delta S = nC_P \ln\dfrac{T_2}{T_1} \quad (T\uparrow \to S\uparrow) \end{cases}$

$|w| : |\Delta E| : |q| = R : C_v : C_p$
$\qquad\qquad\quad = 2 : 3 : 5$ (단원자)

③ 등온 과정 ($\Delta T = 0$)

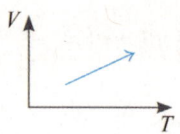 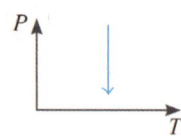 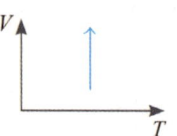

$\begin{cases} \Delta T = 0 \\ \Delta E = nC_V\Delta T = 0 \to \text{내부 에너지가 일정하므로, 들어온만큼 나간다.}(|w|=|q|) \\ \Delta H = nC_P\Delta T = 0 \\ |w| = |q| = \left|nRT\ln\dfrac{V_2}{V_1}\right| \\ \Delta S = nR\ln\dfrac{V_2}{V_1} \quad (V\uparrow \to S\uparrow) \end{cases}$

$w = -nRT\ln\dfrac{V_2}{V_1} = -PV\ln\dfrac{V_2}{V_1}$

$q = nRT\ln\dfrac{V_2}{V_1} = PV\ln\dfrac{V_2}{V_1}$

④ 단열 과정 (q = 0)

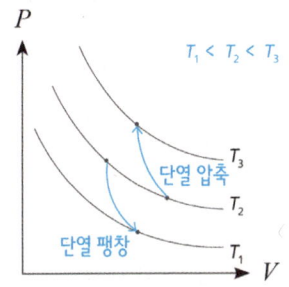

* $q = 0$ ∴ $\Delta E = w$
$\Delta E = nC_v\Delta T$
$\Delta H = nC_p\Delta T$
$\Delta S = 0$ (∵ $q = 0$ & 가역 과정)

* 단열선의 기울기는 항상 등온선보다 급하다.

┌ 단열 가역 팽창 → 일을 했다. → E 감소 → T 감소
└ 단열 가역 압축 → 일을 받았다. → E 증가 → T 증가

* PV^γ가 일정하다. ($\gamma = \dfrac{C_P}{C_V}$), $TV^{\gamma-1}$도 일정

> 등온 가역 과정과 비교해서 단열 가역 과정은 팽창이나 압축 과정에서 압력 변화가 크다.
>
> ex) 단원자의 경우 ($\gamma = \dfrac{5}{3}$)
>
> V가 8배 ┌ P는 $\dfrac{1}{8}$배 (등온)
> └ P는 $\dfrac{1}{32}$배 (단열)
>
> V가 $\dfrac{1}{8}$배 ┌ P는 8배 (등온)
> └ P는 32배 (단열)

⑤ 순환 과정 ⇒ P, V, n, T 가 동일하다. (제자리로 돌아왔으므로)
∴ 모든 상태 함수의 변화량은 0이 된다.

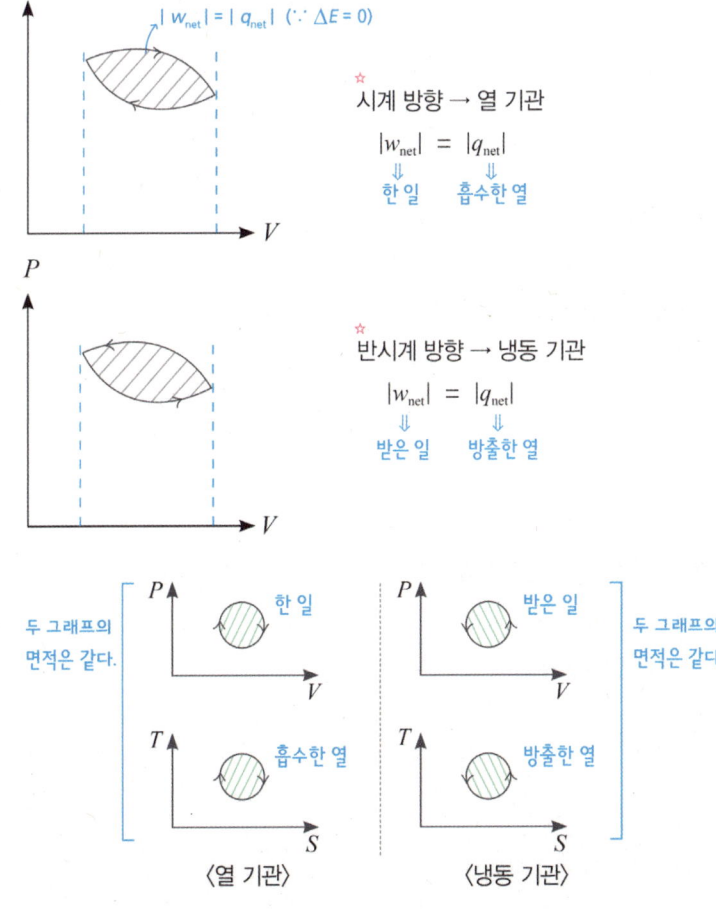

경로로 둘러싸인 면적
$|w_{net}| = |q_{net}|$ (∵ $\Delta E = 0$)

☆ 시계 방향 → 열 기관
$|w_{net}| = |q_{net}|$
⇩   ⇩
한 일   흡수한 열

☆ 반시계 방향 → 냉동 기관
$|w_{net}| = |q_{net}|$
⇩   ⇩
받은 일   방출한 열

두 그래프의 면적은 같다.
〈열 기관〉 한 일 / 흡수한 열

두 그래프의 면적은 같다.
〈냉동 기관〉 받은 일 / 방출한 열

> ┌ $\Delta P = 0$
> │ $\Delta V = 0$
> │ $\Delta T = 0$
> │ $\Delta E = 0$ $\xrightarrow{\Delta E = q + w}$ ∴ $|w| = |q|$
> │ $\Delta H = 0$
> └ $\Delta S = 0$

(6) 열역학 과정 – 비가역 과정(irreversible process)

① 외부 압력이 일정한 조건에서의 팽창 또는 압축 과정

$w = -P_{ex}\Delta V$

② 자유 팽창 및 이상 기체의 혼합

<자유 팽창> <이상 기체의 혼합>

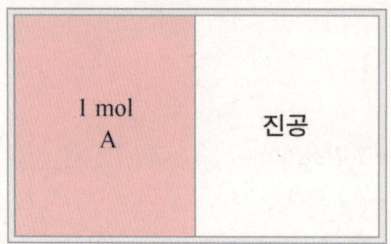 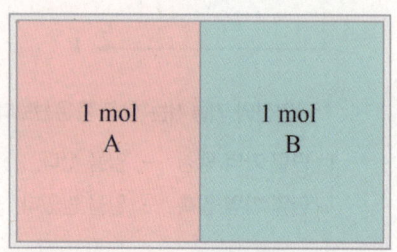

$P_{ex} = 0$ 인 과정 ∴ $w = 0$ 이다.

• 일정 온도에서 이상 기체의 혼합 과정은 각 기체의 자유 팽창으로 해석할 수 있다.

'자유 팽창($w = 0$) + 단열 조건($q = 0$)' 이라면,

$\begin{cases} \Delta E = q + w = 0 = nC_V\Delta T \\ \Delta T = 0 \\ \Delta H = nC_P\Delta T = 0 \\ \Delta S = nR\ln\dfrac{V_2}{V_1} > 0 \\ \Delta G = \Delta H - T\Delta S < 0 \end{cases}$

'단열 조건($q = 0$)'이라면,

$\begin{cases} \Delta E = q + w = 0 = nC_V\Delta T \\ \Delta T = 0 \\ \Delta H = nC_P\Delta T = 0 \\ \Delta S = n_A R\ln\dfrac{V_2}{V_1} + n_B R\ln\dfrac{V_2}{V_1} > 0 \\ \Delta G = \Delta H - T\Delta S < 0 \end{cases}$

③ 서로 다른 온도의 이상 기체의 혼합

A	B
n_A	n_B
T_A	T_B

→

A + B
$n_A + n_B$
T

내부 에너지는 혼합 전 후 일정하다.

$n_A C_V T_A + n_B C_V T_B = n_A C_V T + n_B C_V T$

A와 B의 C_V가 동일한 경우

$T = \dfrac{n_A \cdot T_A + n_B \cdot T_B}{n_A + n_B}$ ⇐ 평균

(혼합 기체의 온도)

Problems

예제 9 이상기체 상태 비교

그림과 같이 부피가 V, $2V$ 인 용기 A, B에 동일한 단원자 이상 기체의 분자가 각각 N, $2N$개씩 들어 있다. A, B 내부의 압력은 p로 서로 같다.

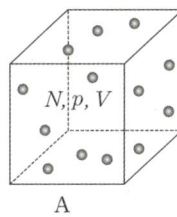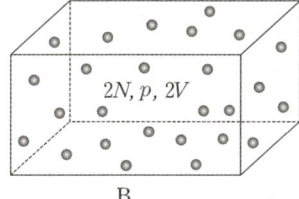

A, B의 기체의 물리량에 대해서 비교하시오.

(1) 온도는?

(2) 내부에너지는?

(3) 기체 분자의 제곱 평균 제곱근 (root-mean-square) 속력은?

예제 10 열역학과정, 이상기체 상태방정식, 엔트로피 변화

그림은 단열재로 만들어진 상자의 두 공간 A와 B에 각각 1몰의 이상기체가 들어 있는 것을 나타낸 것이다. A와 B는 금속판과 단열판에 의해 나뉘어져 있다. A와 B의 부피는 각각 V와 $2V$, 온도는 각각 T와 $2T$이고 압력은 P로 동일하다.

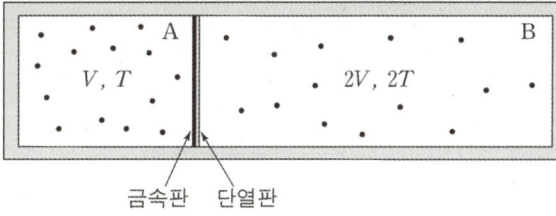

금속판은 남겨 두고 단열판을 제거하여 A와 B가 부피의 변화 없이 동일한 온도가 될 때, 아래 질문에 답하시오. (단, 금속판과 단열판의 부피는 무시한다. 이상기체의 등적몰비열은 C_V이다.)

(1) 열적 평형 상태에 도달했을 때, A와 B의 온도는?

(2) 온도가 변하는 동안 A의 압력은?

(3) 온도가 변하는 동안 A에 있는 이상기체의 엔트로피 변화량은?

예제 11 P-V 그래프(도표)

그림은 1몰의 단원자 분자 이상기체가 상태 a → b → c로 변하는 열역학적 과정에서 압력 P와 부피 V 사이의 관계를 나타내는 그래프(도표)이다. a, b, c 에 대해서 질문에 답하시오.

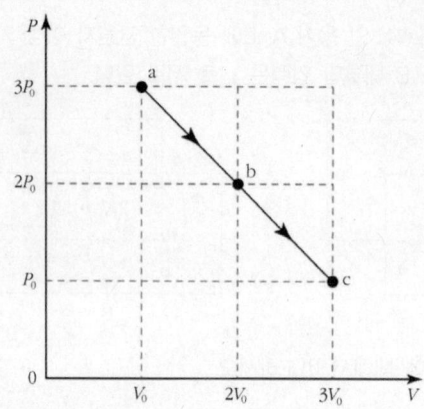

(1) 이상기체의 온도를 각각 비교하면?

(2) a→c 과정에서 이상기체의 내부에너지의 크기를 비교하면?

(3) a→b 과정에서 이상기체가 외부로부터 받은 열은?

예제 12 열역학 과정

그림은 일정량의 단원자 이상기체의 상태가 A → B → C → A를 따라 변화할 때 압력과 부피의 관계를 나타낸 것이다. A → B는 정압 과정, B → C는 등온 과정, C → A는 정적 과정이다.

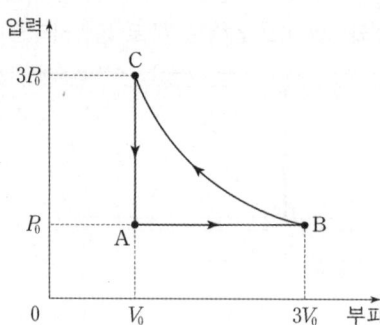

아래 질문에 답하시오.

(1) A → B 과정에서 기체가 외부에 한 일은 A → B 과정에서 기체가 흡수한 열량을 비교하면?

(2) B → C 과정에서 기체가 방출한 열량은?

(3) A → B → C 과정에서 기체의 내부에너지 증가량은?

VI. 열역학 제 2법칙(second law of thermodynamics): 엔트로피 증가

B C A P Background

엔트로피(Entropy)

① 일반적 접근	⇒ 무질서도 ⇒ 크기 성질 ⇒ 상태 함수 ⇒ 단위 : J/K	
② 기본 접근	$\Delta S = \dfrac{Q}{T}$	
③ 화학적 접근	$\Delta S = \displaystyle\int \dfrac{1}{T} dq_{가역}$ 가역 과정 ↙　　↘ 비가역 과정 〈가역과정〉 i) 등온 : $\Delta S = \dfrac{q_{가역}}{T} = \dfrac{nRT\ln\dfrac{V_2}{V_1}}{T} = nR\ln\dfrac{V_2}{V_1}$ ii) 정적 : $\Delta S = \displaystyle\int \dfrac{1}{T} dq_{가역} = \displaystyle\int \dfrac{1}{T} nC_V dT = nC_V\ln\dfrac{T_2}{T_1}$ iii) 정압 : $\Delta S = \displaystyle\int \dfrac{1}{T} dq_{가역} = \displaystyle\int \dfrac{1}{T} nC_P dT = nC_P\ln\dfrac{T_2}{T_1}$ iv) 단열 : $\Delta S = 0$ (q=0) • 이상 기체의 상태 변화는 정적 과정과 등온 과정의 합으로 나타낼 수 있다. 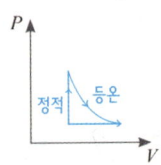 ∴ $\Delta S = nR\ln\dfrac{V_2}{V_1} + nC_V\ln\dfrac{T_2}{T_1}$ (항상 성립)	〈비가역 과정〉 S가 상태 함수임을 이용해 최종 상태가 동일한 가역 과정을 이용해서 구한다. ex) 자유 팽창 & 단열 조건(q=0) 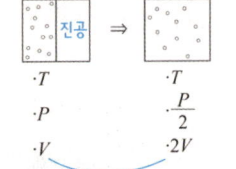 · T　　·T · P　　·$\dfrac{P}{2}$ · V　　·$2V$ 등온 가역 과정과 최종 상태가 동일 ∴ $\Delta S = nR\ln\dfrac{V_2}{V_1}$ 주의) 온도가 일정하므로 단열 가역 과정과 최종 상태가 다르고, 따라서 단열 가역 과정에서 얻은 $\Delta S = 0$이 성립하지 않는다.

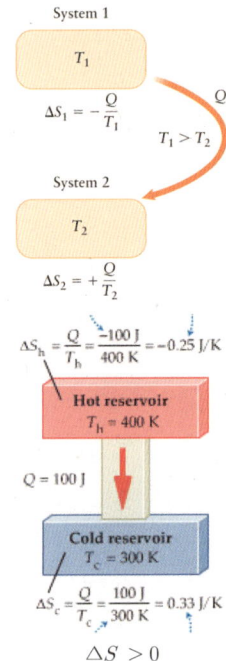

PHYSICSTORY |필수이론|

B>C>A>P Concept

* $\Delta S_{우주} = \Delta S_{(계)} + \Delta S_{주위} = \Delta S + \Delta S_{주위}$

$\Delta S_{우주} \geq 0$
(우주의 엔트로피는
감소하지 않는다.)

- i) $\Delta S_{우주} > 0$ '$\Delta S_{우주} = 0$'을 제외한 나머지 전부
- ii) $\Delta S_{우주} = 0$ 평형 상태, 가역 과정
  ↳ 우주의 엔트로피 증가에 기여하지 않는 경우.

예시

ex) 자유 팽창 & 단열 과정($q = 0$)

$$\left.\begin{array}{l}\Delta S = nR\ln\dfrac{V_2}{V_1} > 0 \\ \Delta S_{주위} = 0\end{array}\right\} \Rightarrow \quad \therefore \Delta S_{우주} > 0$$

ex) 등온 가역 팽창

$$\left.\begin{array}{l}\Delta S = nR\ln\dfrac{V_2}{V_1} \\ \Delta S_{주위} = -nR\ln\dfrac{V_2}{V_1}\end{array}\right\} \Rightarrow \quad \therefore \Delta S_{우주} = 0$$

B>C>A>P Applications

⟨열 기관⟩

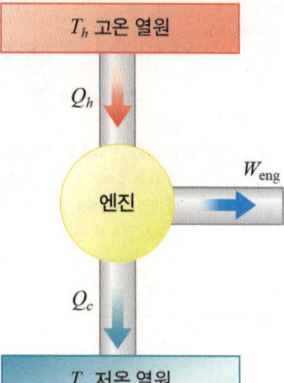

⟨냉동 기관⟩

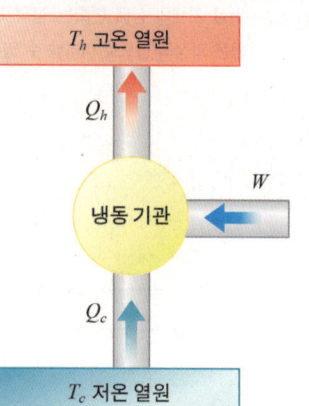

- 크기 : $Q_h = W + Q_c$
- 효율(e) $= \dfrac{W}{Q_h} = \dfrac{Q_h - Q_c}{Q_h}$

- 크기 : $Q_h = Q_c + W$
- 작동 계수(K) $= \dfrac{Q_c}{W} = \dfrac{Q_c}{Q_h - Q_c}$
  ↳(= 성능 계수)

카르노 기관

- 이상적인 열기관
- 가역 과정 ($\Delta S_{우주} = 0$)
- 효율이 최대

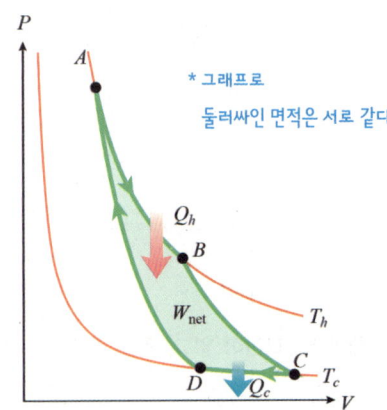

* 그래프로 둘러싸인 면적은 서로 같다.

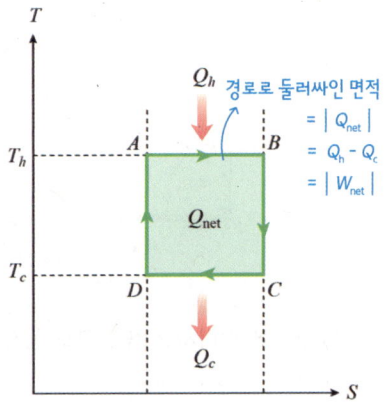

경로로 둘러싸인 면적
= $|Q_{net}|$
= $Q_h - Q_c$
= $|W_{net}|$

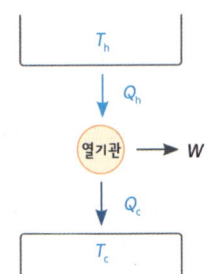

- T-S 그래프에서 경로와 x축으로 둘러싸인 면적은 '$|q|$ (열의 크기)'이다.
- q의 부호는 ┌ (+) : 열 흡수 (계의 엔트로피 증가)
  └ (−) : 열 방출 (계의 엔트로피 감소)
- T-S 그래프에서 경로로 둘러싸인 면적은 알짜열이다.

2번의 팽창, 2번의 압축으로 구성된다.
① 등온 가역 팽창
② 단열 가역 팽창 ($q = 0$)
③ 등온 가역 압축
④ 단열 가역 압축 ($q = 0$)

- 카르노 기관의 열효율

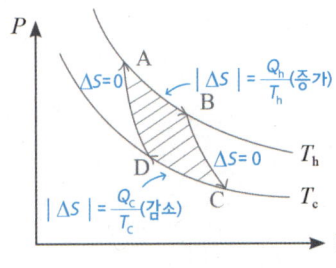

A → B → C → D
: 처음으로 돌아왔으므로 $\Delta S = 0$ (상태 함수)

∴ $\dfrac{Q_h}{T_h} = \dfrac{Q_c}{T_c}$ 이므로, $\dfrac{Q_c}{Q_h} = \dfrac{T_c}{T_h}$ 이다.

∴ 카르노 기관의 효율 $= \dfrac{W}{Q_h} = \dfrac{Q_h - Q_c}{Q_h} = 1 - \dfrac{Q_c}{Q_h} = 1 - \dfrac{T_c}{T_h} = \dfrac{T_h - T_c}{T_h}$

제7장 열역학

예제 13 자유팽창(Free expansion)

그림 (가)는 얇은 판에 의해서 부피가 같은 A와 B 두 부분으로 나누어진 상자에 평형 상태의 이상기체가 A에 들어 있고 B는 비어 있는 모습을 나타낸 것이다. 그림 (나)는 (가)에서 판을 제거한 후 기체가 자유 팽창하여 평형 상태에 도달한 모습을 나타낸 것이다. (가)의 기체의 온도가 T_0일 때, (가)에서 (나)로 가는 과정에서 기체의 엔트로피 변화량은 ΔS_0이다.

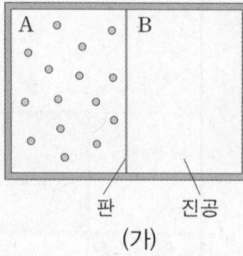
(가)

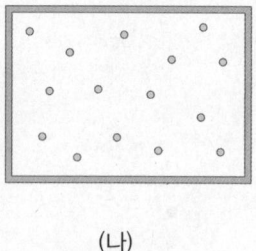
(나)

아래 질문에 답하시오. (단, 판과 상자 벽은 기체와 열 교환이 없고, 판을 제거하는 동안 기체에 해 준 일은 없다.)

(1) (가)와 (나)에서 기체의 온도를 비교하면?

(2) (가)와 (나)에서 기체의 압력을 비교하면?

(3) (가)의 기체의 온도가 $2T_0$이면 (가)에서 (나)로 가는 과정에서 기체의 엔트로피 변화량은?

예제 14 열기관(Heat engine)

그림은 어떤 열기관을 모식적으로 나타낸 것이다. 이 열기관은 온도가 600 K인 열원 A로부터 500 J의 열을 흡수하여 200 J의 일을 하고, 온도가 300 K인 열원 B로 300 J의 열을 방출한다. 아래 질문에 답하시오.

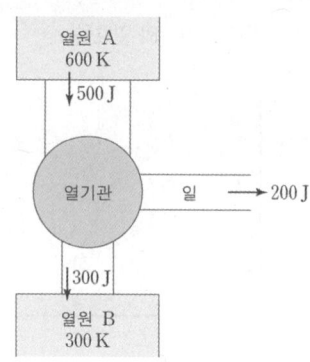

(1) 이 열기관의 열효율은?

(2) 열원 A와 열원 B의 엔트로피 변화량의 합은?

(3) 열원 A와 열원 B 사이에서 작동하는 카르노 기관이 500 J의 열을 흡수하면, 카르노 기관이 한 일은?

예제 15 카르노 열기관(Carnot cycle)

그림 (가)는 한 순환 과정 동안 열기관이 고온 열원에서 열량 Q_H를 받아 일 W를 하고 저온 열원으로 열량 Q_L을 내보내는 것을 나타낸 것이다. 그림 (나)는 이 과정에서 이상기체의 상태를 온도 T와 엔트로피 S로 나타낸 그래프이다. A → B와 C → D는 등온 과정이며, B → C 와 D → A는 단열 과정이다. 아래 질문에 답하시오.

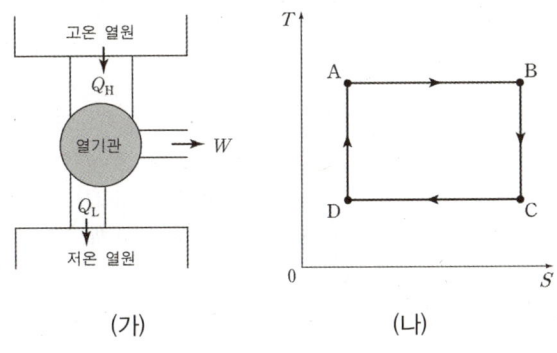

(가)　　　　　(나)

(1) A → B 과정에서 기체가 한 일은?

(2) B와 C에서 기체의 내부 에너지를 비교하면?

(3) (나)의 직사각형 면적은?

참고 ⊕ 엔트로피 공식 증명

$Q = \triangle U + W$
$\Rightarrow dQ = dU + dW$
$\Rightarrow dQ = \frac{3}{2}nRdT + PdV \left(= \frac{nRT}{V}dV\right)$ (단원자, $PV = nRT$)
$\Rightarrow \frac{dQ}{T} = \frac{3}{2}nR\frac{1}{T}dT + nR\frac{1}{V}dV$

(i → f까지 적분한다.)

$\Rightarrow \int_i^f \frac{1}{T}dQ = \frac{3}{2}nR\int_i^f \frac{1}{T}dT + nR\int_i^f \frac{1}{V}dV$

$\therefore \triangle S = S_f - S_i = \frac{3}{2}nR\ln\left(\frac{T_f}{T_i}\right) + nR\ln\left(\frac{V_f}{V_i}\right)$

$$\triangle S = nC_V \ln\left(\frac{T_f}{T_i}\right) + nR\ln\left(\frac{V_f}{V_i}\right)$$

07 열역학 정답 및 해설

1 $T_1 = 100℃$
$T = 80℃$
$T_2 = 0℃$

2 0.5분 (=30초) 걸렸다.

$$Q = k\frac{(T_2 - T_1)A}{l}t$$

길이가 반으로 감소하고, 면적이 두 배가 되었다. 즉 열량을 전달할 수 있는 것이 4배 증가한 효과가 생겼다. 그러므로 4배 전달을 잘 하게 되었기 때문에 30초 걸렸다.

3 모두 정답

문제는 A에서 B로 열이 전달되어 A는 열을 방출하면서 수축되고, B는 열을 흡수하여 팽창하게 된다. 그리고 ΔT를 주의해야 한다. 열량 교환에서 ΔT와 팽창에서 ΔT는 구별을 해야 한다.

(1) 고리 팽창의 원리로 R_B와 r_B 모두 선팽창으로 생각을 할 수 있다.
즉, $R_B' = R_B + R_B \alpha \Delta T$ 로 팽창을 하게 된다.
$r_B' = r_B + r_B \alpha \Delta T$
따라서 $R_B - r_B < R_B' - r'$이다.

(2) A가 잃은 열량은 B가 얻은 열량과 같으므로 다음과 같은 식을 세울 수 있다.
$$c_A m_A (T_A - T') = c_B m_B (T' - T_B)$$
이때, $m_A = m_B$라고 하였으므로
$$c_A (T_A - T') = c_B (T' - T_B)$$
를 만족한다.

(3) (나)에서 구슬이 고리를 통과할 때, 구슬의 직경과 고리 내부의 직경은 서로 같을 때이다. 즉, A의 경우 온도가 T_A에서 T'으로 감소($\Delta T = T' - T_A$)하면서 반경 r_A가 r'으로 감소한 것이며, B의 경우에는 온도가 T_B에서 T'으로 증가($\Delta T = T' - T_B$)하면서 반경 r_B가 r'으로 증가한 것이다. 이를 식으로 표현하면 다음과 같다.
$$r' = r_A(1 + \alpha_A(T' - T_A))$$
$$r' = r_B(1 + \alpha_B(T' - T_B))$$
따라서 $r_A + r_A \alpha_A (T' - T_A) = r_B + r_B \alpha_B (T' - T_B)$가 된다.

4 T = 36℃, 16β

일어날 때 액체(고온체)가 잃은 열량과 금속(저온체)이 얻은 열량이 같다.

$c_{액체} = 4c_{금속}$, Q=cm(T −20℃)=4cm(40℃−T), ∴ T = 36℃
$\Delta V = V\beta(36℃ - 20℃)$ ∴ $\frac{\Delta V}{V} = 16\beta$

5 (1) 문제에서 시간에 일정하게 열량이 물체 A에 들어가고 있으므로 시간과 열량이 비례한다고 생각할 수 있다. y축이 온도이므로 그래프의 기울기는 ($Q = cm\Delta T$, $\frac{\Delta T}{Q} \propto \frac{1}{c}$) 이 되어 비열의 역수가 된다. 즉, 그래프 상의 기울기가 더 큰 쪽의 비열이 반대로 작은 것이다. 따라서 고체일 때의 기울기가 더 크므로 반대로 비열이 더 작을 것이다.

(2) 문제에서 물체의 질량은 30g이었고, 들어간 열량은 시간당 5J/s로 주어져 있다. 따라서 물질 A가 상태 변화를 하는데 걸리는 2분에서 12분까지 10분 동안에 융해열 $Q = Lm$에 적용하면,
$$L = \frac{Q}{m} = \frac{5J/s \cdot 10min \cdot 60s/min}{30g} = 100J/g$$ 이 된다.

(3) 엔트로피는 $S = \frac{\Delta Q}{T}$이고, 대입하면,
$$S = \frac{\Delta Q}{T} = \frac{5J/s \cdot 600s}{150K} = 20J/K$$ 이 된다.

6 $h > a = c$

7 (1) 칸막이가 그대로 있으므로 양쪽 기체의 압력이 같다.

(2) 이상기체 상태 방정식 $PV = nRT$에서 절대 온도 T는 몰수 n에 반비례한다. 따라서 B의 온도가 A의 2배이다.

(3) 기체 분자 한 개의 평균 운동 에너지는 절대 온도에 비례한다. 따라서 B가 A의 2배이다.

(4) 제곱평균제곱근속력 $v_{rms} = \sqrt{\frac{3RT}{M}}$으로, B가 A의 $\sqrt{2}$배이다.

8 (1) 칸막이가 그대로 있으므로 양쪽 기체의 압력이 같다.

(2) 각각의 기체에 이상기체 상태방정식을 적용한다. A기체는 $P(2V) = nRT_A$이고, B기체는 $P(V) = nRT_B$이다. 이를 풀면, 온도는 $T_A = 2T_B$가 된다.

(3) A기체의 온도가 더 높으므로 평균 속력이 더 큰 분포인 것을 유추할 수 있고, Y그래프에서 가장은 많은 분자가 있을 때 속력이 X보다 더 크다. 따라서 A기체는 Y이고, B기체는 X이다.

(4) 기체의 몰질량을 M이라고 하면, 제곱평균제곱근속력은 $v_{rms} = \sqrt{\frac{3RT}{M}}$으로 $\sqrt{T}$에 비례해서 A가 B의 $\sqrt{2}$배이다.

9 (1) A: $PV = \dfrac{N}{N_A}RT_A$, B: $P(2V) = \dfrac{2N}{N_A}RT_B$

따라서 $T_A = T_B$이다.

(2) $E_A : E_B = \dfrac{3}{2}(\dfrac{N}{N_A})RT : \dfrac{3}{2}(\dfrac{2N}{N_A})RT = 1 : 2$이다.

(3) $E_K = \dfrac{3}{2}kT = \dfrac{1}{2}mv_{rms}^2 \rightarrow \therefore v_{rms} = \sqrt{\dfrac{3kT}{m}}$ 그래서 A와 B는 동일하다.

10 (1) 두 기체의 몰수(양)가 동일하므로, 열평형에서의 온도는 1.5T 이어야 한다.

ㄴ. A: $PV = RT \rightarrow (1.5P)(V) = R(1.5T)$ 이다.

ㄷ. A: $\Delta S_A = C_V \ln(1.5T/T) = C_V \ln(1.5)$ 이다.

11 (1) a와 c에서 이상기체의 온도는 서로 같고, b가 제일 크다.

$P_1V_1 = P_2V_2 = P_3V_3 = $ const

→ a에서: $3P_0V_0$
→ b에서: $4P_0V_0$
→ c에서: $3P_0V_0$

(2) b에서 온도가 가장 높기 때문에 내부에너지도 가장 크다.

(3) P-V 그래프의 면적은 기체가 해준 일이 되고, 그래프 면적의 변화는 내부에너지 변화가 된다. 계산을 해 보면 아래와 같다.

$Q = \Delta U + W = \dfrac{3}{2}(4P_0V_0 - 3P_0V_0) + \dfrac{5}{2}P_0V_0$
$= 4P_0V_0$

12 (1) 등압과정 $\Delta U = \dfrac{3}{2}nR\Delta T$

$W = P\Delta V = nR\Delta T \Rightarrow Q : \Delta U : W = 5 : 3 : 2$

$Q = \Delta U + W = \dfrac{5}{2}nR\Delta T$

(2) 등온과정 $Q = W$

$W = nRT_0 \ln \dfrac{V_0}{3V_0} = -nRT_0 \ln 3$

여기에 상태방정식

$P_0 3V_0 = nRT_0$

$P_0 3V_0 = nRT_0$이므로, $W = -3\ln 3 P_0V_0$을 대입하여 정리하면

$W = -3P_0V_0 \ln 3 = -3\ln 3 P_0V_0$

$\therefore Q = W = -3\ln 3 P_0V_0$ (− 는 방출)

(3) $\Delta U = \dfrac{3}{2}nR\Delta T = \dfrac{3}{2}nR(T_C - T_A)$ --- (1)

(2) 상태방정식 A: $P_0V_0 = nRT_A$
상태방정식 C: $3P_0V_0 = nRT_C$

(2)를 (1)에 대입하여 정리하면, $\Delta U = 3P_0V_0$

13 (1) 자유팽창 과정에서 기체의 내부에너지와 온도 변화는 0이다.

(2) $PV = nRT$에서 T는 일정("(1)"의 결과), 부피(V) 2배 증가 ⇒ 압력 (P)는 1/2(반)감소.

(3) 자유팽창 과정에서 기체의 엔트로피는 온도와 무관하고, 부피에 의해서만 결정이 된다. 기체의 온도가 $2T_0$인 경우에도 부피의 변화가 동일하므로 엔트로피 변화도 ΔS_0로 동일하다.

14 (1) 열기관의 효율(e) = $\dfrac{W}{Q_H} = \dfrac{Q_H - Q_L}{Q_H} = 1 - \dfrac{Q_L}{Q_H} = 0.4$

(2) 카르노기관인 경우에만 두 열원에서의 엔트로피 변화량의 합이 0이 된다. (카르노 기관의 특성) 따라서, 은 카르노 기관이 아니므로 엔트로피 변화량 합은 0보다 크다.

고온부: $\Delta S_A = -\dfrac{500}{600}$ (열을 방출하므로 감소)

저온부: $\Delta S_B = +\dfrac{300}{300}$ (열을 흡수하므로 증가)

따라서 $\Delta S = \Delta S_A + S_B = \dfrac{1}{6} > 0$

(3) 카르노 기관은 $\dfrac{Q_L}{Q_H} = \dfrac{T_L}{T_H}$를 만족한다. (엔트로피의 변화량의 합이 0이라는 조건에서)

따라서, 효율 = $1 - \dfrac{T_L}{T_H} = 0.5$이므로 500J 의 열을 흡수하면 250J 의 일을 할 수 있다.

15 (1) A → B과정은 등온과정이므로 열역학 제 1법칙에 의해 $Q_H = \Delta U_H + W_H$ 에서 $\Delta U_H = 0$이다. 즉, $Q_H = W_H$ 가 되어 받은 열량은 모두 일을 하는데 사용한다. 따라서 "Q_H= A → B 과정에서 받은 열 = A → B 과정에서 기체가 한 일"이라고 볼 수 있다.

(2) B와 C 과정은 서로 온도(T)가 다르기 때문에, 내부에너지(단원자 분자 이상 기체의 경우 $U = \dfrac{3}{2}nRT$)는 서로 다르다.

(3) (나)에서 A → B과정에서 흡수하는 열은 Q_H(T −S 그래프에서 A → B직선과 X축 사이의 면적에 해당)이고, C → D과정에서 방출하는 열은 Q_L(T −S 그래프에서 C → D직선과 X축 사이의 면적에 해당)이므로, 이 둘의 차이인 직사각형의 면적은 W가 된다. 〈순환 과정으로 해석을 할 수 있기 때문에 내부에너지 변화량은 0이다.〉

[핵심] 열역학 과정 정리

① 등적등적 (Isochoric)	p-V 그래프 (수직선)	V = 일정 $Q = \Delta U$ $W = 0$ $Q = nC_V \Delta T$
② 등압 (Isobaric)	p-V 그래프 (Isobar, T_1, T_2, $V_1 \to V_2$)	p = 일정 $Q = \Delta U + W$ $W = p(V_2 - V_1)$ $Q = nC_p \Delta T$ $C_p = C_V + R$ $Q = \Delta U + W$ $= \frac{5}{2} nR\Delta T$ $= \frac{5}{2} \Delta(pV)$ $= \frac{5}{2} p\Delta V$
③ 등온 (Isothermal)	p-V 그래프 (Isotherm)	T = 일정 $Q = W$ $Q = W = nRT \ln\left(\frac{V_2}{V_1}\right)$ pV = costant
④ 단열 (Adiabatic)	p-V 그래프 (Adiabat, T_1, T_2)	$Q = 0$ $\Delta U = -W$ $W = \dfrac{p_2 V_2 - p_1 V_1}{1 - \gamma}$ pV^γ = 일정 $TV^{\gamma-1}$ = 일정 $\left(\gamma = \dfrac{C_p}{C_V}\right)$
⑤ 순환 (Cycle)	시계 방향 → 열 기관 $\|\omega_{net}\| = \|q_{net}\|$ 한 일 = 흡수한 열	반시계 방향 → 냉동 기관 $\|\omega_{net}\| = \|q_{net}\|$ 받은 일 = 방출한 열

M·E·M·O

조선 제일검
방탄 Physics
김동훈

편입 물리학 Bible

제 8 장
정전기학
(Electrostatics)

08 정전기학(Electrostatics)

개념지도

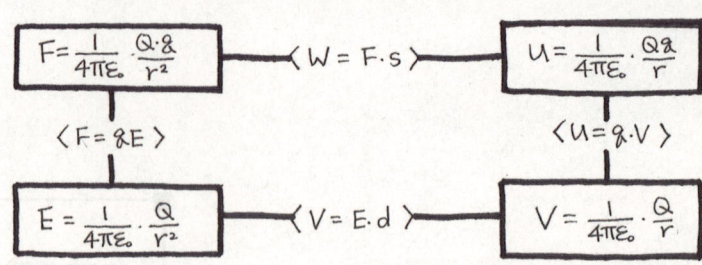

$$F = \frac{1}{4\pi\varepsilon_0} \cdot \frac{Q \cdot q}{r^2} \quad \langle W = F \cdot s \rangle \quad U = \frac{1}{4\pi\varepsilon_0} \cdot \frac{Qq}{r}$$

$$\langle F = qE \rangle \qquad\qquad \langle U = q \cdot V \rangle$$

$$E = \frac{1}{4\pi\varepsilon_0} \cdot \frac{Q}{r^2} \quad \langle V = E \cdot d \rangle \quad V = \frac{1}{4\pi\varepsilon_0} \cdot \frac{Q}{r}$$

① 힘 평형

② $F = qE = m \cdot a \quad \therefore a = \frac{qE}{m}$ 〈(등)가속도 운동〉

③ $E = \frac{F}{q}$: +1C 당 힘 〈벡터합〉

$$C = \sqrt{A^2 + B^2 + 2AB\cos\theta}$$

④ 가우스 법칙

(ⅰ) $\Phi = E \cdot A = \frac{Q_{ins}}{\varepsilon_0}$ (ⅱ) $E = \frac{Q_{ins}}{\varepsilon_0 A}$

전하구분		Q_{ins}	A	$E = \frac{Q_{ins}}{\varepsilon_0 A}$	
점	⊕ +q	+q	$4\pi r^2$	$E = \frac{1}{4\pi\varepsilon_0} \cdot \frac{+q}{r^2}$	$\therefore E \propto \frac{1}{r^2}$
선	λ	λh	$2\pi rh$	$E = \frac{1}{2\pi\varepsilon_0} \cdot \frac{\lambda}{r}$	$\therefore E \propto \frac{1}{r}$
면	σ	σA	$2A$	$E = \frac{\sigma}{2\varepsilon_0}$	$\therefore E$ 일정
구	Shell σ (구껍질) (도체구) Sphere ρ (속찬구) (부도체구)	도체구(shell) σ 부도체구(sphere) ρ			

⑤ 전위에너지

$$U = q \cdot \Delta V = \frac{1}{2} m v^2$$

⑥ 전위 : 전기적 높이, 전기적 위치
  ⊕ 고전위, ⊖ 저전위

⑦ 도체의 특징

  ⅰ) 표면 전하 분포

  ⅱ) 도체 내부에서 $E = 0$
                    $V = $ 일정

  ⅲ) 피뢰침의 원리 - 뾰족할수록 (반지름이 작을수록)
      전하밀도(σ), 전기장(E)이 크다.

⑧ 전기 쌍극자 ⟨전기 쌍극자 모멘트 (p) $\overset{\ominus \,\rightarrow\, \oplus}{=} q \cdot d$⟩

  ⅰ) 전기 쌍극자가 만드는 전기장 & 전위

  ➡ 전기장 : $E = \dfrac{1}{4\pi\varepsilon_0} \cdot \dfrac{2qd}{z^3}$ ∴ $E \propto \dfrac{1}{z^3}$

  ➡ 전위 : $V = \dfrac{1}{4\pi\varepsilon_0} \cdot \dfrac{qd\cos\theta}{r^2}$ ∴ $V \propto \dfrac{\cos\theta}{r^2}$

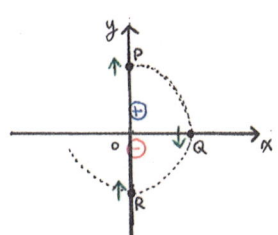

• 전위의 높이 : $V_P > V_Q > V_R$
• 전기장 방향

  ⅱ) 전기장 안에 전기쌍극자가 받는 토크 & 전위에너지

  ➡ 토크 : $\tau = P \times E = PE\sin\theta$
  ➡ 전위에너지 $U = -PE\cos\theta$

θ	$\tau = PE\sin\theta$	$U = -PE\cos\theta$
$\theta = 0°$	0	$-PE$ (최소)
$\theta = 90°$	$+PE$ (최대)	0 (기준)
$\theta = 180°$	0	$+PE$ (최대)

개념확인

1. 힘의 평형

1-1 전하의 부호, 전하의 크기(전하량) – 〈질량과 비교〉

1-2 점전하 사이의 상호작용(쿨롱의 법칙): 전기력($F=k\dfrac{Q_1 Q_2}{r^2}$), 인력, 척력
〈중력과 비교〉

1-3 힘의 평형 (1차원, 2차원)

2. (등)가속도 운동

균일한 전기장 & 중력장 비교

3. 전기장 – (벡터 물리량)

3-1 전기장의 정의, 전기장의 세기 그리고 방향

3-2 전기장 종류: 점전하(Q)에 의한 전기장 $E=\dfrac{1}{4\pi\epsilon_0}\dfrac{Q}{r^2}$

선전하(λ)에 의한 전기장
면전하(σ)에 의한 전기장
구껍질(Shell)(σ)에 의한 전기장
속이찬 구(Sphere)(ρ)에 의한 전기장

3-3 전기력선

4. 가우스 법칙

4-1 가우스 법칙의 정의 ($\Phi_E = E \cdot A = \dfrac{Q_{ins}}{\varepsilon_0}$)

4-2 전기선속 구하기

4-3 점, 선, 면, 구의 전기장 구하기

4-4 도체 구 내부의 전기장의 세기 & 부도체 구 내부의 전기장의 세기 비교

5 전위 – (스칼라 물리량)

5-1 전위의 정의, 점전하의 전위 크기 ($V = \dfrac{1}{4\pi\epsilon_0}\dfrac{Q}{r}$)

5-2 등전위면(등전위선): 등전위선과 전기력선의 관계, 등전위선의 간격과 전기장의 세기 관계

5-3 평행판 축전기에서 공식 ($V = Ed$, 균일한 전기장)

6 전위 퍼텐셜 에너지 – (스칼라 물리량)

6-1 두 점전하의 전기 퍼텐셜 에너지, 세 점전하의 전기 퍼텐셜 에너지
($U = \dfrac{1}{4\pi\varepsilon_0}\dfrac{q_1 q_2}{r_{12}}$)   ($U = \dfrac{1}{4\pi\varepsilon_0}\left(\dfrac{q_1 q_2}{d} + \dfrac{q_1 q_3}{d} + \dfrac{q_2 q_3}{d}\right)$)

6-2 역학적 에너지 보존법칙

7 도체

7-1 전하의 분포: 대전된 도체에서의 전하 분포 & 대전된 부도체에서의 전하 분포 비교

7-2 도체 내부의 전기장과 전위

7-3 전하 교환의 원리 (피뢰침의 원리)

PHYSICSTORY |필수이론|

1 힘의 평형(Equilibrium of force)

B>C>A>P Background

	질량 (mass)	전하량 (charge)
문자	M, m	The Quantity of Electricity: Q, q
단위	[kg]	[C]

원자의 구조

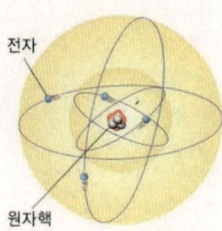

B>C>A>P Concept

	중력	정전기력(Electrostatic force)
힘	$F = mg = G\dfrac{Mm}{r^2}$	$F = qE = k\dfrac{Qq}{r^2}$
공통점	$F \propto \dfrac{1}{r^2}$	$F \propto \dfrac{1}{r^2}$
차이점	질량 - 인력만 작용	전하량 - 인력 & 척력

- 크기

$$F = k\dfrac{q_1 q_2}{r^2} = \dfrac{1}{4\pi\epsilon_0}\dfrac{q_1 q_2}{r^2}$$

- 방향

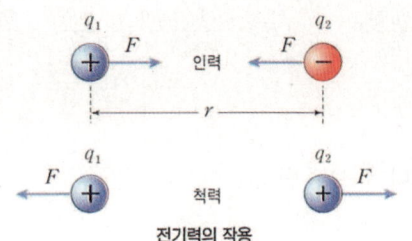

전기력의 작용

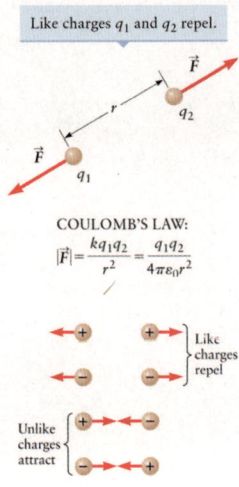

B>C>A>P Applications   B>C>A>P Problems

① 1차원 힘의 평형

현상	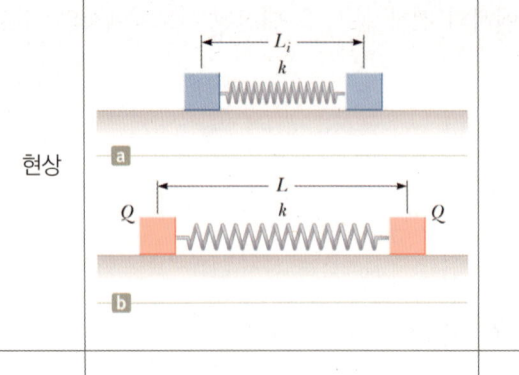	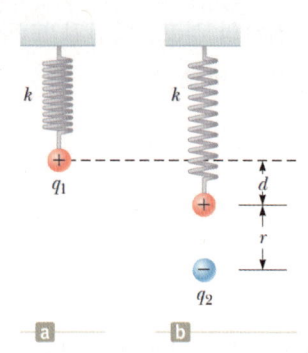
수식	$F = \dfrac{1}{4\pi\varepsilon_0}\dfrac{Q^2}{(L)^2} = k(L - L_i)$	$F = \dfrac{1}{4\pi\varepsilon_0}\dfrac{q_1 q_2}{(r)^2} = k(d)$ (중력 무시)

② **2차원 힘의 평형**

현상	수식
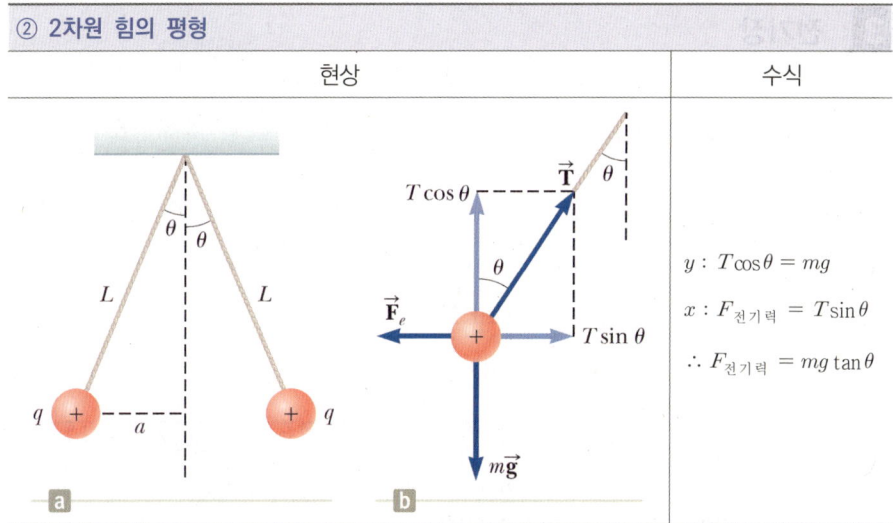	$y : T\cos\theta = mg$ $x : F_{전기력} = T\sin\theta$ $\therefore F_{전기력} = mg\tan\theta$

2 (등)가속도 운동

2차원 등가속도 운동 상황

구별	옆으로 던진 물체의 운동	비스듬히 던진 물체의 운동
현상	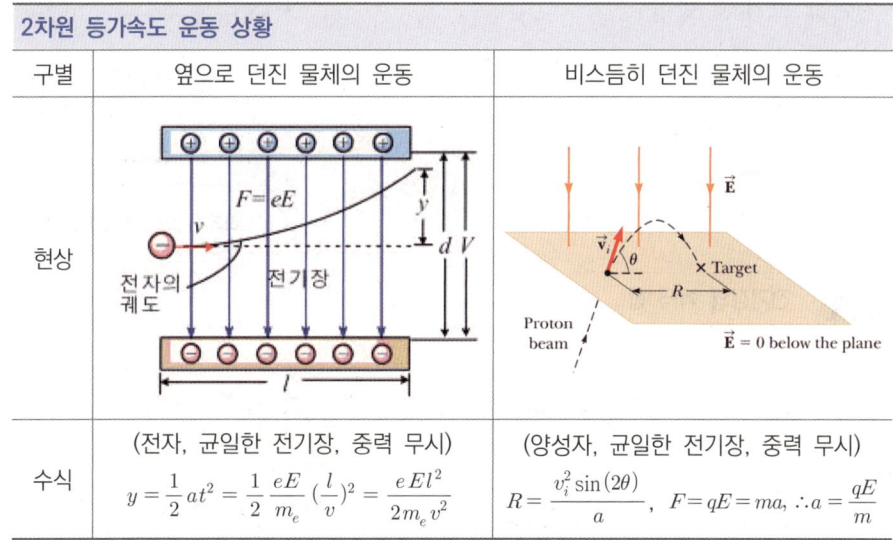	
수식	(전자, 균일한 전기장, 중력 무시) $y = \dfrac{1}{2}at^2 = \dfrac{1}{2}\dfrac{eE}{m_e}\left(\dfrac{l}{v}\right)^2 = \dfrac{eEl^2}{2m_e v^2}$	(양성자, 균일한 전기장, 중력 무시) $R = \dfrac{v_i^2 \sin(2\theta)}{a}$, $F = qE = ma, \therefore a = \dfrac{qE}{m}$

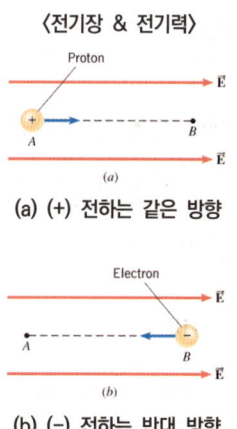

⟨전기장 & 전기력⟩

(a) (+) 전하는 같은 방향

(b) (−) 전하는 반대 방향

3 전기장

B**C**A**P** Background

- E: 전기장 (Electric Field)
- e: 기본 전하(량) (Elementary charge) 혹은 전자 (electron)
- U: 전위에너지 (Electric potential Energy)
- ε: 기전력 (Electro motive force)

	전기장	중력장
정의	전기력이 미치는 공간(E) **단위 전하($+1C$) 당 힘(전기력)**	중력이 미치는 공간(g) 단위 질량($1kg$) 당 힘(중력)
힘	전기력: $F = qE = \dfrac{1}{4\pi\varepsilon_0}\dfrac{Qq}{r^2}$	중력: $F = mg = G\dfrac{Mm}{r^2}$
힘의 원천	전하량	질량
장의 세기	$E = \dfrac{F}{q}$	$g = \dfrac{F}{m}$

전하, 전기장, 전기력의 관계

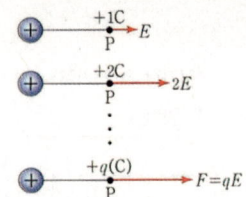

B**C**A**P** Concept

- 전기장 크기 & 방향

$$E = \dfrac{F}{q} = \dfrac{1}{4\pi\varepsilon_0}\dfrac{Q}{r^2} \ [N/C]$$

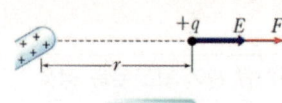
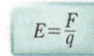
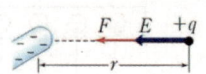

(+)전하와 (−)전하에 의한 전기장

TIP

합 벡터의 크기
두 벡터 $\vec{A}$와 $\vec{B}$가 이루는 각이 θ일 때 합 벡터의 크기 $|\vec{C}|$는?

$|\vec{C}| = \sqrt{A^2 + B^2 + 2AB\cos\theta}$

만약 $\vec{A} = \vec{B} = 1$ 이고,
$\theta = 60°$, $\vec{C} = \sqrt{3}$
$\theta = 90°$, $\vec{C} = \sqrt{2}$
$\theta = 120°$, $\vec{C} = 1$

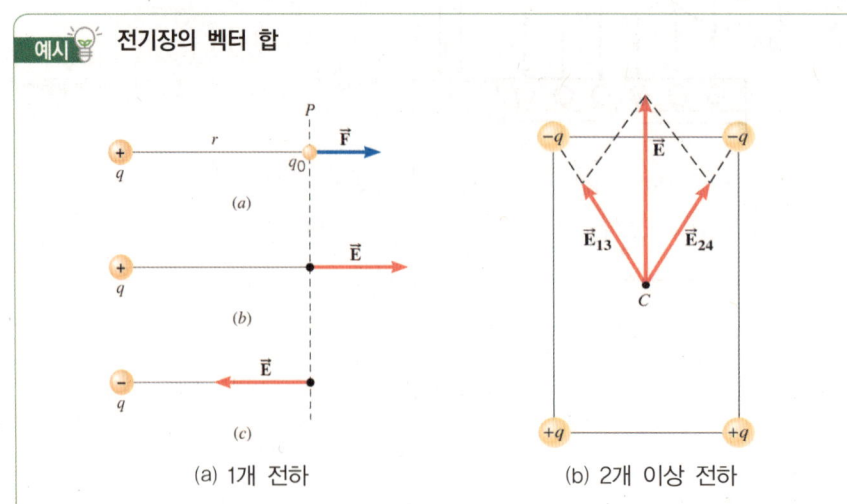

예시 전기장의 벡터 합

(a) 1개 전하 (b) 2개 이상 전하

B C A P Applications

전기력선 (electric field lines)	+1C 당 받는 힘을 연장한 선	
i) 1개 전하	+Q (field lines radiating outward, $\vec{E}$)	-Q (field lines radiating inward, $\vec{E}$)
ii) 2개 전하	Field lines from $-q$ alone / Field lines from $+q$ alone	$\vec{E}$ = Total field at A (dipole field lines)
iii) 무한 평판 – 균일한(일정한) 전기장	+q, −q 평행판 사이의 균일한 $\vec{E}$	평행판 사이 $\vec{F}_{net}$

TIP: 두 점전하 $+2q$ 와 $-q$ 에 대한 전기력선 그리기

B C A P Problems

예제 1 점전하의 전기장 + 벡터합

그림은 전하량이 각각 Q, $2Q$, $3Q$, $4Q$, $5Q$, $6Q$ 인 양(+)의 점전하 여섯 개가 반지름이 R 인 원 둘레에 같은 간격으로 놓여 고정되어 있는 것을 나타낸 것이다.

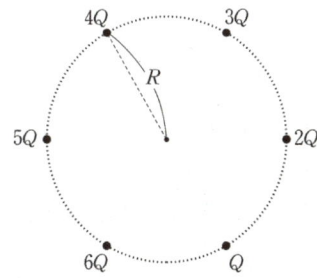

원의 중심에서 전기장의 세기는? (단, 이 공간의 유전율은 ϵ 이다.)

① $\dfrac{1}{2\pi\epsilon}\dfrac{Q}{R^2}$ ② $\dfrac{3}{2\pi\epsilon}\dfrac{Q}{R^2}$ ③ $\dfrac{5}{2\pi\epsilon}\dfrac{Q}{R^2}$

④ $\dfrac{7}{2\pi\epsilon}\dfrac{Q}{R^2}$ ⑤ $\dfrac{9}{2\pi\epsilon}\dfrac{Q}{R^2}$

PHYSICSTORY |필수이론|

4 가우스 법칙(Gauss's law)

Background

가우스 법칙에서 전기선속이라는 단어가 처음 등장한다. 영어로는 'Electric-Flux' 한국어로 번역하면 '전기선속', '전기력선의 수' 혹은 '전속' 이렇게 변역된다. 기출에서는 '전기선속'으로 나온다. 문자로는 Φ 혹은 Φ_E로 나타낸다.

Concept

$$\Phi_E = E \cdot A = \frac{Q_{ins}}{\varepsilon_0}$$

A: 가우스 면으로 대칭적으로 전하를 감싸는 면이다.
Q_{ins}: 가우스 면 내부에 있는 알짜전하량을 의미한다.

Applications   Problems

(1) 전기선속 구하기

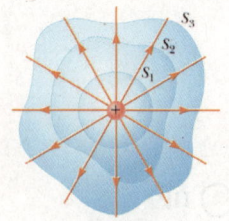

s_1, s_2, s_3를 통과하는 전기선속의 크기는 동일하다.

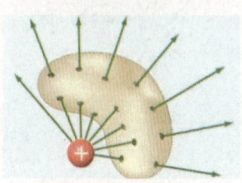

가우스 면을 통과하는 전기선속은 0이다. 그 이유는 가우스 면 내부의 알짜전하가 0이기 때문이다.

예제 2 전기선속

땅콩 모양의 폐곡면을 통과하는 전기선속의 총합은?
(단, ϵ은 공간의 유전율이다.)

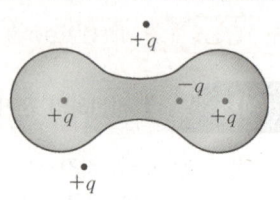

예제 3 전기선속

그림과 같이 3차원 공간의 $(d, 0, 0)$, $(0, d, 0)$, $(0, 0, d)$인 지점에 각각 $-Q$, $+Q$, $+2Q$의 전하가 놓여 있다.
중심이 원점에 있고 반지름이 $2d$인 구면을 통과하는 알짜 전기 선속은? (단, ϵ은 공간의 유전율이다.)

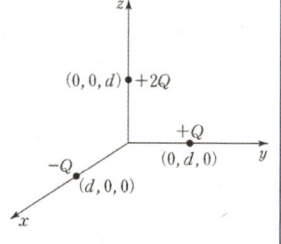

(2) 전기장 구하기 (가우스 면: 구 & 원통)

① 점전하(q)

그림	알짜전하 (Q_{ins})	면적 (A) - 구	전기장($E = \dfrac{Q_{ins}}{A\varepsilon_0}$)
+q	$+q$	Spherical Gaussian surface $A = 4\pi r^2$	$E = \dfrac{1}{4\pi\varepsilon_0}\dfrac{q}{r^2}$

② (무한)선전하 분포(λ)

그림	알짜전하 (Q_{ins})	면적 (A) - 구	전기장($E = \dfrac{Q_{ins}}{A\varepsilon_0}$)
	λh	Gaussian surface / Line of charge Surface area $= 2\pi rh$	$E = \dfrac{1}{2\pi\varepsilon_0}\dfrac{\lambda}{r}$

③ (무한)면전하 분포(σ)

그림	알짜전하 (Q_{ins})	면적 (A) - 구	전기장($E = \dfrac{Q_{ins}}{A\varepsilon_0}$)
	σA	Area $= A$, Charge enclosed $= \sigma A$, $\Phi_E = EA$, $\sigma = \dfrac{\text{charge}}{\text{area}}$, $\Phi_E = 0$ on sides of Gaussian surface	$E = \dfrac{\sigma}{2\varepsilon_0}$ (거리에 무관하게 일정)

PHYSICSTORY 필수이론

④ Shell 구 껍질(도체): 반지름이 a, 전하량이 q

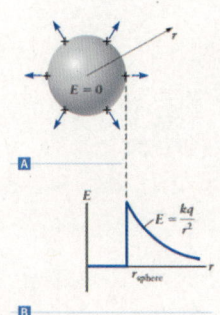
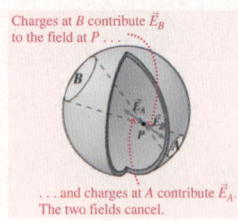

구껍질 외부	구껍질 내부
$\Phi_E = E \cdot A = \dfrac{Q_{ins}}{\varepsilon_0}$ $\rightarrow E(4\pi r^2) = \dfrac{q}{\varepsilon_0}$ $\rightarrow \therefore E = \dfrac{1}{4\pi\varepsilon_0}\dfrac{q}{r^2}$	$\Phi_E = E \cdot A = \dfrac{Q_{ins}}{\varepsilon_0}$ $\rightarrow E(4\pi r^2) = \dfrac{0}{\varepsilon_0}$ $\rightarrow \therefore E = 0$
도체구 외부에서 전기장의 세기는 구껍질 가운데 점전하(q)가 존재하고 거리(r)만큼 떨어진 지점의 전기장	도체구 껍질 내부에서 전기장의 세기는 0 이다.

⑤ Sphere 구 분포 (부도체구): 반지름이 a, 전하량이 Q

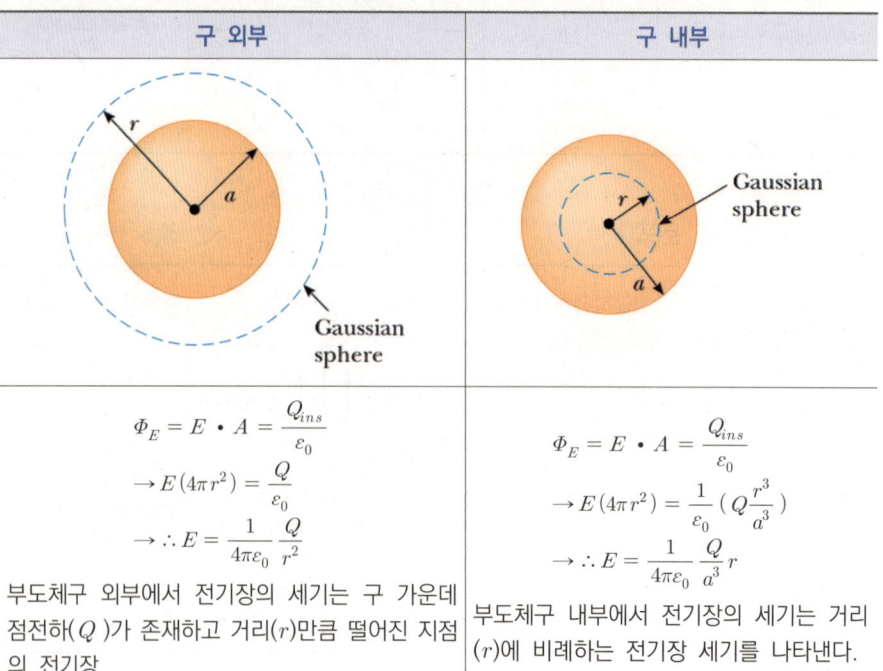

부피전하밀도(ρ)

$\rho = \dfrac{Q}{\frac{4}{3}\pi a^3} = \dfrac{Q_{ins}}{\frac{4}{3}\pi r^3}$

$\therefore Q_{ins} = Q\left(\dfrac{r^3}{a^3}\right)$

구 외부	구 내부
$\Phi_E = E \cdot A = \dfrac{Q_{ins}}{\varepsilon_0}$ $\rightarrow E(4\pi r^2) = \dfrac{Q}{\varepsilon_0}$ $\rightarrow \therefore E = \dfrac{1}{4\pi\varepsilon_0}\dfrac{Q}{r^2}$	$\Phi_E = E \cdot A = \dfrac{Q_{ins}}{\varepsilon_0}$ $\rightarrow E(4\pi r^2) = \dfrac{1}{\varepsilon_0}\left(Q\dfrac{r^3}{a^3}\right)$ $\rightarrow \therefore E = \dfrac{1}{4\pi\varepsilon_0}\dfrac{Q}{a^3}r$
부도체구 외부에서 전기장의 세기는 구 가운데 점전하(Q)가 존재하고 거리(r)만큼 떨어진 지점의 전기장	부도체구 내부에서 전기장의 세기는 거리(r)에 비례하는 전기장 세기를 나타낸다.

예제 4 선

그림은 진공 속에서 선전하 밀도 λ로 균일하게 대전된 무한히 길고 가는 막대가 z축을 따라 놓여 있는 것을 나타낸 것이다. 두 점 A, B의 좌표는 각각 $(a, 0, 0)$, $(0, 2a, 0)$이다. 이에 대한 설명으로 옳은 것만을 〈보기〉에서 있는 대로 고른 것은? (단, ϵ_0은 진공의 유전율이다.)

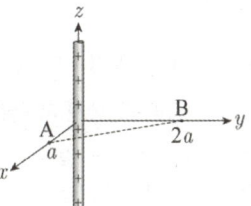

| 보기 |

ㄱ. A에서 전기장의 방향은 $+y$방향이다.
ㄴ. A에서 전기장의 세기는 $\dfrac{\lambda}{2\pi\epsilon_0 a}$이다.
ㄷ. 선분 AB 위에서 전위가 가장 높은 점은 A이다.

예제 5 면

단위 면적당 전하량이 $+\sigma$인 판1(plate 1)과 $-\sigma$인 판2(plate 2)가 있다. 판1의 전기장의 세기는 $\sigma/2\varepsilon_0$이고, 전기력선은 아래 왼쪽 그림과 같다. (단, 판은 무한히 크다고 가정한다.)

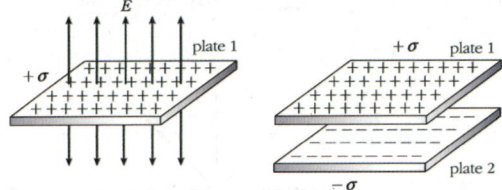

오른쪽 그림과 같이 두 개의 판을 평행하게 위치시켰을 때, 영역에 따른 전기장의 크기는?

예제 6 구 껍질

그림 (a)은 $+Q$로 균일하게 대전된 구 껍질을 나타낸 것이다. 구 껍질의 반지름은 a이다. 그림 (b)은 구 껍질의 반지름보다 큰 거리에서 가우스 면(Gaussian Surface)을 나타낸 것이고, 그림 (c)은 구 껍질의 반지름보다 짧은 거리에서 가우스 면을 나타낸 것이다. 아래 질문에 답하시오. (단, 유전율은 ε_0이다.)

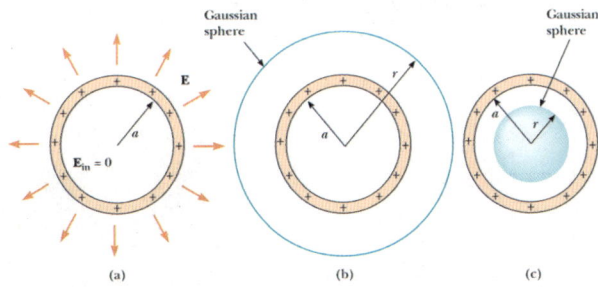

(1) (a)에서 전기력선에 대해서 설명하면?
(2) (b)에서 r만큼 떨어진 지점에서 전기선속의 크기는?
(3) (b)에서 r만큼 떨어진 지점에서 전기장의 세기는?
(4) (c)에서 r만큼 떨어진 지점에서 전기장의 세기는?

5 전위 (Electric potential, V)

B>C>A>P Background

중력장에서 퍼텐셜 에너지	전기장에서 퍼텐셜 에너지
중력장의 방향으로 떨어지는 질량 m인 물체는 중력에 의한 퍼텐셜 에너지가 감소한다. 지구의 중력장 내에 있는 물체를 중력과 반대 방향으로 옮기기 위해 물체에 한 일만큼 중력에 의한 퍼텐셜 에너지가 증가한다. ($W=mgh$) 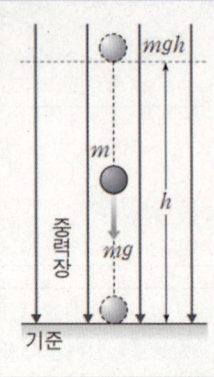	$+q$의 전하가 A에서 B로 움직일 때 전하의 전기력에 의한 퍼텐셜 에너지는 감소한다. 균일한 전기장 내에서 $+q$의 전하를 전기장과 반대 방향으로 옮기기 위해 전하에 한 일만큼 전하의 전기력에 의한 퍼텐셜 에너지가 증가한다. ($W=qEd$) 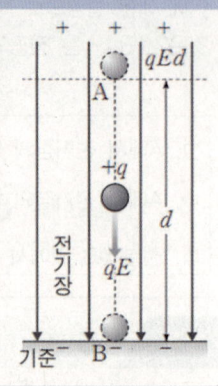

B>C>A>P Concept B>C>A>P Applications

(1) 정의

- 전위

$$V = k\frac{Q}{r}$$

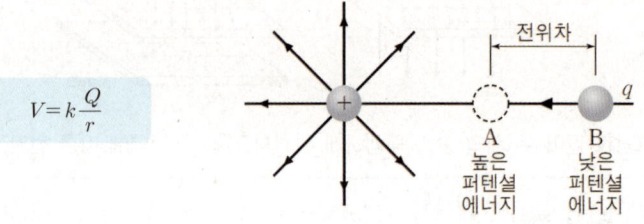

- 전위차 (=전압)

(2) 등전위선(면): 전기장 내의 전위가 같은 점을 나타내는 선이나 면

- 전기장의 방향: 등전위선(Equipotential line)에 수직한 방향으로, 전위가 높은 곳에서 낮은 곳을 향한다.
- 전기장의 세기: 등전위선의 간격이 좁을수록 전기장의 세기가 세다.

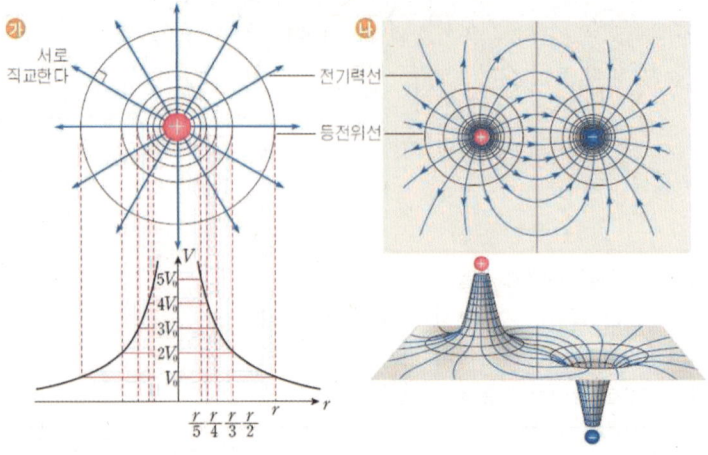

🔍 TIP

전위(V) & 전위에너지(U)
많은 학생들이 헷갈려하는 부분이다. 쉽게 접근을 하면 전위는 전기적인 위치, 전기적인 높이를 나타낸다.
전위 에너지는 전기력에 의한 위치에너지를 나타낸 것이다. 에너지는 전기력이 작용하는 상황에서 얼마만큼의 일을 해 주느냐?가 관건이 된다. 즉, 일의 개념으로 접근을 한다.

전위
- 전기장 내의 기준점, 즉 전기력이 작용하지 않을 만큼 매우 먼 거리(무한원점)로부터 어떤 점까지 **단위 (+)전하 1C을 옮기는 데 필요한 일**의 양을 그 점에서의 전위라고 한다.
- 기준점에 따라 각 점의 전위는 달라지지만 두 점 사이의 전위차는 변하지 않는다.

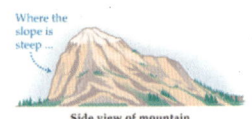

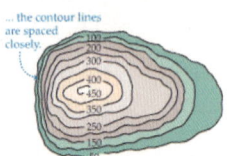

중력에서 등고선처럼 전기에서 등전위선을 나타낼 수 있다.

(3) 평행판 축전기(Parallel plate capacitor)

- 서로 다른 전하로 대전된 평행한 두 금속판 사이에는 균일한 전기장이 형성된다.

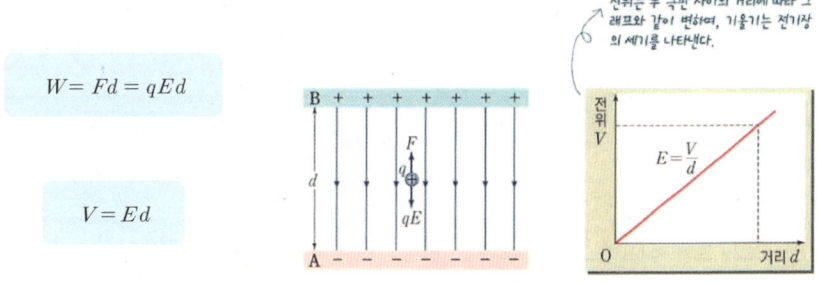

$W = Fd = qEd$

$V = Ed$

균일한 전기장과 전위차

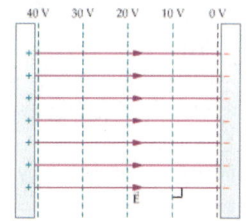

평행판 축전기

균일한 전기장: 등가속도 운동
전위: (+) 고전위, (-) 저전위

B>C>A>P Problems

예제 7 전기장 & 전위

전하량의 크기가 같은 12개의 양전하($+q$) 가 있다. 그림(a)는 반지름이 R인 원위에 동일한 간격으로 양전하가 분포하고 있다. 그림(b)는 반지름이 R인 120도 되는 부채꼴에 간격을 랜덤으로 해서 분포하고 있다.

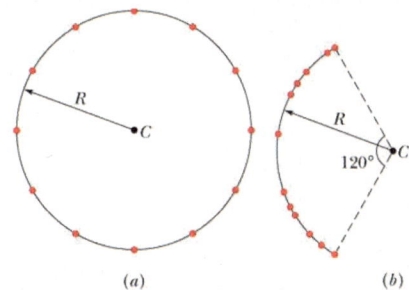

(a)와 (b)의 가운데 C점에서 전기장의 크기와 전위의 크기를 비교하면?

예제 8 점전하 & 평행판 축전기

그림 (가)는 양(+)전하 Q로 대전되어 고정되어 있는 금속구 주위의 등전위면(선)을 점선으로 나타낸 것이다. 그림 (나)는 저장된 전하량이 Q인 평행판 축전기 내부의 등전위면(선)을 점선으로 나타낸 것이다. A점과 B점에 각각 양(+)전하로 대전된 입자를 가진다. 이 입자들의 운동에 대한 설명하시오. (단, 전기력 이외의 다른 힘과 전자기파 발생은 무시한다.)

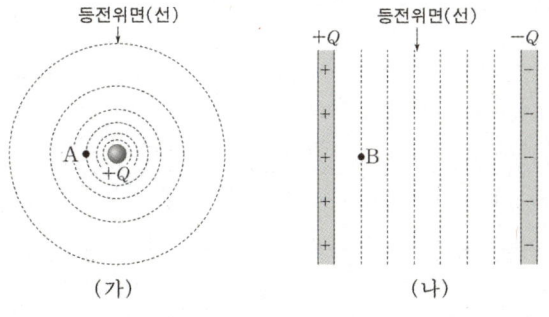

6 전위 에너지 (Electric Potential Energy, U)

B C A P Background

벡터		스칼라
$F = \dfrac{1}{4\pi\varepsilon_0}\dfrac{Qq}{r^2}$	$W = Fs$	$U = \dfrac{1}{4\pi\varepsilon_0}\dfrac{Qq}{r}$
$F = qE$		$U = qV$
$E = \dfrac{1}{4\pi\varepsilon_0}\dfrac{Q}{r^2}$	$V = Ed$	$V = \dfrac{1}{4\pi\varepsilon_0}\dfrac{Q}{r}$

> **TIP**
> **전위에너지(U)**
> 전기장 E(electric field)가 된다. 그래서 전위 에너지 (Electric potential energy)는 E로 표현을 할 수 없고, U로 나타낸다. 열역학에서는 이상기체 내부에너지를 문자 U로 표현을 하고 있다.
>
> 일반적인 공식은
> $$U = \dfrac{1}{4\pi\varepsilon_0}\dfrac{Qq}{r} = k\dfrac{Qq}{r}$$
> 이다.

B C A P Concept

(ⅰ) 두 점전하의 전기 퍼텐셜에너지

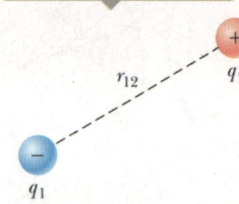 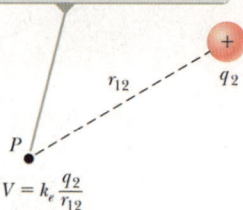

The potential energy of the pair of charges is given by $k_e q_1 q_2 / r_{12}$.

A potential $k_e q_2 / r_{12}$ exists at point P due to charge q_2.

$$V = k_e \dfrac{q_2}{r_{12}}$$

$$U = \dfrac{1}{4\pi\varepsilon_0}\dfrac{q_1 q_2}{r_{12}} = k\dfrac{q_1 q_2}{r_{12}}$$

(ⅱ) 세 점전하의 전기 퍼텐셜에너지

(ⅰ) q_1을 끌어오는데 사용한 에너지: $U_1 = 0$ (처음에는 아무 힘을 받지 않음)

(ⅱ) q_2을 끌어오는데 사용한 에너지

$$U_2 = W_{12} = \dfrac{1}{4\pi\varepsilon_0}\dfrac{q_1 q_2}{d}$$

(ⅲ) q_3을 끌어오는데 사용한 에너지

$$U_3 = W_{13} + W_{23} = \dfrac{1}{4\pi\varepsilon_0}\dfrac{q_1 q_3}{d} + \dfrac{1}{4\pi\varepsilon_0}\dfrac{q_2 q_3}{d}$$

(ⅳ) 따라서 사용한 에너지를 모두 더하면

$$U = U_1 + U_2 + U_3 = \dfrac{1}{4\pi\varepsilon_0}\left(\dfrac{q_1 q_2}{d} + \dfrac{q_1 q_3}{d} + \dfrac{q_2 q_3}{d}\right)$$

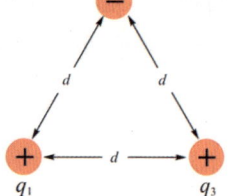

B>C>A>P Applications

i) 위치 에너지 변화	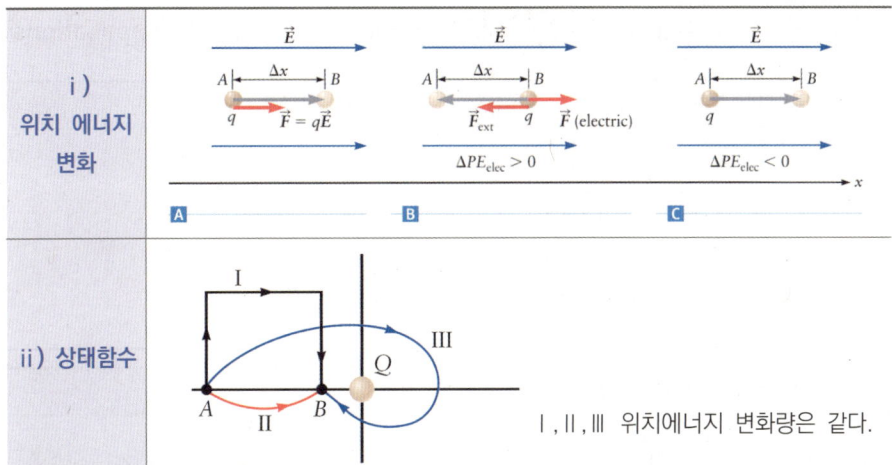
ii) 상태함수	(그림) Ⅰ, Ⅱ, Ⅲ 위치에너지 변화량은 같다.

A q(양전하)가 A에서 B까지 움직이는 경우 위치에너지 변화량은 $qE\Delta x$ 이다.

B q(양전하)가 B에서 A까지 움직이는 경우 위치에너지는 증가한다.

C q(양전하)가 A에서 B까지 움직이는 경우 위치에너지는 감소한다.

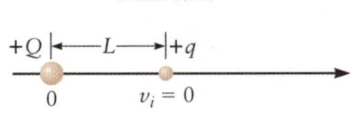 속력 구하기 (역학적 에너지 보존법칙): 15장 물질파

Initial state

$+Q \;|\!\!\leftarrow\!\! L \!\!\rightarrow\!\!|\; +q$, $v_i = 0$

Final state

$+Q \;|\!\!\leftarrow\!\! 2L \!\!\rightarrow\!\!|\; +q$, $v_f = ?$

$$\Delta E_K = \Delta U$$

$$\frac{1}{2}mv_f^2 = \frac{kqQ}{L} - \frac{kqQ}{2L} = \frac{kqQ}{2L}$$

$$\therefore v_f = \sqrt{\frac{kqQ}{mL}}$$

B>C>A>P Problems

예제 9 전위 & 전위에너지 & 전기력 & 전기력

점으로부터 r만큼 떨어진 지점에 전하 q를 놓는 (가)의 경우와 $2r$만큼 떨어진 지점에 전하 $2q$를 놓는 (나)의 경우가 있다.

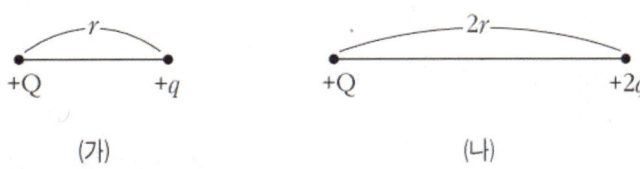

(가)   (나)

원점에 전하 Q가 있을 때, (가)와 (나)를 비교하시오. (단, q, Q 는 양의 값을 지닌다.)

(1) 전기장의 세기를 비교하면?
(2) 전기력의 세기를 비교하면?
(3) 전위의 크기를 비교하면?
(4) 전위 에너지의 크기를 비교하면?

7 도체(Conductor)

B>C>A>P **Background**   B>**C**>A>P **Concept**   B>C>A>**P** **Applications**

❶ 표면에 전하 분포

도체와 부도체에서의 전하 분포

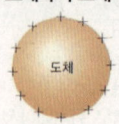 도체 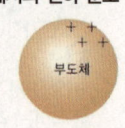 부도체

도체 구의 한 곳에 전하를 공급하면 표면 전체로 급속히 퍼지고, 부도체 구의 한 곳에 전하를 공급하면 한 곳에 머물러 있다.

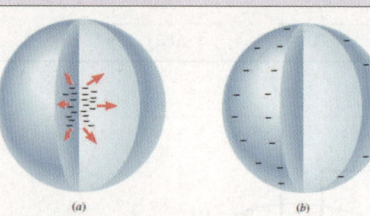

❷ 도체 내부에서 전기장은 0이고, 등전위를 이룬다.

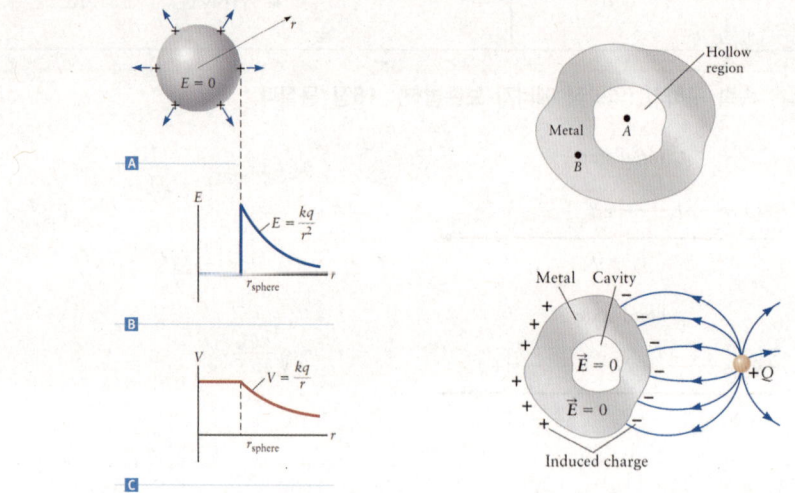

❸ 피뢰침의 원리 (도체구의 연결)

TIP

도체구 2개 연결

$V_1 = V_2,\ k\dfrac{q_1}{r_1} = k\dfrac{q_2}{r_2}$

$q_1 : q_2 = r_1 : r_2$

$\sigma_1 : \sigma_2 = \dfrac{1}{r_1} : \dfrac{1}{r_2}$

$E_1 : E_2 = \dfrac{1}{r_1} : \dfrac{1}{r_2}$

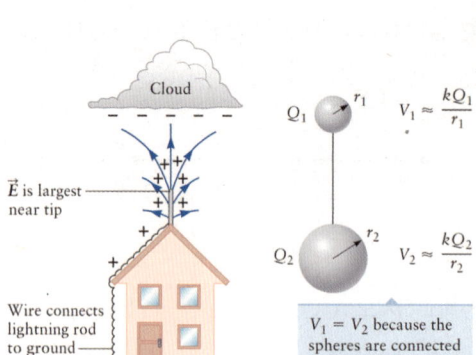

◆ 두 구의 전위는 등전위를 이룬다.
- $V_1 = V_2,\ k\dfrac{q_1}{r_1} = k\dfrac{q_2}{r_2}$ 이다.

◆ 전하량의 비 ∴ $q_1 : q_2 = r_1 : r_2$ 이다.
즉 전하량의 비는 거리에 비례하다.

◆ $\sigma = \dfrac{Q(\text{전하량})}{A(\text{면적})} \propto \dfrac{r}{r^2} \propto \dfrac{1}{r}$

$\therefore \sigma_1 : \sigma_2 = \dfrac{1}{r_1} : \dfrac{1}{r_2}$

즉, 표면 전하의 밀도는 거리에 반비례한다. 뾰족할수록 전기밀도가 높다.

◆ $E = k\dfrac{q}{r^2} \propto \dfrac{1}{r}$ 이다.

전기장의 비 ∴ $E_1 : E_2 = \dfrac{1}{r_1} : \dfrac{1}{r_2}$
이다.

B>C>A>P Problems

예시 | 표면 전하 분포

그림에서 도체의 전하 분포에 대한 것으로 옳은 그림은 어느 것인가?

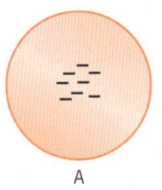
A
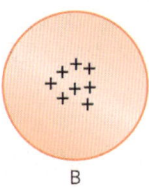
B
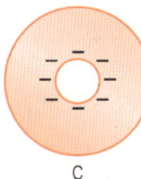
C
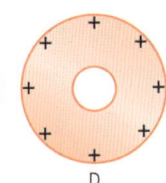
D

🔒 정답 D

예시 | 도체 내부에서 전기장

그림은 알짜전하량이 0인 구 껍질(Shell) 안에 전하량이 Q이고 반지름이 a인 속이 찬 도체 구(Sphere)를 나타낸 것이다. ①, ②, ③, ④ 중에서 전기장이 0인 위치는?

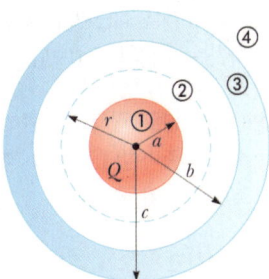

🔒 정답 ①, ③

예제 | 10 도체의 특징 + 알짜전하

그림과 같이 전하량 q인 점전하가 있는 공간 A와 빈 공간 B가 도체 내부에 고립되어 있다. 폐곡면 S_A, S_B는 각각 A, B와 도체의 경계면이고, 폐곡면 S는 도체의 바깥 표면이다. 도체에는 알짜 전하가 없다.

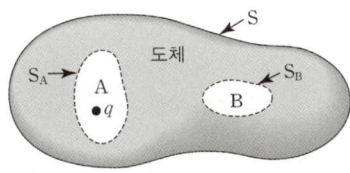

아래 질문에 답하시오. (단, 도체와 점전하는 절연되어 있다.)

(1) S_A에 분포하는 전하량은?
(2) S_B에 분포하는 전하량은?
(3) S에 분포하는 전하량은?

08 정전기학 정답 및 해설

1 ②

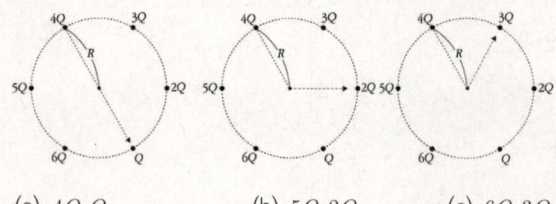

(a) 4Q, Q   (b) 5Q, 2Q   (c) 6Q, 3Q

(a), (b), (c)의 화살표는 +3Q 만큼의 전하량이 만드는 전기장 방향이다.
각각의 전기장을 모두 더하려면 벡터의 합을 고려해 주어야 한다.
(a)와 (c)의 경우 중첩을 하게 되면,
중첩 = $\sqrt{(3Q)^2 + (3Q)^2 + 2(3Q)(3Q)\cos(120°)} = 3Q$
(a)와 (b)의 중첩(3Q)은 (c) (3Q)와 동일한 방향이므로 이들을 합치면 6Q가 된다.
결론은 ∴ $E = \frac{1}{4\pi\epsilon}\frac{6Q}{R^2} = \frac{1}{2\pi\epsilon}\frac{3Q}{R^2}$ 이 된다.

2 $\Phi_E = \frac{q}{\epsilon}$

3 $\Phi_E = \frac{2Q}{\epsilon}$

4 ㄴ

ㄱ. 전기장의 방향은 +전하에서 발산하는 방향이므로 A에서 전기장의 방향은 +x방향이다.

ㄴ. A는 +전하로부터 r = a 인 지점에 있으므로 $E = \frac{\lambda}{2\pi\epsilon_0 a}$ 이다.

ㄷ. 선분 AB위에서 전위가 가장 높은 점은 +전하로부터 가장 가까운 곳이므로 아래 그림의 C점이 가장 높은 곳이다.

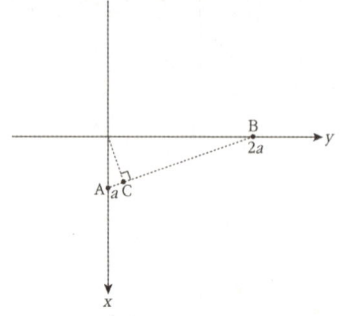

5 두 판 사이는 σ/ϵ_0이고, 두 판 외부 쪽은 0이다.

6 (1) 전기력선은 내부에서는 0이고, 외부에서는 존재한다.

(2) 그림 (b)에서 가우스 면을 통과하는 전기선속(Φ_E)의 크기는 $\frac{Q}{\epsilon_0}$이다.

(3) 그림 (b)에서 가우스 면의 한 점에서 전기장의 크기를 구하게 된다면 $\frac{1}{4\pi\epsilon_0}\frac{Q}{r^2}$이다.

(4) 그림 (c)에서 전기선속(Φ_E)의 크기는 0이고, 전기장의 크기도 0 이다. 그 이유는 가우스 면안에 있는 알짜전하가 0이기 때문이다.

7 (a) $E = 0$ (b) $E \neq 0$
   $V = \frac{1}{4\pi\epsilon_0}\frac{12q}{R}$ $V = \frac{1}{4\pi\epsilon_0}\frac{12q}{R}$

∴ $E_a < E_b$, $V_a = V_b$

즉, 전기장은 벡터물리량이고, 전위는 스칼라물리량이라는 것으로 문제를 접근한다. 〈(b)에서 전기장의 크기를 정확하게 구하기는 어렵지만, 0보다 크고, 방향은 오른쪽 방향이다.〉

8 (가)의 경우 입자를 가만히 놓으면 가속도는 점점 감소하고, 속도는 증가한다. (나)의 경우 입자는 등가속도 운동을 하며, 속도는 증가한다.

9 수업참고

10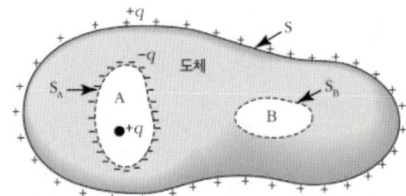

(1) S_A에 분포하는 전하량은 $-q$이다. 빈 공간 A에 전하 +q가 있다. 폐곡면 S_A(가우스면)에서 보면 전기선속이 0 이어야 한다. 금속 내부에서의 전기장은 0 이어야 하므로, S_A에서 보면 전기선속이 0이어야 한다. 혹은 전하 +q가 존재하므로 S_A면에서는 $-q$가 유도된다고 볼 수도 있다.

(2) S_B에 분포하는 전하량은 0 이다.: 영향을 받지 않는다.

(3) S에 분포하는 전하량은 +q이다.: 도체에는 알짜 전하가 없으므로, +q가 존재해서 알짜 전하를 0이 되게 한다.

〈참고〉 도체 구 껍질에서 전기력선 그리기

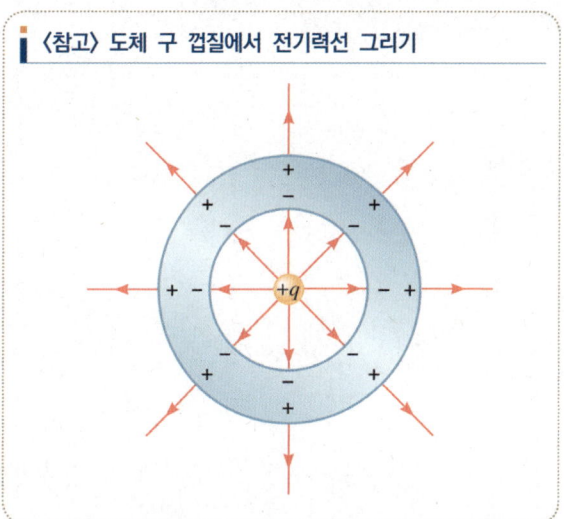

조선 제일검
방탄 Physics
김동훈

편입 물리학 Bible

제 9 장

직류회로
(Direct current circuit, DC circuit)

09 직류회로
(Direct current circuit, DC circuit)

개념지도

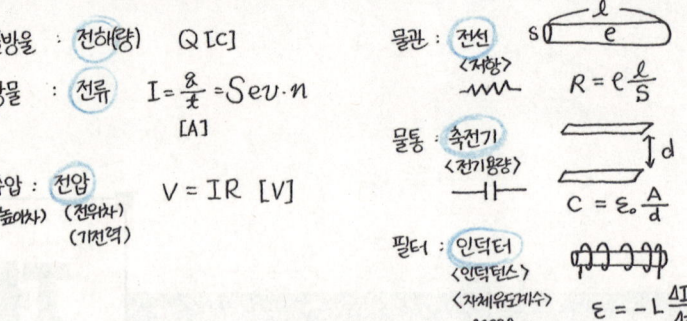

물방울 : 전하량 $Q[C]$
강물 : 전류 $I = \frac{Q}{t} = Sev \cdot n$ [A]
수압 : 전압 $V = IR$ [V]
(높이차) (전위차) (기전력)

물관 : 전선 〈저항〉 $R = \rho \frac{\ell}{S}$
물통 : 축전기 〈전기용량〉 $C = \varepsilon_0 \frac{A}{d}$
필터 : 인덕터 〈인덕턴스〉〈자체유도계수〉 $\varepsilon = -L \frac{\Delta I}{\Delta t}$

I. 전선 〈저항〉 —///— ; 전압강하 열발생

① $R = \rho \frac{\ell}{S}$ [Ω]   (저항)

② $V = IR$: 옴의 법칙   (기본식)
　$\varepsilon = IR + Ir$: 기전력 〈회로의 전압〉
　$P = IV = I^2R = \frac{V^2}{R}$: 소비전력 : 전구의 밝기, 저항열 발생

③ (i) 직렬연결 　　　　　　　　(ii) 병렬 연결   (연결)

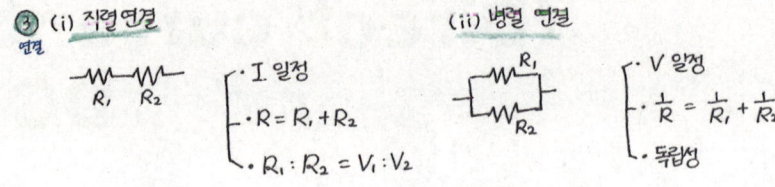

- I 일정
- $R = R_1 + R_2$
- $R_1 : R_2 = V_1 : V_2$

- V 일정
- $\frac{1}{R} = \frac{1}{R_1} + \frac{1}{R_2}$
- 독립성

④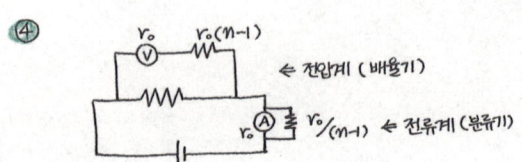

← 전압계 (배율기)
← 전류계 (분류기)

⑤ 휘트스톤 브릿지

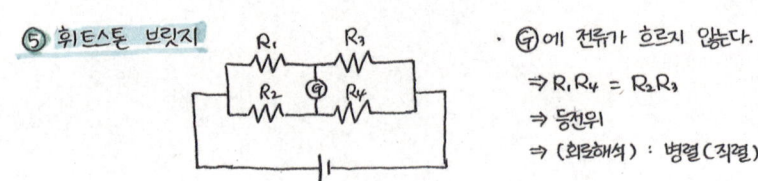

- ⓖ에 전류가 흐르지 않는다.
  ⇒ $R_1 R_4 = R_2 R_3$
  ⇒ 등전위
  ⇒ (회로해석) : 병렬 (직렬)

⑥ 키르히호프 법칙
　(i) 전하량 보존 법칙 　 $\therefore I_1 = I_2 + I_3$
　(ii) 에너지 보존 법칙

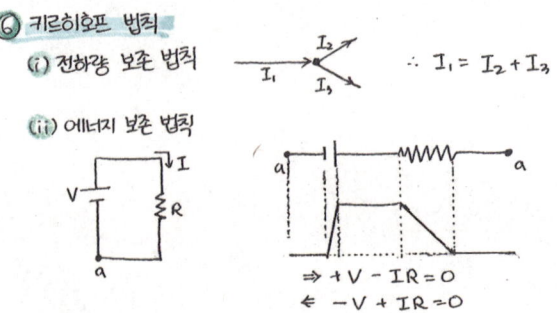

⇒ $+V - IR = 0$
← $-V + IR = 0$

Ⅱ. 축전기 (전기용량) ┤├ : 충전! 방전!

① 전기용량 $C = \varepsilon_0 \dfrac{A}{d}$ [F]

② 기본식
- $Q = CV$
- $u = \dfrac{1}{2}QV = \dfrac{1}{2}CV^2 = \dfrac{Q^2}{2C}$

기울기 $C = \dfrac{Q}{V}$

면적 : $u = \dfrac{1}{2}QV$

cf) 점전하 $u = qV$

③ 연결

(i) 직렬연결

C_1 C_2

- Q 일정
- $\dfrac{1}{C} = \dfrac{1}{C_1} + \dfrac{1}{C_2}$

(ii) 병렬 연결

C_1
C_2

- V 일정
- $C = C_1 + C_2$

cf) 용수철과 동일 $k = k_1 + k_2$

④ 전기용량의 변화

$C = \underset{\cdot}{\varepsilon_0} \dfrac{\boxed{A}}{\boxed{d}}$
→ A↑
→ d↓ [키보드 상황 / 도체를 넣는다.
→ $\varepsilon = k\varepsilon_0$. 유전체를 넣는다.

⑤ RC 회로 ($\tau = RC$)

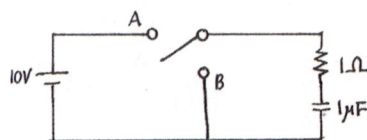

(i) A 연결 - 충전

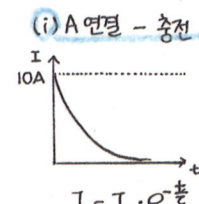 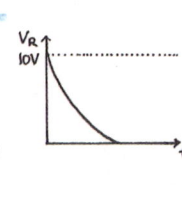 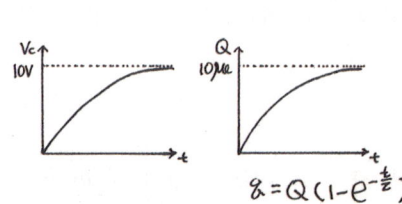

$I = I_0 \cdot e^{-\frac{t}{\tau}}$ $Q = Q(1-e^{-\frac{t}{\tau}})$

(ii) B 연결 - 방전

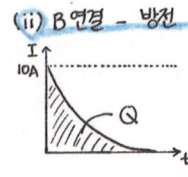 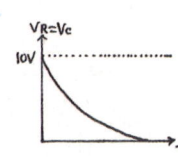

PHYSICSTORY |필수이론|

개념확인

1 직류회로: 저항

1-1 전류: 정의, 세기 & 방향

1-2 전압의 정의, 기전력의 정의, 저항의 법칙(옴의 법칙($V=IR$))

1-3 저항(R)의 정의: 비저항(ρ)
$R = \rho \dfrac{l}{S}$ (전기 저항은 도선의 길이에 비례하고, 단면적에 반비례)

1-4 저항의 직렬연결 & 병렬연결 〈단락, 접지에 대한 개념을 이해〉
직렬연결: 전류($I = I_1 = I_2 = I_3$),
전압($V = V_1 + V_2 + V_3$),
합성저항($R = R_1 + R_2 + R_3$),
저항의 비: 전압의 비
병렬연결: 전류($I = I_1 + I_2 + I_3$),
전압($V = V_1 = V_2 = V_3$),
합성저항($\dfrac{1}{R} = \dfrac{1}{R_1} + \dfrac{1}{R_2} + \dfrac{1}{R_3}$)
독립성

1-5 (소비)전력(P)의 정의, 전력의 공식($P = \dfrac{W}{t} = VI = I^2R = \dfrac{V^2}{R}$) 단위(W)

1-6 전기에너지(전력량): $W = VIt = I^2Rt = \dfrac{V^2}{R}t$, 단위(Wh)

1-7 전류계(직렬연결), 전압계(병렬연결)
분류기($r = \dfrac{r_0}{(n-1)}$), 배율기($r = (n-1)r_0$)

1-8 휘트스톤 브릿지: 병렬 & 직렬, $R_1 R_4 = R_2 R_3$ ($G=0$)

1-9 키르히호프 법칙: $\sum I = 0$, $\sum V = 0$

2 직류회로: 축전기

2-1 축전기의 정의, 축전기 법칙($Q=CV$), 유전율, 비유전율

2-2 전기용량: $C=\epsilon_0 \dfrac{A}{d}$ (평행판 축전기, $\epsilon = \kappa \epsilon_0$)

2-3 축전기에 저장되는 에너지: $U(W) = \dfrac{1}{2}QV = \dfrac{1}{2}CV^2 = \dfrac{1}{2}\dfrac{Q^2}{C}$

2-4 축전기의 직렬연결 & 병렬연결 비교
  직렬연결: 전하량($Q=Q_1=Q_2=Q_3$),
    전압($V=V_1+V_2+V_3$),
    합성전기용량($\dfrac{1}{C}=\dfrac{1}{C_1}+\dfrac{1}{C_2}+\dfrac{1}{C_3}$)
  병렬연결: 전하량($Q=Q_1+Q_2+Q_3$),
    전압($V=V_1=V_2=V_3$),
    합성전기용량($C=C_1+C_2+C_3$)

3 R-C회로

충전($q = Q_0(1-e^{\frac{-t}{RC}})$)
방전($q = Q_0 e^{\frac{-t}{RC}}$)
시간상수($\tau = RC$)

Capacitors	Parallel-plate	Cylindrical	Spherical
Figure			
(1) Identify the direction of the electric field using symmetry			
(2) Calculate electric field everywhere	$\oint_S \vec{E}\cdot d\vec{A} = EA = \dfrac{Q}{\varepsilon_0}$ $E = \dfrac{Q}{A\varepsilon_0} = \dfrac{\sigma}{\varepsilon_0}$	$\oint_S \vec{E}\cdot d\vec{A} = E(2\pi rl) = \dfrac{Q}{\varepsilon_0}$ $E = \dfrac{\lambda}{2\pi\varepsilon_0 r}$	$\oint_S \vec{E}\cdot d\vec{A} = E_r(4\pi r^2) = \dfrac{Q}{\varepsilon_0}$ $E_r = \dfrac{1}{4\pi\varepsilon_0}\dfrac{Q}{r^2}$
(3) Compute the electric potential difference ΔV	$\Delta V = V_- - V_+ = -\int_+^- \vec{E}\cdot d\vec{s}$ $= -Ed$	$\Delta V = V_b - V_a = -\int_a^b E_r dr$ $= -\dfrac{\lambda}{2\pi\varepsilon_0}\ln\left(\dfrac{b}{a}\right)$	$\Delta V = V_b - V_a = -\int_a^b E_r dr$ $= -\dfrac{Q}{4\pi\varepsilon_0}\left(\dfrac{b-a}{ab}\right)$
(4) Calculate C using $C = Q/|\Delta V|$	$C = \dfrac{\varepsilon_0 A}{d}$	$C = \dfrac{2\pi\varepsilon_0 l}{\ln(b/a)}$	$C = 4\pi\varepsilon_0 \left(\dfrac{ab}{b-a}\right)$

PHYSICSTORY |필수이론|

I. 직류 회로 - 저항

1. 전류(current): I [A] 단면적을 단위시간 당 통과하는 전하량

- 크기(세기) & 방향

$$I = \frac{q}{t}$$

$1A = \frac{1C}{1s} = 1\frac{C}{s}$ $[1mA = 10^{-3}A = 10^3 \mu A]$

전류의 세기(크기)	전류의 방향
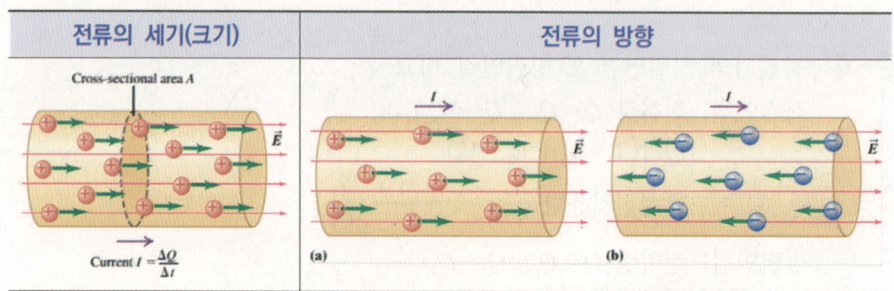	

전류를 설명하는 그림

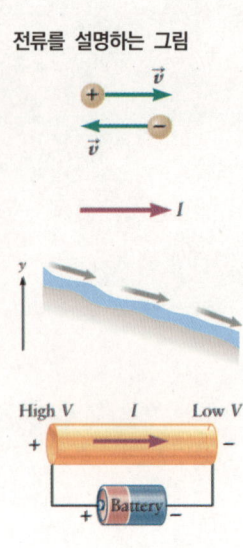

- 유동 속도(drift velocity)

$$I = Sevn$$

(S: 단면적, e: 전자, v: 전자의 속력, n: 부피당 개수)

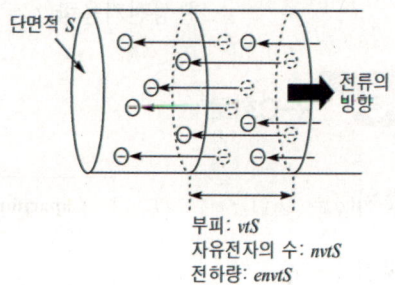

부피: vtS
자유전자의 수: $nvtS$
전하량: $envtS$

2. 전압 (전위차, V [V]): 회로에서 전류를 흐르게 하는 능력

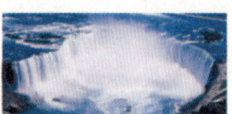

수압과 전압은 비슷한 표현

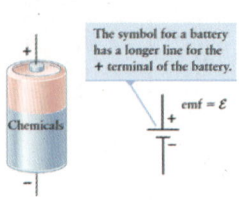

i) 전위(차)의 의미	
ii) $V = IR$	

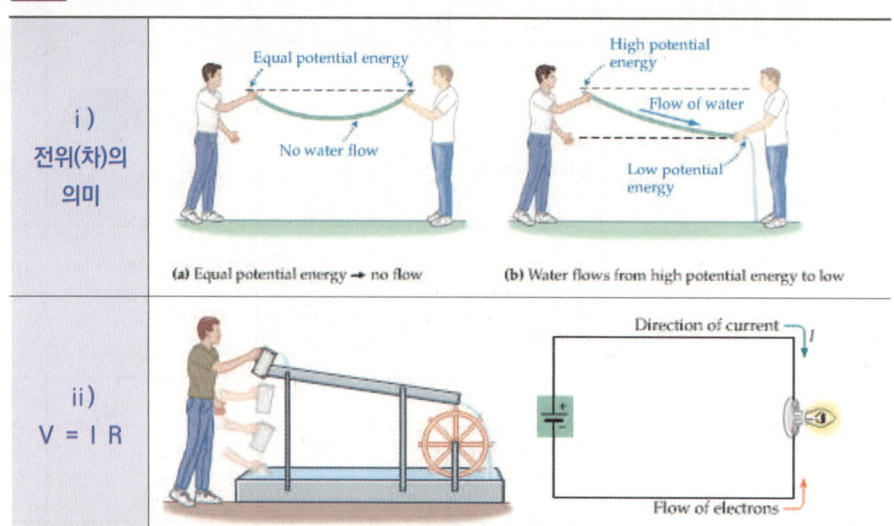

- 전위차 = 전압 = 기전력
- 기전력 (Electro-motive Force, ε): 회로에서 전압, 건전지

3. 저항(Resistance): R [Ω]

i) 정의 $R = \rho \frac{l}{S}$	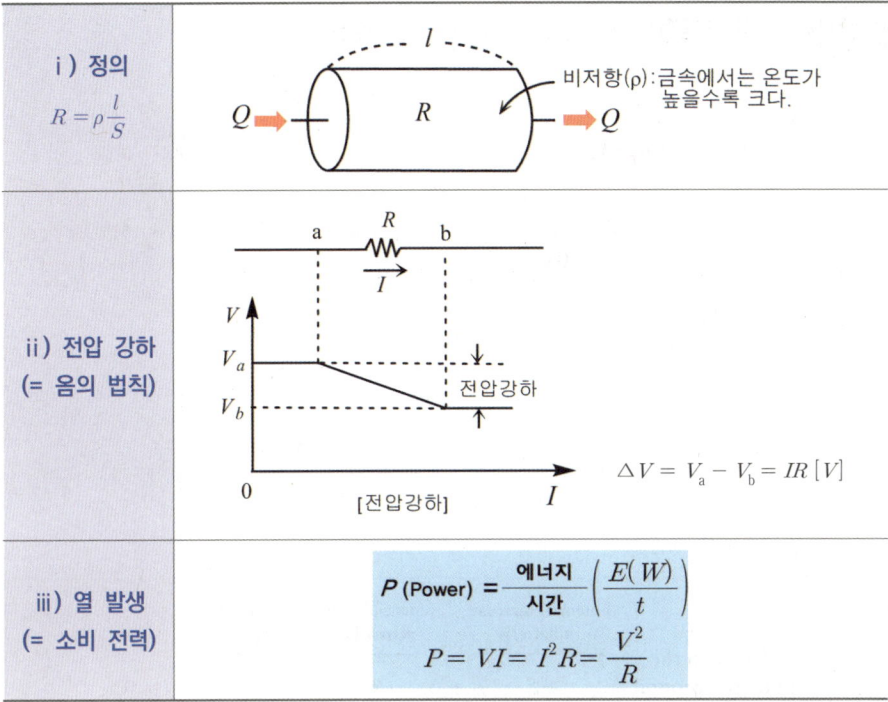
ii) 전압 강하 (= 옴의 법칙)	$\triangle V = V_a - V_b = IR \ [V]$
iii) 열 발생 (= 소비 전력)	$P \text{(Power)} = \frac{\text{에너지}}{\text{시간}} \left(\frac{E(W)}{t} \right)$ $P = VI = I^2 R = \frac{V^2}{R}$

예시 전압 강하 & 기전력

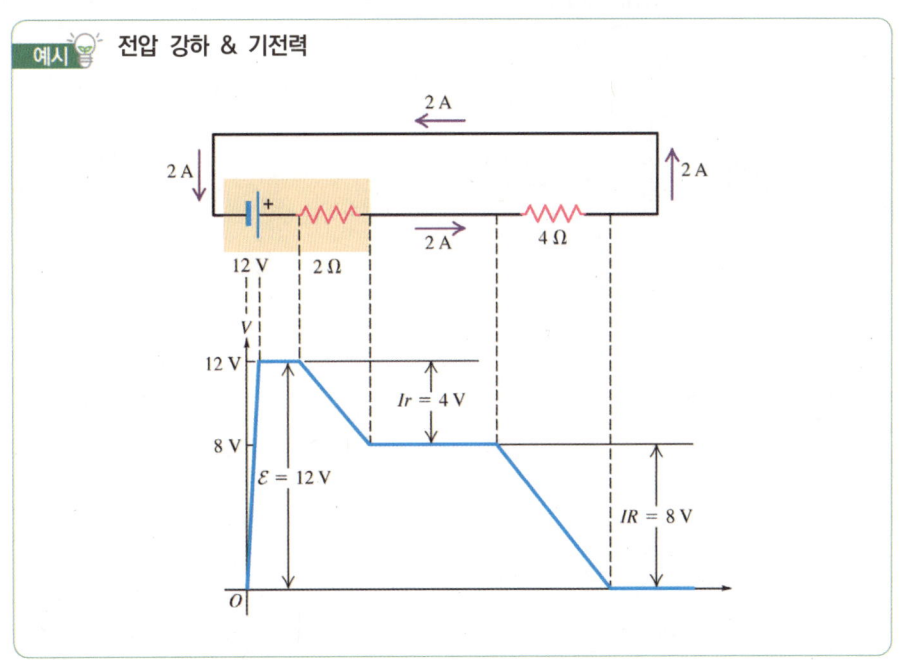

〈비저항(resistivity, specific resistance) 모형〉

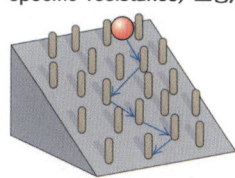

구슬: 전자
말뚝: 비저항

〈옴의 법칙 모형 & 회로〉

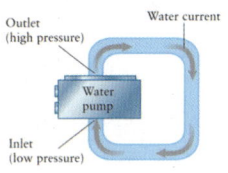

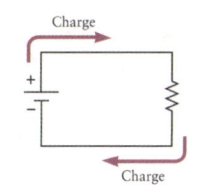

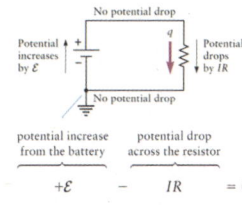

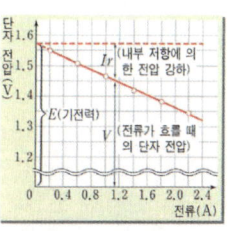

단자 전압-전류의 그래프

PHYSICSTORY |필|수|이|론|

4 저항의 연결

4-1 직렬연결(Resistances in series)

TIP
직렬연결
- 전류 일정
- $R = R_1 + R_2 + ..$
- $V_1 : V_2 = R_1 : R_2$

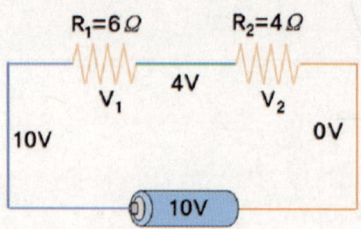

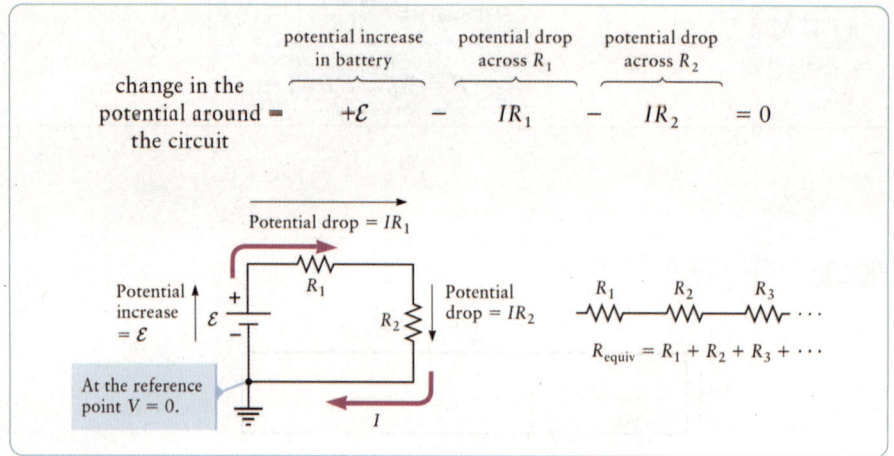

4-2 병렬연결(Resistances in parallel)

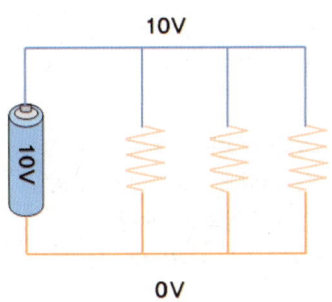

TIP

병렬연결
- 전압 일정
- $\dfrac{1}{R} = \dfrac{1}{R_1} + \dfrac{1}{R_2} + ..$
- 독립성

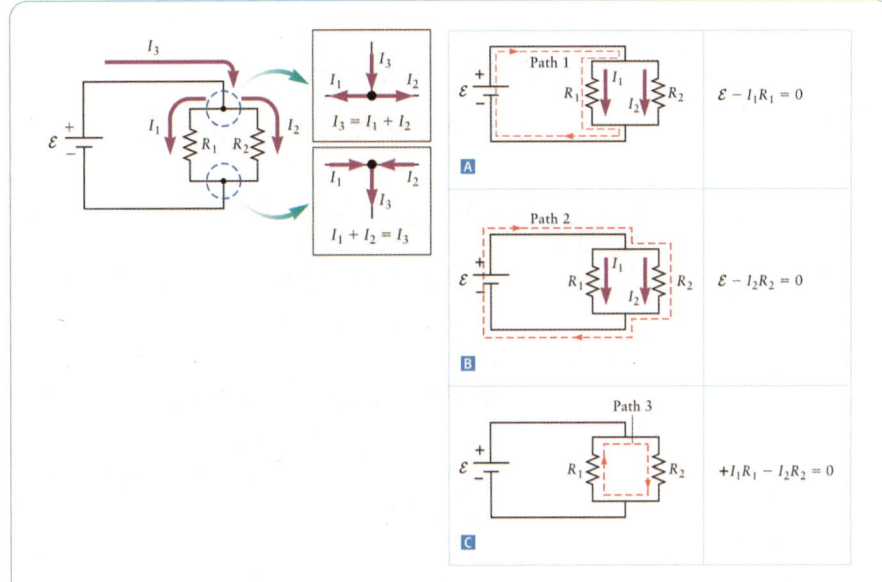

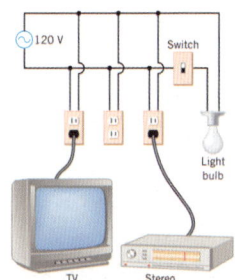

집에서 사용하는 전기회로 연결법은 병렬연결이다. 하나가 고장이 나도 다른 것에 영향을 주지 않는다. 〈독립성〉

단락(Short Circuit) 상황

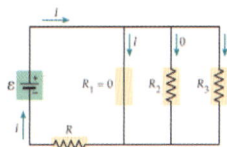

예시 직렬 연결 & 병렬 연결 & 전구의 밝기

(전압, 저항 등등 모든 것은 동일하다.) 전구의 밝기는 (b)에서가 (a)보다 밝다.

제9장 직류회로 **211**

PHYSICSTORY |필수|이론|

예시 건전지 한 개의 기전력은 10V이다. 물음에 답하시오.

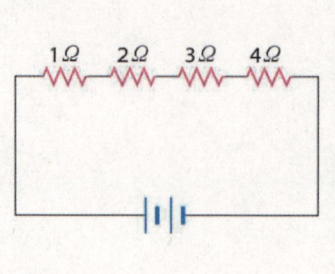

(1) 회로의 전체 저항은 몇 Ω인가?
  10Ω (1+2+3+4)
(2) 회로에 흐르는 전류는 몇 A인가?
  2A ($I = V/R = 20/10$)
(3) 1Ω, 3Ω 저항에 흐르는 전류의 세기는?
  2A (직렬연결에서는 저항에 흐르는 전류가 동일)
(4) 2Ω, 4Ω 저항에 걸린 전압의 크기는?
  4V ($V = IR = 2 \times 2$), 8V ($V = IR = 2 \times 4$)

예시 건전지 한 개의 기전력은 20V이다. 물음에 답하시오.

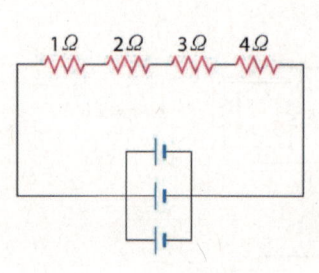

(1) 회로의 전체 저항은 몇 Ω인가?
  10Ω (1+2+3+4)
(2) 회로에 흐르는 전류는 몇 A인가?
  2A ($I = V/R = 20/10$)
  건전지가 병렬연결 이므로 건전지 한 개의 전압과 동일히다. 20V이다.
(3) 1Ω, 3Ω 저항에 흐르는 전류의 세기는?
  2A (직렬연결에서는 저항에 흐르는 전류가 동일)
(4) 2Ω, 4Ω 저항에 걸린 전압의 크기는?
  4V ($V = IR = 2 \times 2$), 8V ($V = IR = 2 \times 4$)

예시 건전지 한 개의 기전력은 6V이다. 물음에 답하시오.

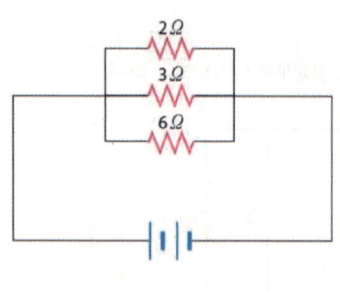

(1) 회로의 전체 저항은 몇 Ω인가?
  1Ω ($\frac{1}{R} = \frac{1}{2} + \frac{1}{3} + \frac{1}{6} = \frac{6}{6}$)
(2) 2Ω, 3Ω, 6Ω에 흐르는 전류는 얼마인가?
  6A ($I = V/R = 12/2 = 6A$)
  4A ($I = V/R = 12/3 = 4A$)
  2A ($I = V/R = 12/6 = 2A$)
(3) 2Ω, 3Ω, 6Ω에 걸리는 전압은 얼마인가?
  모두 병렬연결이므로 전위차는 같다. 12V

예시 건전지 한 개의 기전력은 12V이다. 물음에 답하시오.

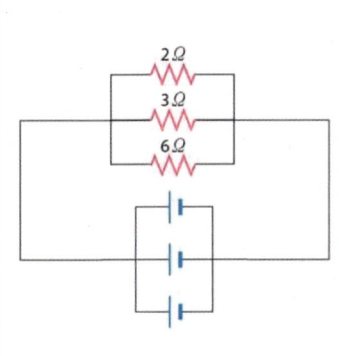

건전지가 병렬연결 이므로 건전지 한 개의 전압과 동일하다. 12V이다.

(1) 회로의 전체 저항은 몇 Ω인가?

$1\Omega \ (\frac{1}{R}=\frac{1}{2}+\frac{1}{3}+\frac{1}{6}=\frac{6}{6})$

(2) 2Ω, 3Ω, 6Ω에 흐르는 전류는 얼마인가?
$6A(I=V/R=12/2=6A)$
$4A(I=V/R=12/3=4A)$
$2A(I=V/R=12/6=2A)$

(3) 2Ω, 3Ω, 6Ω에 걸리는 전압은 얼마인가?
모두 병렬연결이므로 전위차는 같다. 12V

4-3 전류계 & 전압계

- 전류계: 회로에서 직렬연결 (+분류기)
- 전압계: 회로에서 병렬연결 (+배율기)

예제 1 전류계 & 분류기

그림은 최대 허용 전류가 4 mA이고 내부저항이 36 Ω인 전류계와 저항을 연결하는 방법을 나타낸 것이다.

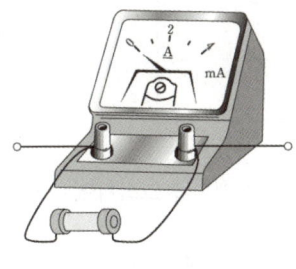

(가)  (나)

이 전류계와 저항을 이용하여 100 mA의 전류까지 측정하려고 할 때, 필요한 저항과 연결 방법을 바르게 짝지은 것은?

	저항	연결 방법
①	1.5 Ω	(가)
②	3 Ω	(가)
③	3 Ω	(나)
④	4 Ω	(가)
⑤	4 Ω	(나)

PHYSICSTORY |필수이론|

5 휘트스톤 브릿지(Wheatstone bridge)

- 회로해석
  - 병렬 연결 & 직렬 연결
- 검류계 G에 전류가 흐르지 않는다. 등전위를 이룬다.

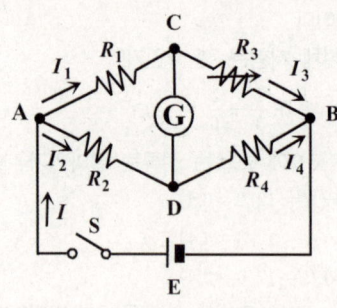

[휘트스톤 브리지]

$$R_1 R_4 = R_2 R_3$$

예시 휘트스톤 브릿지 응용

그림은 전압이 12V로 일정한 전원 장치에 저항값이 10 Ω, 20 Ω, 40 Ω 인 저항과 가변 저항을 연결한 회로를 나타낸 것이다. 점 a, b에서의 전위를 각각 V_a, V_b 라 할 때, 두 점 사이의 전위차는 $V_{ab} = V_a - V_b$ 이다.

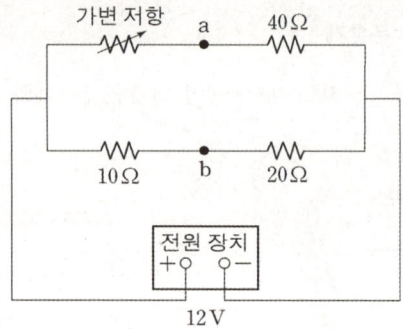

V_{ab} 를 가변 저항의 저항값 R 에 따라 나타낸 그래프의 개형을 그리시오.

정답

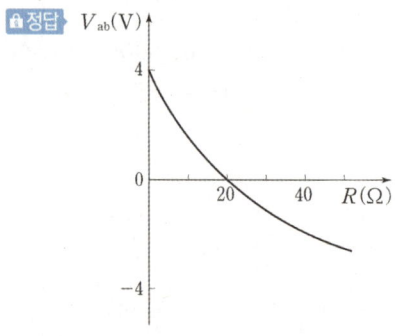

6 키르히호프 법칙(Kirchhoff's law)

1 법칙: 전하량 보존법칙	2 법칙: 에너지 보존법칙
$\sum I = 0$	$\sum V = 0$

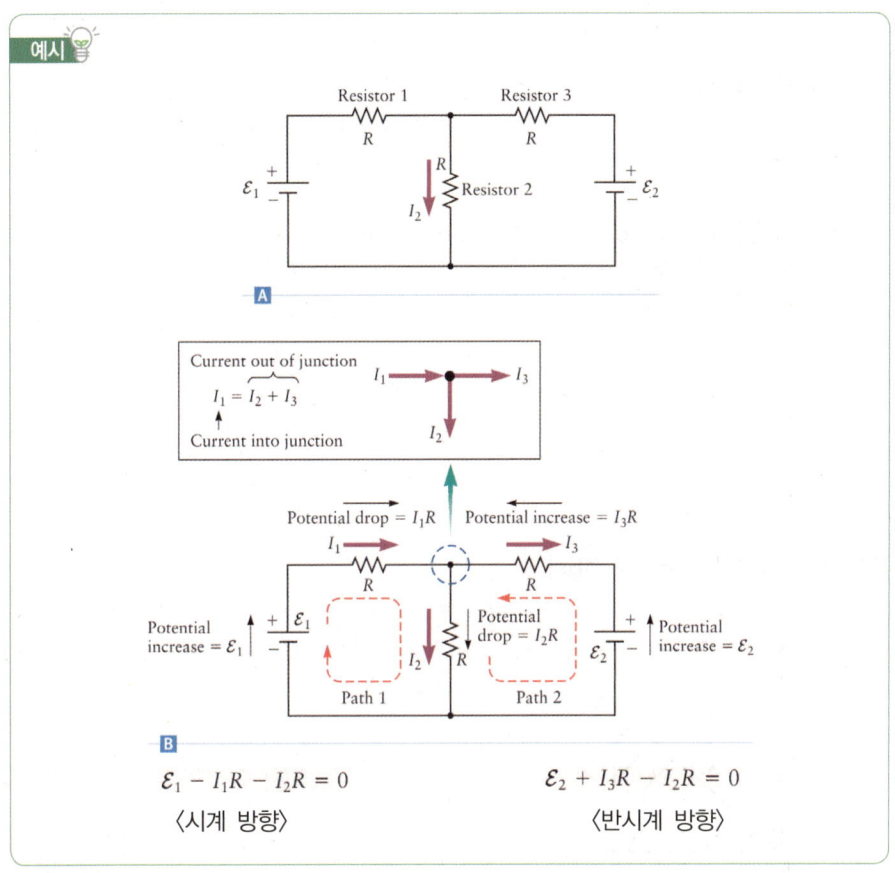

예제 2 E, R ?

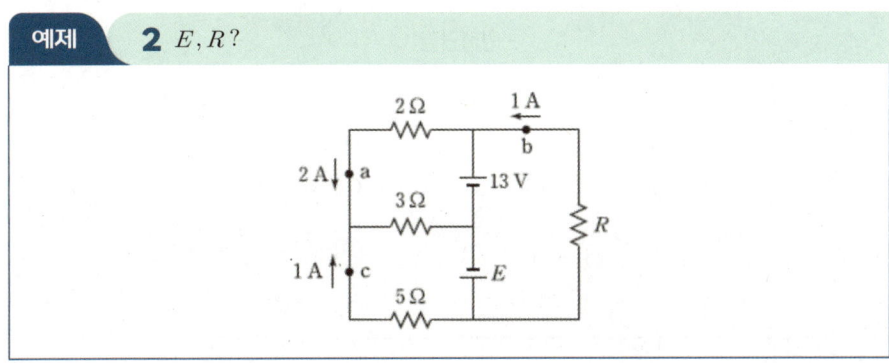

II 직류 회로 – 축전기

1 평행판 축전기(parallel-plate capacitor)

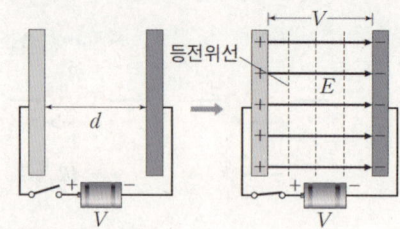
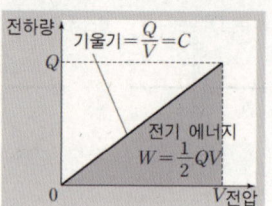

(1) 전하량(charge)

$$Q = CV$$

(2) 전기용량(the capacitance of the capacitor)

$$C = \epsilon_0 \frac{A}{d}$$

(3) 전위 에너지(potential energy)

$$U = \frac{1}{2}QV$$

유전 상수

(비유전율, $k = \frac{\varepsilon}{\varepsilon_0}$)

진공의 유전율 ε_0에 대한 어떤 유전체의 유전율 ε의 비. 항상 유전상수는 1보다 큰 값이다. ($\varepsilon > \varepsilon_0$)

전기 용량의 단위

패럿$(F) = \frac{쿨롱(C)}{볼트(V)}$

($10^{-6} F = 1\mu F$)

[용수철과 축전기의 물리량 비교]

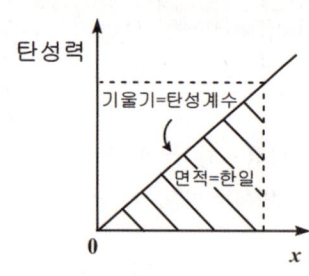

- 용수철에 작용하는 힘: $F = kx$
- 그래프 기울기와 면적의 의미
  - 기울기: $k = \frac{F}{x}$ [N/m] 용수철 상수
  - 면적: $W = \frac{1}{2}Fx = \frac{1}{2}kx^2$ [J] 용수철이 한일
- 연결방법 (합성 용수철 상수)
  - 직렬연결: $\frac{1}{k} = \frac{1}{k_1} + \frac{1}{k_2}$
  - 병렬연결: $k = k_1 + k_2$

(1) $Q = CV$ 　　　　　　　　　　　　　　　 $\langle F = kx \rangle$

(2) $C = \frac{Q}{V}$, $W = \frac{1}{2}QV = \frac{1}{2}CV^2$ 　 $\langle k = \frac{F}{x}, W = \frac{1}{2}Fx = \frac{1}{2}kx^2 \rangle$

(3) $\frac{1}{C} = \frac{1}{C_1} + \frac{1}{C_2}$ 　　　　　　　　　　 $\langle 직렬연결: \frac{1}{k} = \frac{1}{k_1} + \frac{1}{k_2} \rangle$

　　$C = C_1 + C_2$ 　　　　　　　　　　　　 $\langle 병렬연결: k = k_1 + k_2 \rangle$

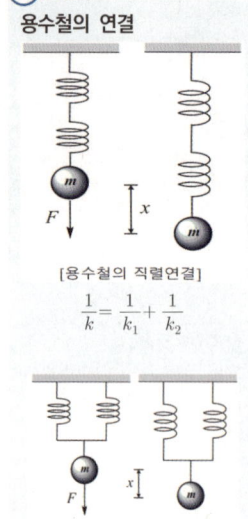

TIP 용수철의 연결

[용수철의 직렬연결]

$\frac{1}{k} = \frac{1}{k_1} + \frac{1}{k_2}$

[용수철의 병렬연결]

$k = k_1 + k_2$

2 축전기 연결 – 직렬 & 병렬

직렬 연결	병렬 연결
$Q = Q_1 = Q_2 = Q_3$ 거리 증가 효과	$V = V_1 = V_2 = V_3$ 넓이 증가 효과
전하량 동일($Q = Q_1 = Q_2 = Q_3$)	전압 동일($V = V_1 = V_2 = V_3$)
전위차($V = V_1 + V_2 + V_3$)	전하량($Q = Q_1 + Q_2 + Q_3$)
합성 전기용량은 감소 $\dfrac{1}{C} = \dfrac{1}{C_1} + \dfrac{1}{C_2} + \dfrac{1}{C_3}$	합성 전기용량 증가 $C = C_1 + C_2 + C_3$
C는 C_1, C_2, C_3 중 가장 작은 값보다 작다.	C는 C_1, C_2, C_3 중 가장 큰 값보다 크다.

예시 — 축전기의 직렬연결

그림과 같이 전기 용량이 $1\mu F$, $2\mu F$ 인 축전기 두 개를 직렬로 연결한 다음, $6V$ 전원에 연결하였다. 두 축전기에 충전된 전하량은 얼마인가?

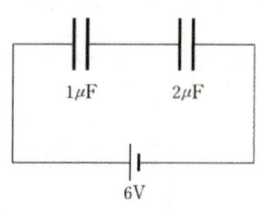

정답

합성 전기 용량은
$\dfrac{1}{C} = \dfrac{1}{C_1} + \dfrac{1}{C_2} = \dfrac{1}{1\mu F} + \dfrac{1}{2\mu F}$
$C = \dfrac{2}{3}\mu F$ 이다.
충전된 전하량은
$Q_1 = Q_2 = Q$
$= CV = \dfrac{2}{3}\mu F \times 6V = 4\mu C$

예시 — 축전기의 병렬연결

그림과 같이 전기 용량 C가 $1.5 \times 10^{-6} F$인 축전기 두 개를 병렬로 연결하여 $3V$ 전원에 연결하였다.

(1) 두 축전기의 합성 전기 용량은 얼마인가?

(2) 축전기에 충전된 총 전하량은 얼마인가?

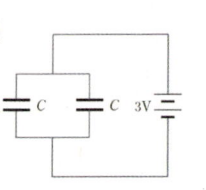

정답

(1) 합성 전기 용량
$C' = C + C = 2C$
$= 2 \times 1.5 \times 10^{-6} F$
$= 3 \times 10^{-6} F$

(2) $Q = C'V$
$= 3 \times 10^{-6} F \times 3V$
$= 9 \times 10^{-6} C$
$= 9\mu C$

제9장 직류회로

3 전기용량의 변화

i) 극판 사이의 거리(d)는 짧게 한다.: 전기 용량이 증가 한다.

ii) 극판 사이에 도체판을 넣는다.: 극판 사이의 거리가 감소하는 효과, 전기 용량이 증가한다.

$$C\uparrow = \epsilon_0 \frac{A}{d\downarrow}$$

$$\frac{1}{C} = \frac{1}{C_1} + \frac{1}{C_2} = \frac{1}{\left[\frac{\epsilon_0 A}{(d-a)/2}\right]} + \frac{1}{\left[\frac{\epsilon_0 A}{(d-a)/2}\right]}$$

$$C\uparrow = \frac{\epsilon_0 A}{d-a}$$

iii) 극판사이에 유전율(ε)이 큰 물질(유전체, 절연체)을 넣는다. ($C = \epsilon \frac{A}{d} = k\epsilon_0 \frac{A}{d}$)

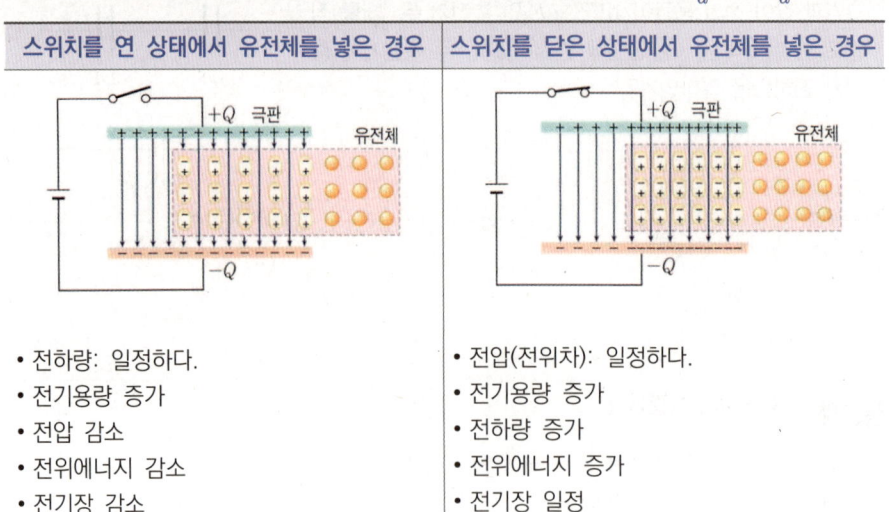

스위치를 연 상태에서 유전체를 넣은 경우	스위치를 닫은 상태에서 유전체를 넣은 경우
• 전하량: 일정하다. • 전기용량 증가 • 전압 감소 • 전위에너지 감소 • 전기장 감소	• 전압(전위차): 일정하다. • 전기용량 증가 • 전하량 증가 • 전위에너지 증가 • 전기장 일정

Ⅲ 직류 회로 - RC 회로

ⅰ) 스위치를 닫은 경우(Close): 충전(Charging a Capacitor)

(10 V, 1 Ω, 1 F)

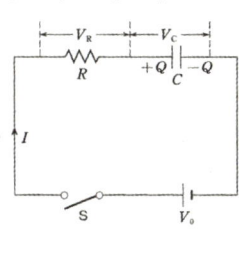

전류 값	저항의 전압 (V_R)	축전기의 전압 (V_C)	전체전압
10 A	10 V	0 V	10 V
8 A	8 V	2 V	10 V
6 A	6 V	4 V	10 V
4 A	4 V	6 V	10 V
2 A	2 V	8 V	10 V
0 A	0 V	10 V	10 V

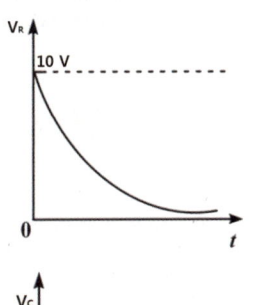 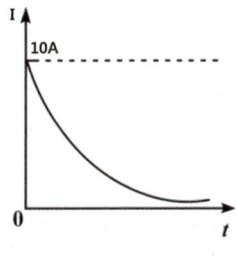

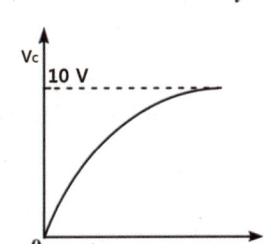 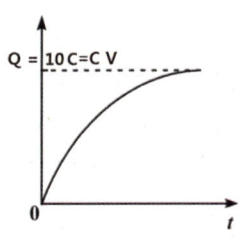

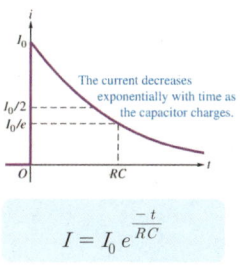

$$I = I_0 \, e^{\frac{-t}{RC}}$$

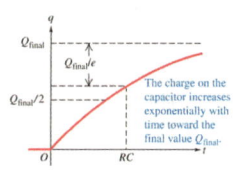

$$q = Q_{final}(1 - e^{\frac{-t}{RC}})$$

ⅱ) 스위치가 열린 경우(Open): 방전(Discharging a Capacitor)

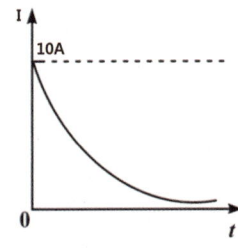 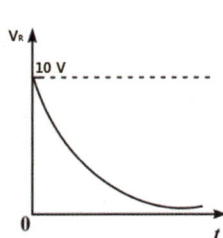

ⅲ) 시간 상수(The Time Constant) $\tau = RC$

충전 혹은 방전이 되는 상황에서 63% 변화가 생기는 시간이다.

PHYSICSTORY |필수이론|

① 충전되는 상황

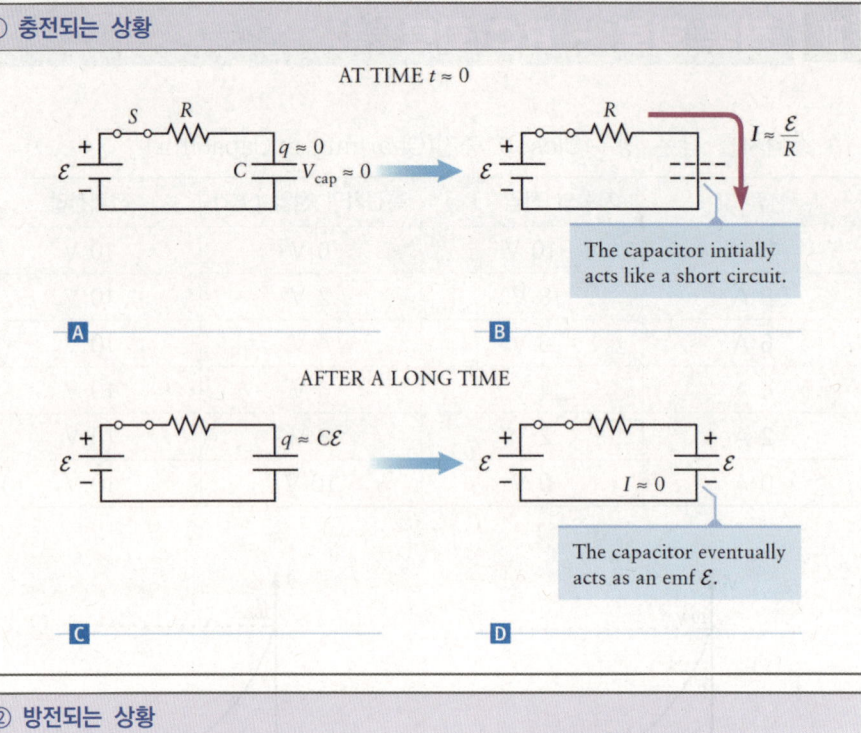

② 방전되는 상황

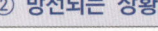

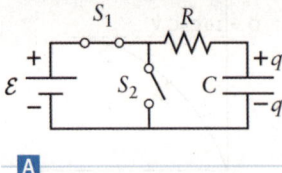

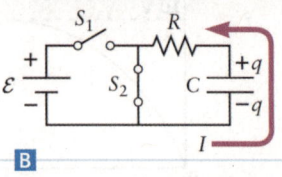

예제 3 충전 완료

그림은 전압이 15 V로 일정한 전원 장치에 저항과 축전기를 연결한 회로를 나타낸 것이다. 스위치 S가 열려 있을 때 전류계에 흐르는 전류의 세기는 I_1이고, S를 닫아 축전기가 완전히 충전되었을 때 전류계에 흐르는 전류의 세기는 I_2이다.

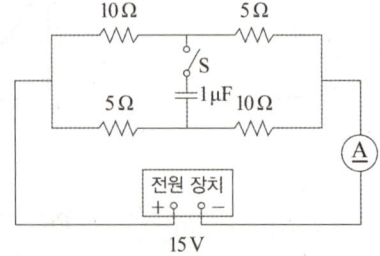

I_1과 I_2는?

예제 4 충전과 방전의 과정에 대한 문제

그림은 전지, 축전기, 스위치, 저항 R_1과 R_2로 구성된 회로를 나타낸 것이다. 스위치를 닫아 충분한 시간 동안 축전기를 충전시킨 후, 다시 스위치를 열어 방전시킨다.

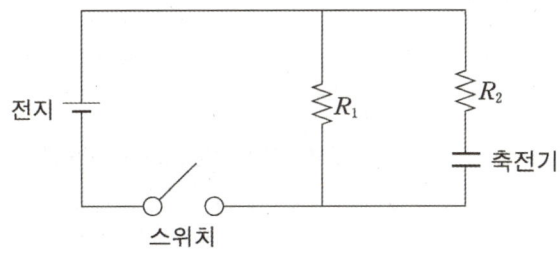

아래 질문에 답하시오. (단, 전지는 $10V$, 저항 $R_1 = R_2 = 1\Omega$, 축전기는 $1\mu F$이다.)

(1) 축전기가 충전되는 동안 R_1에 흐르는 전류는?
(2) 축전기가 충전되는 동안 R_2에 걸리는 전압을 설명하면?
(3) 완전히 충전된 축전기 양단의 전압과 R_1에 걸리는 전압을 비교하면?
(4) 축전기가 방전되는 동안 R_2에 걸리는 전압을 설명하면?

예제 5 방전 과정 중 시간 상수 활용

그림은 저항값이 R, $2R$인 저항 2개, 전기용량이 C인 축전기, 스위치 A와 B로 구성된 회로를 나타낸 것이다. A, B가 열린 상태에서 축전기에 저장된 전하량은 Q_0이다. 시간 $t = 0$일 때 A를 닫고 $t = RC$일 때 B도 닫는다.

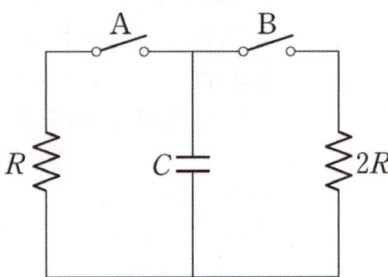

$t = 3RC$일 때 축전기에 저장된 전하량은?

① $\dfrac{2}{5}e^{-2}Q_0$ ② $\dfrac{2}{3}e^{-2}Q_0$ ③ $\dfrac{2}{5}e^{-3}Q_0$
④ $e^{-3}Q_0$ ⑤ $e^{-4}Q_0$

09 직류회로 | 정답 및 해설

1 ①

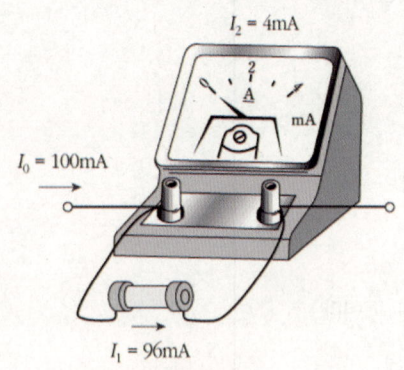

직렬연결이면, 흐르는 전류가 일정하다. 그러므로 전류를 나누어서 흐르게 하려면 병렬연결을 해야 한다.
전류계 쪽에 흐르는 전류가 새로운 저항에 흐르는 전류의 1/24배이므로, 저항의 비는 역수인 24배의 관계를 지닌다. 새로운 저항은 내부저항 36Ω의 1/24배가 되므로, 연결해야 하는 저항의 크기는 $36 \times \frac{1}{24} = 1.5Ω$이 된다.

2 $E=14V$, $R=1Ω$
왼쪽 아래 폐곡선에 대해 키르히호프 법칙을 적용하면
$-9+E-5=0$ 이므로 $E=14V$ 이다.
오른쪽의 폐곡선을 따라 키르히호프 법칙을 적용하면
$-R-13+14=0$ 이므로 $R=1Ω$ 이다.

3 $I_1=2A$, $I_2=2A$
(i) 스위치가 열려있는 경우, 아래와 같이 저항의 혼합연결 형태로 볼 수 있다.

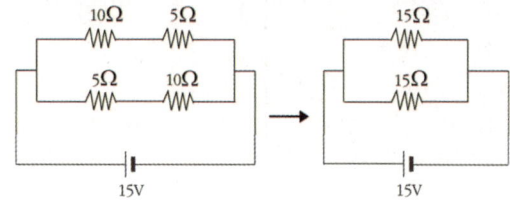

회로에 흐르는 전류의 세기는 $I_1=2A$임을 확인할 수 있다.
(ii) 스위치를 닫아 축전기가 충전되는 경우, 회로에 연결된 전원장치는 전압이 일정한 직류전원장치이므로 스위치를 닫게 되면 축전기는 충전되기 시작한다. 그리고 충전이 완료되면 축전기에는 더 이상 전류가 흐르지 않게 된다. 회로는 아래와 같이 정리 할 수 있다.

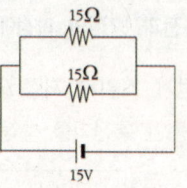

즉, 축전기가 완전히 충전 후, 전류의 세기 역시 $I_2=2A$ 이다.

4 수식 적용: 전지의 전압 V, 축전기 축전용량 C, 축전기에 생기는 전압 V_c
(1) 충전 중: 키르히호프 2법칙(회로내의 임의의 회로를 따라서 생기는 전압 강하의 총합은 그 폐회로 내의 기전력의 총합과 같다)에서 R_1에는 건전지 전압 V 가 일정하게 걸림 → R_1에 흐르는 전류 $I_1 = V/R_1$은 일정하게 전류가 흐른다.
(2) 충전 중: 키르히호프 2법칙에 의해 전압 V 가 저항 R_2에서의 전압강하와 축전기 전압의 합과 같다.
즉, $V = V_2 + V_c$: 축전기에 쌓이는 전하 증가하면서 V_c가 증가하므로 V_2는 감소한다.

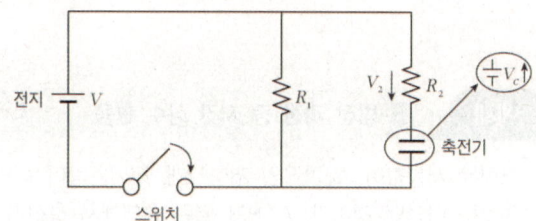

(3) 완전히 충전 된 경우, R_2에 흐르는 전류는 0(완전히 충전된 축전기)이므로 V_2도 0이 되고 결국, $V = V_c$ 가 된다. 즉, R_1에 걸리는 전압과 축전기에 충전된 전압의 크기는 동일하다.
(4) 방전 중: 건전지가 분리되고, 아래 그림처럼 축전기가 전원 역할을 한다. 이 전원의 전압을 저항1, 2가 나누어 갖는다. 그런데, 방전으로 인해 축전기에 걸린 전압이 감소하므로 (Q=CV에서 Q가 감소하면서 V도 감소) 저항에 걸린 전압도 감소하게 된다.

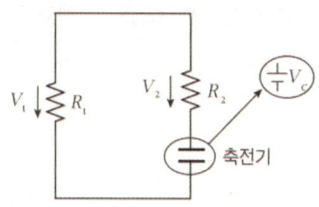

5 ⑤

> RC 회로에서 시간상수 $\tau = RC$ 일 때, 방전 중에 축전기에 남아있는 전하량 $Q = Q_0 e^{-\frac{t}{\tau}} = Q_0 e^{\frac{-t}{RC}}$ 이다.

ⅰ) $t : 0 \sim RC$, 스위치 A만 닫은 상황

저항 R을 통해서 방전이 되므로, 축전기에 충전된 전하량 $Q = Q_0 e^{\frac{-RC}{RC}}$ 이 된다.

즉, $Q = Q_0 e^{-1}$ 이 된다.

ⅱ) $t : RC \sim 3RC$, 스위치 A와 B가 닫은 상황

저항 두 개가 축전기에 병렬 연결된 상황이므로 합성 저항은 $\frac{2}{3}R$이므로 시간상수 $\tau = \frac{2}{3}RC$이가 된다. 시간은 $2RC$만큼 지난 상황이다.

$Q_{결과} = Q e^{\frac{-(2RC)}{\frac{2}{3}RC}} = Qe^{-3}$ 이다.

ⅲ) 전체 전하량 변화

$\therefore Q_{결과} = Qe^{-3} = Q_0 e^{-4}$

〈참고〉 지수의 기본 계산

1. $e^0 = 1$
2. $e^x \times e^y = e^{x+y}$
3. $e^x \div e^y = e^{x-y}$
4. $(e^x)^y = e^{xy}$
5. $\frac{1}{e} = e^{-1} = 0.37$
6. $(1 - e^{-1}) = 0.63$

조선 제일검
방탄 Physics
김동훈

편입 물리학 Bible

제10장

자기학
(magnetic field & magnetic force)

10. 자기학 (magnetic field & magnetic force)

개념지도

I. 자기장 ($B \propto \frac{전류}{거리}$) (나침반이 가리키는 방향)

(1) 직선도선

- $B = k \frac{I}{r}$
- 오른손 법칙 [엄지 : I / 나머지 : B]

⟨암페어 법칙⟩
$B\ell = \mu_0 I_{ins}$
$B(2\pi r) = \mu_0 \cdot I$
∴ $B = \frac{\mu_0}{2\pi} \cdot \frac{I}{r}$

(2) 원형도선 ⟨정중앙⟩

- $B = k' \frac{I}{R}$
- $B = k' \frac{I}{r} = \frac{\mu_0}{2} \cdot \frac{I}{R}$

(3) 솔레노이드 (균일한 자기장)

$B = k'' n I \quad (n = \frac{N}{\ell})$
$= \mu_0 \cdot n \cdot I$: 길이당 감은수

(4) 트로이드

$B = \mu_0 \left(\frac{N}{2\pi r} \right) I$

(5) 암페어 법칙

$\oint \vec{B} \cdot d\vec{l} = \mu_0 I_{알짜전류}$
$B \cdot \ell = \mu_0 I_{ins}$

(cf) 가우스 법칙
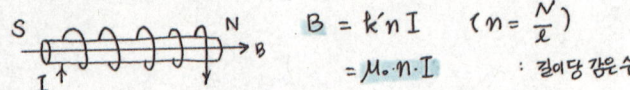
$\left(\Phi = \oint \vec{E} \cdot d\vec{A} = \frac{Q_{ins}}{\varepsilon_0} \right.$
$\left. E \cdot A = \frac{Q_{ins}}{\varepsilon_0} \right)$

ex 1) 원통형 도선

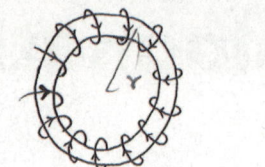

(i) 외부 $r > R$, $B(2\pi r) = \mu_0 I$ ∴ $B = \frac{\mu_0}{2\pi} \cdot \frac{I}{r}$

(ii) 내부 $r < R$, $B(2\pi r) = \mu_0 I \frac{r^2}{R^2}$ ∴ $B = \frac{\mu_0}{2\pi} \cdot \frac{I}{R^2} \cdot r$

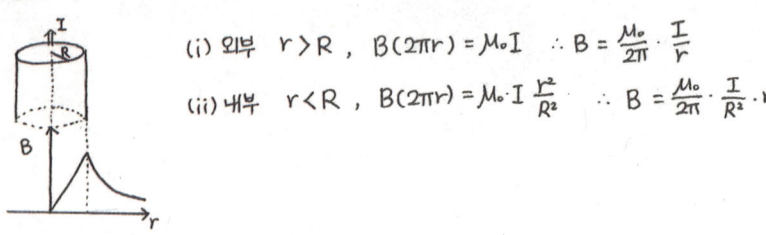

ex 2) 기출응용

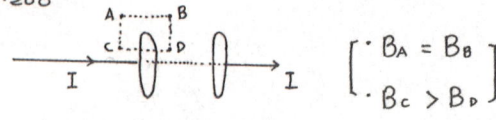

[$B_A = B_B$ / $B_C > B_D$]

II. (전) 자기력 B & B'

(1) 자기장 안에서 전류가 흐르는 도선이 받는힘
  $\underline{B}$ $\underline{I}$ $\underline{l}$ = F

∴ $F = B \cdot I \cdot l \sin\theta$ ∴ $\tau = B \cdot I \cdot A \sin\theta = \mu \cdot B \sin\theta$ ($\mu = I \cdot A$)
                                                                   자기쌍극자 모멘트

(2) 자기장 안에서 움직이는 전하가 받는 힘   ∴ $F = qvB\sin\theta$

   (i) 질량 분석기 (B)

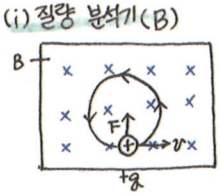

$F = qvB$
$= m\dfrac{v^2}{r}$

$\left[\begin{array}{l} \cdot\ r = \dfrac{mv}{qB} \\ \\ \cdot\ T = \dfrac{2\pi m}{qB} \end{array}\right.$ $\left.\begin{array}{l} \cdot\ \otimes B\ \ominus\ 시계 \\ \qquad\ \oplus\ 반시계 \\ \cdot\ W_F = 0 = \Delta E_k\ (등속원운동) \end{array}\right]$

   (ii) 속도 선택기 (B & E) ~ 응용 〈홀효과〉

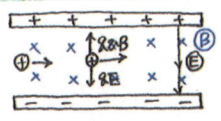

$\left[\begin{array}{l} 전기력 = 자기력\ \langle힘평형\rangle \\ \quad qE = qvB \\ \quad ∴\ v = \dfrac{E}{B} \end{array}\right.$

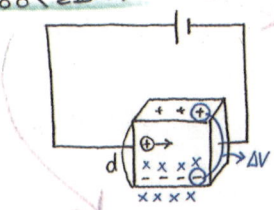

① 유동속도 측정
$F = qE = qvB$ ($\Delta V = E \cdot d$)
$v = \dfrac{E}{B} = \dfrac{\Delta V}{Bd}$

② 전하 운반체 종류

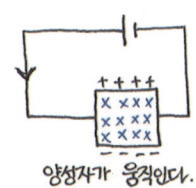 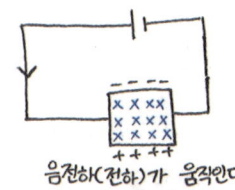
양성자가 움직인다.   음전하(전하)가 움직인다.

   (iii) 자기장에서 전하의 운동 $F = qvB\sin\theta$

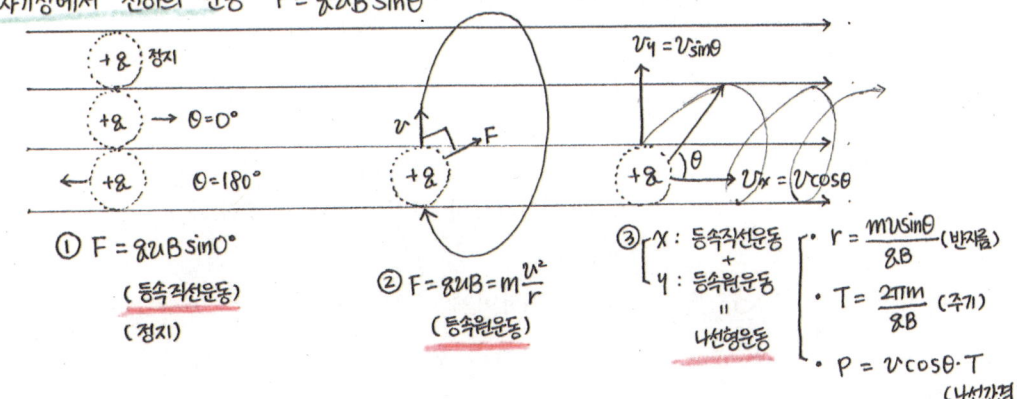

① $F = qvB\sin 0°$
   (등속직선운동)
   (정지)

② $F = qvB = m\dfrac{v^2}{r}$
   (등속원운동)

③ $\left[\begin{array}{l} x:\ 등속직선운동 \\ \qquad + \\ y:\ 등속원운동 \end{array}\right.$ = 나선형운동

$\left[\begin{array}{l} \cdot\ r = \dfrac{mv\sin\theta}{qB}\ (반지름) \\ \cdot\ T = \dfrac{2\pi m}{qB}\ (주기) \\ \cdot\ P = v\cos\theta \cdot T\ (나선간격) \end{array}\right.$

(cf) 중력장 & 균일한 전기장 : 등가속도 운동
     $F = mg$ $F = qE$

PHYSICSTORY |필수이론|

개념확인

1 자기장

1-1 전기장(중력장) & 자기장의 원천(Source) 비교

1-2 자기력선의 정의

1-3 자기장의 종류

직선도선에 의한 자기장: 방향, 세기($B=\dfrac{\mu_0}{2\pi}\dfrac{I}{r}=k\dfrac{I}{r}$)

원형도선에 의한 자기장: 중심에서의 자기장의 방향,

크기($B=\dfrac{\mu_0}{2}\dfrac{I}{R}=k'\dfrac{I}{R}$)

솔레노이드에 의한 자기장: 솔레노이드 내부에서의 자기장의 방향,

세기($B=\mu_0 nI$)

토로이드에 의한 자기장: 토로이드 내부에서의 자기장의 방향,

세기($B=\mu_0(\dfrac{N}{2\pi r})I$)

1-4 암페어 법칙 ($\oint_c B \cdot dl = \mu_0 I_{ins}$ 혹은 $B \cdot (2\pi r) = \mu_0 I_{ins}$)

가우스 법칙 ($\Phi_E = \oint \vec{E} \cdot d\vec{A} = \dfrac{Q_{ins}}{\varepsilon}$ 혹은 $\Phi_E = E \cdot A = \dfrac{Q_{ins}}{\varepsilon}$) 비교

2 (전)자기력

2-1 전기력(중력) & 자기력 비교 ← Field Force

2-2 자기장 안에서 전류가 흐르는 도선이 받는 힘

$F=BIL$ (자기장과 도선이 이루는 각도가 수직)

$F=BIL\sin\theta$ (자기장과 도선이 이루는 각도가 θ)

2-3 평행한 두 도선 사이에 작용하는 자기력

$F=k\dfrac{I_1 I_2}{r}l$ (같은 방향: 인력 & 반대 방향: 척력)

2-4 자기장 안에서 움직이는 전하가 받는 힘 (로렌츠의 힘)
$F = qvB$ (자기장과 움직이는 전하의 각도가 수직)
$F = qvB\sin\theta$ (자기장과 움직이는 전하가 이루는 각도가 θ)

2-5 질량 분석기: 자기장에 수직한 방향으로 입사한 대전입자 ← 등속원운동
반지름, 주기, 방향, 일-에너지정리

2-6 속도 선택기:
자기장과 전기장이 수직으로 형성된 공간에서 대전입자의 운동
자기력 = 전기력, $v = \dfrac{E}{B}$ ← 등속직선운동

2-7 홀효과: 전하 운반체의 속도
전하 운반체의 종류

3 전기 쌍극자 & 자기 쌍극자

3-1 전기 쌍극자 모멘트: $\vec{p} = qd$, (−)에서 (+)로 향하는 방향

3-2 자기 (쌍극자) 모멘트: $\mu = IA$, 원형도선의 자기장 방향

3-3 전기장 + 전기 쌍극자: 토크: $\tau = p \times E = pE\sin\theta$

3-4 자기장 + 자기 쌍극자: 토크: $\tau = \mu \times B = \mu B\sin\theta$

PHYSICSTORY |필수이론|

> 참고 ➕

	중력장	전기장	자기장
원인	질량(m)	전하량(q)	전류(I)
장(Field)	$g = \dfrac{F}{m}$ 1kg 당 중력	$E = \dfrac{F}{q}$ +1C 당 전기력	나침반이 가리키는 방향
장선 (Field line)	중력장선	전기력선	자기력선
장선 해석	중력 방향이 되며, 항상 지구 중심을 향하게 된다.	+1C 당 받는 힘을 연장한 선이다. +에서 나와서 -로 들어간다.	나침반이 가리키는 방향을 연장한 선이다. 즉 힘을 나타낸 선은 아니다. N극에서 나와서 S극으로 들어갔다가 다시 N극으로 나오게 된다. 즉 순환 형태이다.
장선을 통한 전기와 자기의 해석	지표면에서 생각을 하면 항상 중력은 아랫방향이 된다.	+극 혹은 -극 한 개만 존재한다. 즉 **홀극**으로 존재	N극 S극 항상 함께 존재하는 **쌍극**으로 존재
힘의 형태 (장선....)	직선으로 작용	직선으로 작용	원형으로 작용 순환의 형태를 이룬다.

✱ 자기장(Magnetic-field, B-field)의 정의

자기장; 어떤 지점에서 자기장(B)의 방향은 그 지점에 나침반을 놓았을 때 N극이 가리키는 방향이다.

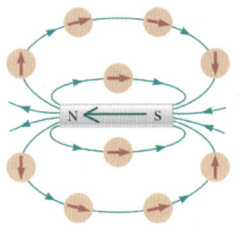

〈나침반 바늘이 가리키는 방향이 자기력선 방향이 된다. 자석내부에서 S극에서 N극으로 자기력선을 그린다.〉

✱ 자기력선(Magnetic field line)

자기력선은 사실 별로 좋은 명칭이 아니고 **자기장선**이라고 부르는 것이 좋을 것이다. 전기력선은 +1C 당 받는 힘을 연장한 선으로 힘의 방향을 가리킨다. 그러나 자기력선은 나침반 바늘이 각각의 위치에서 가리키는 방향을 나타낸 것이다.

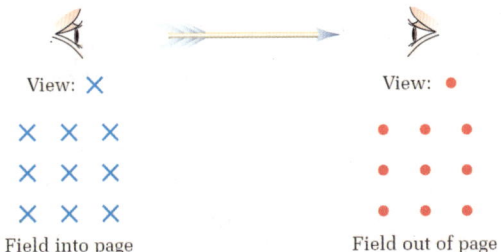 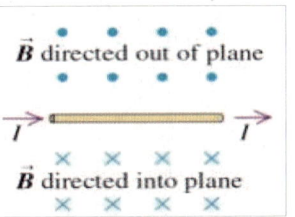

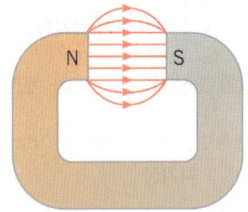

〈두 개의 자석 N극에서 S극으로 자기력선을 그린다.〉

✱ 자석(Magnet)

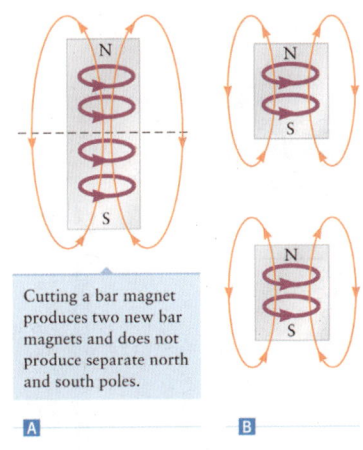

자석을 절단해도 자석이 된다.
즉, 자석은 항상 쌍극으로 존재한다.

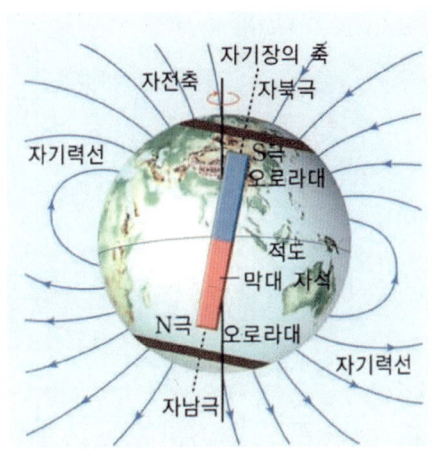

지구는 하나의 커다란 자석으로 볼 수 있다.

TIP

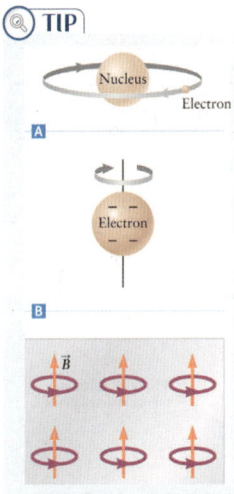

전자의 운동은 전류와 같다.

제10장 자기학 **231**

I. 자기장

'직선도선', '원형도선', '솔레노이드', '토로이드'에 의한 자기장

1 무한 직선도선
(Magnetic Field Due to a Current in a Long Straight Wire)

B C A P Background

(1) 전하 [Q]가 정지한 경우
 : 전기장, (정)전기력

(2) 도선(전선)에 전류가 흐르는 경우
 = 전하가 움직이는 경우
 : 자기장

(1) 전기장, (정)전기력	(2) 자기장의 원천

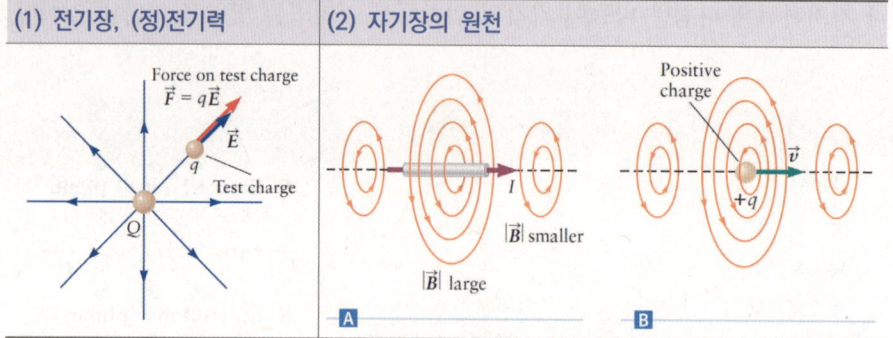

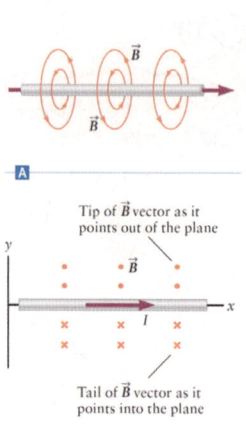

B C A P Concept

(1) 자기장 세기(크기)	(2) 자기장의 방향

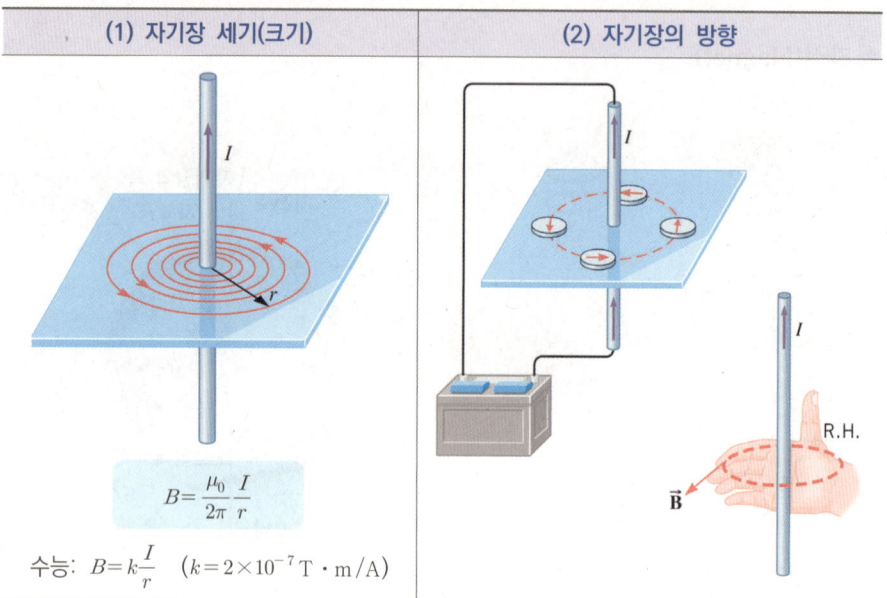

$$B = \frac{\mu_0}{2\pi}\frac{I}{r}$$

수능: $B = k\dfrac{I}{r}$ ($k = 2 \times 10^{-7}\,\text{T}\cdot\text{m/A}$)

B C A P Applications

• 벡터 합: 자기장은 벡터 물리량이다.

B C A P Problems

예제 1 직선도선의 자기장

그림과 같이 일정한 전류가 흐르는 세 무한 직선 도선이 xy평면에 수직으로 놓여 고정되어 있다. x축을 지나는 두 도선의 전류 세기는 I_0이고 방향은 xy평면으로부터 나오는 방향이다. y축을 지나는 도선의 전류 세기는 I_1이고 방향은 xy평면으로 들어가는 방향이다.

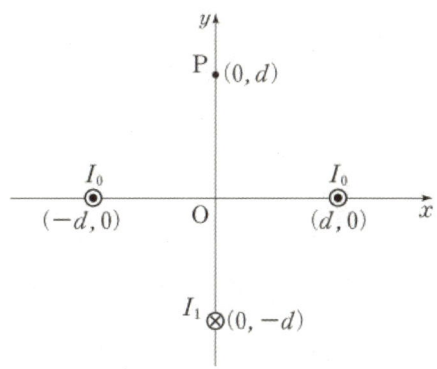

점 P에서 세 도선에 의한 자기장의 세기가 0일 때, I_1은?

① I_0 ② $\sqrt{2}\,I_0$ ③ $\dfrac{3}{2}I_0$

④ $\sqrt{3}\,I_0$ ⑤ $2I_0$

2021 학년도 문제 자기장 & 전기장 (비교)

그림과 같이 전하량이 각각 q, q, Q 인 세 개의 점전하가 xy 평면에 고정되어 있다. y 축 상의 점 P 에서 세 점전하에 의한 전기장은 0이다. $\left|\dfrac{Q}{q}\right|$ 은? $\dfrac{24}{5}$

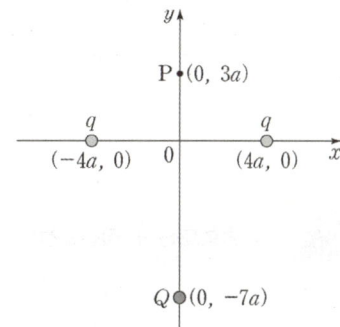

PHYSICSTORY |필수이론|

2 원형도선
(Magnetic Field Due to a Current in a Circular Arc of Wire, 정중앙)

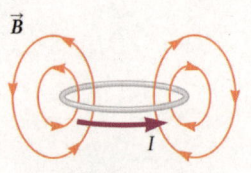

Current loop
자기 모멘트 ($\mu = IA$)

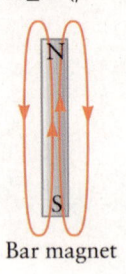

Bar magnet

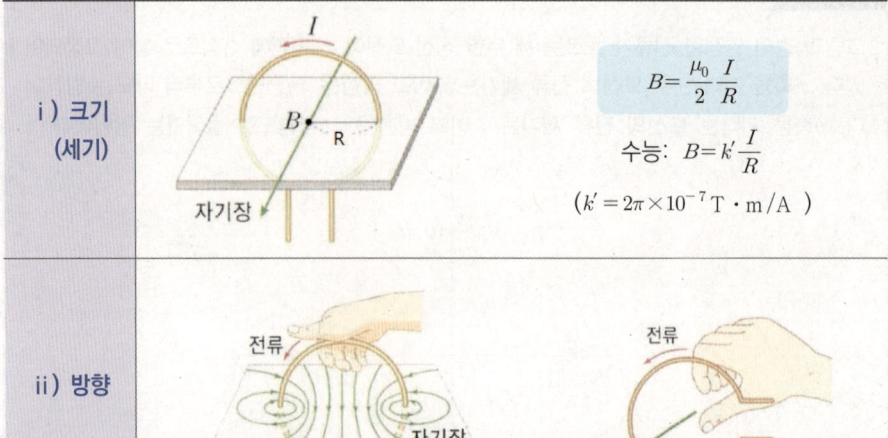

i) 크기 (세기)		$B = \dfrac{\mu_0}{2} \dfrac{I}{R}$ 수능: $B = k' \dfrac{I}{R}$ ($k' = 2\pi \times 10^{-7}$ T·m/A)
ii) 방향		

예제 2 원형도선 중심의 자기장

반지름이 각각 d, $2d$, $3d$인 세 개의 원형 도선에 같은 세기의 전류(I)가 서로 엇갈린 방향으로 흐르는 것을 나타낸 것이다. 점 O는 세 개의 원형도선의 중심이다. 종이 면에서 수직으로 나오는 방향을 $+z$, 종이 면에 수직으로 들어가는 방향을 $-z$라 할 때, 점 O에서 세 개의 원형 도선의 전류에 대한 자기장의 세기와 방향은? (단, 원형전류에 의한 비례상수는 k'이다.)

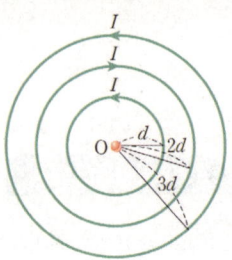

예시 💡 직선도선 자기장

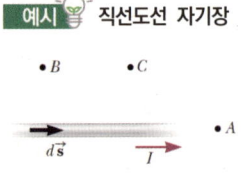

A: 자기장은 0이다.
B와 C는 자기장이 형성된다.

예제 3 원형도선 + 직선도선

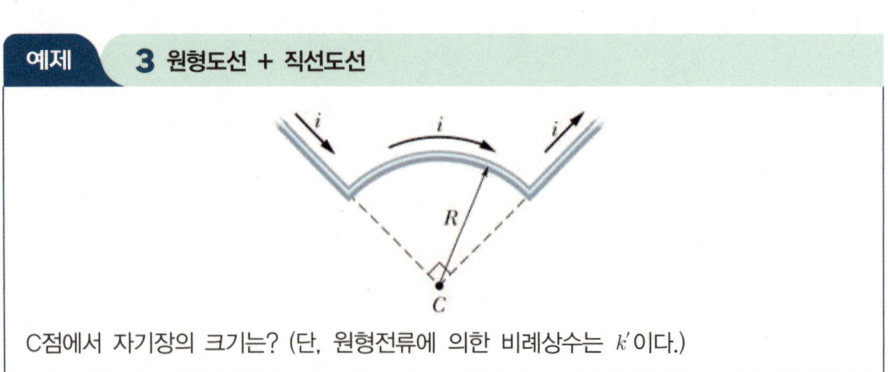

C점에서 자기장의 크기는? (단, 원형전류에 의한 비례상수는 k'이다.)

3 솔레노이드(Magnetic Field of a Solenoid)

i) 크기 (세기)	$B = \mu_0 n I$ 수능: $B = k'' n I$ ($k'' = 4\pi \times 10^{-7}$ T·m/A) : 거리에 무관하게 자기장이 일정하다.
ii) 방향	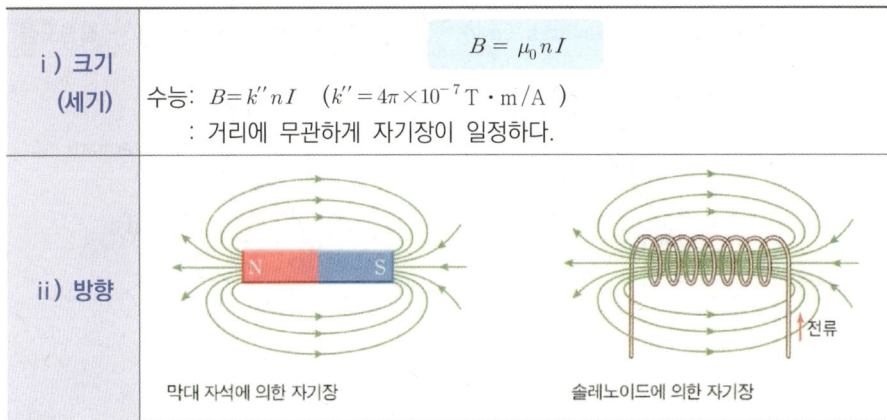 막대 자석에 의한 자기장 　　　　솔레노이드에 의한 자기장

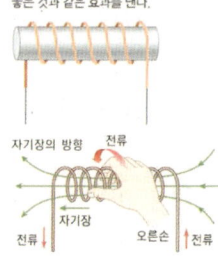

솔레노이드
긴 원통 둘레에 전선을 일정한 간격으로 여러 번 감은 것이므로, 원형 도선을 여러 개 겹쳐 놓은 것과 같은 효과를 낸다.

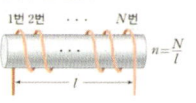

단위 길이당 감긴 수

길이가 l인 솔레노이드에 코일을 N번 감았을 때 단위 길이당 감은 수(1m당 감은 수) n은 $\frac{N}{l}$이다.

4 토로이드(Magnetic Field of a Toroid)

i) 크기 (세기)	$B = \mu_0 \left(\dfrac{N}{2\pi r}\right) I$: 거리에 따라 자기장의 크기가 다르다.
ii) 방향	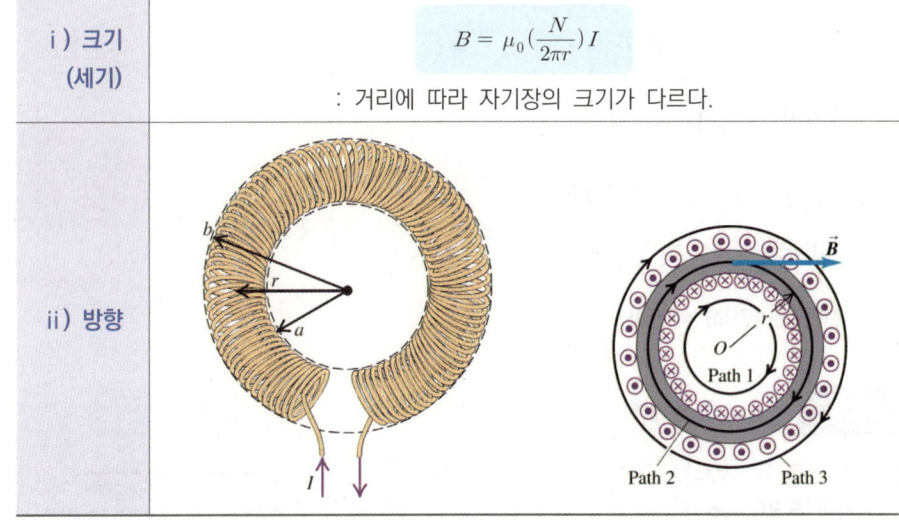

PHYSICSTORY |필수이론|

5 암페어 법칙

<참고> 전기장

$E = \dfrac{1}{4\pi\epsilon_0}\dfrac{Q}{r^2}$

원형도선의 자기장 증명

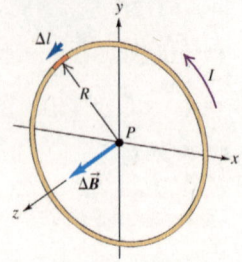

$B = \dfrac{\mu_0 I}{4\pi R^2}(\Delta l_1 + \Delta l_2 + \cdots)$

$(\because \Delta l_1 + \Delta l_2 + \cdots = 2\pi R)$

$B = \dfrac{\mu_0 I}{4\pi R^2}(2\pi R) = \dfrac{\mu_0 I}{2R}$

① 비오-사바트 법칙(Biot-Savart's Law)	② 암페어 법칙(Ampere's law) – 직선도선
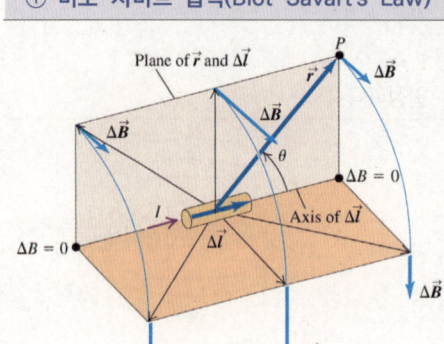	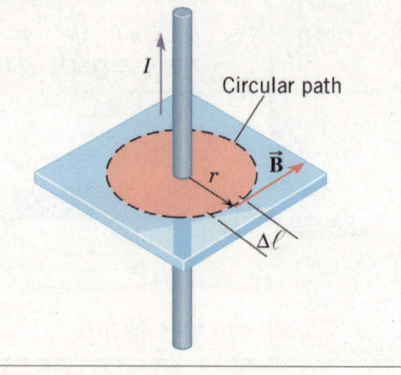
$\Delta B = \dfrac{\mu_0}{4\pi}\dfrac{I\Delta l \sin\theta}{r^2}$	$\Sigma B_\parallel \Delta \ell = B(\Sigma \Delta \ell) = \mu_0 I$ $B(\Sigma \Delta \ell) = B(2\pi r) = \mu_0 I$ $B\oint dl = B\cdot(2\pi r) = \mu_0 I \therefore B = \dfrac{\mu_0 I}{2\pi r}$

③ 암페어 법칙 – 암페어 루프

자기장을 임의의 폐곡선에 관하여 선 적분하면 그 폐곡선을 경계로 하는 면을 뚫고 지나가는 알짜 전류의 값에 비례한다.

$$\oint_c B\cdot dl = \mu_0 I_{ins} \quad \text{혹은} \quad B\cdot(2\pi r) = \mu_0 I$$

즉, 자기장 · (길이) = 전류요소

> **정리** 가우스 법칙 – 전기선속
>
> $\Phi_E = \oint \vec{E}\cdot d\vec{A} = \dfrac{Q_{ins}}{\varepsilon}$ 혹은 $\Phi_E = E\cdot A = \dfrac{Q_{ins}}{\varepsilon}$ 이다.
>
> 즉, 전기장 · (면적) = 전하요소

예제 **4 암페어 법칙**

그림은 전류가 흐르는 도선 4개를 나타낸 것이다. **암페어 루프(Loop)**를 그림과 같이 4가지 종류로 잡았을 때, a, b, c, d 중에서 $\oint_c B\cdot dl$의 값이 큰 순서대로 나열하시오. (단, ⊙은 지면으로 나오는 전류, ⊗은 지면으로 들어가는 전류를 나타낸다.)

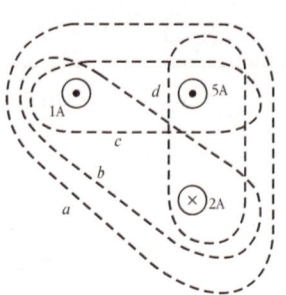

정리 | 원기둥에 의한 자기장

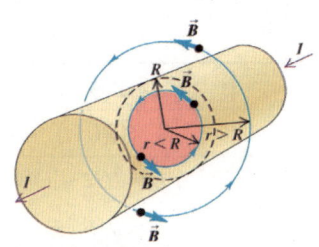

$$\oint_C \vec{B} \cdot d\vec{l} = \mu_0 I_{ins} \quad \text{(암페어 법칙)}$$

$$\oint_C \vec{B} \cdot d\vec{l} = B\oint_C dl = B(2\pi r) = \mu_0 I_{ins}$$

$$\text{(전류 계산)} \, I_{ins} = \begin{cases} I & r > R \text{ (도선 외부)} \\ \dfrac{r^2}{R^2} I & r < R \text{ (도선 내부)} \end{cases}$$

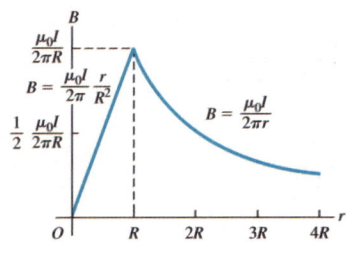

$$B = \begin{cases} \dfrac{\mu_0}{2\pi} \dfrac{I}{r} & r > R \text{ (도선 외부)} \\ \dfrac{\mu_0}{2\pi} \dfrac{I}{R^2} r & r < R \text{ (도선 내부)} \end{cases}$$

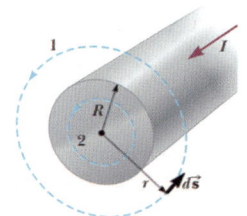

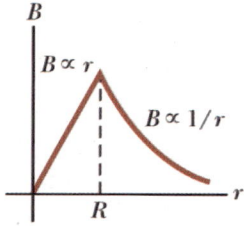

예제 5 원통형 도선의 응용 + 변위 전류 + 자기장 + 전기장

그림은 초기에 저장된 전하량이 0인 원형 평행판 축전기에 전류 I가 흘러 충전되고 있는 것을 나타낸 것이다. 점 a는 축전기 외부에 있고, 점 b는 반지름이 r인 두 도체판 사이에 있다.

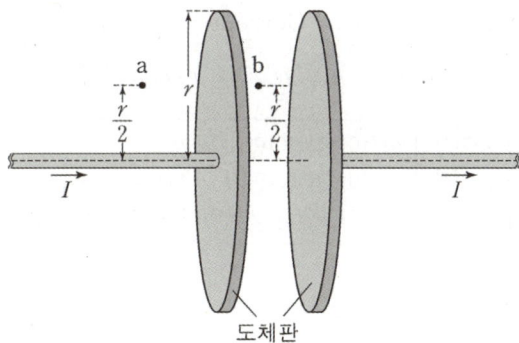

충전되는 동안 a, b에서의 자기장과 전기장에 대한 질문에 설명하시오. (단, 지구 자기장의 영향은 무시하며, 각 도체판의 중심에 수직으로 연결된 두 도선은 일직선상에 있다.)

(1) a에서 자기장의 방향과 세기는?

(2) b에서 자기장의 세기는?

(3) b에서 자기장의 세기와 전기장의 세기를 비교하면? (단, 충전 시작에서부터 충전이 완료까지 시간순으로 설명하시오.)

II (전)자기력

	중력	(정)전기력	(전)자기력
원인	질량(m)	전하량(q)	전류(I)
힘	$F = G\dfrac{Mm}{r^2} = mg$	$F = k\dfrac{Qq}{r^2} = qE$	$F = BIL(\sin\theta)$ $= qvB(\sin\theta)$

1 자기장 안에서 전류가 흐르는 도선이 받는 힘

B**C**A**P** Background   **B**C**A**P Concept

(1) 방향

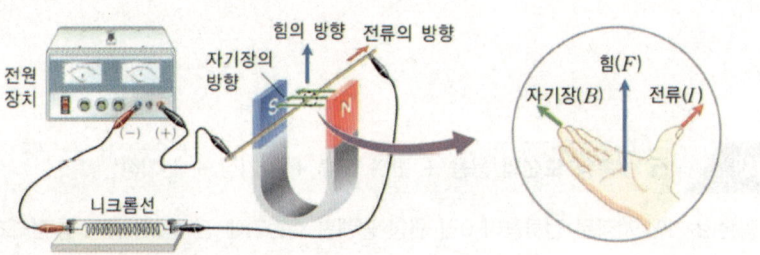

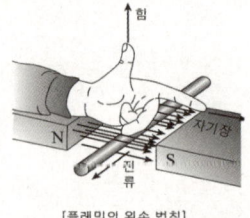

[플레밍의 왼손 법칙]

(2) 자기력(Magnetic Force on a Current-Carrying Wire) 세기

$$F = IL \times B = ILB_{\perp} = ILB\sin\theta \,(\text{N})$$

(1) 전류의 방향과 자기장의 방향이 직각이면 $F = BIL$
(2) 전류의 방향과 자기장의 방향이 평행이면 $F = BIL\sin(0) = 0$
(3) 전류의 방향과 자기장의 방향이 θ만큼 기울어져 있으면 $F = BIL\sin\theta$

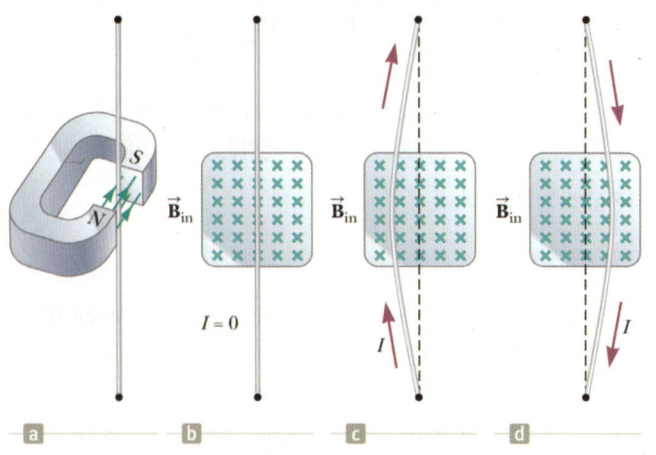

[a] 자석 사이에 직선도선이 놓여있다.

[b] 전류가 흐르지 않으면 도선이 받는 자기력은 0이다.

[c] 전류가 흐르면 도선이 힘을 받는다.

[d] 전류가 반대로 흐르면 도선이 [c] 와는 반대방향으로 힘을 받는다.

Applications

(1) 전류가 흐르는 두 도선 – 힘의 방향

두 도선에 각각 I_1, I_2의 전류가 흐를 때 I_2는 I_1이 만든 자기장에 놓이게 되므로 전류의 방향이 같을 때는 인력(가)이, 방향이 반대일 때는 척력(나)이 작용한다.

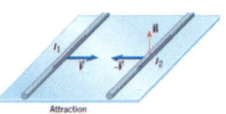

(가) 전류의 방향이 같을 때 (인력)

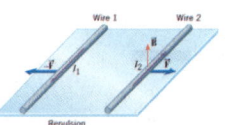

(나) 전류의 방향이 반대일 때 (척력)

(2) 전류가 흐르는 두 도선 – 힘의 크기

전류 I_1, I_2가 흐르고 길이 l인 두 도선이 a만큼 떨어져 있을 때 작용하는 힘 F는

$$F = k\frac{I_1 I_2}{a} l \quad (k = 2 \times 10^{-7} \text{N/A}^2)$$

이다.

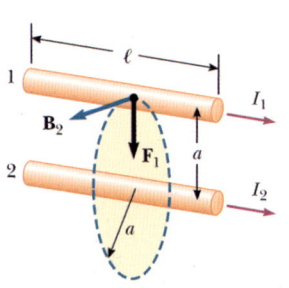

[수학적 증명]

(1) 전류 I_2로부터 거리 a만큼 떨어진 곳의 자기장 B_2는 $B_2 = k\dfrac{I_2}{a}$

(2) 전류 I_2의 도선에서 거리 a만큼 떨어진 곳에 생긴 B_2의 자기장 속에서 전류 I_1가 흐르고 있을 때 I_1가 받는 힘 F_1는 $F_1 = B_2 I_1 l = k\dfrac{I_1 I_2}{a} l$ 이 된다.

(3) 전류 I_1가 만드는 자기장 $B_1 = k\dfrac{I_1}{a}$, 전류 I_2가 받는 힘 $F_2 = B_1 I_2 l = k\dfrac{I_1 I_2}{a} l$이다.

즉, 작용 반작용의 관계로 힘의 크기는 같고 방향은 반대이다.

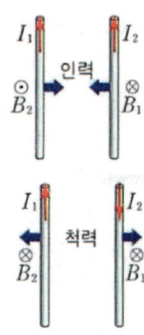

Problems

예시 자기장에서 도선이 받는 자기력의 방향이 같은 것은?

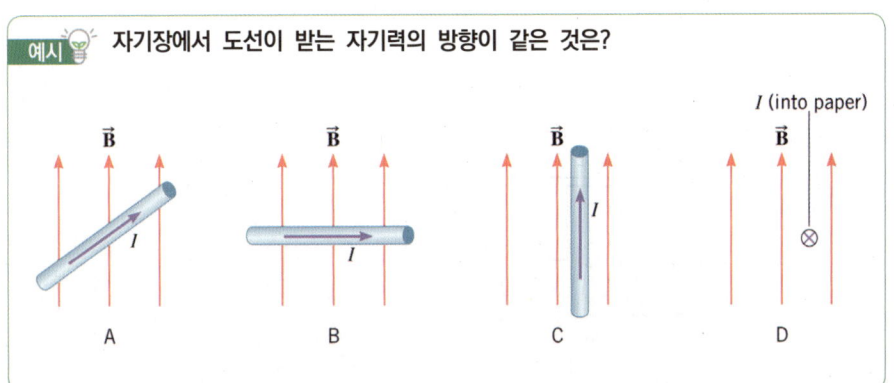

자기력을 받는 도선 A와 B는 지면으로 나오는 방향으로 작용을 하고, C는 자기력을 받지 않는다. D는 오른쪽으로 자기력을 받는다.

PHYSICSTORY |필수이론|

예시 도선에 흐르는 전류의 세기는? (1차원 힘의 평형)

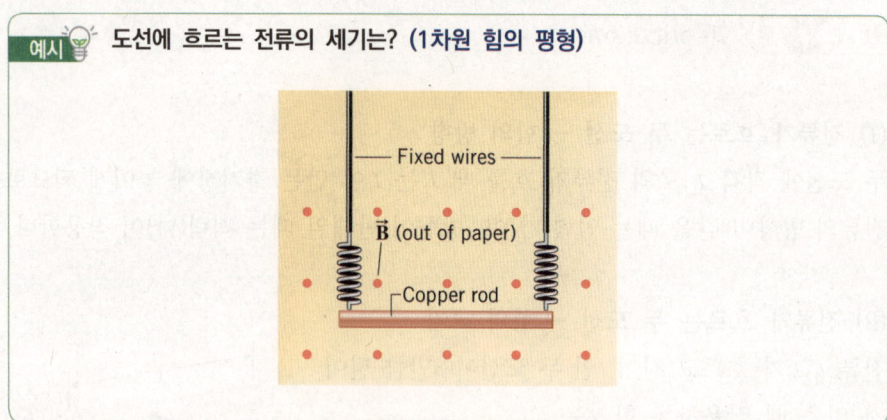

$\sum F = 0 : mg = BIL$
$\therefore I = \dfrac{mg}{BL}$

예시 줄에 걸린 장력은? (2차원 힘의 평형)

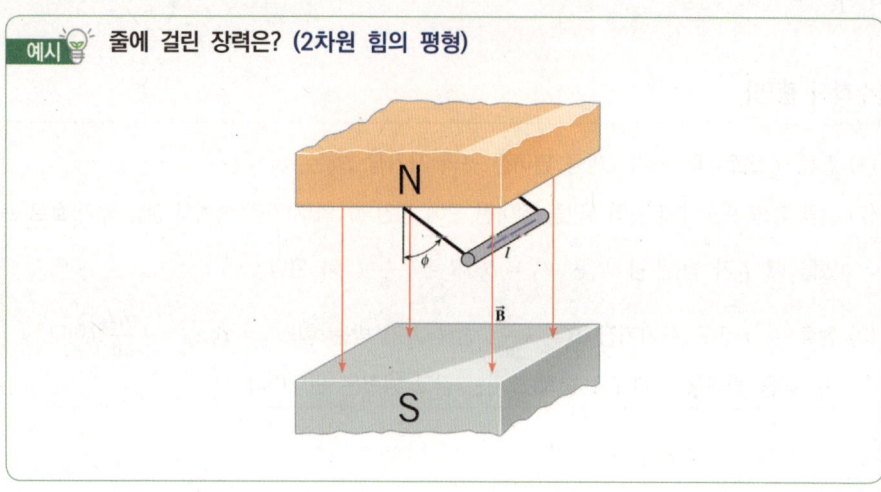

$\sum F_y = 0 : 2T\cos\phi = mg$
$\sum F_x = 0 : 2T\sin\phi = BIL$
$\therefore T = \dfrac{mg}{2\cos\phi} = \dfrac{BIL}{2\sin\phi}$

예시 코일에 흐르는 전류의 세기는? (회전 평형)

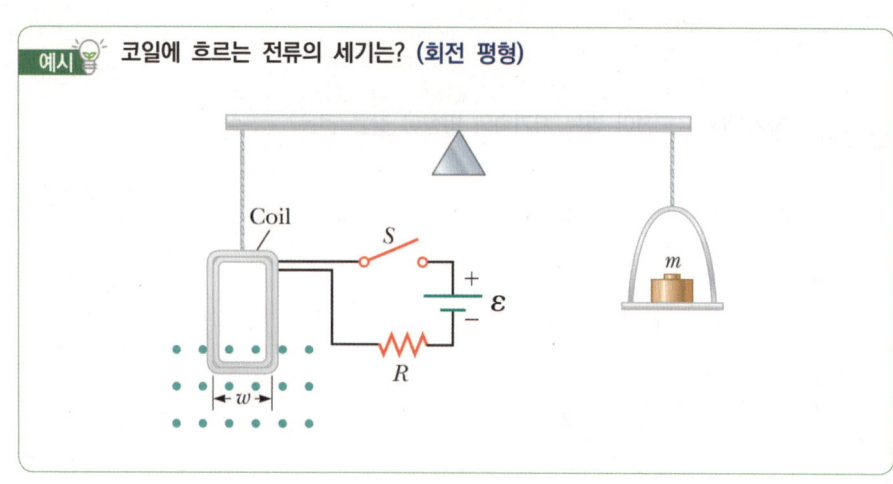

$\sum \tau = 0 : R(BIw) = R(mg)$

$\therefore I = \dfrac{mg}{Bw}$

(코일 감은 수는 고려하지 않았습니다.)

2 자기장 안에서 움직이는 전하가 받는 힘

B>C>A>P Background   **B>C>A>P** Concept

(1) 방향

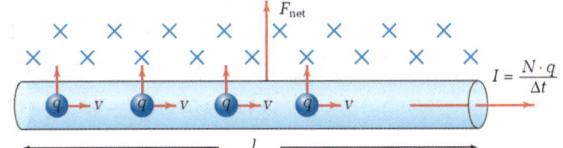
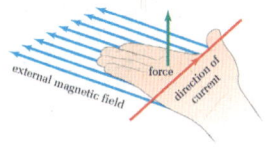
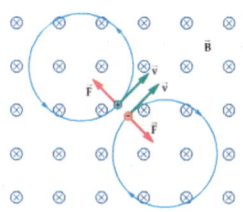

(가) 전선에서 양전하가 움직일 때 받는 힘의 방향   (나) 오른손으로 접근

* 양전하(+) 음전하(-)의 운동 (원운동)방향

• 로렌츠 힘 법칙:
$F = q(E + v \times B)$

(2) 로렌츠 힘((Lorentz force))의 세기

$$\vec{F} = q\vec{v} \times \vec{B} = qvB\sin\theta = qv_\perp B$$

(θ: $\vec{B}$와 $\vec{v}$가 이루는 각)

$$I = \frac{q}{t},\; F = BIL$$
$$= BIL = B\left(\frac{q}{t}\right)L = Bq\left(\frac{L}{t}\right) = qvB$$

B>C>A>P Applications

i) 질량분석기 (mass spectrometer)
   (균일한 자기장 내에 수직으로 입사한 전하의 운동): 등속원운동

질량 m, 전하량 q인 대전 입자를 속도 v로 균일한 자기장 B에 수직으로 입사시켰을 때 이 대전입자는 운동 방향에 수직인 방향으로 자기력 qvB를 받는다.

이때 자기력 F의 크기는 일정하고 자기력의 방향은 순간순간 운동 방향에 수직인 방향이 되므로 이 힘은 대전 입자의 운동 방향만 변하게 한다. 즉, 자기력이 원운동의 구심력 역할을 하기 때문에 대전 입자의 자기장에 수직인 면에서 오른쪽 그림에서처럼 등속 원운동을 하게 된다.

구심력역할 = 자기력, $F = \dfrac{mv^2}{r} = qvB$

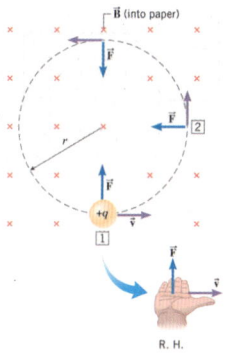

❶ 원운동의 궤도 반지름: $\quad r = \dfrac{mv}{qB}$

❷ 원운동의 주기: 입사속도와 무관

$$T = \frac{2\pi r}{v} = \frac{2\pi}{v}\frac{mv}{qB} = \frac{2\pi m}{qB} \qquad T = \frac{2\pi m}{qB}$$

❸ 입자의 회전 방향: 들어가는 자기장에서 전자는 시계 방향, 양성자는 반시계 방향

   즉, 들어가는 자기장에서 전자 시계, 양전하 반시계   (×) B (−) 시

❹ 원운동을 할 때, 구심력이 한 일이 0 이다. 그래서 운동에너지 변화량 또한 0 이 된다.

   즉 등속원운동을 하게 된다. $W_F = 0 = \Delta E_K$

PHYSICSTORY |필수이론|

ii) 속도 선택기 (velocity selector) (균일한 전기장 + 균일한 자기장): 등속직선운동

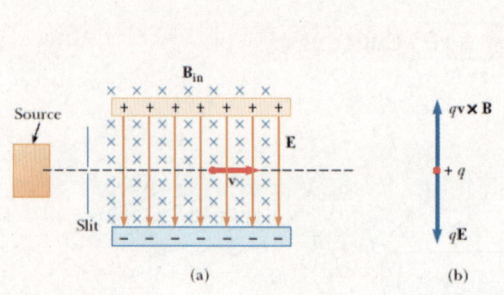

(a) 서로 수직인 전기장과 자기장이 있는 공간에 질량 m, 전하 q인 대전 입자가 전기장과 자기장에 각각 수직인 방향으로 속도 v로 들어오고 있다. (중력은 없다고 가정한다.)

(b) 전기력 = 자기력 (힘의 평형)
$$\sum F = 0, \quad qvB = qE$$
$$\therefore v = \frac{E}{B}$$

iii) 홀 효과 (The Hall Effect)

TIP
홀효과
• 전하 운반체의 속도
• 전하 운반체의 종류

자기장 속에서 전류가 흐르면 전하 운반체(대전입자)는 힘을 받아 도선의 한끝으로 가속된다. 이런 현상으로 도선 속에서 전하가 분리되는 현상을 "Hall 효과"라고 한다.
왼쪽 그림과 같이 자기장 속의 도선 일부분을 크게 확대하여 생각하면, 도선 속의 전하 운반체 (+)전하를 생각하여 기술하여 보자.
$+q$의 입자가 왼쪽에서 오른쪽으로 (x축)방향으로 유동속도 v로 이동해 가면 로렌츠 힘 $F = qvB$를 위쪽으로 받게 되어 위쪽 면으로 모이게 된다. 윗면에 (+)전하가 모이게 되면 윗면에서 아래쪽 방향의 전기장 E가 생기고 (+)전하는 아래쪽으로 전기력 $F = qE$를 받게 된다. 따라서 전하 $+q$는 전기력과 로렌츠 힘을 받게 되고 두 힘이 같아질 때까지 $+q$는 위쪽으로 모인다. 두 힘이 평형이 되어 더 이상 윗면으로 이동하지 않으면 $F = qE = qvB$ 이고, $E = vB$의 관계를 만들 수 있다.
이 때 (+)가 많이 모인 위쪽 면은 아래쪽 면과 전위차가 나타난다.
(평행판 축전기 $V = Ed$)

$$\Delta V_H = E \cdot d = vB \cdot d \Rightarrow \therefore v = \frac{\Delta V_H}{Bd}$$ (전하 운반체의 속도를 알아 낼 수 있다.)

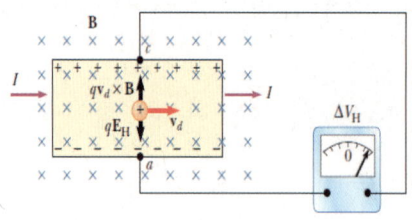

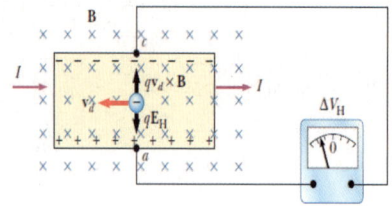

(가) (+)전하가 움직이는 경우: 위가 고전위 아래가 저전위 형성

(나) (−)전하가 움직이는 경우: 위가 저전위 아래가 고전위 형성

이때의 전위차 ΔV_H(홀 전위차)를 측정하면 도선 내의 전하량의 부호를 알 수 있다. (가)상황처럼 위쪽면의 전위가 높아지면 전하운반체는 (+)이고, (나)상황처럼 위쪽의 전위가 처음보다 낮아지면 전하 운반체 (−)전하이다.

Problems

예제 6 Black Box 문제 + 자기장 + 운동하는 전하 + 자기력

그림은 평면에서 대전 입자가 자기장이 없는 영역에서 직선운동 하고 자기장 영역 I, II에 번갈아 들어가 원 궤도를 따라 운동하는 모습을 나타낸 것이다. 영역 I, II의 자기장은 각각 균일하고, 영역 I에서의 원 궤도 반지름은 영역 II에서보다 크다.

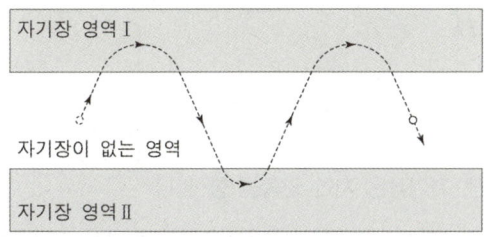

영역 I, II에서 물리량을 비교하시오. (단, 자기력 이외의 힘은 무시한다.)

(1) 입자의 가속도의 크기를 비교하면?

(2) 자기장의 세기를 비교하면?

(3) 자기장의 방향을 비교하면?

예제 7 자기장 + 전하 운동 + (등속) 원운동

그림은 전하 q인 입자가 xy평면에서 y축과 $45°$의 각으로 원점에서 세기 B인 자기장 영역으로 입사되어 원궤도를 따라 운동한 후 $(0, \ell)$인 곳에서 자기장 영역을 벗어나 일정한 속력 v로 운동하는 것을 나타낸 것이다. 자기장은 $x \geq 0$인 영역에 있고, 방향은 xy평면에 수직으로 들어가는 방향이다. 아래 질문에 답하시오.

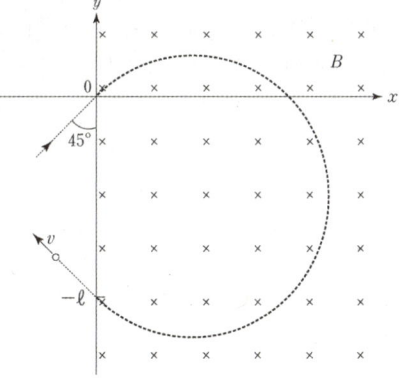

(1) 입자는 양(+)인가? 혹은 음(−)인가?

(2) 자기장 속에서 입자의 속력은?

(3) 입자의 질량은?

예제 8 홀 효과

그림은 균일한 자기장 B에 수직으로 놓여 있는 폭 w의 도체에 전류 I가 흐를 때, 점 a와 b에서의 전위 V_a와 V_b의 차이 $\Delta V(=V_a-V_b)$를 측정하는 것을 나타낸다.

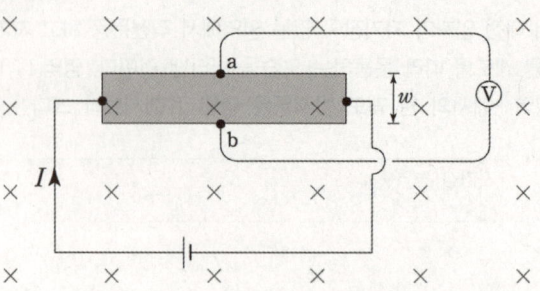

질문에 답하시오. (단, 자기장은 지면 안쪽을 향한다.)

(1) 전하 운반체가 음(-)전하라면, $\Delta V > 0$인가? 아니면 $\Delta V < 0$인가?

(2) 자기장의 방향을 반대로 하면 ΔV의 부호는 어떻게 되는가?

(3) 전하 운반체의 유동속도를 구하기 위해서 더 측정해야 하는 물리량은?

예제 9 자기장 영역 + (자기장 & 전기장)영역

그림과 같이 균일하고 일정한 자기장 영역의 일부분에 전기장 영역이 있고, 전하량의 크기가 q이고 운동에너지가 K인 입자가 xy 평면에서 운동한다. 전기장 영역에서 전기장은 세기가 E_0이고 방향은 $+x$ 방향으로 일정하다. 입자는 전기장과 자기장이 모두 있는 영역에서 $+y$ 방향으로 등속 직선 운동을 하고, 자기장만 있는 영역에서는 시계방향으로 반지름 R인 등속 원운동을 한다. 입자의 전하의 종류와 운동에너지 K로 옳은 것은?

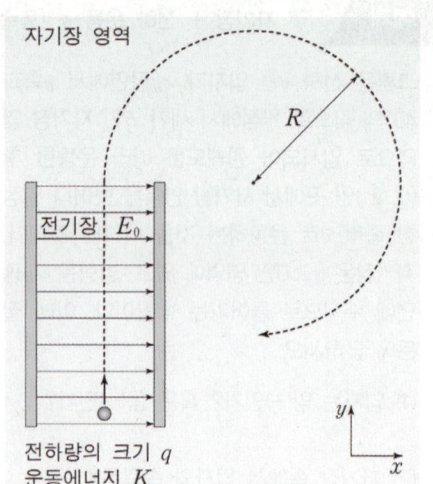

| 전하의 종류 | 운동에너지 K |

참고 ⊕ 전기쌍극자 & 자기쌍극자

① 전기쌍극자 모멘트 & 자기(쌍극자)모멘트

i) 전기쌍극자 모멘트	ii) 자기(쌍극자) 모멘트
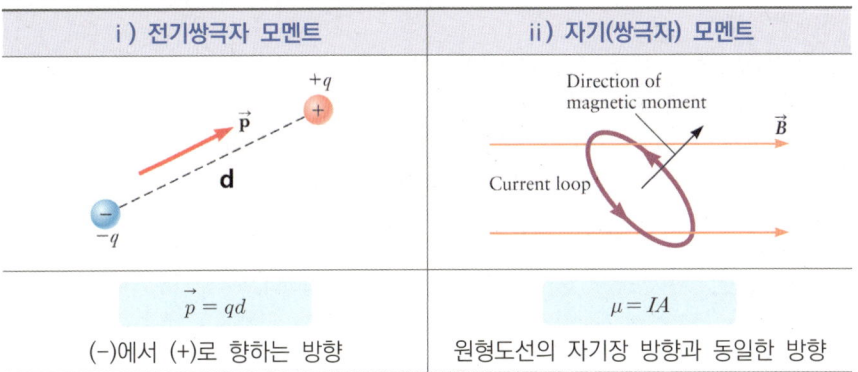	
$\vec{p} = qd$	$\mu = IA$
(−)에서 (+)로 향하는 방향	원형도선의 자기장 방향과 동일한 방향

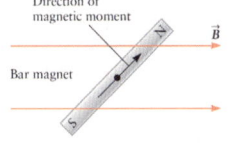

② 토크

i) 전기장 + 전기쌍극자	ii) 자기장 + 자기모멘트
$\tau = p \times E = pE\sin\theta$	$\tau = \mu \times B = \mu B\sin\theta$

예시 자기(쌍극자) 모멘트

그림과 같이 균일한 자기장 영역에서 전류가 흐르는 정사각형도선이 yz평면에 고정되어 있다. 자기장의 방향은 $+z$방향이다. 전류에 의한 자기(쌍극자) 모멘트의 방향은?

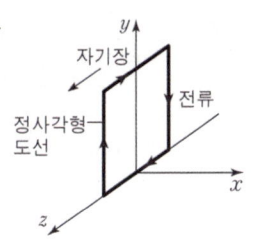

→ $-x$ 방향: 자기 모멘트

예시 자기장 + 자기모멘트

다음의 그림과 같이 균일한 자기장이 형성된 공간에 전류가 흐르는 전류 고리가 두 가지 경우로 위치해 있다. 각 경우에 대해 합력과 토크를 설명하면?

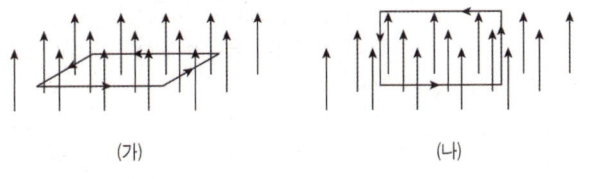

두 경우 모두 합력은 0이다. (가)의 경우에는 토크도 0이 되고, (나)의 경우에는 토크가 0이 아니고, 고리가 회전하게 된다.

10 자기학 — 정답 및 해설

1 ⑤

(i) $(-d, 0) : I_0$ & $(d, 0) : I_0$ 에 의한 자기장의 벡터합 B_P

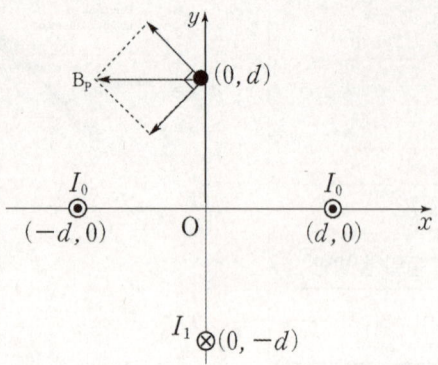

$(-d, 0) : I_0$ 에 의한 자기장 $B = (\dfrac{\mu_0}{2\pi})\dfrac{I_0}{\sqrt{2}\, d}$

$(d, 0) : I_0$ 에 의한 자기장 $B = (\dfrac{\mu_0}{2\pi})\dfrac{I_0}{\sqrt{2}\, d}$

두 자기장의 $90°$ 벡터합

➔ $B_P = \sqrt{B^2 + B^2} = \sqrt{2}\, B = (\dfrac{\mu_0}{2\pi})\dfrac{I_0}{d},\ -x$ 방향

(ii) $(0, -d) : I_1$ 에 의한 자기장 B_1

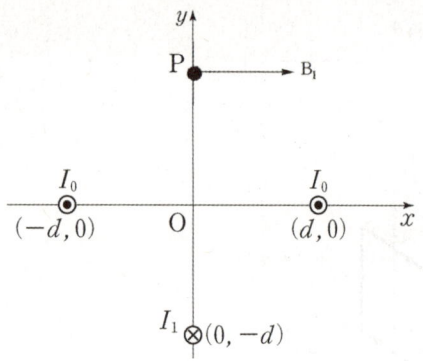

➔ $B_1 = (\dfrac{\mu_0}{2\pi})\dfrac{I_1}{2d},\ +x$ 방향

(iii) 점 P에서 자기장의 세기가 0이다.
자기장의 크기는 같고, 방향이 반대이다.

$B_P = B_1$ 이므로 $(\dfrac{\mu_0}{2\pi})\dfrac{I_0}{d} = (\dfrac{\mu_0}{2\pi})\dfrac{I_1}{2d}$ 이다.

➔ $I_1 = 2 I_0$

2 $B_0 = +\dfrac{5k'I}{6d}$, 자기장의 방향은 $+z$ 방향

반지름이 d인 경우: $B_d = +k'\dfrac{I}{d}$

반지름이 $2d$인 경우: $B_{2d} = -k'\dfrac{I}{2d}$

반지름이 $3d$인 경우: $B_{3d} = +k'\dfrac{I}{3d}$

위의 세 자기장을 합성하면

$B_0 = +k'\dfrac{I}{d} + \left(-k'\dfrac{I}{2d}\right) + k'\dfrac{I}{3d} = +\dfrac{5k'I}{6d}$

자기장의 방향은 $+z$ 방향이다.

3 $B = k'\dfrac{i}{R}(\dfrac{1}{4})$

직선도선에 의한 자기장은 0이다. 원형도선에 의한 자기장의 크기는 $B = k'\dfrac{i}{R}(\dfrac{1}{4})$이다. 자기장의 방향은 지면에서 들어가는 방향이다.

4 c, a, d, b

암페어 법칙이란 자기장을 임의의 폐곡선에 관하여 선 적분하면 그 폐곡선을 경계로 하는 면을 뚫고 지나가는 알짜 전류의 값에 비례한다.

$$\oint_c \boldsymbol{B} \cdot d\boldsymbol{l} = \mu_0 I$$

즉 여기서 알짜 전류값(I)을 계산 하면, $\oint_c \boldsymbol{B} \cdot d\boldsymbol{l}$ 을 구할 수 있다.
(⊙: 지면으로 나오는 전류를 +로 잡았다.)
a: 5A + 1A - 2A = + 4A
b: 1A - 2A = - 1A
c: 5A + 1A = + 6A
d: 5A - 2A = + 3A
즉, c > a > d > b 의 순서가 된다.

5 (1) 점 a에서의 자기장의 방향은 종이면 밖으로 나오는 방향(⊙)이다. 따라서 전류의 방향과 수직임을 알 수 있다.

$B = \dfrac{\mu_0}{2\pi}\dfrac{I(2)}{r}$ 이다.

(2) 점 b에서는 변위전류에 의한 자기장이 형성이 된다.

$B = \dfrac{\mu_0}{2\pi}\dfrac{I}{(2)r}$

(3) 전류가 감소하므로 자기장은 감소하고, 전하가 쌓이면서 전위차가 점점 증가하고 (Q = C△V), 이에 따라 판 사이의 전기장이 증가하게 된다. (△V = Ed)

6 (1) 입자의 가속도는 구심가속도로 $a = \dfrac{v^2}{r}$로 구할 수 있다. 속력은 일정하므로 가속도는 반지름에 반비례 한다. 따라서 반지름이 큰 I영역에서의 가속도가 더 작다.

(2) 반지름 $r = \dfrac{mv}{qB}$에서 반지름은 자기장에 반비례 한다.(m, v, q는 일정) 따라서 반지름이 큰 I영역의 자기장이 더 작다.

(3) 두 영역에서 입자의 회전 방향이 시계, 반시계로 서로 반대이므로 자기장 방향 역시 서로 반대이다.

7 (1) 들어가는 자기장에서 양성자는 반시계 방향, 전자는 시계 방향이다. 그래서 입자는 음(-)으로 대전되어 있다.

(2) 자기력은 구심력으로 자기력이 한 일은 0이므로, 등속원운동을 하게 된다. 자기장 속에서 입자의 속력은 v이다.

(3)
$qvB = m\dfrac{v^2}{r}$
$= m\dfrac{\sqrt{2}\,v^2}{l}$
$\therefore m = \dfrac{qBl}{\sqrt{2}\,v}$

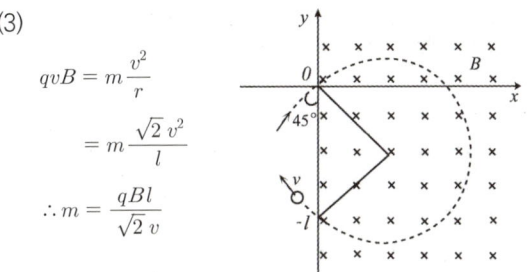

($l : r = \sqrt{2} : 1$ 의 관계가 됩니다. 직각 이등변 삼각형의 삼각함수의 비를 정확하게 체크를 한다.)

8 (1) 전하 운반체가 음(-)전하, 즉, 전자라면 아래 그림처럼 전류의 흐름 방향과 반대방향으로 전자는 이동한다.

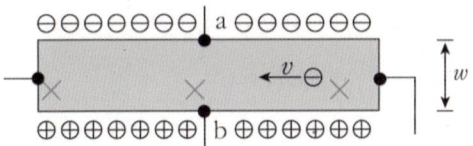

이 전자는 자기장에 의해 자기력을 받아 위쪽으로 이동하고, 상대적으로 아래쪽은 양의 전하가 쌓이게 된다. 즉, 전위는 a가 b쪽 보다 낮다. 즉, $\Delta V\ (= V_a - V_b) < 0$ 이 된다.

(2) 자기장의 방향이 반대가 되면, 전자가 받는 힘의 방향이 반대가 되어 음의 전하는 아래쪽에, 양의 전하는 위쪽에 모이므로, 전위차의 부호가 반대가 된다.

(3) 전자는 양쪽에 쌓이는 전하에 의해 생긴 전위차에 의한 전기장($E = \dfrac{\Delta V}{w}$)에 의해 전기력($F = eE$)을 받고, 이 전기력과 자기장에 의한 자기력($F = ev_d B$)의 크기(서로 반대 방향)가 같아지면 힘의 평형상태에 도달한다. 힘의 평형을 이용하여 식을 얻으면 다음과 같다.

$eE = ev_d B \to \therefore v_d = \dfrac{E}{B} = \dfrac{\Delta V}{Bw}$

즉, 유동속도를 구하기 위해서는 자기장 B, 전위차 ΔV, 폭 w를 알아야한다.

9 음(-)전하, $\dfrac{1}{2}qE_0 R$

(i) 전하의 종류

> 지면에 들어가는 자기장에서 전자 시계방향 이다. 지면에 나오는 자기장에서 양성자는 시계방향 이다.
>
>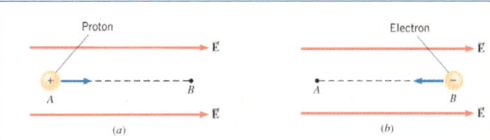
>
> (a) 양성자는 전기장과 같은 방향으로 힘을 받는다.
> (b) 전자는 전기장과 반대 방향으로 힘을 받는다.

자기장만 있는 영역에서 입자는 시계방향으로 회전을 한다. 움직이는 방향과 수직으로 자기력이 작용을 한다. 그래서 전기장과 자기장이 동시에 있는 영역에서 자기력의 방향은 오른쪽이다. 만약 양성자라면 전기력의 방향과 자기력의 방향이 같은 방향이 된다. 그러나 전자기 되면 전기력의 방향과 자기력의 방향이 서로 반대가 되므로 전기장과 자기장이 모두 있는 영역에서 등속 직선 운동을 할 수 있다. 즉, 음(-)전하 이다.

(ii) 운동에너지

등속 직선운동: $|qE_0| = |qvB|$

등속 원운동: $F = qvB = m\dfrac{v^2}{R}, \therefore mv^2 = qvBR$

즉, 운동에너지는 $K = \dfrac{1}{2}mv^2 = \dfrac{1}{2}(qvB)R = \dfrac{1}{2}qE_0 R$ 이다.

PHYSICSTORY |필수이론|

전기장 & 자기장에서 전하의 운동

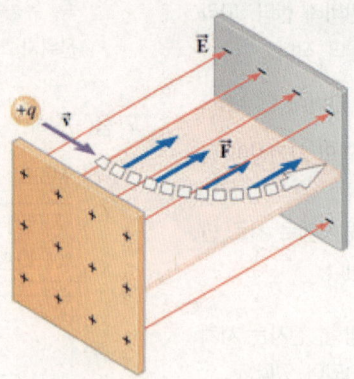

등가속도 운동: 전기장

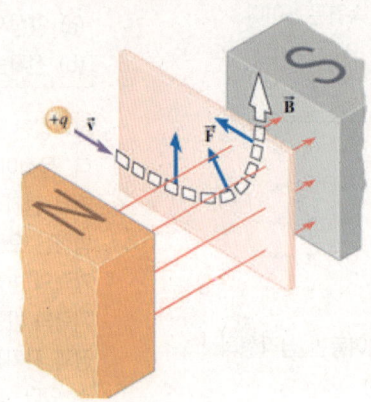

등속 원운동: 자기장

두 직선 도선 사이에 작용하는 자기력

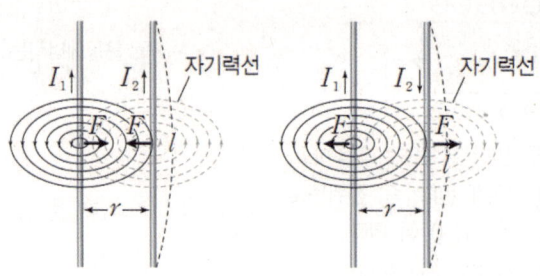

$$F = B_1 I_2 l = k\frac{I_1}{r}I_2 l = 2 \times 10^{-7}\frac{I_1 I_2}{r}l$$

M·E·M·O

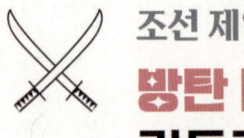
조선 제일검
방탄 Physics
김동훈

편입 물리학 Bible

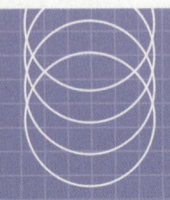

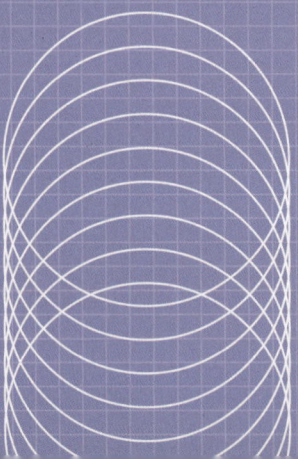

제11장

전자기 유도
(electromagnetic induction)

11 전자기 유도
(electromagnetic induction)

개념지도

I. 유도 전류

(1) 유도전류방향 : 렌츠의 법칙

자속	변화	방해
$\Phi = B \cdot A$	· 증가	⟶ 반대
	· 감소	⟶ 똑같이

(2) 유도 전류 세기 : 패러데이 법칙

- 유도기전력 $\varepsilon = -N \dfrac{\Delta \Phi}{\Delta t}$
- 운동기전력 $\varepsilon = BLv(\sin\theta)$

(i) 자기장 + 도체막대 + 직선운동

$\Delta V = B \cdot L \cdot v$

(ii) 자기장 + 도체막대 + 직선운동 + ㄷ자형도선 (R)

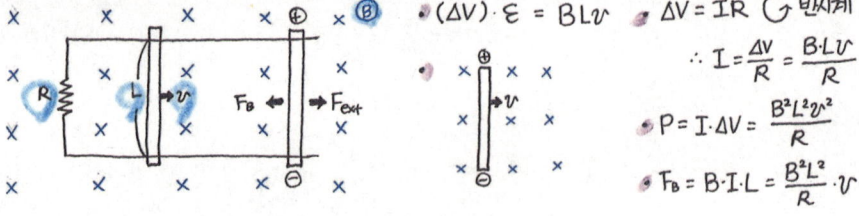

- $(\Delta V) \cdot \varepsilon = BLv$
- $\Delta V = IR$ ↻ 반시계
- $\therefore I = \dfrac{\Delta V}{R} = \dfrac{B \cdot L \cdot v}{R}$
- $P = I \cdot \Delta V = \dfrac{B^2 L^2 v^2}{R}$
- $F_B = B \cdot I \cdot L = \dfrac{B^2 L^2}{R} \cdot v$

(iii) 자기장 + 도체막대 + 원운동

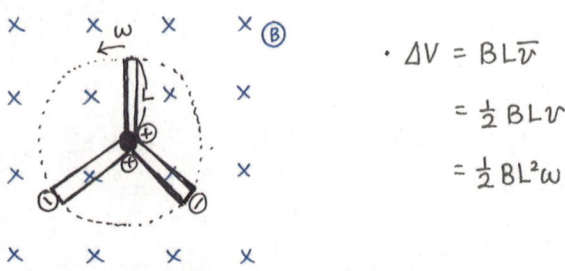

- $\Delta V = BL\overline{v}$
  $= \dfrac{1}{2} BLv$
  $= \dfrac{1}{2} BL^2 \omega$

Ⅱ. 유도

(1) 자체유도

(i) 코일 (—⎽⎽⎽⎽⎽—) : 워워워 (전류의 흐름을 delay 시킨다.)
; (L) – 인덕턴스 (자체유도계수)

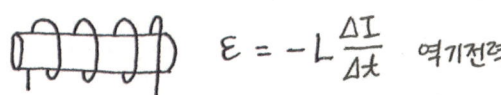 $\varepsilon = -L \dfrac{\Delta I}{\Delta t}$ 역기전력

(ii) RL 회로 ($\tau = \dfrac{L}{R}$)

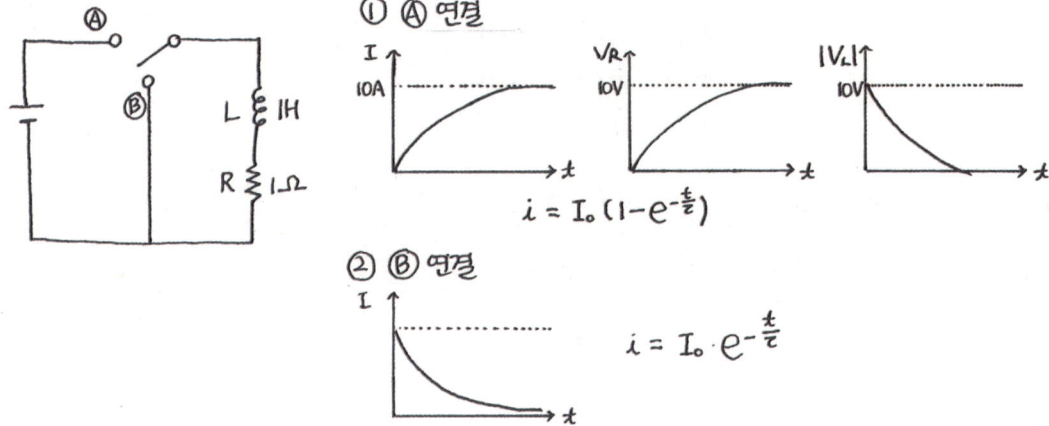

$i = I_0 (1 - e^{-\frac{t}{\tau}})$

② ⓑ 연결

$i = I_0 \cdot e^{-\frac{t}{\tau}}$

cf) 코일은 처음에는 저항 (∞)Ω 처럼 .. 나중에는 저항 0Ω처럼
축전기는 처음에는 저항 0Ω처럼 .. 나중에는 저항 (∞)Ω 처럼

(2) 상호유도

(i) 직류 (기본개념)

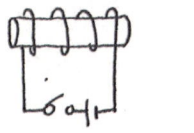

스위치 on just : 유도전류 A→B
스위치 on 시간지남 : 유도전류 0 이다.
스위치 off just : 유도전류 B→A

(ii) 교류 (변압기)

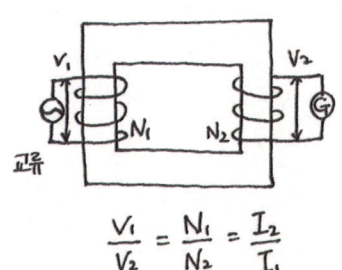

$\dfrac{V_1}{V_2} = \dfrac{N_1}{N_2} = \dfrac{I_2}{I_1}$

PHYSICSTORY |필|수|이|론|

개념확인

1 전자기유도

1-1 자속의 정의 ($\Phi_B = B \cdot A = BA\cos\theta$)

1-2 렌츠의 법칙(유도 전류 방향):

자속   변화   방해
자속이 증가하면 반대
자속이 감소하면 똑같이

1-3 패러데이 법칙(유도 전류 세기):

유도 기전력 ($(\Delta V)\varepsilon = -N\dfrac{\Delta\Phi_B}{\Delta t} = -N\dfrac{\Delta(B\cdot A)}{\Delta t}$)

운동 기전력 ($(\Delta V)\varepsilon = BLV$)

(i) 자기장(**B**) + 금속막대(**L**) + 직선운동(**V**)

(ii) 자기장(**B**) + 금속막대(**L**) + 직선운동(**V**) + ㄷ 자형 도선(**R**)

2. 자체유도 & 상호유도

2-1 자체유도: 자체유도의 정의

자체유도계수(인덕턴스)의 개념 〈전선의 저항, 축전기의 전기용량과 비교〉

코일에서의 유도 전압(기전력) 정의($\varepsilon = -L\dfrac{\Delta I}{\Delta t}$)

2-2 R − L 회로:

R − L 회로의 그래프 해석

유도 시간 상수($\tau_L = \dfrac{L}{R}$)

2-3 상호유도:

직류회로에서 해석

교류회로에서 해석

변압기: 변압기의 원리, 공식($\dfrac{V_1}{V_2} = \dfrac{N_1}{N_2} = \dfrac{I_2}{I_1}$)

PHYSICSTORY | 필수이론

1 전자기 유도

(1) 전자기 유도 현상

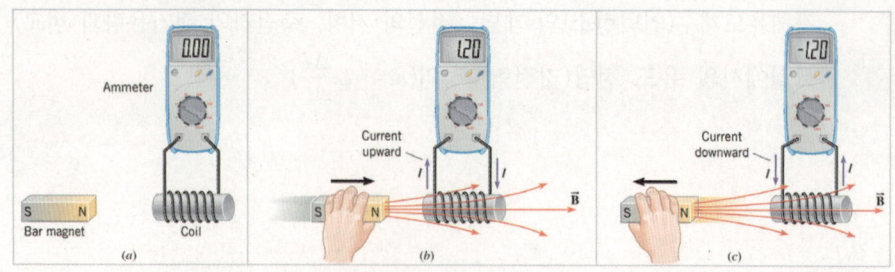

코일과 자석 사이의 상대적인 운동으로 전류가 유도되는 현상을 **전자기 유도**(electromagnetic induction)라 하고, 코일 양단에 발생된 기전력을 **유도 기전력**(induced electromotive force)이라고 한다. 코일의 회로가 닫힌 경우에는 유도 기전력에 의해 전류가 흐르게 되며, 이것을 **유도 전류**(induced current)라고 한다.

(2) 자속 (자기선속, 자기력선 수, magnetic flux): $\Phi_B = B \cdot A = BA\cos\theta$

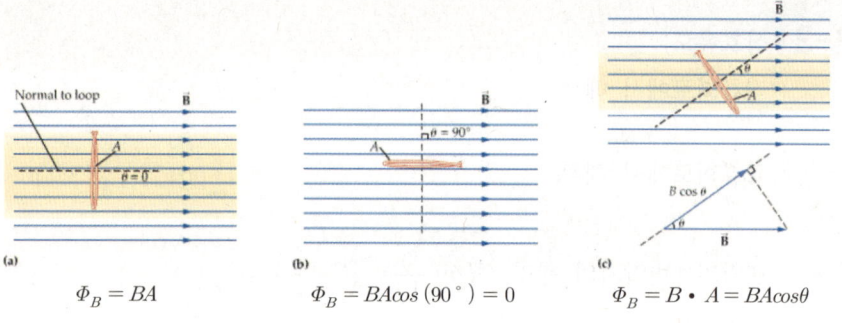

$\Phi_B = BA$ $\Phi_B = BA\cos(90°) = 0$ $\Phi_B = B \cdot A = BA\cos\theta$

(3) 자속의 변화 (예)

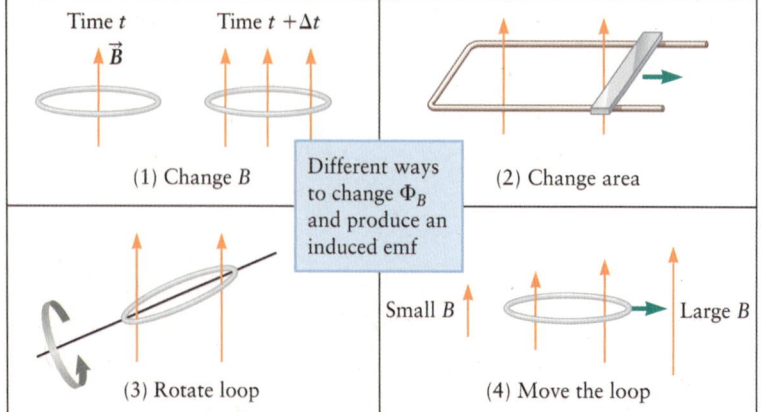

> **TIP**
>
> **전기선속 (전속)**
> 가우스 법칙에서 나오는 물리량으로 내부의 알짜전하가 중요하다.
> $\Phi_E = E \cdot A = \dfrac{Q_{ins}}{\varepsilon}$
>
> **자속 (자기선속)**
> 자속은 기본공식은 전기선속과 동일하다. 자속은 중요한 요소는 변화량이다.
> $\Phi_B = B \cdot A$

〈자속의 쉬운 접근〉

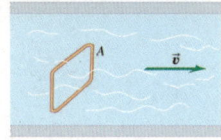

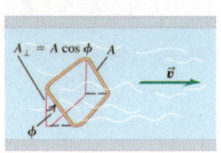

2 렌츠의 법칙(Lenz's law): 유도전류 방향

BCAP Background **BCAP** Concept

자속   변화   방해

> **TIP**
> • 자속 (증가):
>   증가하면, 반대
> • 자속 (일정):
>   일정하면, 변화가 없다.
> • 자속 (감소):
>   감소하면, 똑같이

BCAP Applications **BCAP** Problems

i) 자기장의 변화 (증가하면 반대 & 감소하면 똑같이)

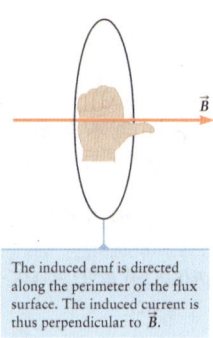

The induced emf is directed along the perimeter of the flux surface. The induced current is thus perpendicular to $\vec{B}$.

ii) 자기장의 변화 (면적 일정, 자기장의 변화)

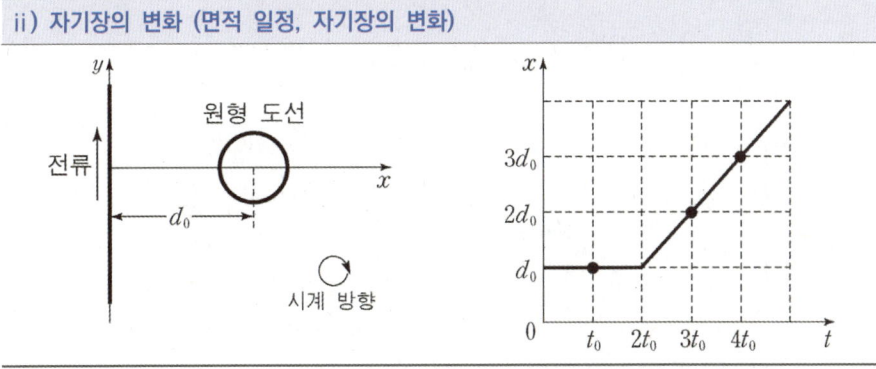

$$B = \left(\frac{\mu_0}{2\pi}\right)\frac{I(\text{전류})}{r}$$

t_0: 자기장 일정
$2t_0$: 자기장 감소 시작
$3t_0$: 자기장 감소
$4t_0$: 자기장 감소

$2t_0$ 이후부터 자기장이 감소, 원형도선에 시계방향으로 유도전류가 흐른다.

PHYSICSTORY |필|수|이|론|

iii) 자석의 운동 (자기장의 증가 & 감소)

ⓐ 자석이 원형 고리에 다가 가면 자속이 증가한다.

ⓑ 원형 고리에 유도 전류가 흐른다. 자속이 증가하므로, 유도전류는 자속의 증가를 방해하는 방향으로 유도 전류가 흐른다. (증가하면 반대)

ⓒ 자석이 원형 고리에서 멀어지며 자속은 감소한다.

ⓓ 원형 고리에 유도 전류가 흐른다. 자속이 감소하는 것을 방해하는 방향으로 유도 전류가 흐른다. (감소하면 똑같이)

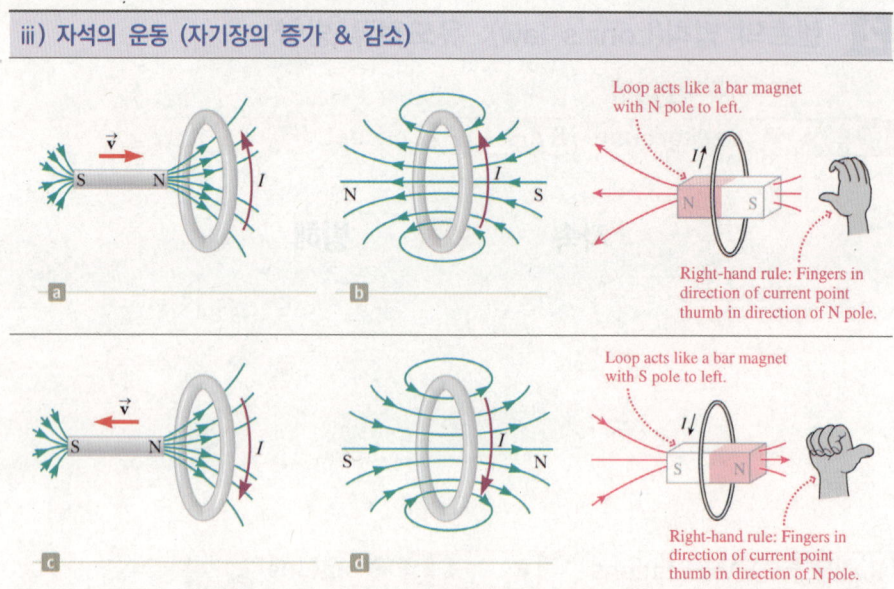

iv) 면적이 변하는 경우 (자기장은 일정, (나)는 면적증가, (라)는 면적 감소)

(가), (다), (마)에서는 유도 전류가 흐르지 않는다.

(나)에서는 **반시계 (PSRQ)방향**으로, (라)에서는 **시계(SPQR) 방향**으로 유도전류가 흐른다.

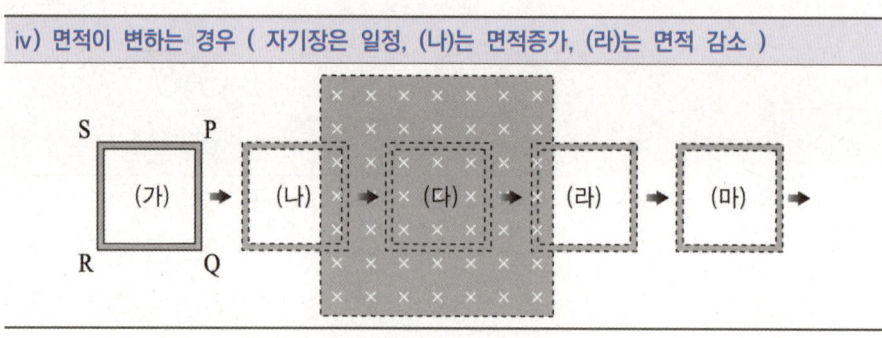

v) 면적이 변하는 경우 (자기장은 일정, 면적이 증가)

자속이 증가(자기장은 일정, 면적은 증가)하면, 자속의 변화를 방해하기 위해서 지면에 들어가는 자기장과는 반대방향으로 유도 자기장이 형성이 되어야 한다. 그러므로 (ㄷ)자형 도선에서 반시계방향으로 유도 전류가 흐른다.

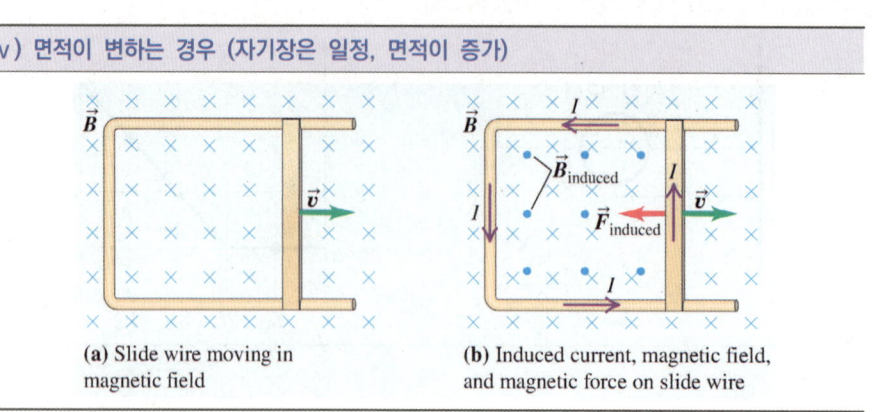

(a) Slide wire moving in magnetic field

(b) Induced current, magnetic field, and magnetic force on slide wire

3. 패러데이 법칙(Faraday's law): 유도전류의 세기

BCAP Background | BCAP Concept

(i) 유도 기전력	(ii) 운동 기전력
$(\Delta V)\varepsilon = -N\dfrac{\Delta \Phi_B}{\Delta t} = -N\dfrac{\Delta(B \cdot A)}{\Delta t}$	$(\Delta V)\varepsilon = BLV$

BCAP Applications | BCAP Problems

운동 기전력의 예

(i) 자기장(B) + 금속막대(L) + 직선운동(V)

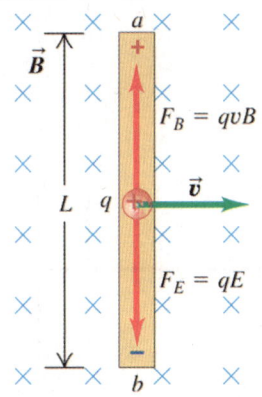

전기력 = 자기력
$qE = qvB \therefore E = vB$

마치 평행판 축전기처럼 생각하면
$\Delta V_{ab} = EL$

$\Delta V_{ab} = EL = BvL$

(ii) 자기장(B) + 금속막대(L) + 직선운동(V) + ㄷ 자형 도선(R)

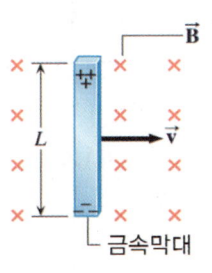 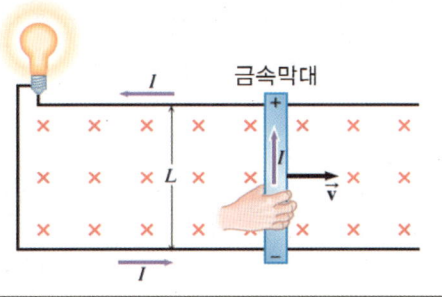

TIP
유도 기전력 (induced electromagnetic force, ε)

기전력은 쉽게 표현하면 회로에서의 전압이다. 회로에서의 전압을 더 쉽게 표현을 하면, 건전지라고 할 수 있다.

전자기 유도에서 유도 전류는 자속의 변화에 의해서 형성된다. 그 자속의 변화에 의해서 형성된 기전력(전압)이 전류를 흐르게 하는 원인이 된다.

유도 기전력은 유도 전류를 흐르게 하는 원인이 되며, 유도 전류의 세기(크기)는 유도 기전력에 의해서 결정이 된다.

TIP
Key - Point
① 도체막대의 전위, 유도 기전력(유도 전압)
② 유도 전류 방향 & 세기
③ 소비전력(전구의 밝기)
④ 도체막대의 자기력

PHYSICSTORY |필수이론|

CHECK 자기장(B) + 금속막대(L) + 직선운동(V) + ㄷ 자형 도선(R) 정리

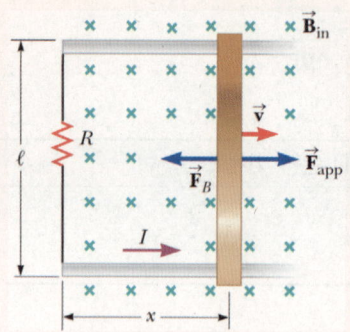

- 직선도선의 전위차(기전력): $\triangle V(=\varepsilon) = B\ell v$
- 직선도선의 고전위 & 저전위
  : 고전위(도선 위쪽), 저전위(도선 아래쪽)

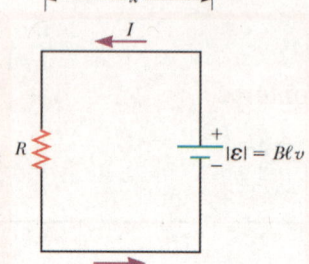

- 회로의 유도전류의 방향: 반시계 방향
- 저항에 흐르는 전류: $I = \dfrac{\varepsilon}{R} = \dfrac{B\ell v}{R}$
- 저항에 소비전력: $P = Fv = \dfrac{(B\ell v)^2}{R}$
- 직선도선의 저항력(자기력): $F_B = BIl = \dfrac{B^2 l^2 v}{R}$

CHECK 자속, 기전력, 자기력(저항력) 정리

[a] 균일한 자기장 안에 전류고리가 일정한 속력으로 진행한다.

[b] 거리에 따른 자속을 나타낸 것이다.

[c] 거리에 따른 유도기전력을 나타낸 것이다. 유도기전력의 크기는 일정하다. (크기와 방향모두 중요하다.)

[d] 거리에 따른 자기력의 크기와 방향을 나타낸 것이다.

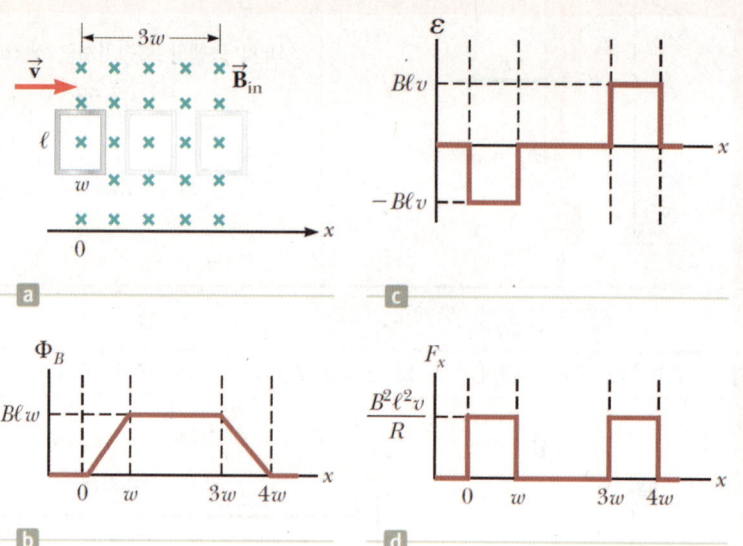

A : $\varepsilon_A = B(L)v$
B : $\varepsilon_B = B(2L)v$
C : $\varepsilon_C = B(L)v$

예시 운동 기전력의 크기?

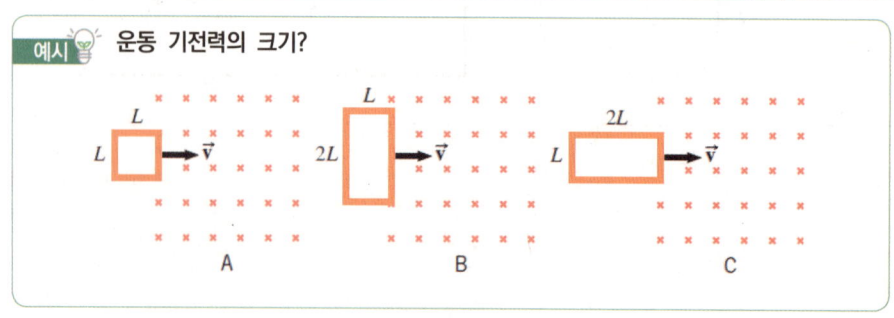

예제 1 유도 기전력

그림 (가)는 종이면에 수직인 균일한 자기장 영역에 감은 수 5, 반경 r인 솔레노이드를 종이면에 고정한 것을 나타낸 것이고, 그림 (나)는 종이면에 수직인 균일한 자기장 영역에 감은 수 10, 반경 $2r$인 솔레노이드를 종이면에 고정한 것을 나타낸 것이다. (가)와 (나)에서 자기장의 세기 B 는 모두 그림 (다)와 같이 시간 t 에 따라 변한다.

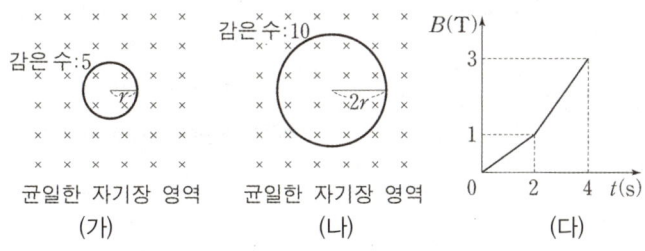

(가)와 (나)의 솔레노이드에 유도되는 유도 기전력의 크기 ε를 시간 t 에 따라 그린 그래프의 개형으로 가장 적절한 것은? (단, 유도 전류에 의한 자기장은 무시한다.)

① 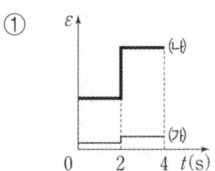   ②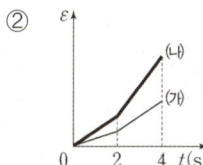

예제 2 운동 기전력

그림 (가)와 같이 무한히 긴 직선 도선과 구리로 만든 원형 도선의 중심이 거리 d_0만큼 떨어져 있다. 직선 도선에는 일정한 전류가 흐르고 있다. 그림 (나)는 x 축을 따라 운동하는 원형 도선의 중심 위치를 시간 t 따라 나타낸 그래프이다.

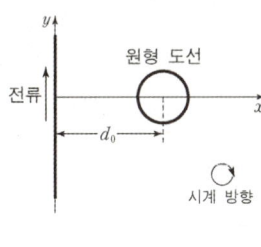 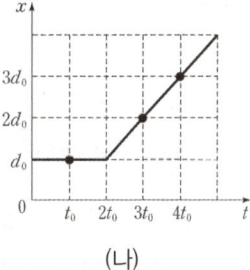

(가)   (나)

질문에 대해 설명하시오. (단, 직선 도선은 y 축 상에 고정되어 있고, 원형 도선은 회전하지 않는다.)

(1) t_0일 때 원형 도선에 유도되는 기전력의 크기는?

(2) $3t_0$일 때 유도 기전력에 의한 원형 도선의 전류 방향은?

(3) $3t_0$일 때와 $4t_0$일 때 원형 도선에 유도되는 기전력의 크기를 대략적으로 설명하면?

4 자체 유도(Self-induction)

Background

회로	기호	회로그림	의미	공식
저항	R (저항)		전압 강하, 열 발생(소비전력)	$V = IR$
축전기	C (전기용량)		충전 & 방전	$Q = CV$
인덕터 (코일)	L (인덕턴스) (자체유도계수)		전류의 흐름을 delay 시킨다. 워 워 워	$\varepsilon = -L\dfrac{\Delta I}{\Delta t}$

> **TIP**
>
> **자체 유도 계수**
> (Self inductance, L)
>
> 비례 상수 L을 코일의 **자체 유도 계수** 또는 **인덕턴스**라고 하며, 단위는 H(헨리)를 쓴다.
>
> *1 H: 1초 동안 1A의 전류가 변할 때 회로에 1V의 유도 기전력이 생기는 것을 나타낸다.

Concept

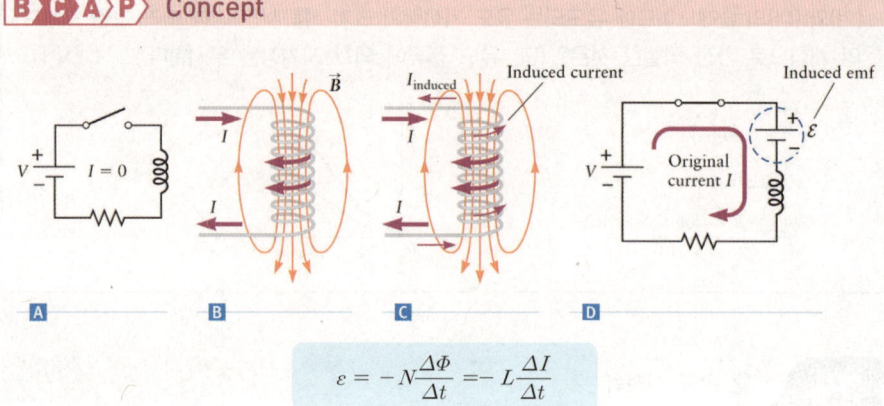

$$\varepsilon = -N\frac{\Delta \Phi}{\Delta t} = -L\frac{\Delta I}{\Delta t}$$

Applications   Problems

예시 R − L 회로

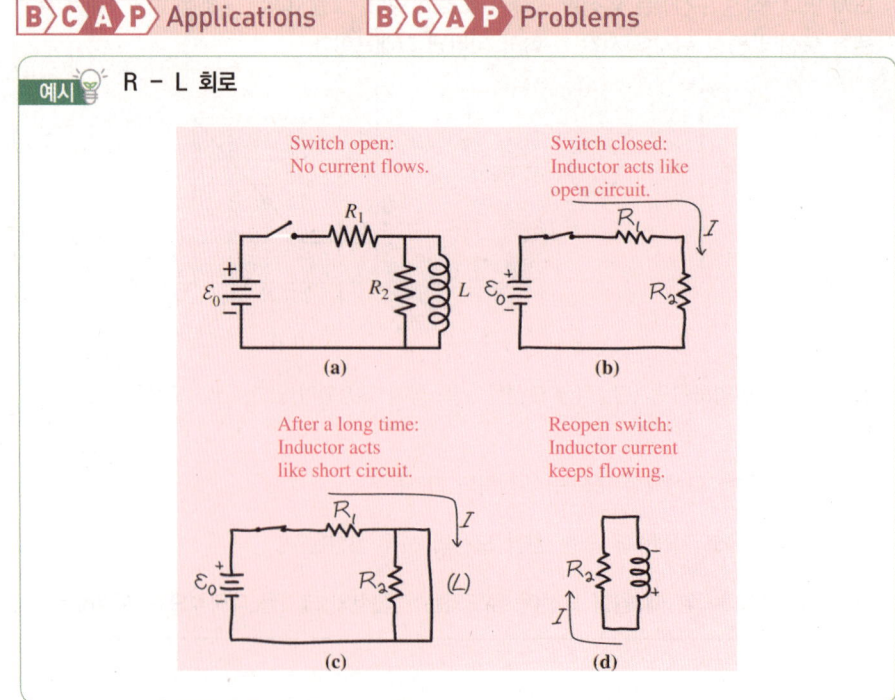

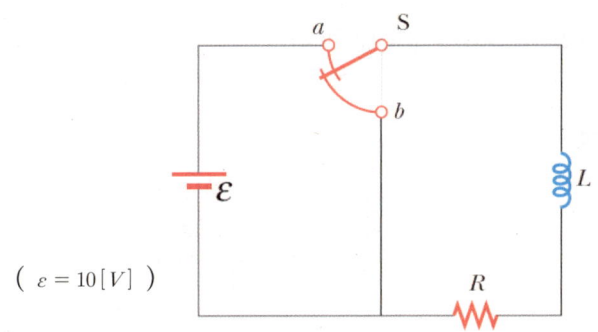

($\varepsilon = 10\,[V]$)

(a) 연결: $I(t) = \dfrac{\varepsilon}{R}(1 - e^{-Rt/L})$ / (b) 연결: $i = \dfrac{\varepsilon}{R}e^{-Rt/L}$ / 시간상수: $\tau_L = \dfrac{L}{R}$

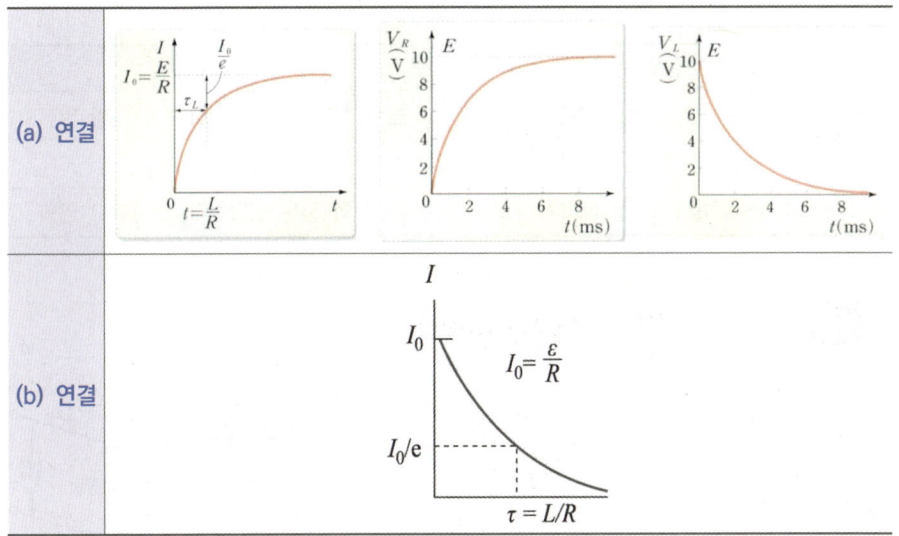

CHECK RC 회로 & RL 회로 비교

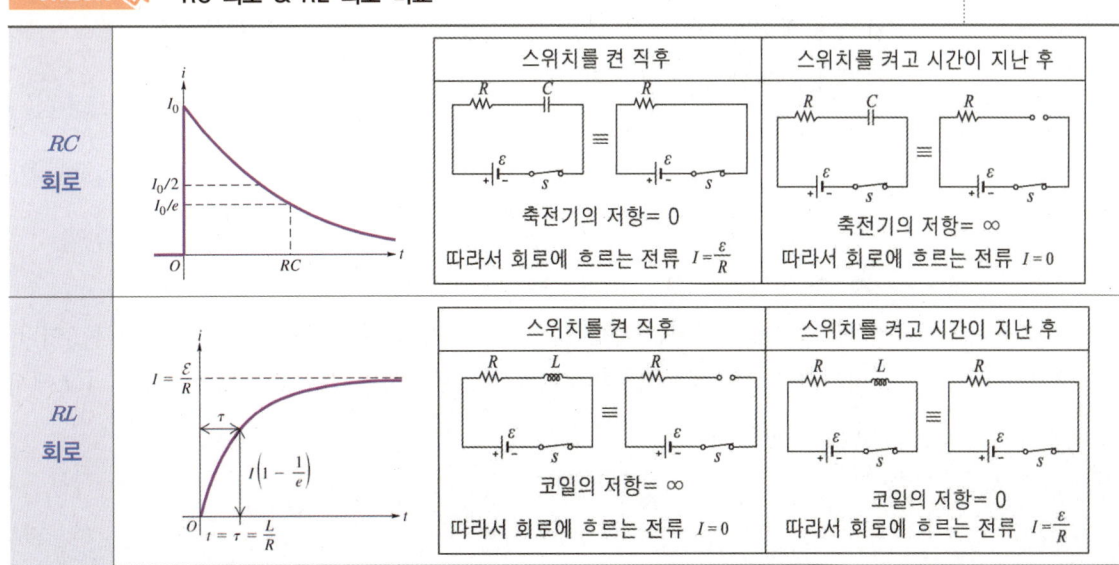

5 상호 유도(Mutual Induction)

5-1 직류

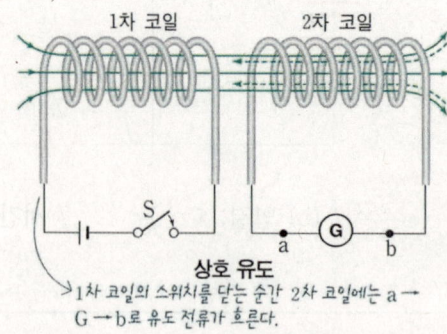

상호 유도
→ 1차 코일의 스위치를 닫는 순간 2차 코일에는 a → G → b로 유도 전류가 흐른다.

1차 코일의 변화	2차 코일의 변화
1차 코일의 스위치를 닫았을 때 (I_1 증가)	I_2는 I_1와 반대 방향이다. (a G b) 방향
1차 코일의 스위치를 닫은 상태 ($\Delta I = 0$)	$I_2 = 0$
1차 코일의 스위치를 열었을 때 (I_1 감소)	I_2는 I_1와 같은 방향이다. (b G a) 방향

5-2 교류(변압기, Transformer)

변압기의 원리: 1차 코일에 교류가 입력되면 전류의 세기와 방향이 주기적으로 변하게 되어 1차 코일에 의한 자기 선속이 시간에 따라 변한다. 1차 코일에 의한 자기 선속의 변화는 철심을 통해 2차 코일에 전달되어 2차 코일에는 유도 기전력에 의한 유도 전류가 흐르게 된다.

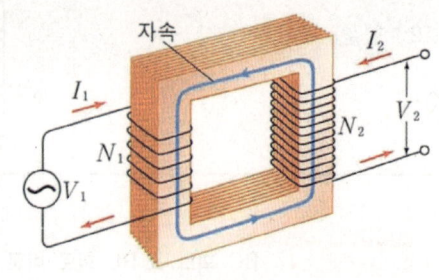

변압기의 구조

- 1차 코일의 유도 기전력 $V_1 = -N_1 \frac{\Delta \varnothing}{\Delta t}$, 2차 코일의 유도기전력 $V_2 = -N_2 \frac{\Delta \varnothing}{\Delta t}$ 이므로 $\frac{V_1}{N_1} = \frac{V_2}{N_2}$ 에서 $V_1 : V_2 = N_1 : N_2$ 가 성립한다.
  ➡ 즉 전압은 코일의 감은 수에 비례한다.

- 1차 코일에 입력되는 전력 $P_1 = V_1 I_1$, 2차 코일에 출력되는 전력 $P_2 = V_2 I_2$ 이다. 따라서 변압기에서의 에너지 손실을 무시하면 $P_1 = P_2$ 이므로, $V_1 I_1 = V_2 I_2$ 에서 $V_1 I_2 = V_2 I_1$ 이다.

➡ $\frac{V_1}{V_2} = \frac{N_1}{N_2} = \frac{I_2}{I_1}$ (단, $P_1 = P_2$)

예제 3 상호유도의 쉬운 접근

그림 (가)는 호흡정지감지기를 차고 있는 어린 아이를 나타낸 것이며, 그림 (나)는 호흡정지감지기의 원리를 모식적으로 나타낸 것이다. 코일1은 일정한 기전력 ε, 저항 r에 연결되어 있고 지점 a와 b사이를 진동수 f로 단순조화 진동한다. 길이 l, 감은수 N인 코일 2는 저항 R과 연결되어 코일 1과 같은 중심축 상에 고정되어 있다.

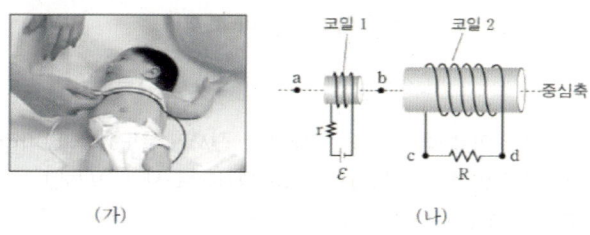

(가) (나)

코일 1이 a에서 b로 이동하는 동안, 이에 대한 설명으로 옳은 것만을 〈보기〉에서 있는 대로 고른 것은? (단, 코일 1에 유도되는 기전력은 무시한다.)

| 보기 |
ㄱ. 저항 R에 흐르는 전류의 방향은 c→R→d 방향이다.
ㄴ. 코일 1에 의한 코일 2의 유도기전력의 최대값은 N이 클수록 크다.
ㄷ. 코일 1에 의한 코일 2의 유도기전력의 최대값은 f가 클수록 크다.

예제 4 상호유도의 쉬운 접근

그림과 같이 원형 코일 A와 B를 각각 신호(교류) 발생기의 출력 단자와 교류 전압계의 입력 단자에 연결하고 두 코일의 중심축을 일치시켰다. 신호 발생기의 전원을 켜면 전압계에서 전압이 측정된다.

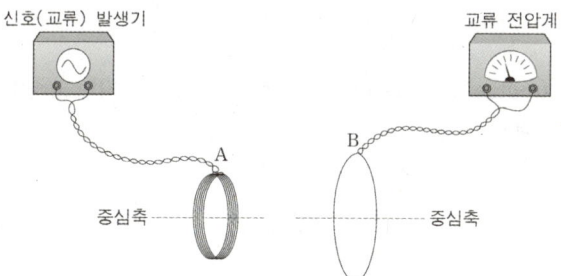

다른 조건은 그대로 두고 〈보기〉와 같이 조건을 바꾸었을 때, 전압값이 커지는 것만을 〈보기〉에서 있는 대로 고른 것은?

| 보기 |
ㄱ. A와 B를 서로 가까이 한다.
ㄴ. B의 감은 수를 2배로 증가시킨다.
ㄷ. A와 B의 중심축이 서로 수직이 되도록 한다.

PHYSICSTORY |필수이론|

코일에 저장된 자기장 에너지
자체 유도 계수가 L인 코일에 일정한 전류가 흐를 때 코일에 저장되는 자기장 에너지의 세기(크기)는

$$U = \frac{1}{2}LI^2$$

〈참고〉 9장에서 축전기에 저장된 전기 에너지

$$U = \frac{1}{2}CV^2$$

참고 ⊕ 자체유도(계수)

회로의 자속이 변하면 회로에 유도 기전력이 생긴다. 회로에 흐르는 전류가 변하여 회로가 만드는 자기장이 변하게 되고, 그 자기장 속에 있는 회로 자신의 자속이 변함으로써 회로에 유도 기전력이 생긴다.

① 전류가 만드는 자기장의 세기는 전류의 세기에 비례하므로 회로 안에서 자신이 만드는 자기장에 의한 자속도 자신의 전류의 세기에 비례한다. 따라서 회로 자신의 전류 변화에 의한 자속 변화율은 자신의 전류 변화율에 비례한다.

$$\varepsilon = -N\frac{\Delta\Phi}{\Delta t} = -L\frac{\Delta I}{\Delta t} \rightarrow \therefore L = \frac{N\Phi}{I}$$

② 자체유도 현상이 일어날 때 유도되는 기전력은 전자기 유도 법칙에 따라 전류의 시간적 변화율에 비례하고 변화를 방해하는 쪽으로 생기므로 시간 Δt 동안 전류가 ΔI 만큼 변한다면 유도 기전력 ε는 다음과 같다.

$$\varepsilon = -L\frac{\Delta I}{\Delta t} \qquad \varepsilon = -N\frac{\Delta\Phi}{\Delta t} = -L\frac{\Delta I}{\Delta t}$$

③ **자유유도계수 (인덕턴스)**: 비례 상수 L로 표현하고, 단위는 H(헨리)이다.
〈1 H: 1초 동안 1A의 전류가 변할 때 회로에 1V의 유도기전력이 생긴다는 것〉
〈자체 유도 계수 L은 코일의 감은 수, 길이, 단면적 그리고 코일 속의 물질에 의해서 크기가 결정된다.〉

상호유도의 예
금속 탐지기, 교통 카드 등등이 있다.

참고 ⊕ 상호유도

두 코일이 가까이 있을 때 한 코일에 전류가 다른 코일은 자기장 속에 놓이게 된다. 이 때 자기장을 만드는 코일의 전류가 변하면 다른 코일의 자속이 변하게 되어 유도 기전력이 생긴다. 이와 같이 코일이나 회로의 전류가 변하여 다른 회로에 기전력이 생기는 현상이다.

① **상호 유도 기전력**: 상호 유도에 의해 2차 코일에서 유도 기전력의 크기는 1차 코일에 흐르는 전류의 시간적 변화율에 비례한다. 즉, 2차 코일에 유도되는 기전력 ε_2는..

$$\varepsilon_2 = -N_2\frac{\Delta\Phi_2}{\Delta t} = -M\frac{\Delta I_1}{\Delta t}$$

② **상호유도계수(mutual inductance)**: 비례 상수 M 으로 나타내고, 단위는 H(헨리)이다.

문제) 상호 유도 계수가 0.2H인 두 코일이 있다. 1차 코일에서 0.01초 동안 10A의 전류가 감소하였다면 2차 코일에 유도되는 기전력의 크기는 몇 V인가?

🔒정답 $\varepsilon_2 = -M\frac{\Delta I_1}{\Delta t} = -0.2 \times \frac{(-10)}{0.01} = 200(V)$

변압기는 상호 유도 원리를 이용하여 교류전압(주기적으로 크기와 방향이 변하는 전압)을 높이거나 낮추는데 사용하는 장치
→ 승압 변압기
 $N_2 > N_1 \rightarrow V_2 > V_1$
→ 강압 변압기
 $N_2 < N_1 \rightarrow V_2 < V_1$

참고 ⊕ 변압기

전기가 공급되는 코일을 1차 코일이라 하며, 전력을 공급받는 코일을 2차 코일이라고 한다. **1차 코일**에 전류가 흐르면 코일은 철심을 자화시켜 **2차 코일**에 자기장을 만든다. 즉, 2차 코일에 자속을 생기게 한다. 따라서 1차 코일에 전류가 변하면, 2차 코일의 자속이 변하게 되어 2차 코일에 유도 전류가 흐르는 것이다. 이와 같이 전자기 유도를 이용하여 다른 회로에 전기를 보내는 장치를 변압기이다.

11 잔자기 유도

정답 및 해설

1 ①

ⅰ) 유도기전력 $\varepsilon = -N \cdot \dfrac{\Delta \Phi}{\Delta t}$ 이다.

유도 기전력의 크기는 코일 감은 수(N)에 비례하고, 자속의 변화율($\dfrac{\Delta \Phi}{\Delta t}$)에 비례한다.

ⅱ) 그래프(다)에서 시간에 따라 자기장이 정비례한다. 자속 $\Phi = B \cdot A =$ (자기장)×(면적)이다. (가)와 (나)에서 면적은 일정하고, 자기장이 증가하는 상황이다. 즉, 자속(Φ)이 시간에 따라서 일정하게 증가한다.

유도기전력 $\varepsilon \propto \dfrac{\Delta \Phi}{\Delta t}$ 이다. 자속(Φ)이 시간에 따라서 일정하게 증가하게 되면, 유도 기전력(ε)는 일정한 값을 가진다.

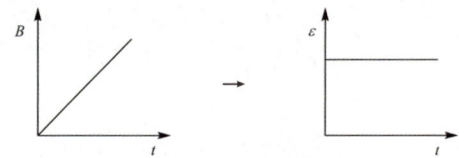

ⅲ) 유도 기전력의 크기는 (나)의 경우가 (가)보다 크며, 시간에 따른 자기장의 변화를 종합해서 그래프로 나타내면 아래와 같이 완성이 된다.

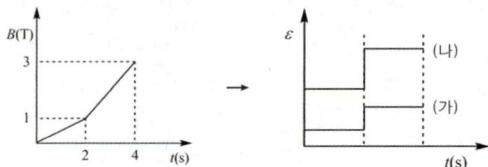

2 (1) t_0 일 때, 자속의 변화가 없으므로 유도 기전력은 없다.

(2) $3t_0$ 일 때, 원형도선에 흐르는 유도 전류의 방향에 대해서 생각해 보면, 직선도선에 의해서 지면으로 들어가는 자기장이 형성된다. → 원형도선이 멀어진다. → 자속의 변화가 감소한다. → 지면으로 들어가는 자기장이 줄어든다. → 지면으로 들어가는 유도자기장이 형성된다. → 시계방향으로 유도전류가 형성된다.

(3) $3t_0$에서 $4t_0$로 멀어지면서 직선도선에 의해서 형성된 자기장이 줄어든다. 그래서 유도기전력의 크기가 감소한다. 쉽게 생각하면, 식 $\varepsilon = B\ell v$에서 자기장이 감소하므로, 유도기전력이 감소하는 것을 알 수 있다.

3 ㄱ, ㄴ, ㄷ

ㄱ. 저항 R에 흐르는 전류의 방향은 자속의 변화를 방해하는 방향인 c → R → d 방향이 된다.

*페러데이 법칙(유도기전력): 코일에 유도되는 전압인 유도 기전력의 크기는 코일을 감은 수(N)에 비례하고, 코일 속을 지나는 자기력선속의 시간적 변화율에 비례한다.

$\varepsilon = -N\dfrac{\Delta \Phi_B}{\Delta t} = -N\dfrac{\Delta(BA)}{\Delta t}$ (N: 코일의 감긴 횟수)

ㄴ. ㄷ에서 N (코일감은 수), f (진동수)가 클수록 유도기전력의 크기는 증가한다.

4 ㄱ, ㄴ

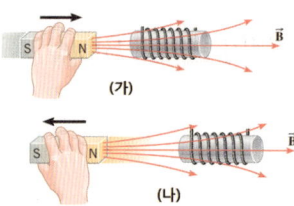

(가)에서 자석이 다가오면 자기력선수 5개, (나)에서 자석이 멀어지면 자기력선수 3개가 된다.

ㄱ. 서로 가까이 할수록 자속(자기선속, 자기력선수)이 증가하게 된다. 즉 유도기전력의 크기가 증가하게 된다.

ㄴ. 유도기전력 $\varepsilon = -N\dfrac{\Delta \Phi}{\Delta t}$ 이므로, 코일의 감은 수 N을 증가시키면 유도기전력이 증가한다.

ㄷ.

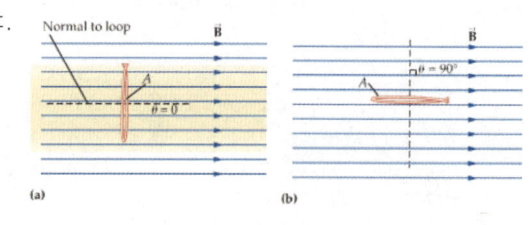

$\Phi_B = BA$ $\Phi_B = BA\cos(90°) = 0$

평행이 아니고 수직하게 되면 자속이 0이 된다. 그러면 유도기전력은 0이 된다.

[렌츠의 법칙]

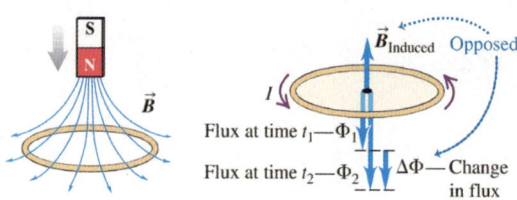

[R-L 회로]

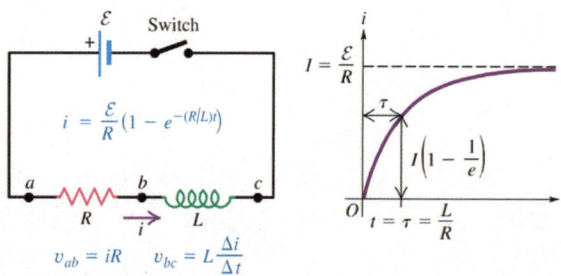

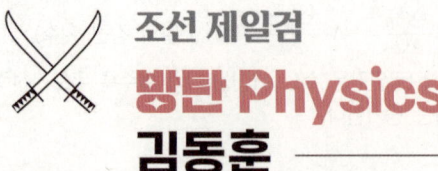

조선 제일검
방탄 Physics
김동훈 ———

편입 물리학 Bible

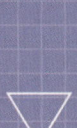

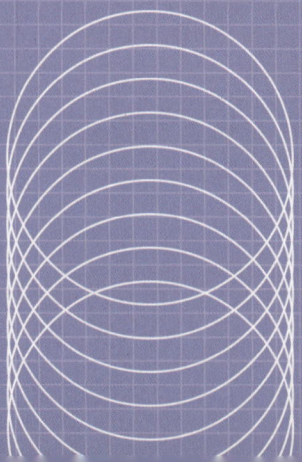

제12장

교류회로
(Alternating current circuit, AC circuit)

12 교류회로 (Alternating current circuit, AC circuit)

개념지도

$\begin{cases} V = V_0 \sin\omega t \\ I = I_0 \sin\omega t \end{cases}$
$\begin{cases} V_e = V_0/\sqrt{2} \\ I_e = I_0/\sqrt{2} \end{cases}$
$\begin{cases} P_e = I_e V_e \\ \quad = \frac{1}{2} I_0 V_0 = \frac{1}{2} I^2 R \end{cases}$

R (—W—)	L (—⦙⦙⦙—)	C (—⊢⊣—)	RLC 직렬회로 (I 일정)
V_R, I 동일	ELI	ICE	$V = \sqrt{V_R^2 + (V_L - V_C)^2}$
저항 (R)	유도리액턴스 (X_L) $X_L = \omega L = 2\pi f L$	용량리액턴스 (X_C) $X_C = \dfrac{1}{\omega C} = \dfrac{1}{2\pi f C}$	임피던스 (Z) $Z = \sqrt{R^2 + (X_L - X_C)^2}$
$V = IR$	$V = IX_L$	$V = IX_C$	$V = IZ$
$P = IV = I^2 R$	×	×	$P = I^2 R$ (R에서만 열발생)
진동수와 무관	X_L vs f (직선) $f\downarrow : X_L \downarrow : I\uparrow$ ⇒ Low-pass filter	X_C vs f (감소) $f\uparrow : X_C \downarrow : I\uparrow$ ⇒ High-pass filter	공명진동수 $f = \dfrac{1}{2\pi\sqrt{LC}}$ ($\omega = \dfrac{1}{\sqrt{LC}}$) → ($X_L = X_C$, $V_L = V_C$) → $Z = R$ (최소) → $I = \dfrac{V}{R}$ (최대)

* RLC 직렬회로

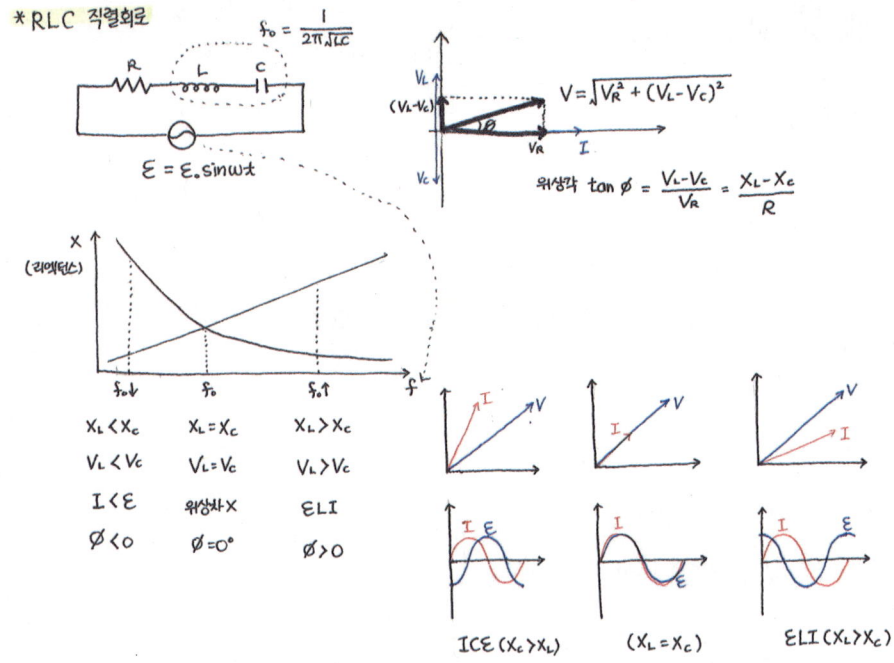

$$f_0 = \frac{1}{2\pi\sqrt{LC}}$$

$\varepsilon = \varepsilon_0 \sin\omega t$

$$V = \sqrt{V_R^2 + (V_L - V_C)^2}$$

위상각 $\tan\phi = \dfrac{V_L - V_C}{V_R} = \dfrac{X_L - X_C}{R}$

$X_L < X_C$	$X_L = X_C$	$X_L > X_C$
$V_L < V_C$	$V_L = V_C$	$V_L > V_C$
ICE	위상차 X	ELI
$\phi < 0$	$\phi = 0°$	$\phi > 0$

$ICE\ (X_C > X_L)$ $\quad (X_L = X_C) \quad$ $ELI\ (X_L > X_C)$

* LC회로 · 주기회로

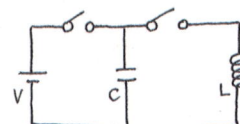

$U_E = \frac{1}{2}CV^2 \qquad f = \dfrac{1}{2\pi\sqrt{LC}}$

$U_B = \frac{1}{2}LI^2 \qquad T = 2\pi\sqrt{LC}$

• 문제 해결 방법

→ (i) RLC 직렬연결 ⇒ 전류(I) 일정

위상관계:
- V_R & I
- ELI ← 코일은 V_L이 앞선다.
- ICE ← 축전기는 I가 앞선다.

(ii) $V = IZ$
- RC $Z = \sqrt{R^2 + \left(\dfrac{1}{\omega C}\right)^2}$: high-pass filter
- RL $Z = \sqrt{R^2 + (\omega L)^2}$: low-pass filter
- RLC $Z = \sqrt{R^2 + \left(\omega L - \dfrac{1}{\omega C}\right)^2}$ ⓛ & ⓒ

(iii) $V_R = IR$: 저항값(R)을 통해서

$P = I^2 R$ (저항에 걸린 전압 / 소비전력)을 비교

(iv) $V = \sqrt{V_R^2 + (V_L - V_C)^2}$

$Z = \sqrt{R^2 + \left(\omega L - \dfrac{1}{\omega C}\right)^2}$

(v)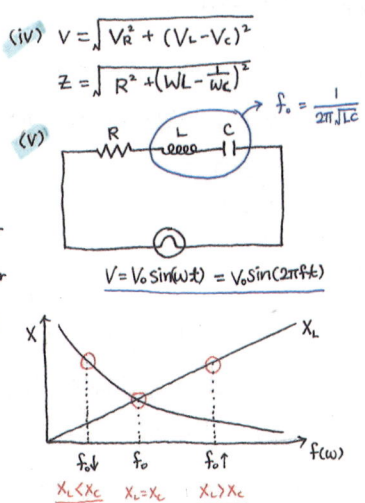

$f_0 = \dfrac{1}{2\pi\sqrt{LC}}$

$V = V_0 \sin(\omega t) = V_0 \sin(2\pi f t)$

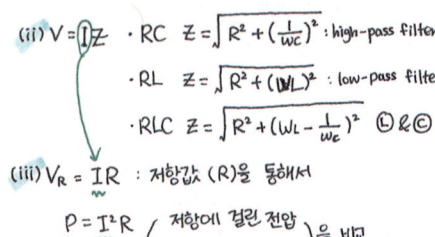

$\dfrac{X_L < X_C}{ICE} \quad X_L = X_C \quad \dfrac{X_L > X_C}{ELI}$

개념확인

1 교류의 특징

1-1 교류발생의 원리

1-2 교류 전압 & 전류:
$V = V_0 \sin(wt)$, 진폭($V_0 = NBAw$), 주기($T = \frac{2\pi}{w} = \frac{1}{f}$)
$I = I_0 \sin(wt)$

1-3 교류의 실효값

교류 전압의 실효값: $V_e = \frac{V_0}{\sqrt{2}}$

교류 전류의 실효값: $I_e = \frac{I_0}{\sqrt{2}}$

소비 전력의 평균값: $P_{평균} = I_e V_e = \frac{1}{2} I_0 V_0 = \frac{1}{2} I_0^2 R$

2 교류 회로

2-1 저항만 연결한 교류회로
1. 전압과 전류의 위상 (동일 위상)
2. 소비전력
3. 진동수에 무관하게 항상 일정한 저항크기

2-2 코일만 연결한 교류회로
1. 전압과 전류의 위상 (ELI)
2. 유도리액턴스: 정의, 공식 ($X_L = wL = 2\pi f L$)
3. 코일에 저장된 에너지: $U_B = \frac{1}{2} L I^2$
4. Low – pass filter

2-3 축전기만 연결한 교류회로:
  1. 전압과 전류의 위상 (ICE)
  2. 용량리액턴스: 정의, 공식 ($X_C = \dfrac{1}{wC} = \dfrac{1}{2\pi fC}$)
  3. 축전기에 저장된 에너지: $U_E = \dfrac{1}{2}\dfrac{Q^2}{C}$
  4. High – pass filter

2-4 R-L-C 교류(직렬)회로
  1. 전압과 전류의 위상
  2. 임피던스(Z)
  3. 전압의 크기(진폭)
  4. 실효값
  5. 공명진동수(공진진동수)
  6. 전원장치 전압과 전류의 위상 관계

3 LC 단진동 회로

3-1 에너지 진동 : $\dfrac{1}{2}\left(\dfrac{1}{C}\right)Q^2 = \dfrac{1}{2}L\left(\dfrac{dQ}{dt}\right)^2$

3-2 공명진동수 & 주기: $f = \dfrac{1}{2\pi\sqrt{LC}}$ & $T = 2\pi\sqrt{LC}$

PHYSICSTORY |필수이론|

1 교류의 특징

(1) 직류 & 교류

교류의 주파수
1초 동안 전류가 진동하는 횟수를 주파수라고 한다.
$$f = \frac{\omega}{2\pi} \text{(단위 : } Hz\text{)}$$

직류	교류
$V = \mathcal{E}$ (battery emf)	$V = V_{max}\sin(2\pi ft)$

(2) 교류 전압 & 전류

$$V = V_0 \sin(\omega t)$$

$$I = \frac{V}{R} = \frac{V_0}{R}\sin(\omega t) = I_0 \sin(\omega t) \quad \text{(단, } I_0 = \frac{V_0}{R}\text{)}$$

(3) 실효값 (= 제곱 평균 제곱근)

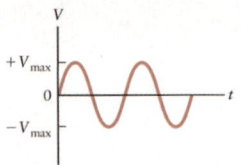
A

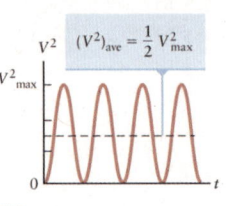
B

교류 전압의 최댓값(진폭), 실효값에 대한 정리

$V = V_{max}\sin\theta = V_{max}\sin(2\pi ft)$

$\theta = 2\pi ft$

$$(V^2)_{ave} = \frac{1}{2}V_{max}^2$$

$V_{rms} = \sqrt{(V^2)_{ave}}$

square root — square — mean (average)

$$V_{rms} = \sqrt{\frac{1}{2}V_{max}^2} = \frac{V_{max}}{\sqrt{2}}$$

(순간값, 최댓값, 실효값, 평균값)

VOLTAGE	CURRENT	POWER
V = instantaneous voltage $= V_{max}\sin(2\pi ft)$	I = instantaneous current	P = instantaneous power = VI
V_{max} = voltage amplitude	I_{max} = current amplitude	P_{max} = power amplitude
V_{rms} = rms voltage $= \frac{V_{max}}{\sqrt{2}}$	I_{rms} = rms current $= \frac{I_{max}}{\sqrt{2}}$	—
$V_{ave} = 0$	$I_{ave} = 0$	P_{ave} = average power = $V_{rms}I_{rms}$

참고 위상자에 대한 그림 $y = 1 \cdot \sin(\theta)$

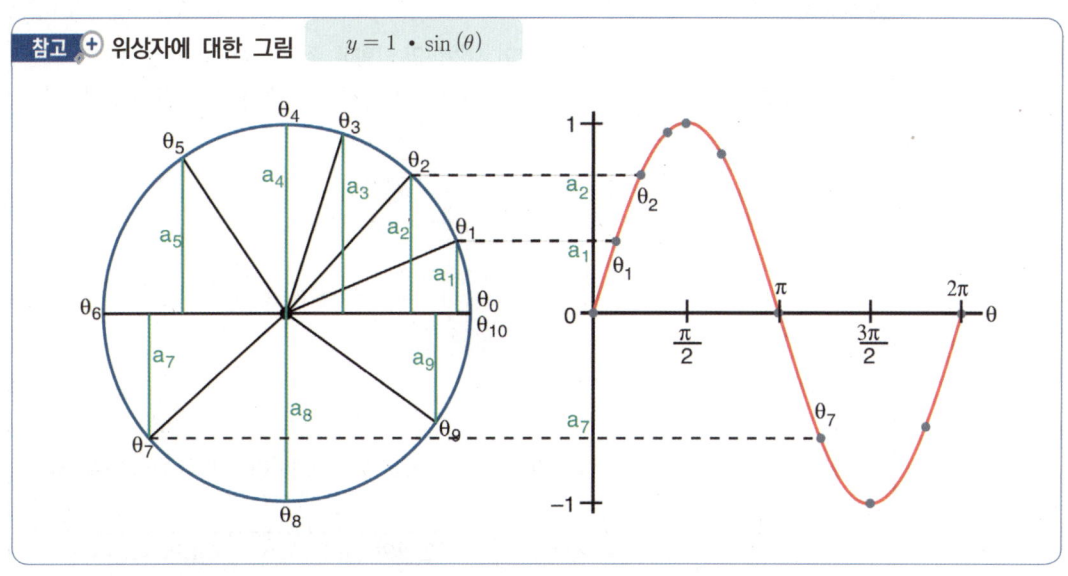

(4) 교류 전압 & 전류

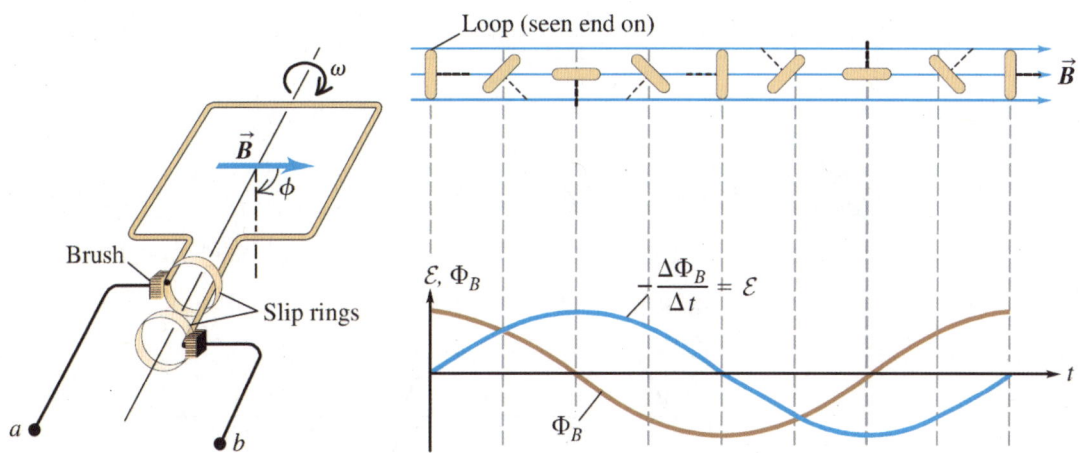

교류 전압 (=유도 기전력)	교류 전류

• $\Phi_B = BA\cos(wt)$
• $\dfrac{\Delta \Phi_B}{\Delta t} = -BAw\sin(wt)$
• $V(=\varepsilon) = -N\dfrac{\Delta \Phi_B}{\Delta t}$
    $= NBAw\sin(wt)$
    $= V_0\sin(wt)$
(단, $V_0 = NBAw$ 최댓값)
	• $I = \dfrac{V}{R}$
	    $= \dfrac{V_0}{R}\sin(\omega t)$
	    $= I_0\sin(\omega t)$
	(단, $I_0 = \dfrac{V_0}{R}$ 최댓값)

TIP 삼각함수의 미분

$\dfrac{\Delta(\cos wt)}{\Delta t} = -w\sin wt$

$\dfrac{\Delta(\sin wt)}{\Delta t} = w\cos wt$

PHYSICSTORY |필수이론|

예제 1 교류 전압(기전력)

그림은 균일한 자기장 속에 놓인 코일이 자기장의 방향에 수직인 회전축을 중심으로 회전하는 모습을 나타낸 것이다. 자기장의 세기가 B이고, 코일의 면적이 A이고 회전 주기는 T일 때 코일에 유도되는 기전력의 최대값은 V_0이다.

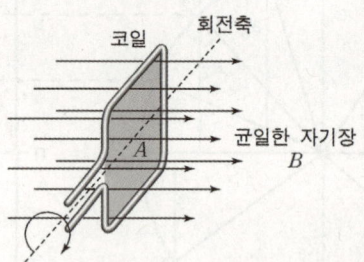

표와 같이 조건을 변화시킬 때 코일에 유도되는 기전력의 최댓값이 V_0보다 큰 경우를 모두 고른 것은?

	자기장의 세기	코일의 면적	코일의 회전주기
ㄱ	B	A	$2T$
ㄴ	B	$\frac{1}{2}A$	T
ㄷ	$2B$	A	T

예제 2 교류의 기본개념

다음 그림은 어떤 회로에 흐르는 교류의 시간에 따른 전압을 나타낸 그래프이다.

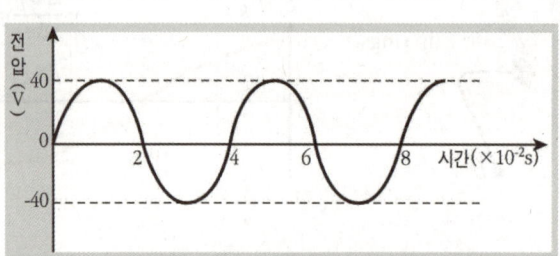

이에 대한 설명으로 옳은 것만을 〈보기〉에서 있는 대로 고른 것은?

―| 보기 |―

ㄱ. 주기는 4×10^{-2} (s) 이다.

ㄴ. 진동수는 25 (Hz) 이다.

ㄷ. 전압의 실효값은 $\frac{40}{\sqrt{2}}$ (V) 이다.

ㄹ. 이 교류를 4Ω의 저항에 연결하였을 때 전류의 실효값은 $\frac{10}{\sqrt{2}}$ (A) 이다.

ㅁ. (ㄹ) 상황에서 전력의 평균값은 200 (W) 이다.

> **참고** 교류 회로

	저항(R)	코일(L)	축전기(C)	R-L-C 회로
전압과 전류의 위상	위상차가 없다.	E L I: **전압**이 **전류**보다 90° 앞선다.	I C E: **전류**가 **전압**보다 90° 앞선다.	
	이 위상차가 각속도 ω로 회전할 때 세로축에 투영된 값이 저항의 전압, 전류의 순간값 v_R, I 가 된다.			$V_{max} = \sqrt{V_R^2 + (V_L - V_C)^2}$
저항 (Ω)	R (저항)	$X_L = 2\pi f L = \omega L$ (유도 리액턴스) (Inductive reactance)	$X_C = \dfrac{1}{2\pi fC} = \dfrac{1}{\omega C}$ (용량 리액턴스) (capacitive reactance)	$Z = \sqrt{R^2 + (X_L - X_C)^2}$ (임피던스 z) (Impedance)
전압	$V_R = IR$	$V_L = IX_L$	$V_C = IX_C$	$V = IZ$
소비전력	$P_{ave} = I_e^2 R = \dfrac{1}{2} I_0^2 R$	없다.	없다.	$P_{ave} = I_e^2 R = \dfrac{1}{2} I_0^2 R$
저장 에너지	없다.	$\dfrac{1}{2} L i^2$	$\dfrac{Q^2}{2C}$	
진동수의 관계	→ 진동수와 무관하다.	→ Low pass filter	→ High pass filter	→ 공명 진동수 $f_0 = \dfrac{1}{2\pi \sqrt{LC}}\ (Hz)$ $\left(\omega L - \dfrac{1}{\omega C} = 0\right)$ i) $X_L = X_C$ $V_L = V_C$ ii) $Z = R$ - 임피던스 최솟값 iii) $I = \dfrac{V}{R}$ - 최대 전류값

제12장 교류회로

2 교류 회로 - 저항

저항 R에 $V = V_0\sin\omega t$의 교류 전압을 걸어주면, 각 순간에 저항에 흐르는 전류는 다음과 같다.

$$v_R = V_0\sin(\omega t) = V_R\sin(\omega t)$$
$$I = \frac{V}{R} = \frac{V_0}{R}\sin(\omega t) = I_0\sin(\omega t)$$

- 영문으로 소문자와 대문자로 나누어서 표기했다. 표기의 의미는 아래와 같다.
  - I, v_R: 순간적인 전류 값, 전압 값
  - I_0, V_0: 전류와 전압의 진폭 혹은 최대값

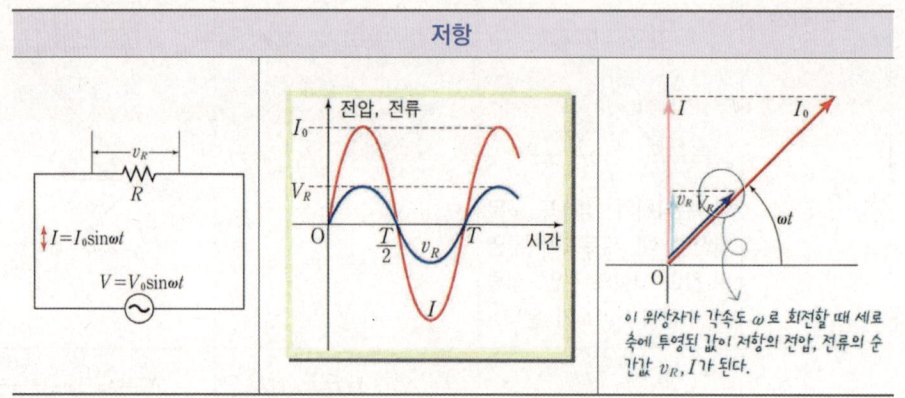

3 교류 회로 – 코일

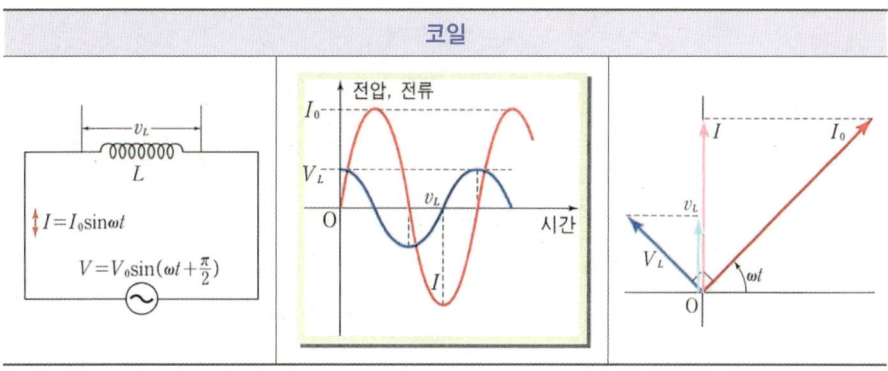

① **전류와 전압**

ⅰ) 그림은 교류 전원에 코일이 연결된 회로다. 자체 유도 계수 L인 코일에 교류 전류 $I = I_0 \sin\omega t$가 흐르면 코일에 다음과 같은 자체 유도 기전력이 생긴다.

$$\varepsilon = -L\frac{\Delta I}{\Delta t} = -L\omega I_0 \cos\omega t$$

따라서 이 유도 기전력을 이기고 교류 전류를 계속 흐르게 하기 위해 코일 양단에 걸리는 순간 전압 v_L은 다음과 같다.

$$v_L = -\varepsilon = L\omega I_0 \cos\omega t = V_L \cos\omega t = V_L \sin\left(\omega t + \frac{\pi}{2}\right) \text{ (단, } V_L = L\omega I_0\text{)}$$

ⅱ) 위상: 코일에 걸리는 순간 전압 v_L은 순간 전류 I보다 위상이 $\frac{\pi}{2}$만큼 빠르다.

② **유도 리액턴스**(X_L): 교류에서 코일도 저항과 같이 전류의 흐름을 방해하는 역할을 하는데 이를 유도 리액턴스라고 한다. 자체 유도 계수가 L인 코일에 주파수 f인 교류가 흐를 때 유도 리액턴스 X_L은 다음과 같다.

$$X_L = \omega L = 2\pi f L \text{ (단위 : } \Omega\text{)}$$

ⅰ) 교류의 주파수(f)가 클수록, 코일의 자체 유도 계수(L)가 클수록 유도 리액턴스가 커지기 때문에 교류 전류가 코일에 흐르기 어렵다.

ⅱ) 전원에서 공급한 에너지는 코일에서 자기장의 형태로 저장하였다가 다시 전기 에너지로 되돌려 주므로 코일에서는 전체적으로 전력을 소모하지 않는다.

코일과 전구를 직렬 연결한 회로에 교류 전원을 연결하면 전구의 밝기는 직류 전원에 연결한 경우보다 어두워진다. 이것은 코일에서 자체 유도에 의한 기전력이 나타나서 전류의 흐름을 방해하기 때문이다. 마치 코일이 교류에서는 전류의 세기를 감소시키는 저항과 같은 역할을 하는 것처럼 보인다.

4 교류 회로 – 축전기

축전기

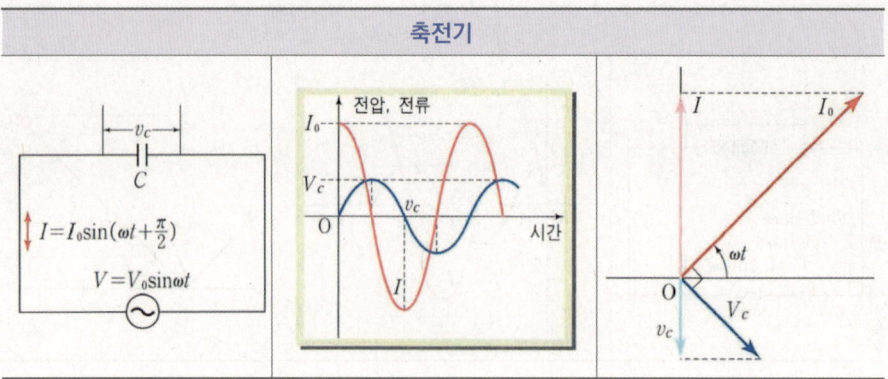

① **전류와 전압**

ⅰ) 교류에 연결된 축전기는 두 금속판의 전위차가 항상 변하여 충전과 방전이 계속 일어나기 때문에 회로에 전류가 흐를 수 있다. 또한 교류 회로에 축전기를 연결하면 충전과 방전으로 인하여 회로에 흐르는 전류의 세기가 변한다. 축전기에 흐르는 전류는 축전기에 저장되는 전하량의 변화율, 즉 $I=\frac{\Delta Q}{\Delta t}$이다. 그리고 축전기에 저장된 전하량은 $Q=CV$에서 전하량의 변화율, 즉 $I=\frac{\Delta Q}{\Delta t}$이다. 따라서 축전기에 교류 전압 $v_c = V_c \sin\omega t$가 걸렸을 때 축전기에 흐르는 전류 I는 다음과 같다.

$$I = I_0 \cos\omega t = I_0 \sin\left(\omega t + \frac{\pi}{2}\right) \quad (\text{단위}: I_0 = \omega C V_C)$$

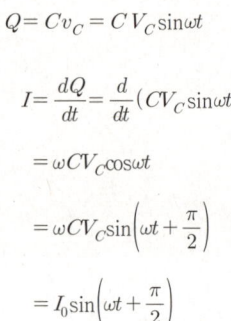

$Q = Cv_C = CV_C \sin\omega t$

$I = \dfrac{dQ}{dt} = \dfrac{d}{dt}(CV_C \sin\omega t)$

$= \omega C V_C \cos\omega t$

$= \omega C V_C \sin\left(\omega t + \dfrac{\pi}{2}\right)$

$= I_0 \sin\left(\omega t + \dfrac{\pi}{2}\right)$

ⅱ) 위상: 축전기에 걸리는 순간 전압 v_c는 순간 전류 I보다 위상이 $\dfrac{\pi}{2}$만큼 늦다.

② **용량 리액턴스(X_C)**: 교류에서 축전기도 저항과 같이 전류의 흐름을 방해하는 역할을 하는데 이를 용량 리액턴스라고 한다. 전기 용량이 C인 축전기에 주파수 f인 교류가 흐를 때 용량 리액턴스 X_C는 다음과 같다.

$$X_C = \frac{1}{\omega C} = \frac{1}{2\pi f C} \quad (\text{단위}: \Omega)$$

저항에서 $R = \dfrac{V}{I}$와 마찬가지로 축전기에서도 $X_C = \dfrac{V_C}{I_0}$의 관계가 성립한다. $I_0 = C\omega V_C$로부터 $X_C = \dfrac{1}{C\omega}$이다.

ⅰ) 교류의 주파수(f)가 작을수록, 축전기의 전기 용량(C)이 작을수록 용량 리액턴스가 커지기 때문에 교류 전류가 축전기에 흐르기 어렵다.

ⅱ) 축전기는 전원에서 공급된 에너지를 전기장의 형태로 저장하였다가 방전할 때 다시 전기 에너지로 되돌려 주므로, 전류의 세기에는 영향을 주지만 전력을 소모하지 않는다.

5 R-L-C 교류(직렬)회로

R L C 교류 직렬 연결 회로

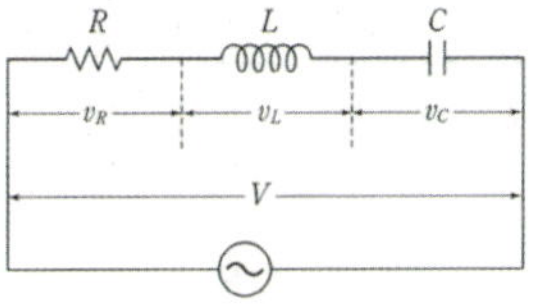

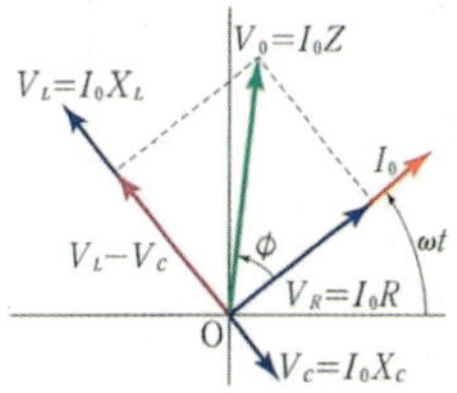

전압과 전류의 위상	
R	v_R I
L	εLI
C	$IC\varepsilon$

$V = v_R + v_L + v_C$

① **전류**: 그림과 같이 저항 R, 자체 유도 계수 L인 코일, 전기 용량 C인 축전기를 교류 전원 V에 직렬로 연결할 때 회로에 흐르는 전류는 $I = I_0 \sin \omega t$와 같이 시간에 따라 sine곡선 모양으로 변한다. 저항, 축전기, 코일에 흐르는 전류의 세기와 위상은 모두 같다.

② **전압**: 회로에 전류 I가 흐를 때 저항, 코일, 축전기 각 양단에 걸린 전압의 순간값을 각각 v_R, v_L, v_C라고 하면 회로의 법칙에서 교류 기전력의 순간값 V는 다음과 같다.

$$V = v_R + v_L + v_C \text{ (순간값)}$$

RLC 직렬 교류 회로에 흐르는 전류 I는 모든 요소에 대해 공통이 된다. 위상자 그림을 보면 교류 기전력 V는 $V = v_R + v_L + v_C$의 계산을 벡터합으로 한다. V, v_R, v_L, v_C의 진폭(최댓값)을 각각 V_0, V_R, V_L, V_C라고 하면 v_L과 v_C의 위상이 반대이므로 다음의 관계가 성립한다.

$$V_0^2 = V_R^2 + (V_L - V_C)^2 \text{ (최댓값, 진폭)}$$

또 진폭 관계에서 $V_R = I_0 R, V_L = I_0 X_L, V_C = I_0 X_C$이므로 다음과 같다.

$$V_0^2 = (I_0 R)^2 + (I_0 X_L - I_0 X_C)^2 \rightarrow V_0 = I_0 \sqrt{R^2 + (X_L - X_C)^2}$$

③ RLC **회로의 임피던스(impedance)**: 전압과 전류 사이에 $V_0 = I_0 \sqrt{R^2 + (X_L - X_C)^2}$의 관계가 성립하므로 이를 $V = IR$와 비교하면 $\sqrt{R^2 + (X_L - X_C)^2}$은 저항에 해당한다. RLC 회로에서 나타나는 저항의 성질을 임피던스(impedance, 기호 Z)라고 하며, 단위는 저항의 단위인 옴(Ω)을 사용한다.

$$Z = \sqrt{R^2 + (X_L - X_C)^2} = \sqrt{R^2 + \left(\omega L - \frac{1}{\omega C}\right)^2} \text{ } (\Omega)$$

④ **고유 주파수(진동수)**: 유도 리액턴스 X_L과 용량 리액턴스 X_C가 같을 때, 즉 $\omega L - \frac{1}{\omega C} = 0$이 될 때 임피던스 Z가 최소가 되어 전류가 가장 잘 흐르게 된다. 이때의 교류 전원의 주파수 f를 교류 회로의 고유 주파수라고 한다. $\omega = 2\pi f$를 대입하여 정리하면 고유 주파수는 다음과 같이 표시된다.

$$f = \frac{1}{2\pi \sqrt{LC}} \text{ (Hz)}$$

위상각 ϕ는 $\tan \phi = \frac{V_L - V_C}{V_R} = \frac{X_L - X_C}{R}$로 구한다.

교류 & 직류 비교
- 교류 전압, 교류 전류의 실효값을 각각 V_e, I_e라고 하면 $V_e = I_e Z$가 된다. 즉, 직류에서 옴의 법칙을 나타내는 식 $V = IR$와 같은 형태이다.
- 저항에서만 전력이 소비되고 축전기와 코일에서는 전력 소비가 없다.

PHYSICSTORY |필수이론|

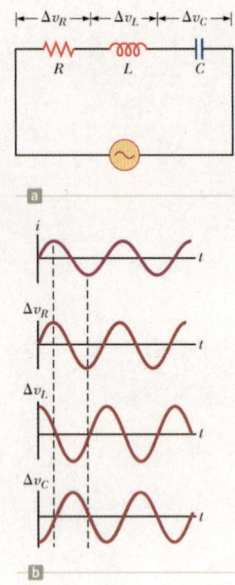

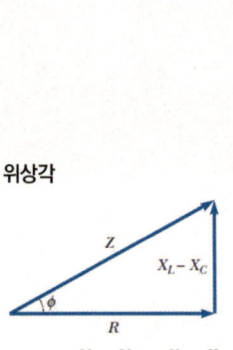

위상각

$$\tan\phi = \frac{V_L - V_C}{V_R} = \frac{X_L - X_C}{R}$$

		$R-L-C$ 회로
전압의 위상	$V_{\max} = \sqrt{V_R^2 + (V_L - V_C)^2}$	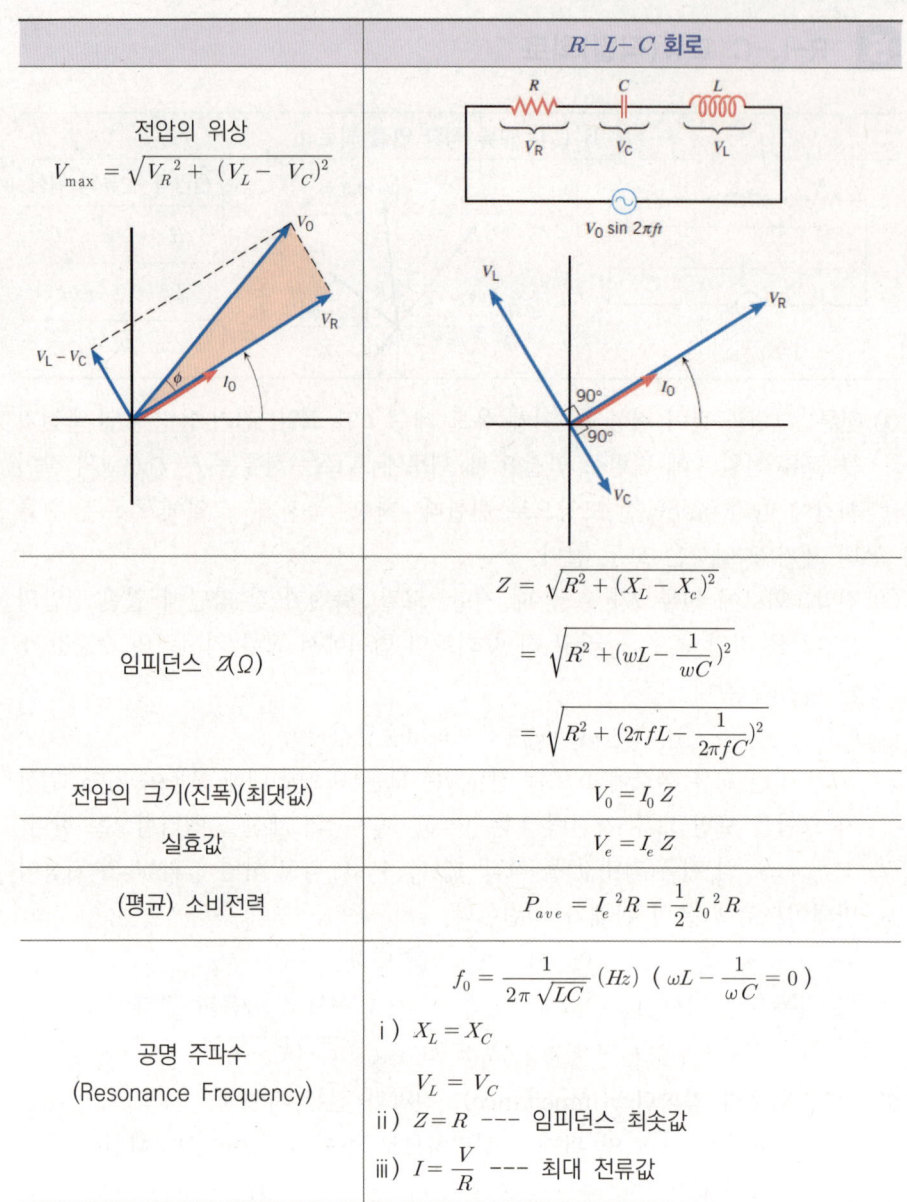
임피던스 $Z(\Omega)$		$Z = \sqrt{R^2 + (X_L - X_c)^2}$ $= \sqrt{R^2 + (wL - \frac{1}{wC})^2}$ $= \sqrt{R^2 + (2\pi fL - \frac{1}{2\pi fC})^2}$
전압의 크기(진폭)(최댓값)		$V_0 = I_0 Z$
실효값		$V_e = I_e Z$
(평균) 소비전력		$P_{ave} = I_e^2 R = \frac{1}{2} I_0^2 R$
공명 주파수 (Resonance Frequency)		$f_0 = \frac{1}{2\pi \sqrt{LC}}\ (Hz)\ (\omega L - \frac{1}{\omega C} = 0)$ i) $X_L = X_C$ $V_L = V_C$ ii) $Z = R$ --- 임피던스 최솟값 iii) $I = \frac{V}{R}$ --- 최대 전류값

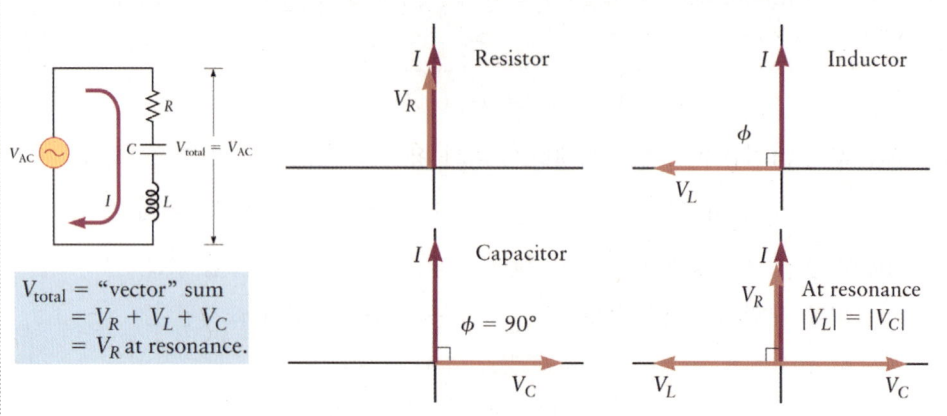

Impedance Values and Phase Angles for Various Circuit-Element Combinations[a]

Circuit Elements	Impedance Z	Phase Angle ϕ
R	R	$0°$
C	X_C	$-90°$
L	X_L	$+90°$
R, C	$\sqrt{R^2 + X_C^2}$	Negative, between $-90°$ and $0°$
R, L	$\sqrt{R^2 + X_L^2}$	Positive, between $0°$ and $90°$
R, L, C	$\sqrt{R^2 + (X_L - X_C)^2}$	Negative if $X_C > X_L$ Positive if $X_C < X_L$

예시 (R–L 회로) 에서 위상각에 대한 예시

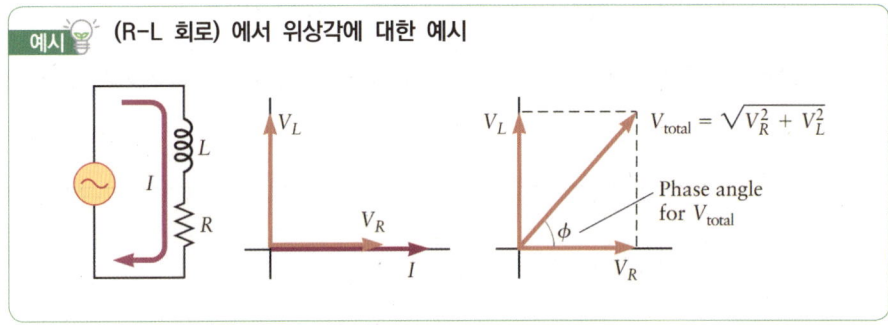

전압과 전류의 위상 관계

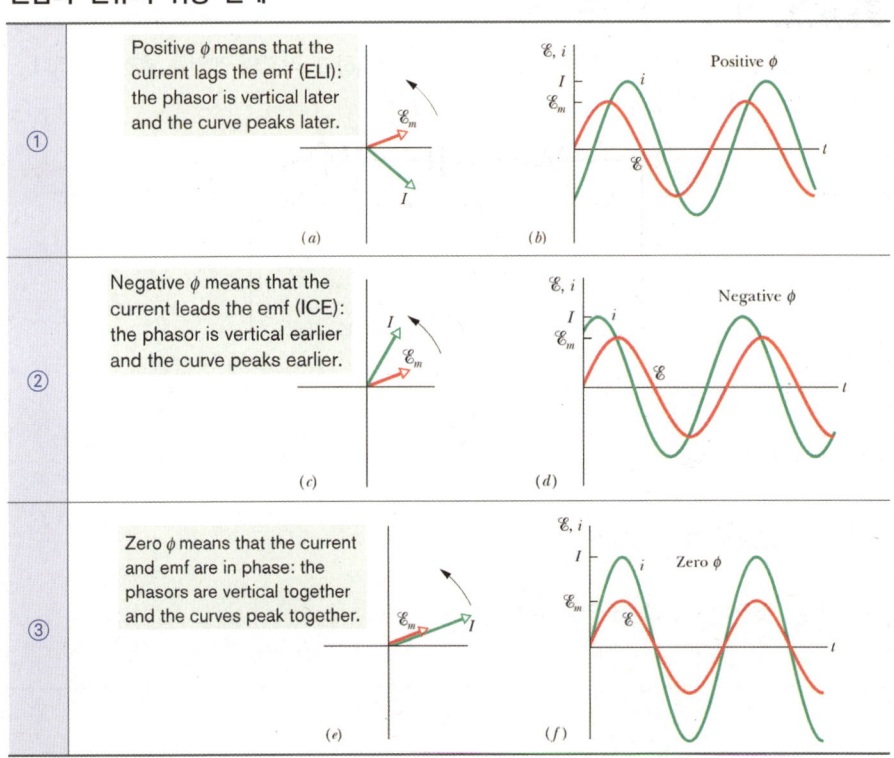

① Positive ϕ means that the current lags the emf (ELI): the phasor is vertical later and the curve peaks later.

② Negative ϕ means that the current leads the emf (ICE): the phasor is vertical earlier and the curve peaks earlier.

③ Zero ϕ means that the current and emf are in phase: the phasors are vertical together and the curves peak together.

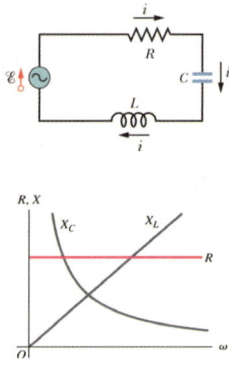

예제 3 RLC 교류 직렬 연결

그림은 저항, 코일, 축전기가 교류전원에 연결된 회로를 나타낸 것이다.

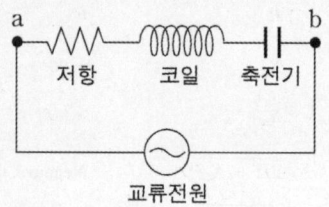

이 회로에 대한 아래 질문에 답하시오.

(1) 저항 양단에 걸리는 전압과 저항에 흐르는 전류는 위상은?

(2) 코일 양단에 걸리는 전압과 축전기 양단에 걸리는 전압의 위상의 차이는?

(3) 교류전원의 진동수가 회로의 공진(고유) 진동수와 같을 때 a점과 b점 사이의 임피던스는?

예제 4 RLC 교류 직렬 연결

다음 그림과 같이 저항, 축전기, 코일을 직렬로 연결하고 각각의 전압을 측정하였더니, 12V, 14V, 19V 이었다.

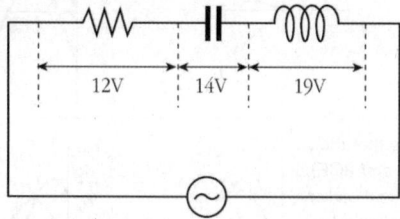

이 회로에 대한 아래 질문에 답하시오.

(1) 소비전력을 구할 수 있는 것은?

(2) 회로 전체에 걸리는 최대 전압은?

(3) 저항, 축전기, 코일에서 위상 관계를 설명하면?

예제 5 교류 RLC 회로, 위상관계, ELI

그림 (가)는 교류 기전력인 ε인 전원에 연결된 RLC 회로를 나타낸 것이다. 점 a, b, c에서의 전위는 각각 V_a, V_b, V_c이고, $V_R(=V_a-V_b)$는 저항 양단의 전위차이다. 그림 (나)는 ε과 V_R를 시간에 따라 나타낸 것이다.

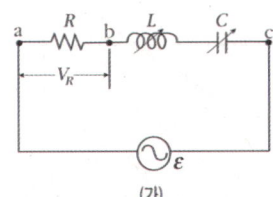
(가)

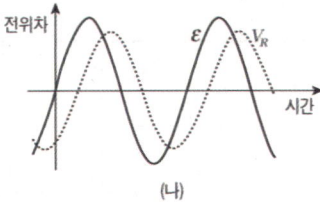
(나)

이 회로에 대한 아래 질문에 답하시오. (단, $\varepsilon = V_a - V_c$이다.)

(1) 교류 기전력의 진동수와 회로의 공명 진동수를 비교하면?

(2) 저항값과 전기용량을 그대로 두고 인덕턴스를 증가시키면 V_R의 진폭은?

(3) 저항값과 인덕턴스를 그대로 두고 전기용량을 증가시키면 V_R의 진폭은?

예시 RLC 교류 직렬연결 회로: 공명 주파수 상황

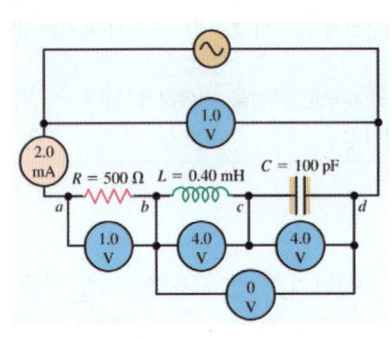

$\omega_0 = \dfrac{1}{\sqrt{LC}} = \dfrac{1}{\sqrt{(0.40 \times 10^{-3}\,\text{H})(100 \times 10^{-12}\,\text{F})}}$
$= 5.0 \times 10^6\,\text{rad/s}.$

$X_L = \omega L = (5.0 \times 10^6\,\text{rad/s})(0.40 \times 10^{-3}\,\text{H}) = 2000\,\Omega,$

$X_C = \dfrac{1}{\omega C} = \dfrac{1}{(5.0 \times 10^6\,\text{rad/s})(100 \times 10^{-12}\,\text{F})} = 2000\,\Omega,$

$X = X_L - X_C = 2000\,\Omega - 2000\,\Omega = 0.$

$I = \dfrac{V}{Z} = \dfrac{V}{R} = \dfrac{1.0\,\text{V}}{500\,\Omega} = 0.0020\,\text{A} = 2.0\,\text{mA}.$

$V_R = IR = (0.0020\,\text{A})(500\,\Omega) = 1.0\,\text{V}.$

$V_L = IX_L = (0.0020\,\text{A})(2000\,\Omega) = 4.0\,\text{V},$
$V_C = IX_C = (0.0020\,\text{A})(2000\,\Omega) = 4.0\,\text{V}.$

$V_{bd} = IX = I(X_L - X_C) = 0.$

6 LC 단진동 회로(LC Oscillating circuit)

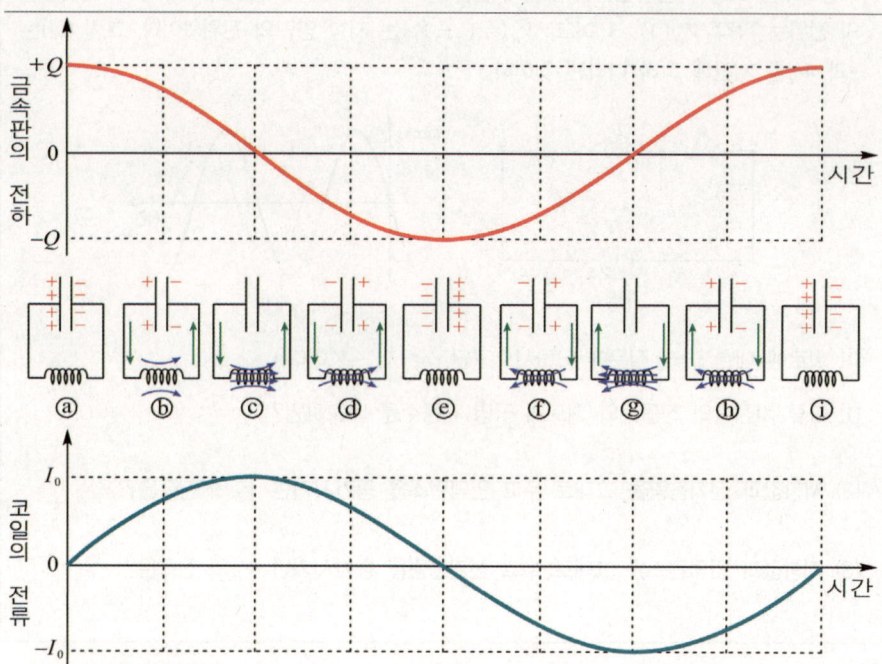

ⓐ 위의 왼쪽 회로에서 스위치를 A에 연결하면 축전기가 충전된다. 스위치를 다시 B에 연결하면, 축전기의 전하는 코일로 흐르게 된다. 그래서 축전기의 금속판의 전하는 감소하게 된다.
ⓑ 이 때 코일에는 전류의 증가를 방해하는 유도 기전력이 생겨 전류는 천천히 증가하게 된다.
ⓒ 축전기가 모두 방전되면 전류의 세기가 최대가 된다.
ⓓ 전류의 감소를 방해하는 방향으로 유도 기전력이 생기므로 유도 전류가 계속 흘러 축전기가 반대로 충전되기 시작한다.
ⓔ 축전기가 (+), (−)극이 반대로 처음과 같은 전하량만큼 충전되었을 때, 전류의 세기는 0이 된다.
ⓕ ⓖ ⓗ ⓘ 전하는 반대 방향으로 이동하여 위의 ⓐ~ⓔ 과정을 반복하게 된다.
즉 이와 같은 과정을 통해서 주기운동을 하게 된다.

고유 주파수 (공명 진동수)

$L-C$ 회로에서 코일의 자체 유도 계수를 L, 축전기의 전기 용량을 C, 진동 전류의 주파수를 f, 코일과 축전기 양단 사이에서 나타나는 교류 전압을 V 라고 하자.(위의 그림을 참고하시오.) 이 때 코일에 흐르는 전류의 세기와 축전기에 흐르는 전류의 세기는 각각

$$I_L = \frac{V}{X_L} = \frac{V}{wL} = \frac{V}{2\pi fL}, \quad I_C = \frac{V}{X_C} = wCV = 2\pi fCV$$

가 된다. 같은 회로를 흐르는 전류이므로 두 전류는 같다. 즉 $I_L = I_C$ 이므로, 진동수와 주기는 아래와 같다.

$$\frac{V}{2\pi fL} = 2\pi fCV \Rightarrow f = \frac{1}{2\pi\sqrt{LC}} \text{ (Hz)}, \quad T = \frac{1}{f} = 2\pi\sqrt{LC}$$

전기에너지(전기적 위치에너지)와 자기에너지(전기적 운동에너지)

$L-C$ 회로에서 에너지로 접근을 한다면, 축전기의 전기적 위치에너지 U_E, 코일의 자기적 에너지 U_B가 저장되어 있다. 에너지는 서로 전환되지만 전기 저항이 없으므로 그 합은 항상 일정하게 보존이 된다. 즉 $U_E + U_B = U_{Total}$ 로 나타낼 수 있다. 왼쪽 그래프는 시간에 따른 에너지의 전환관계를 나타낸 것이다. 이것은 역학에서 용수철 진자에서 탄성력에 의한 위치에너지와 운동에너지의 전환관계로 비교할 수 있다.

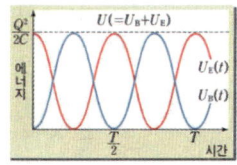

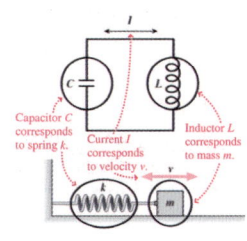

용수철진자	전기 진동 회로
• 탄성력에 의한 위치 에너지: $E_P = \frac{1}{2}kx^2$	• 전기장으로 저장되는 에너지: $U_E = \frac{1}{2}CV^2$
• 운동 에너지: $E_K = \frac{1}{2}mv^2$	• 자기장으로 저장되는 에너지: $U_B = \frac{1}{2}LI^2$
• 진동수: $f = \frac{1}{2\pi}\sqrt{\frac{k}{m}}$	• 진동수: $f = \frac{1}{2\pi\sqrt{LC}}$
• 주기: $T = 2\pi\sqrt{\frac{m}{k}}$	• 주기: $T = 2\pi\sqrt{LC}$

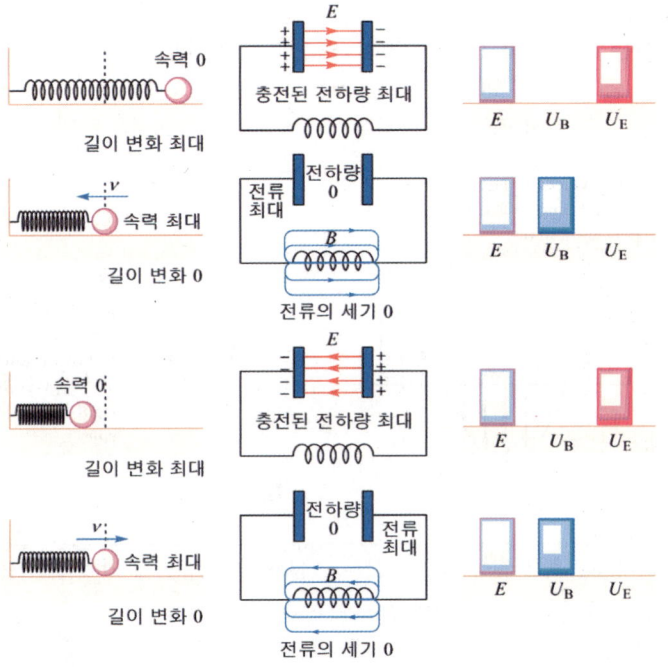

용수철의 단진동에서 $\frac{1}{2}kx^2 + \frac{1}{2}mv^2 =$ 일정 $\Rightarrow \frac{1}{2}kx^2 + \frac{1}{2}m(\frac{dx}{dt})^2 =$ 일정

$\frac{1}{2}kx^2 = \frac{1}{2}m(\frac{dx}{dt})^2 \quad \therefore T = 2\pi\sqrt{\frac{m}{k}}$ (주기)

LC 주기 회로에서 동일하게 적용한다.

$$\frac{1}{2}(\frac{1}{C})Q^2 = \frac{1}{2}L(\frac{dQ}{dt})^2 \quad \therefore T = 2\pi\sqrt{LC}$$

> **예시** RC 충전 → RC 방전 & LC 진동
>
> 그림은 전압이 일정한 전원 장치, 저항, 축전기, 코일, 스위치로 구성한 회로와 회로상의 점 P를 나타낸 것이다. 시간 t_0에서 t_1까지는 스위치를 a에 연결하여 축전기를 충분히 충전하였고, t_1 이후에는 스위치를 b에 연결하였다. P에 흐르는 전류를 시간에 따라 나타낸 그래프이다.
>
>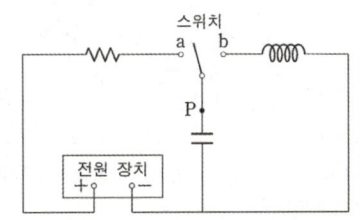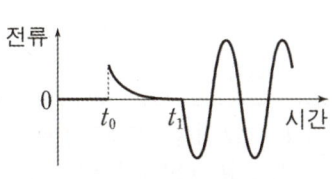

7 전자기파(electromagnetic wave)

> 전자기파는 주기적으로 진동하는 전자처럼 가속되는 전하에 의해 만들어진다.

전자기파 (빛)의 특징

① 전기장과 자기장은 서로 수직(같은 위상)이고, 진행방향은 이에 수직이다.(횡파)

② 전자기파의 전파 속도는 $c = \dfrac{1}{\sqrt{\varepsilon_0 \mu_0}} = 3 \times 10^8 \, \text{m/s}$ 이다.

③ 전자기파에는 장파, 중파, 단파, 초단파, 극초단파 등의 전파와 적외선, 가시광선, 자외선, X-선, γ선 등이다. 즉, 빛에 대한 가장 쉬운 정의는 전자기파이다.

④ 전자기파는 빛과 같이 직진, 반사, 굴절, 회절, 간섭 등의 성질이 있다.

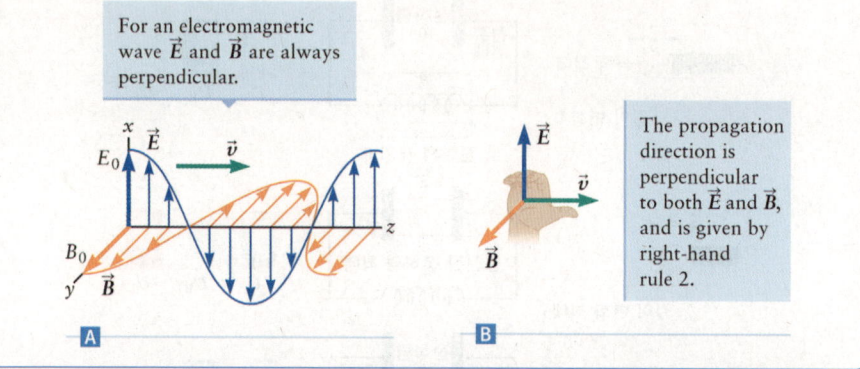

변화하는 자기장에 의해 발생하는 전기장	변화하는 전기장에 의해 발생하는 자기장
코일을 지나는 자속이 변하면 코일에 전류가 유도된다. 이때 코일이 없어도 자기장이 변화하면, 그 주위에 전기장이 발생한다. 즉, 전자기 유도 법칙에 의해 변화하는 자기장 주위에는 다음과 같은 전기장이 유도된다. $E \propto \dfrac{\Delta B}{\Delta t}$ 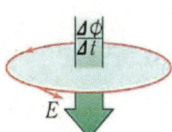	축전기가 연결된 회로에서 스위치를 닫으면 축전기에 전하가 완전히 충전될 때까지 도선 주위 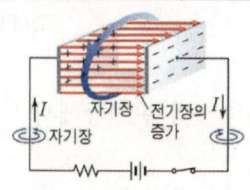 에는 자기장이 생긴다. 그런데 실제로 전류가 흐르지 않는 축전기의 두 금속판 사이에도 자기장이 생기는데, 이것은 금속판 사이의 전기장이 변하기 때문이다. 즉, 변화하는 전기장 주위에는 자기장이 유도된다. $B \propto \dfrac{\Delta E}{\Delta t}$ 변위 전류: 전기장의 변화도 그 주위에 자기장을 유도하므로, 전기장의 변화도 일종의 전류로 볼 수 있는데 이를 변위 전류라고 한다. 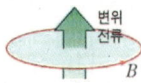

: 변하는 자기장은 전기장을 유도하고 변하는 전기장은 다시 자기장을 유도한다. 이렇게 전기장과 자기장이 서로 유도하면서 퍼져나가는 파동이 전자기파이다.

12 교류회로 — 정답 및 해설

1 ㄷ

패러데이 법칙을 통해서 유도 기전력의 크기($|\varepsilon| = N\dfrac{\Delta \Phi_B}{\Delta t}$)는 코일 감은 수($N$), 자속의 시간적인 변화율($\dfrac{\Delta \Phi_B}{\Delta t}$)에 비례한다. 여기서 $\Phi_B = B \cdot A = BA\cos\theta$로, 자속의 커질수록 유도 기전력이 커지고, 변화율이 클수록(시간이 짧을수록) 유도 기전력이 커진다. 문제에서 자기장의 세기가 커질수록, 면적이 커질수록, 코일의 회전 주기가 짧을수록 자속이 증가한다. 즉 유도 기전력이 커진다.

2 ㄱ, ㄴ, ㄷ, ㄹ, ㅁ

ㄱ. 주기는 4×10^{-2} (s) 이다. (그래프를 통해서 확인할 수 있다.)

ㄴ. 진동수 $= \dfrac{1}{주기} = \dfrac{1}{4\times 10^{-2}(s)}$
$= 25\,(Hz)$

ㄷ. 전압의 실효값 $= \dfrac{전압의 최대값}{\sqrt{2}}$
$= \dfrac{40}{\sqrt{2}}\,(V)$

ㄹ. 이 교류를 $4\,\Omega$의 저항에 연결하였을 때 전류($I=\dfrac{V}{R}$)의 실효값은 $\dfrac{10}{\sqrt{2}}$ (A) 이다.

ㅁ. (ㄹ)의 상황에서 전력의 실효값은 $200\,(W)$ 이다.
〈전력 = 실효 전압 × 실효 전류 = $\dfrac{40}{\sqrt{2}} \times \dfrac{10}{\sqrt{2}} = 200\,(W)$ 이다.〉

3 (1) 저항은 전압과 전류의 위상 차이가 없다.
(2) ELI ICE man, 코일과 축전기 사이에 전압의 위상차는 180도 차이가 난다. (기본적으로 직렬연결에서 전류의 값은 항상 일정하고, 전압의 위상만 변한다.)
(3) 공명 진동수가 되었을 때, 전체 회로의 임피던스 값은 저항(R)과 같아진다.

4 (1) RLC 회로에서 (소비)전력을 소모하는 것은 저항이다. 축전기나 코일은 전력을 소모하지 않는다.
(2) $V = \sqrt{V_R^2 + (V_L - V_C)^2}$
$= \sqrt{12^2 + (19-14)^2}$
$= \sqrt{169} = 13\,V$ 이다.

(교류와 직류의 차이) 직류에서는 직렬연결이 전압을 각각 더해준다. 그러나 교류인 경우에는 각각 회로에서 전압과 전류의 위상차이가 나므로 벡터적으로 계산한다.

(3) 회로가 직렬연결 되어 있다. 직렬연결에서는 흐르는 전류가 일정하다. 이 상황에서 저항, 코일, 축전기에 걸린 전압과의 관계를 설명하면 된다. 저항은 동일, 코일은 전압, 축전기는 전류가 위상이 앞서게 된다. 그리고 ($V_L > V_C$ 이므로) 전체전압이 전류보다 위상이 앞선다.

5 문제의 주어진 조건으로부터, 그림 (나)로부터 교류 기전력(ε)보다 V_R의 위상이 느림을 확인할 수 있다. 즉, 교류 기전력의 위상이 전류(저항에 걸린 전압)보다 위상이 앞선다. 즉, 문제의 상황을 위상자로 표현하게 되면

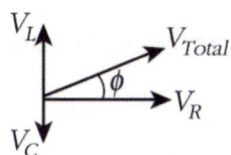

로 표현할 수 있다. 즉, 교류 기전력(전체전압)이 저항 전압의 위상이 φ 만큼 앞서서 진행하고 있음을 알 수 있다. (이때, $V_L > V_C$ 이다.)

(1) 문제의 상황은 $V_L - V_C > 0$의 관계를 만족하는 상황이므로,
$V_L - V_C = IX_L - IX_C = I(X_L - X_C) > 0$
을 만족하게 된다. 즉, $X_L > X_C$ 임을 알 수 있다.
그리고 w가 교류 기전력의 진동수라고 하면,
$wL > 1/(wC)$가 되고, $w > \dfrac{1}{\sqrt{LC}}$ (고유 진동수)의 관계를 만족하게 된다. 따라서 현재 회로의 교류 기전력의 진동수가 회로의 고유 진동수보다 큰 값을 지닌다.

(2), (3) 직렬 회로에서 교류 기전력은
$\varepsilon = \sqrt{V_R^2 + (V_L - V_C)^2} = \sqrt{(IR)^2 + (IX_L - IX_C)^2}$
따라서 회로에 흐르는 전류는
$I = \dfrac{\varepsilon}{\sqrt{R^2 + (X_L - X_C)^2}} = \dfrac{\varepsilon}{\sqrt{R^2 + \left(wL - \dfrac{1}{wC}\right)^2}}$ 가 된다.
참고로 여기에서 분모는 임피던스 Z이다.
이때, L이 커지면, 임피던스가 커지게 되어, 흐르는 전류가 줄어들게 되고, $V_R = IR$ 로부터 V_R이 줄어듦을 알 수 있다. 또한 C 가 커지게 되면 역시 임피던스가 커지게 되므로 V_R 역시 줄어들게 된다.

PHYSICSTORY |필수|이론|

〈참고〉 스피커의 원리 - 축전기 & 코일(인덕터)

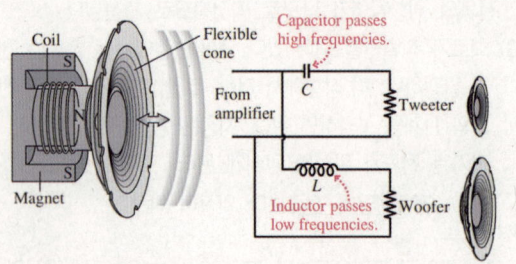

축전기는 높은 주파수가 잘 측정이 되고, 코일(인덕터)는 낮은 주파수가 잘 측정이 된다.

〈참고〉 맥스웰 방정식(Maxwell's equations)

1. 가우스의 법칙1 (정전기학)

$$\oint \vec{E} \cdot d\vec{A} = \frac{Q_{ins}}{\varepsilon_0}$$

2. 가우스의 법칙2 (자기학)

$$\oint \vec{B} \cdot d\vec{A} = 0$$

3. 패러데이의 법칙 (자기장의 변화가 만들어내는 전기장)

$$\oint \vec{E} \cdot d\vec{l} = \varepsilon = -\frac{d\Phi_B}{dt}$$

4. 암페어-맥스웰 법칙 (전류에 의한 자기장 + 변위전류)

$$\oint \vec{B} \cdot d\vec{l} = \mu_0 (i_C + i_D) = \mu_0 (i_C + \varepsilon_0 \frac{d\Phi_E}{dt})_{encl}$$

M·E·M·O

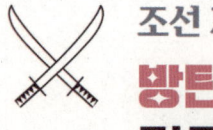

조선 제일검
방탄 Physics
김동훈 ─────

편입 물리학 Bible

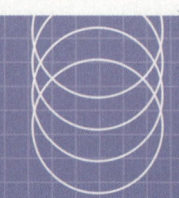

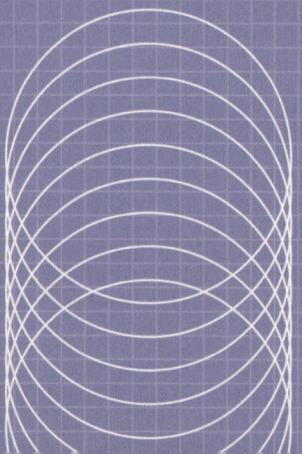

제13장

파동
(Wave)

13 파동(Wave)

개념지도

I. 파동의 특징

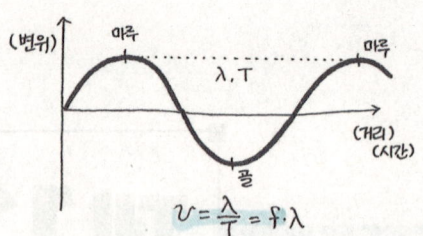

$v = \dfrac{\lambda}{T} = f \cdot \lambda$

- 충돌 : 입자 2개 만남.
- 중첩 : 파동 2개 만남.
- 간섭 : 경로차 → 보강 & 상쇄
  $|S_2P - S_1P|$ ┌ $0\lambda, 1\lambda, 2\lambda \cdots$ 보강
   └ $\frac{1}{2}\lambda, \frac{3}{2}\lambda, \frac{5}{2}\lambda \cdots$ 상쇄
- 회절 : 파장(λ)이 길수록, 슬릿(d)이 좁을수록

II. 정상파

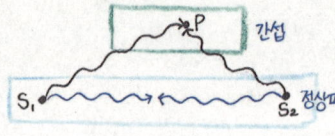

위상, 파장, 진폭 동일
(똑같은 파동 2개가 서로 반대 방향으로 진행하다 중첩되는 경우)

① 현의 진동

기본진동 : $L = \frac{1}{2}\lambda_1$, $\lambda_1 = \frac{2L}{1}$, $f_1 = \dfrac{v}{\lambda_1} = \dfrac{1}{2L}v$ (i) $v_{줄} = \sqrt{\dfrac{T}{\mu}}$ ← 장력
 ← 선밀도

2배진동 : $L = \frac{2}{2}\lambda_2$, $\lambda_2 = \frac{2L}{2}$, $f_2 = \dfrac{v}{\lambda_2} = \dfrac{2}{2L}v$

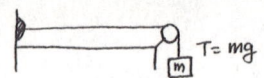
$T = mg$

3배진동 : $L = \frac{3}{2}\lambda_3$, $\lambda_3 = \frac{2L}{3}$, $f_3 = \dfrac{v}{\lambda_3} = \dfrac{3}{2L}v$ (ii) $v_{줄} = \sqrt{\dfrac{T}{\mu}} = f \cdot \lambda$ 정상파

$\lambda_n = \dfrac{2L}{n}$ $f_n = \dfrac{n}{2L}v$

② 개관

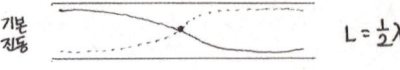

기본진동 : $L = \frac{1}{2}\lambda_1$

2배진동 : $L = \frac{2}{2}\lambda_2$

3배진동 : $L = \frac{3}{2}\lambda_3$

③ 폐관

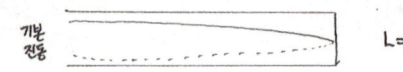

기본진동 : $L = \frac{1}{4}\lambda_1$

3배진동 : $L = \frac{3}{4}\lambda_3$

5배진동 : $L = \frac{5}{4}\lambda_5$

Ⅲ. 소리

① 기주 공명

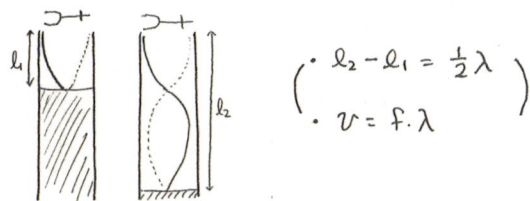
$$\left(\begin{array}{l} \cdot \ell_2 - \ell_1 = \frac{1}{2}\lambda \\ \cdot v = f \cdot \lambda \end{array} \right)$$

② 맥놀이 : 진폭동일, 진동수 f_1, f_2 가 다른 경우 (중첩되어 진폭이 주기적으로 크게되거나 작게되거나 함)

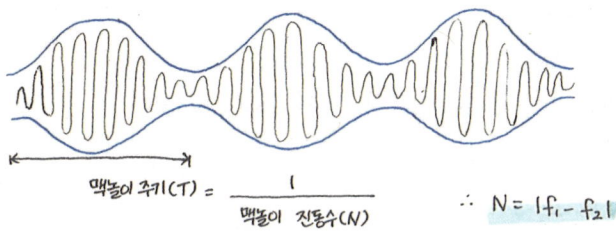

맥놀이 주기$(T) = \dfrac{1}{\text{맥놀이 진동수}(N)}$ ∴ $N = |f_1 - f_2|$

③ 도플러 효과 : 사람(관측자)과 자동차(음원)의 상대적인 움직임에 의해서 소리의 진동수가 다르게 들리는 현상

$$\left(f = \dfrac{v}{\lambda} \begin{array}{l} \leftarrow \text{사람} \\ \leftarrow \text{자동차} \end{array} \right) \quad \left(f = f \dfrac{v \ \ v_\text{사}}{v \ \ v_\text{자}} \right)$$

Case 1 자동차만 움직인다.

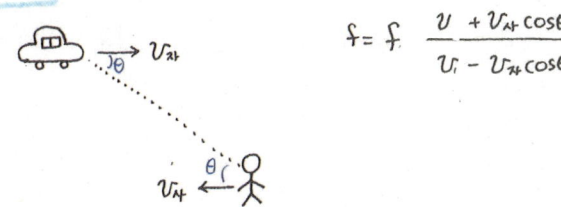 $\quad f = f_i \dfrac{v}{v_i \ v_\text{자}}$ (← 파장변화)

Case 2 사람만 움직인다.

$\quad f = f_i \dfrac{v \ v_\text{사}}{v}$ (← 속도변화)

Case 3 자동차, 사람, 동시에 움직인다.

$\quad f = f \dfrac{v \ \ v_\text{사}}{v \ \ v_\text{자}}$

Case 4.

$\quad f = f \dfrac{v + v_\text{사} \cos\theta}{v_i - v_\text{자} \cos\theta}$

PHYSICSTORY |필수|이론|

개념확인

1 파동의 도입

1-1 파동의 정의(개념), 파원, 매질

1-2 파동의 요소: 마루와 골, 파장(λ), 진폭(A), 주기(T), 진동수(f)

1-3 매질의 위상, 경로차 (위상차)

1-4 파동의 전달 속도 정의: 전파속도(위상속도) $v = f\lambda = \dfrac{\lambda}{T}$

1-5 파동을 표현하기(그래프)
거리에 따른 변위(변위-위치 그래프): 파장과 진폭
시간에 따른 변위(변위-시간 그래프): 주기와 진폭

1-6 파동의 기준에 따른 종류:
파동의 진행방향 & 매질의 진동방향: 횡파, 종파
매질의 유무: 탄성파, 비탄성파(전자기파)
파면의 모양의 구별: 구면파, 평면파

1-7 호이겐스의 원리

1-8 두 파동의 중첩, 파동의 독립성
〈물질의 파동성과 입자성의 비교 - 15장 물질의 이중성과 연결〉

1-9 두 파동의 간섭 조건 (보강 간섭, 상쇄 간섭): 경로차(위상차)

2 정상파와 공명

2-1 정상파: 정상파의 정의, 정상파의 특징 (배와 마디)

2-2 줄(현, 실)에서 만들어진 정상파:

줄을 따라서 전파되는 횡파(정상파)의 속도

($v = \sqrt{\dfrac{T_{장력}}{\mu}} = \sqrt{\dfrac{탄성적\ 성질}{관성적\ 성질}}$)

줄에서의 전달 속도 & 소리의 전달 속도 비교

줄에서의 정상파 파장 & 진동수 ($\lambda_n = \dfrac{2L}{n}$ & $f_n = \dfrac{v}{\lambda_n} = \dfrac{n}{2L}v$)

2-3 관에서 만들어진 공명(혹은 정상파):

양 끝이 열린 관 (개관): $\lambda_n = \dfrac{2L}{n}$

한쪽은 열리고 다른 쪽은 닫힌 관 (폐관): $\lambda_{2n-1} = \dfrac{4L}{2n-1}$

2-4 기주 공명(소리의 공명)

$\lambda = 2(l_2 - l_1)$

$v = f\lambda = 2f(l_2 - l_1)$

3 파동역학: 진동수 구하기

3-1 맥놀이: 정의, 맥놀이 진동수($N = \dfrac{1}{T} = |f_1 - f_2|$)

〈맥놀이 & 정상파 & 간섭의 비교〉〈정상파 그림 & 맥놀이 그림 비교〉

3-2 도플러 효과:

1. 정의, 공식($f' = f\dfrac{v \pm v_O}{v \pm v_S}$)

2. 1차원 도플러 효과: ㄱ. 음원이 정지 & 관찰자 운동
　　　　　　　　　　ㄴ. 음원이 운동 & 관찰자 정지
　　　　　　　　　　ㄷ. 음원이 운동 & 관찰자 운동

3. 2차원 도플러 효과: $f' = f\dfrac{v \pm v_O\cos\theta}{v \pm v_S\cos\theta}$

3-3 충격파: 정의, 공식($\sin\theta = \dfrac{vt}{v_s t} = \dfrac{v\,(음파의\ 속도)}{v_s\,(음원의\ 속도)}$)

I 파동의 도입

파동이란 매질의 한 곳에서 발생한 진동이 퍼져나가는(전파) 현상. 매질은 이동하지 않고 에너지만 전달한다.

〈파동 발생 사진〉

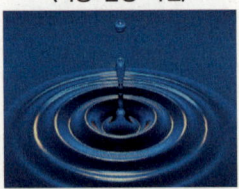

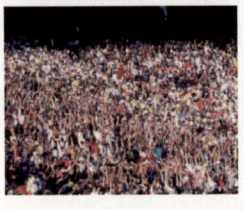

🔍 TIP
매질 (매개 물질)
파동을 전달하는 물질

물결파 - 물
소리(음파) - 공기
줄 정상파 - 줄

1 파동의 종류와 표현

(1) 파동의 발생

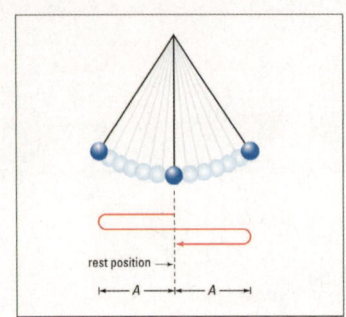 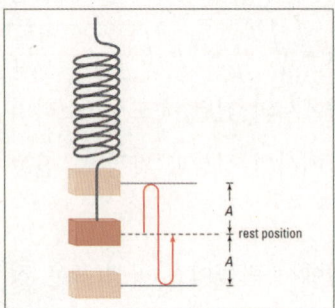

Vibration ➜ Wave Motion

(2) 파동의 종류

① 매질로 분류

ⅰ) 역학적 파동(Mechanical wave) – 매질을 통해서 전달

매질	속도	비교
줄	$v = \sqrt{\dfrac{T}{\mu}}$ (T:장력, μ:선밀도)	속력은 장력에 비례, 선밀도에 반비례
물결파 (수면파)	$v \propto \sqrt{h}$	수심이 깊은 곳에서 전파 속력이 빠르다.
음파	$v = 331 + 0.6t \; (m/s)$	고체 > 액체 > 기체 순으로 빠르다.

ⅱ) 전자기적 파동(Electromagnetic wave) – 매질이 없는 진공

$$v = \dfrac{c}{n} \quad (c: \text{빛의 속력}, \; n: \text{굴절률})$$

ⅲ) 물질파(Matter wave) – 15장 이중성 (입자의 파동성)

$$\lambda = \dfrac{h}{p} = \dfrac{h}{mv} \quad (\text{드브로이 물질파 파장})$$

② 형태로 분류

ⅰ) 횡파(transverse wave, 고저파): 물결파, 지진파의 S파, 전자기파 등
ⅱ) 종파(longitudinal wave, 소밀파): 소리(음파), 지진파의 P파 등

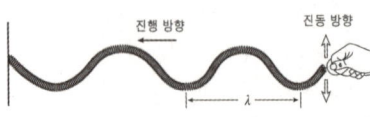 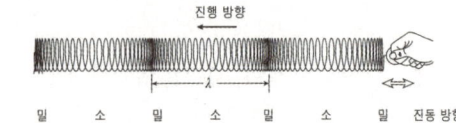

(3) 파동의 표현

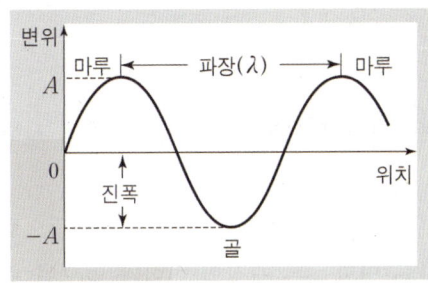 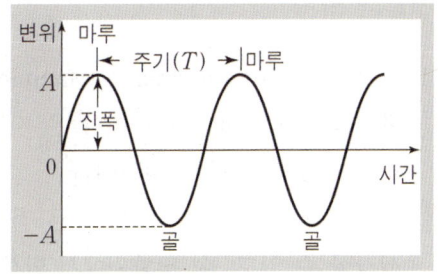 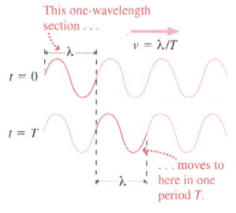

- 마루와 골: 파동의 변위가 가장 높은 곳을 마루, 가장 낮은 곳을 골이라 한다.
- 진폭(A): 진동의 중심에서 마루나 골까지의 수직 거리를 진폭이라고 한다.
- 파장(λ): 위상이 같은 이웃한 두 점 사이의 거리 (단위: m)
- 주기(T): 매질의 한 점이 1회 진동하는 데 걸린 시간 (단위: s)
- 진동수(f): 매질의 한 점이 1초 동안 진동한 횟수 (단위: Hz)

 (주기와 진동수의 관계: $f \cdot T = 1$, $f = \dfrac{1}{T}$)

- 파동의 속력: $\quad$ 전파속력$(v) = \dfrac{파장(\lambda)}{주기(T)} =$ 진동수$(f) \times$ 파장(λ)

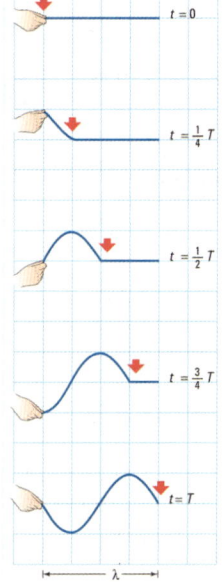

> **예시** **파동의 속력 (위상 속력)**
>
> 어떤 파동의 진동수가 $20\,Hz$이고, 파장이 0.5m 이다. 파동의 속력은 몇 m/s인가?
>
> **정답** $v = f\lambda = 10\,m/s$

> **예시** **파동의 표현**
>
> 그림은 오른쪽으로 이동하는 파동의 전파 모습을 나타낸 것으로, 실선에서 점선으로 이동하는데 0.1초 걸렸다.
>
> (1) 진폭?
> (2) 파동의 전파 속력은?
>
>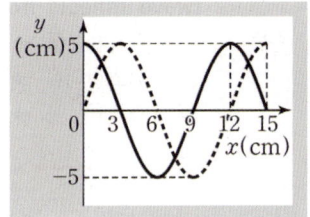
>
> **정답** (1) $5\,cm$ (2) $0.3\,m/s\,(= 30\,cm/s)$

TIP
파동의 속력 (위상 속력)
전파속력(v)
$= \dfrac{파장(\lambda)}{주기(T)}$
$=$ 진동수(f)파장(λ)

> **예시** **파동의 표현 - 거리 & 시간**
>
> 왼쪽 그래프는 오른쪽으로 진행하는 파동의 어느 순간의 변위를 위치 x에 따라 나타낸 것이다. 파동의 속력은 $8\,m/s$이다. 오른쪽 그래프는 $x = 2\,m$인 위치에서 파동의 변위를 시간에 따라 나타낸 것이다.
>
>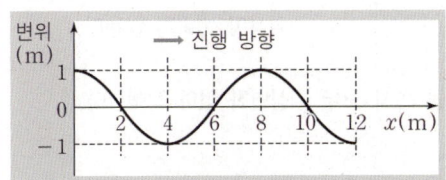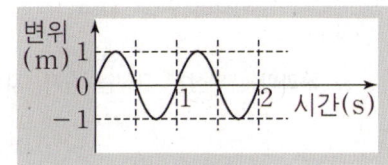

제13장 파동 **299**

2 파동의 진행

(1) 호이겐스 원리(Huygens' principle)

① **파면(Wave front)**: 위상이 같은 지점을 연결한 선이나 면으로, 파동의 진행 방향에 대하여 항상 수직이다.

② **호이겐스 원리**: 파면 상의 모든 점들은 2차 구면파를 생성하는 점파원으로 생각할 수 있고, 이 점파원에서 발생한 구면파들은 매질의 변화가 없으면 원래 파동의 진동수와 속력을 가지고 모든 방향으로 전파된다. 다음 순간, 새로운 파면의 위치는 이 점파원들이 만들어낸 구면파의 공통 접선이 된다.

(2) 파동의 반사와 투과

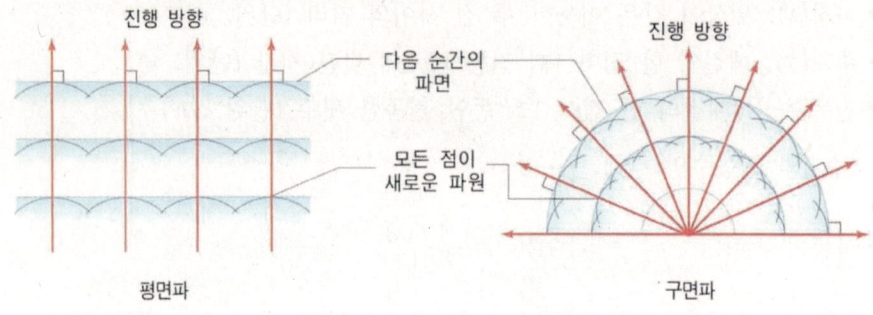

종류	고정단 반사 (wave reflects from a fixed end) (가벼운 줄 → 무거운 줄) (소한매질 → 밀한매질) (속도가 빠른 곳 → 속도가 느린 곳)	자유단 반사 (wave reflects from a free end) (무거운 줄 → 가벼운 줄) (밀한매질 → 소한매질) (속도가 느린 곳 → 속도가 빠른 곳)
모양	The reflected pulse is inverted and a non-inverted transmitted pulse moves on the heavier string.	The reflected pulse is not inverted and a transmitted pulse moves on the lighter string.
반사파의 위상	위상이 변함 $(180°(=\pi), \frac{\lambda}{2})$	위상이 변하지 않는다.

투과파의 위상은 고정단 반사, 자유단 반사 모두 **위상변화 없이** 진행한다.

TIP
파동의 전파와 매질의 속력

속력이 빠른 매질 속을 전파하던 파동이 속력이 느린 매질의 경계면을 만나면 고정단과 같이 반사되고, 속력이 느린 매질 속을 진행하던 파동이 속력이 빠른 매질을 만나면 자유단과 같이 위상변화 없이 반사되거나 진행한다.

(3) 파동의 중첩 (Superposition)

① **중첩**: 두 개 이상의 파동이 서로 만나 겹칠 때 파동의 모양이 변하며 합성파가 되는 현상

② **중첩의 원리**: 두 파동이 진행하다가 중첩될 때, 합성파의 변위는 중첩되는 두 파동의 변위의 합과 같다.

③ **파동의 독립성**: 두 파동이 겹치고 지나치고 나면 그 모양을 그대로 유지

> **TIP**
> **파동성 & 입자성**
> 입자 - 충돌 (운동량 보존)
> 파동 - 중첩 (간섭 조건)

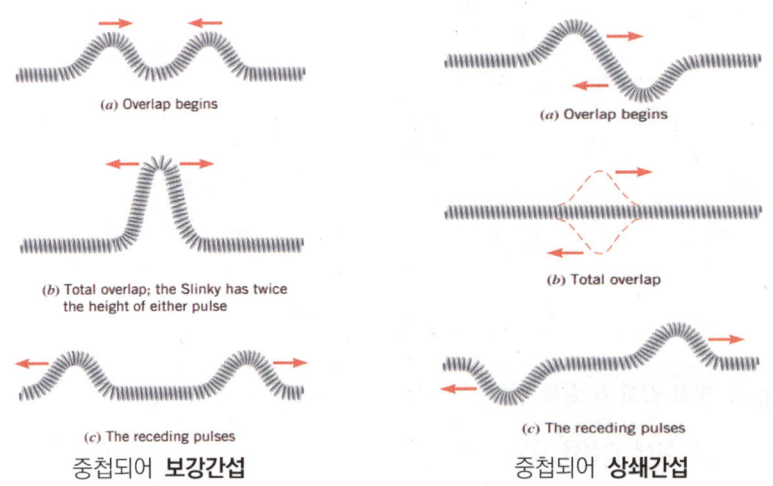

중첩되어 **보강간섭**　　　중첩되어 **상쇄간섭**

- **보강간섭**: 위상이 같은 두 파동이 중첩되어 진폭이 커지는 현상
- **상쇄간섭**: 위상이 반대인 두 파동이 중첩되어 진폭이 작아지는 현상

(4) 파동의 간섭(Interference of wave)

① **간섭의 경로차**: 두 파원에서 발생한 진동수와 진폭이 동일한 두 파동이 특정한 조건에서 만나 중첩될 때 보강 간섭 또는 상쇄 간섭을 하게 된다. (두 파원의 위상이 같은 경우)

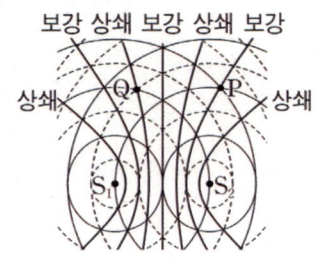

보강 간섭(Constructive interference)	상쇄 간섭(Destructive interference)
경로차 $\|S_1P - S_2P\| = \frac{\lambda}{2}(2m) \ldots 0\lambda, 1\lambda, 2\lambda,,,$	경로차 $\|S_1Q - S_2Q\| = \frac{\lambda}{2}(2m+1) \ldots \frac{1}{2}\lambda, \frac{3}{2}\lambda, \frac{5}{2}\lambda,,,$

PHYSICSTORY |필수이론|

② 간섭의 예

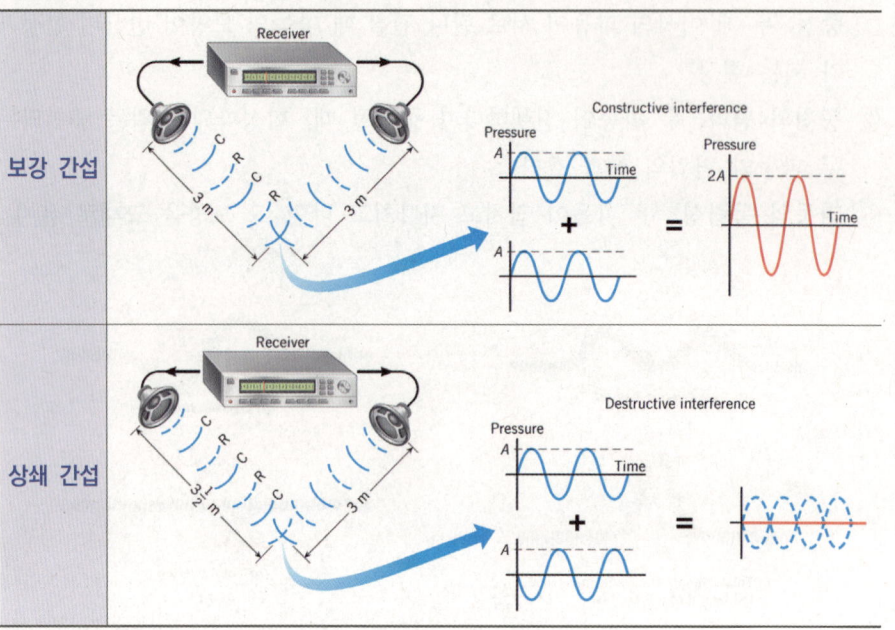

보강 간섭	
상쇄 간섭	

예시 | 보강 간섭 & 상쇄 간섭

보강 간섭과 상쇄 간섭을 구별하시오.

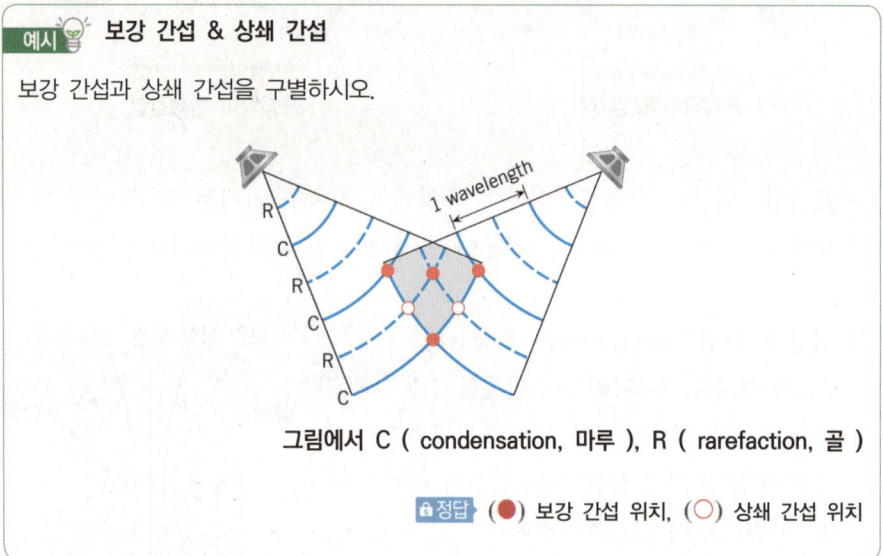

그림에서 C (condensation, 마루), R (rarefaction, 골)

🔒정답 (●) 보강 간섭 위치, (○) 상쇄 간섭 위치

예제 | 1 간섭

그림은 평면파가 이중 슬릿을 향해 진행하는 모습을 나타낸 것이다. 점 a는 슬릿 S_1과 S_2로부터 같은 거리에 있다. P 지점에서 보강 간섭이 일어날 때 A, B, C 세 지점 중 보강 간섭이 일어날 수 있는 곳을 모두 고른 것은? (단, S_1, S_2에서 파동의 위상은 같고, 매질은 균일하다. 모든 지점과 이중 슬릿은 동일 평면에 있다.)

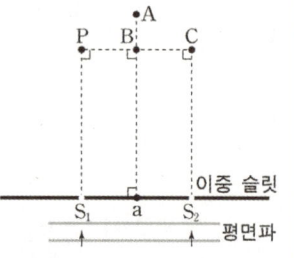

① A   ② B   ③ A, C
④ B, C   ⑤ A, B, C

II 정상파(Standing wave) 와 공명(Resonance)

1 정상파 (Standing wave)

BCAP Background

(1) **정상파**: 동일한 매질에서 진폭과 진동수가 같은 두 파동이 서로 반대 방향으로 진행하다가 중첩되었을 때, 어느 방향으로도 진행하지 않고 제자리에서 진동만 하는 것처럼 보이는 파동

(2) 정상파의 발생

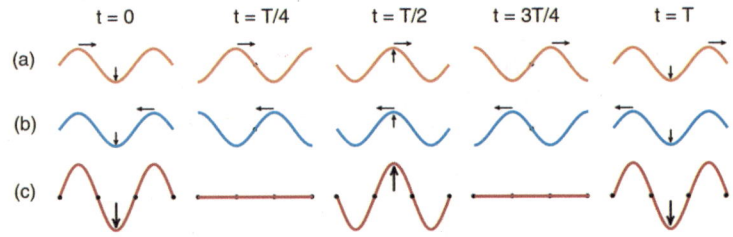

(3) 정상파의 물리량

(i) 진행파의 진폭이 A이면 정상파의 진폭은 $2A$이다.

(ii) 마디와 마디 (또는 배와 배)사이의 거리는 $\frac{\lambda}{2}$, 배와 마디 사이의 거리는 $\frac{\lambda}{4}$이다.

(iii) 정상파의 진동수(주기)와 파장은 진행파와 같다.

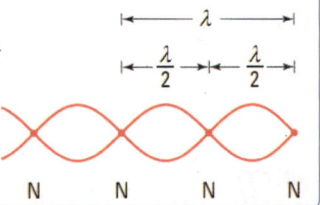

BCAP Concept   **BCAP Applications**

줄(현)의 정상파 모양	진동	파장	진동수
f_1, $n=1$, $L=\frac{1}{2}\lambda_1$	$n=1$ 기본진동 (first harmonics)	$\lambda_1 = \frac{2}{1}L$	$f_1 = \frac{1}{2L}v$
f_2, $n=2$, $L=\lambda_2$	$n=2$ 2배진동 (second harmonics)	$\lambda_2 = \frac{2}{2}L$	$f_2 = \frac{2}{2L}v$ $\Rightarrow f_2 = 2f_1$
f_3, $n=3$, $L=\frac{3}{2}\lambda_3$	$n=3$ 3배진동 (third harmonics)	$\lambda_3 = \frac{2}{3}L$	$f_3 = \frac{3}{2L}v$ $\Rightarrow f_3 = 3f_1$

TIP
배 & 마디(정상파)

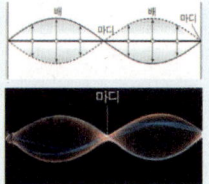

마루 & 골 (진행파)

TIP
줄(현)의 속도
줄의 장력을 $T(N)$, 줄의 선밀도를 $\mu(kg/m)$라고 할 때 줄에 따라 전파되는 횡파 (정상파)의 속도 v는

$$v = \sqrt{\frac{T}{\mu}} = \sqrt{\frac{탄성적\ 성질}{관성적\ 성질}}$$

이다.

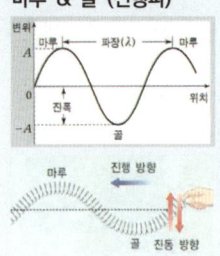

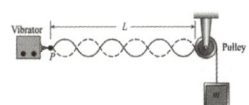

PHYSICSTORY |필수이론|

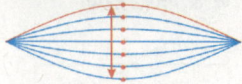

정상파의 실제 사진과 정상파의 운동을 분석한 그림이다.

B>C>A>P Problems

예제 2 정상파의 기본원리

그림 (가)와 (나)는 진폭이 A이고 파장이 같은 두 파동이 각각 속력 v_0으로 서로 반대 방향으로 진행하여 점 P와 Q 사이에서 만든 정상파의 어느 순간의 모습을 나타낸 것이다. (가)의 상태에서 처음으로 (나)의 상태가 되는 데 걸린 시간은 t_0이다. P와 Q 사이의 거리는 L이다. v_0은?

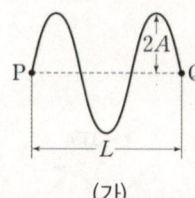
(가)

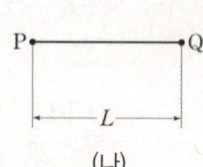
(나)

① $\dfrac{L}{8t_0}$ ② $\dfrac{L}{6t_0}$ ③ $\dfrac{L}{4t_0}$

④ $\dfrac{L}{3t_0}$ ⑤ $\dfrac{L}{2t_0}$

예제 3 소리 & 정상파 구별

진동체에 연결된 줄에 추를 연결하고 50Hz의 진동수로 진동체를 진동시켰더니, 줄의 길이가 1m일 때 그림과 같은 정상파가 만들어졌다. 이에 대한 질문에 설명하시오. (단, 공기 중에서 소리의 전파 속력은 340m/s이다.)

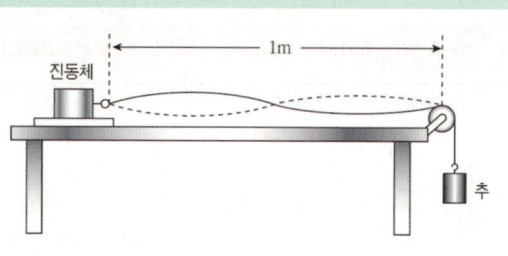

(1) 이 정상파를 만드는 파동의 파장은?

(2) 줄을 통해 진행하는 파동의 속력은?

(3) 줄의 진동에 의해 발생하는 소리의 파장은?

예제 4 정상파 + 마디 + 파장 구하기

그림은 가스 불꽃과 음파 반사판을 이용하여 음파의 진동수를 측정한 장치를 나타낸 것이다. 단일 진동수의 음파를 발생하는 장치와 반사판의 위치는 고정하고, 가스 불꽃을 음파발생장치 쪽으로 서서히 이동시키면서 가스 불꽃의 모양 변화를 관찰하여 공기 진동의 진폭이 최소인 곳을 찾았다. 그 결과 반사판으로부터의 거리가 3.2, 6.4, 9.6, 12.8, 16.0 cm인 곳에서 공기 진동의 진폭이 최소이었다. 이 실험에서 음속이 340 m/s 이었을 때 음파발생장치에서 나온 음파의 진동수에 가장 가까운 값은?

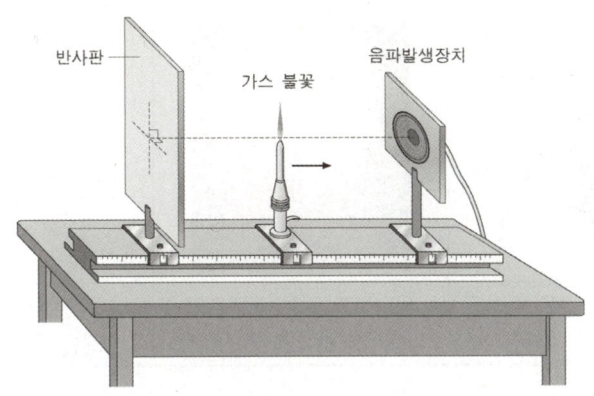

① 4100 Hz   ② 5300 Hz   ③ 6500 Hz
④ 7700 Hz   ⑤ 8900 Hz

예제 5 장력과 정상파의 관계

W_A와 W_B 중에서 무거운 쪽은 어디인가? (조건: 진동수(f), 선밀도(μ) 동일)

참고 쿤트(Kundt) 실험

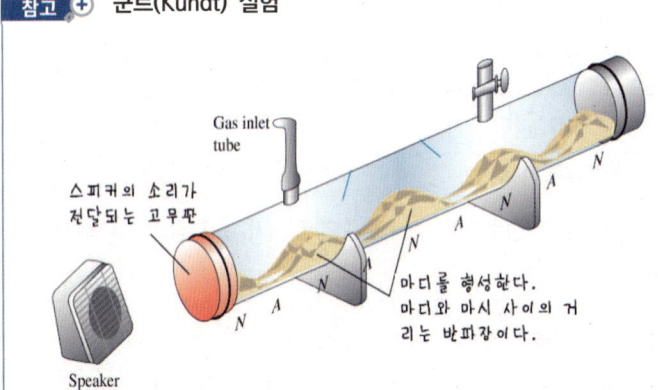

유리관 속에 가벼운 코르크 가루를 뿌리고, 유리관 양옆을 막았다. 한쪽에 스피커를 설치하고 스피커의 진동을 고무판을 통해서 유리관 안에 전달하였다. 관 속에서는 정상파가 생겨 마디 부분에 코르크 가루가 모인다. 마디 사이의 거리를 측정하여 소리 속력 또는 진동수를 측정할 수 있다.

2 공명 (Resonance)

Background

(1) **공명**: 외부에서 고유한 진동수를 갖는 물체에 주기적인 힘을 작용하는 경우, 외부에서 물체에 작용한 힘의 진동수가 물체의 고유 진동수와 일치할 때 진폭이 커지는 현상

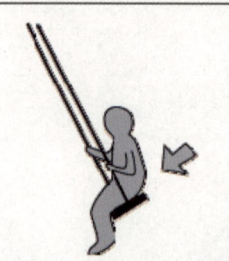	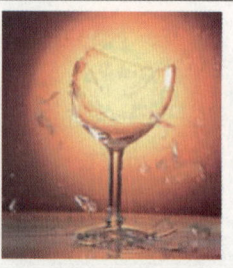	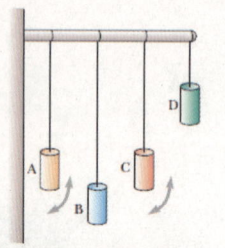
그네의 주기와 같은 주기로 밀어주면, 높이 올라간다.	유리컵과 같은 진동수의 소리가 만나면, 깨진다.	A를 흔들어주면, 길이가 같은 C만 흔들린다.

(2) **공기 기둥(기주)에 의한 공명**: 일정한 깊이의 관 속의 공기 기둥은 외부에서 관 안으로 소리 진동이 전해지면 반대 방향으로 진행하는 두 개의 파가 중첩하여 정상파가 형성되고, 소리 진동수와 공기 기둥의 고유 진동수가 일치할 때 공명이 일어난다.

Concept / Applications

(1) 기주 공명에 의한 고유 진동수

(예) 폐관

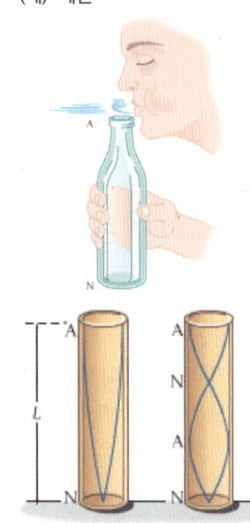

(a) First harmonic (fundamental)
(b) Third harmonic

구분	개관	폐관
관 속 정상파 형태	기본 진동($\lambda_1=2l$) 2배 진동($\lambda_2=l$) 3배 진동($\lambda_3=\frac{2}{3}l$)	기본 진동($\lambda_1=4l$) 3배 진동($\lambda_3=\frac{4}{3}l$) 5배 진동($\lambda_5=\frac{4}{5}l$)
특징	양쪽 열린 부분이 배	막힌 쪽은 마디, 열린 쪽은 배
정상파 조건	관의 길이가 $\frac{1}{2}$ 파장의 정수배가 될 때만 성립	관의 길이가 $\frac{1}{4}$ 파장의 홀수배가 될 때만 성립
파장	$\lambda_n = \dfrac{2L}{n}$ $(n=1,2,3\cdots)$	$\lambda_{2n-1} = \dfrac{4L}{2n-1}$ $(n=1,2,3\cdots)$
진동수	$f_n = \dfrac{v}{\lambda_n} = \dfrac{n}{2L}v$ $(n=1,2,3\cdots)$	$f_{2n-1} = \dfrac{v}{\lambda_{2n-1}} = \dfrac{2n-1}{4L}v$ $(n=1,2,3\cdots)$

(2) 기주 공명(소리의 공명) 실험

기주의 공명을 이용한 음속(소리의 속도)의 측정

오른쪽 그림과 같이 유리관과 물통을 연결하여 공명 장치를 만든다. 그 다음 유리관 위에 소리굽쇠(진동수를 알고 있는 소리굽쇠)를 진동시켜 유리관 위에 가까이하고 물통을 아래로 움직여 큰 소리가 들리는(공명) 위치를 찾아 유리관의 길이 l_1을 측정한다. 물통을 아래로 내리면서 두 번째 공명할 때 유리관의 길이 l_2를 측정한다. 진동수와 길이측정을 통해서 음속을 구할 수 있다.

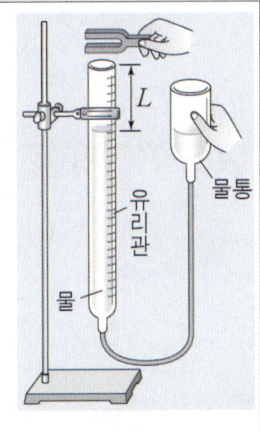

🔒해설

① 유리관 내부에서는 정상파가 발생하는데, 이러한 정상파의 진동 모양은 오른쪽 그림과 같다.

② 소리굽쇠에서 나는 소리의 파장은 $\lambda = 2(l_2 - l_1)$ 이다.

③ 음속 v는 $v = f\lambda = 2f(l_2 - l_1)$으로 되어 음속을 구할 수 있다.

만약, 음속을 알고 있다면 소리굽쇠의 진동수를 구하는 상황으로 문제가 나온다.

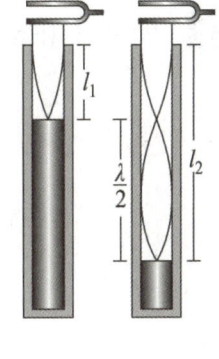

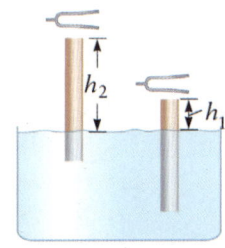

$h_2 - h_1 = \lambda/2,$
$v = f\lambda = 2f(h_2 - h_1)$

B-C-A-P Problems

예제 6 줄의 정상파 + 관의 공명 비교

그림은 길이가 L이고 양끝이 고정된 줄과 한쪽이 막힌 관(폐관) 그리고 양쪽 모두 열린 관(개관)을 나타낸 것이다.

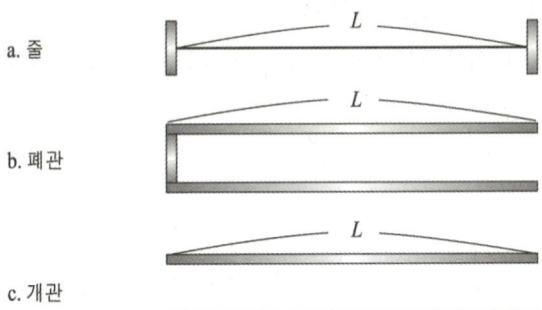

a. 줄

b. 폐관

c. 개관

이에 대한 질문에 답하시오. (단, 관의 끝 보정은 무시한다. 줄의 전달 속력과 관에서의 공기(소리)의 파동 속력은 동일하다.)

(1) a, b, c에 형성되는 정상파의 기본모드의 진동수의 비는?

(2) b, c에서 동일한 진동수를 갖도록 정상파를 만들 수 있는가?

PHYSICSTORY |필수이론|

Ⅲ 파동 역학: 진동수 구하기

1 맥놀이 (Beat)

B C A P Background

① 간섭
② 정상파
③ 맥놀이

B C A P Concept　**B C A P** Applications

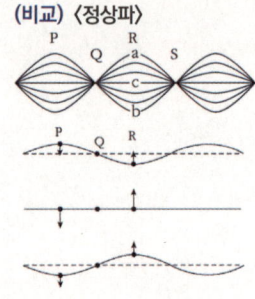
(비교) 〈정상파〉

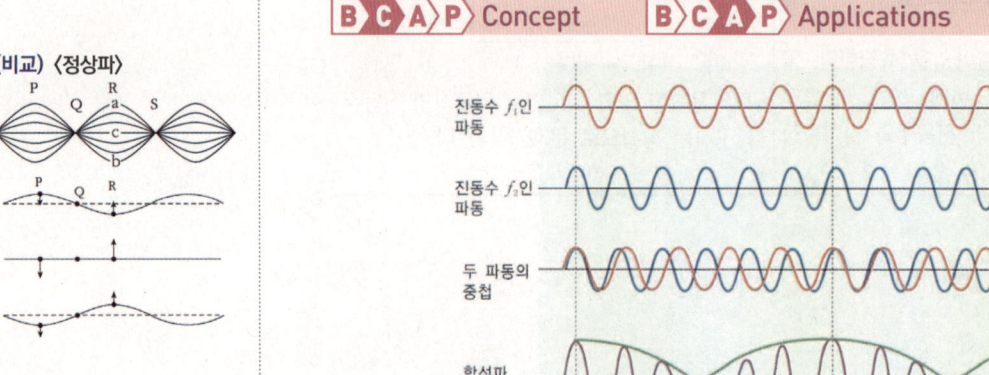

위의 그림에서 진폭(A)이 같고, 진동수가 조금 다른 f_1, f_2의 두 사인 파동이 간섭을 일으키는 것을 나타낸 것이다. 이 두 사인 파동의 합성파의 **맥놀이**라고 한다. 맥놀이 진동수(N)는

$$N = \frac{1}{T} = |f_1 - f_2|$$

이다. 그리고 여기서 맥놀이 주기는 $T = \frac{1}{N} = \frac{1}{|f_1 - f_2|}$ 이다.

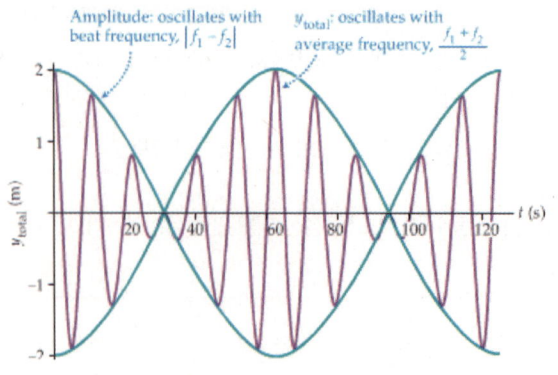

B C A P Problems

예제 7 맥놀이 진동수 구하기

그림 (가)는 위치가 고정된 두 음원 A, B로부터 같은 거리만큼 떨어져 고정되어 있는 음파 측정기를 나타낸 것이다. A, B에서 발생하는 음파의 진폭은 서로 같고 일정하다. 그림 (나)는 A, B에서 발생하는 음파의 진동수를 시간에 따라 나타낸 것이다.

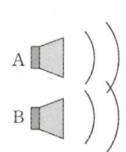 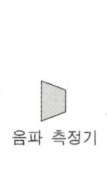 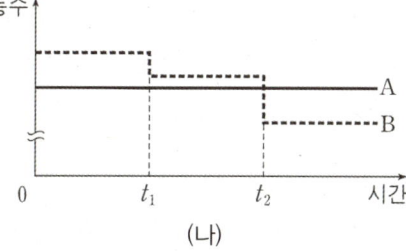

(가)　　　　　　　　　(나)

음파 측정기에 측정된 음파의 맥놀이 진동수를 시간에 따라 나타낸 그래프의 개형으로 가장 적절한 것은?

① 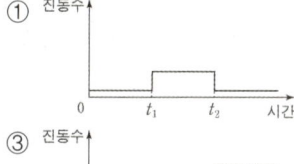　②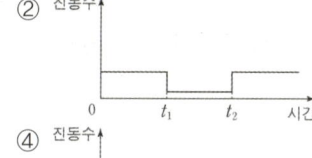

③ 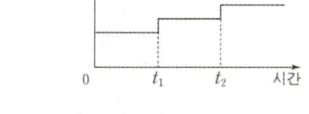　④

예제 8 맥놀이 정의 + 맥놀이 주기 & 진동수 + 파동의 특징

그림은 진폭은 같고 진동수는 서로 다른 사인형 진행파 y_1, y_2가 같은 방향으로 진행하여 중첩한 파동의 변위를 고정된 위치에서 시간에 따라 나타낸 것이다.

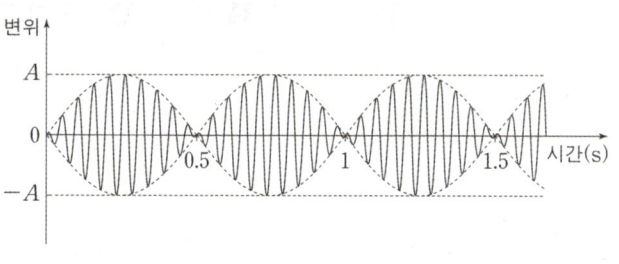

y_1, y_2의 진행 속력은 10m/s로 같고, y_1의 진동수는 20Hz이다. 이에 대한 질문에 답하시오.

(1) y_1, y_2의 진폭은 각각 구하면?

(2) y_1의 파장은?

(3) y_2의 진동수는?

PHYSICSTORY |필수|이론|

2 도플러효과(Doppler effect)

B C A P Background

진동수 변화의 원인이 무엇인지 알기 위하여, 파도의 주기가 $T=3$ (sec)인 고요한 바다에 정박해 있는 한 보트를 생각해 보자. 3초마다 파도의 마루가 보트를 친다. 왼쪽 그림 ⓐ와 같이, 파도는 왼쪽을 향해 진행한다. 만약 첫 번째 마루가 부딪힐 때를 $t=0$으로 놓으면, 두 번째 마루가 부딪칠 때는 $t=3$초이고, 세 번째 파도가 부딪칠 때의 시간은 $t=6$초이다. 이러한 관측으로부터 파도의 진동수가 $f = \dfrac{1}{T} = \dfrac{1}{3(s)} = 0.33\,(Hz)$라는 결론을 내릴 수 있다.

그림 ⓑ와 같이 모터를 가동시켜 뱃머리가 파도의 진행방향과 반대 방향을 향하게 하여 출발한다고 생각해보자. 역시 첫 번째 마루가 보트 앞부분에 도달했을 때를 시간 $t=0$으로 설정한다. 보트가 파도의 이동방향과 반대로 움직여서 두 번째 마루는 첫 번째 마루가 부딪힌 후 3초 이내에 다시 부딪칠 것이다. 즉, 우리가 관측한 주기는 보토가 정지했을 때의 주기인 3초보다 짧아졌다는 것을 의미한다. $f=1/T$이기 때문에 보트가 정지했을 때의 진동수보다 높은 진동수를 관측할 것이다.

그림 ⓒ와 같이 보트를 되돌려서 파도의 진행방향과 동일한 방향으로 진행한다면, 앞의 결과와 반대의 결과가 예상할 수 있다. 보토에 첫 번째 마루가 부딪친 시간을 $t=0$이라 하자. 파도로부터 멀어지는 방향으로 움직이므로 두 번째 마루가 보트에 부딪친 시간은 3초보다 더 오래 걸린다는 것을 관측할 수 있다. 그러므로 보트가 정지했을 때의 진동수보다 낮은 진동수가 관측된다.

보트가 정지해 있는 ⓐ에서 측정되는 파도의 진동수를 기준으로, ⓑ에서 관측자가 측정하는 진동수는 ⓐ보다 크며, ⓒ에서는 ⓐ보다 작게 측정이 된다. 즉 관측자의 움직임에 의해서 측정되는 진동수가 달라지는 것을 도플러 효과라고 한다.

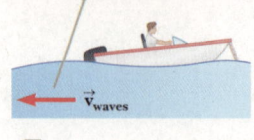

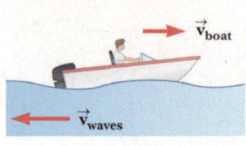

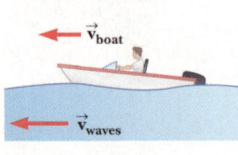

$$f' = f\dfrac{v \pm v_O}{v \pm v_S}$$

v_O : 관측자의 속도

v_S : 음원의 속도

B C A P Concept

(case1) 음원〈스피커〉만 움직인다.	(case2) 관찰자〈사람〉만 움직인다.	(case3) 둘 다 움직인다.
파장 변화	상대 속도	파장 변화 & 상대 속도

B>C>A>P> Applications   B>C>A>P> Problems

(i) (case1) 음원〈스피커〉만 움직인다.

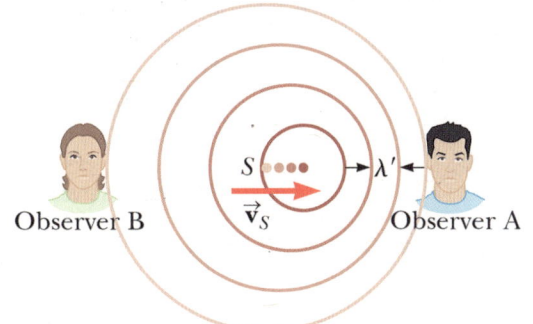

소리(음파)의 속도
$v = f\lambda = \dfrac{\lambda}{T}$

자동차(음원)의 속도: v_S
사람(관측자)의 속도: $v_O = 0$

– 관찰자〈사람〉가 듣게 되는 음파〈소리〉의 파장

• 다가서는 경우(A): $\lambda' = \lambda - v_s T = \lambda - \dfrac{v_s}{f}$

• 멀어지는 경우(B): $\lambda' = \lambda + v_s T = \lambda + \dfrac{v_s}{f}$

– 관찰자〈사람〉가 듣게 되는 음파〈소리〉의 진동수

• 다가서는 경우: $f' = \dfrac{v}{\lambda'} = \dfrac{v}{\left(\dfrac{v}{f}\right) - \left(\dfrac{v_s}{f}\right)} = f\left(\dfrac{v}{v - v_s}\right)$

• 멀어지는 경우: $f' = \dfrac{v}{\lambda'} = \dfrac{v}{\left(\dfrac{v}{f}\right) + \left(\dfrac{v_s}{f}\right)} = f\left(\dfrac{v}{v + v_s}\right)$

예제 9 도플러 효과 (음원만 운동하는 경우)

그림 (가)는 정지해 있는 음원에서 발생하는 음파의 파면을 모식적으로 나타낸 것이다. 이 음파의 파장은 λ_0이고 진동수는 f_0이고 속력은 v_0이다. 그림 (나)는 정지해 있는 관측자를 향해 (가)와 동일

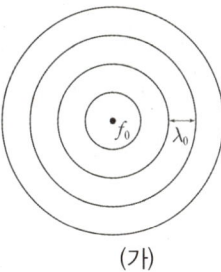 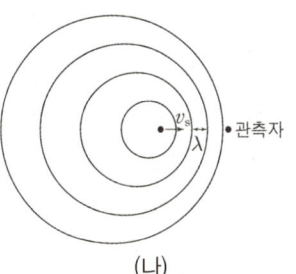

(가)   (나)

한 음원이 일정한 속력 v_s로 다가올 때, 음파의 파면을 모식적으로 나타낸 것이다. (나)에서 관측자가 관측하는 음파의 파장과 진동수는 각각 λ와 f이다. 이에 대한 질문에 설명하시오. (단, 매질과 관측자는 정지해 있고, 음파의 속력은 일정하다.)

(1) (가)에서 음파의 주기는?

(2) (나)에서 파장(λ)는?

(3) (나)에서 진동수(f)는?

PHYSICSTORY |필수이론|

음파(소리)의 속도
$v = f\lambda = \dfrac{\lambda}{T}$
음원(스피커)의 속도: $v_S = 0$
관측자(사람)의 속도: v_O

(ii) (case2) 관측자〈사람〉만 움직인다.

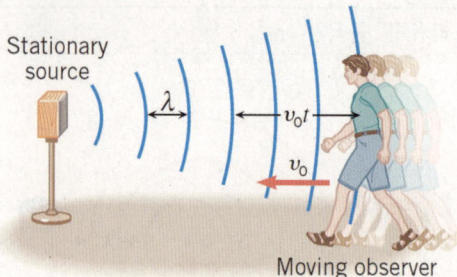

- 관찰자〈사람〉가 듣게 되는 음파〈소리〉의 상대속도
  - 다가서는 경우: $v' = v + v_0$
  - 멀어지는 경우: $v' = v - v_0$

- 관찰자〈사람〉가 듣게 되는 음파〈소리〉의 진동수
  - 다가서는 경우: $f' = \dfrac{v'}{\lambda} = \dfrac{v + v_0}{\lambda} = f\left(\dfrac{v + v_0}{v}\right)$
  - 멀어지는 경우: $f' = \dfrac{v'}{\lambda} = \dfrac{v - v_0}{\lambda} = f\left(\dfrac{v - v_0}{v}\right)$

예제 10 음파 측정기(관찰자)만 운동하는 경우 + 맥놀이

그림 (가)는 두 개의 음파 발생기 사이에서 음파 측정기가 일정한 속력으로 운동하는 것을 나타낸 것이다. 음파 측정기는 두 음파 발생기를 잇는 직선상에서 운동한다. 각각의 음파 발생기는 진동수가 100Hz이고 진폭이 일정한 음파를 내고 있으며, 음파의 속도는 340m/s이다. 그림 (나)는 (가)에서 측정된 음파의 파형을 시간에 따라 나타낸 것이다.

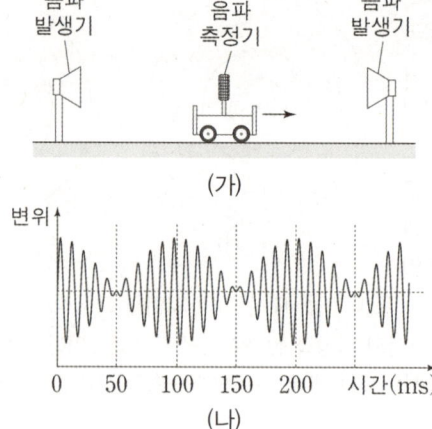

음파 측정기의 속력은? (단, 매질은 균일하고 음파 발생기에 대해 정지해있다.)

① 12m/s   ② 17m/s   ③ 24m/s   ④ 30m/s   ⑤ 34m/s

(iii) (case3) 둘 다 움직인다.

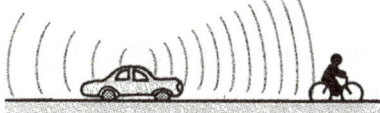 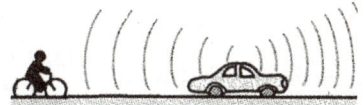

$$f' = f\frac{v - v_O}{v - v_S} \qquad\qquad f' = f\frac{v + v_O}{v + v_S}$$

- 음원〈자동차〉가 다가오는 경우
  : $\lambda' = \lambda - v_s T = \lambda - \dfrac{v_s}{f} = \dfrac{v - v_s}{f}$

- 음원〈자동차〉가 멀어지는 경우
  : $\lambda' = \lambda + v_s T = \lambda + \dfrac{v_s}{f} = \dfrac{v + v_s}{f}$

- 관찰자〈사람〉가 멀어지는 경우
  : $v' = v - v_0$

- 관찰자〈사람〉가 다가가는 경우
  : $v' = v + v_0$

- 관측자가 측정되는 진동수
  : $f' = \dfrac{v'}{\lambda'} = \dfrac{v - v_o}{\lambda - v_s T} = \dfrac{v - v_o}{\dfrac{v - v_s}{f}} = f\left(\dfrac{v - v_o}{v - v_s}\right)$

- 관측자가 측정되는 진동수
  : $f' = \dfrac{v'}{\lambda'} = \dfrac{v + v_o}{\lambda + v_s T} = \dfrac{v + v_o}{\dfrac{v + v_s}{f}} = f\left(\dfrac{v + v_o}{v + v_s}\right)$

소리(음파)의 속도
$v = f\lambda = \dfrac{\lambda}{T}$
자동차(음원)의 속도: v_S
사람(관측자)의 속도: v_O

(iv) (case4) 2차원인 경우

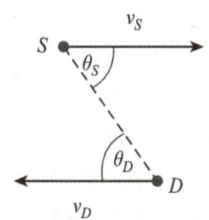

$$f = f_0 \frac{v_0 + v_D \cos\theta_D}{v_0 - v_S \cos\theta_S}$$

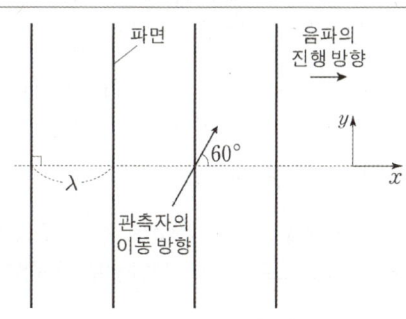

① 음원: 정지

② 음파의 속도(소리의 속도): v

③ 관측자의 속도: $\dfrac{1}{5}v$

④ 각도: $\theta = 60°$

$$f_D = f\left(\dfrac{v - \dfrac{v}{5}\cos(60°)}{v}\right)$$

13 파동 — 정답 및 해설

1 ⑤

A, B지점은 S_1과 S_2에서 떨어진 거리가 같으므로 경로차는 0이다. 즉, A와 B는 항상 보강 간섭이 일어난다.
P지점의 경로차($\Delta = \overline{S_2P} - \overline{S_1P}$)는 다음과 같다.
C지점의 경로차($\Delta = \overline{S_1C} - \overline{S_2C}$)는 다음과 같다.
그런데, $\overline{S_1C} = \overline{S_2P}$ 이고, $\overline{S_2C} = \overline{S_1P}$ 이므로 C지점에서의 경로차는 P지점의 경로 차와 같다. P지점이 보강 간섭이 일어나므로 C지점도 보강 간섭이 일어난다.

2 ②

각 파동의 파장은 $\lambda = \frac{2}{3}L$ 이고, 각 파동의 주기를 T라고 하면 (가)의 상태에서 처음으로 (나)의 상태가 되는데 걸리는 시간은 $t_0 = \frac{1}{4}T$이다. 따라서 두 파동의 진행 속력은

$$v_0 = \frac{\lambda}{T} = \frac{\frac{2L}{3}}{4t_0} = \frac{L}{6t_0}$$ 이다.

3 (1) 정상파가 만드는 파장은 $L = \lambda$이므로 파장은 1m이다.
(2) 줄을 통해서 전달되는 파동의 전달 속력은
줄의 속력 = 진동수 × 정상파 파장이므로
$$v = f\lambda = (50)(1) = 50 m/s$$
(3) **소리의 속력 = 진동수 × 소리의 파장**이므로
$v = f\lambda$
$340 = 50(\lambda) \therefore \lambda = 6.8m$
즉, 진동수는 줄의 전달속력과 소리의 전달 속력에서 공통으로 작용하며, 파장이 두 경우에 다르다는 것을 확인하자.

4 ②

공기의 진동의 진폭이 최소가 되는 → 공기의 진동에서 파동 단원임을 알아채고, 진폭이 최소가 되는 경우라는 말에서 이는 정상파임을 알 수 있다(파동에서 진폭이 변화하는 경우는 정상파 뿐이다. 다른 경우는 진폭은 일정하다!). 물론 진폭이 최소인 점을 마디라 한다. 위에서 알려준 위치는 마디의 위치이다. 문제에서 진동수를 구하라고 했다. 파동 문제이므로 진동수하면 바로 다음의 파동의 속력 식이 떠오른다.
$$v = f\lambda \quad (1)$$
(1)에서 현재, v가 알려져 있다. 따라서, 파장의 정보를 알아내자. 파장은 거리이므로 거리에 해당하는 정보가 있나 본다. 있다! 진폭이 최소인 마디와 마디 사이의 간격이 3.2cm에 해당함을 알 수 있고, 이는 반파장(배와 배 사이 또는 마디와 마디 사이는 반 파장에 해당한다.)에 해당한다. 따라서 소리의 파장은 다음과 같다.
$$\lambda = 6.4cm \quad (2)$$
(2)를 (1)에 대입하면 간단히 진동수가 나온다.(근사값이므로 대충 계산하라)

5 $W_A > W_B$

$v = \sqrt{\frac{T}{\mu}} = \sqrt{\frac{W}{\mu}}$ 이다. 또한 $v = f\lambda$ 이다. 무게가 크면, 속도가 크고, 파장이 크다. 그러므로 $W_A > W_B$이다. (단, 진동수와 선밀도는 동일하다.)

6 (1)

	a	b	c
기본(진동) 모드	$\frac{\lambda_a}{2} = L$	$\frac{\lambda_b}{4} = L$	$\frac{\lambda_c}{2} = L$
파장	$\lambda_a = 2L$	$\lambda_b = 4L$	$\lambda_c = 2L$
파동의 속력	v	v	v
진동수	$2f$	f	$2f$

(2) (c)에서는 $\frac{v}{2L}, \frac{2v}{2L}, \frac{3v}{2L} \cdots$ 형태의 진동수가 발생하고, (b)에서는 $\frac{v}{4L}, \frac{3v}{4L}, \frac{5v}{4L} \cdots$ 형태의 진동수가 발생한다. 따라서 동일한 진동수를 갖도록 정상파를 만들 수 없다.

7 ②

맥놀이는 진폭이 같고 진동수가 약간 다른 두 음파가 중첩되어 진폭이 주기적으로 크게 되거나 작게 되는 현상을 가리킨다. 두 개의 비슷한 진동수 f_1, f_2를 가진 파동이 서로 중첩될 때, 주파수가 $f_{맥놀이} = |f_1 - f_2|$인 맥놀이가 나타나게 된다. $t_1 \sim t_2$ 구간 사이에 주파수 차이가 가장 작고, 처음과 나중에는 주파수 차이가 상대적으로 크기 때문에 시간에 따라 ②와 같은 형태의 맥놀이 진동수가 나타나게 된다.

8 (1) 맥놀이의 진폭은 각 파동의 진폭의 합이 된다. 두 파동 진폭이 같으므로 각 파동의 진폭은 맥놀이 진폭의 1/2 배이다. 따라서 $\frac{A}{2}$가 진폭이 된다.

(2) $v = f\lambda$에서 문제에서 속력은 10m/s, y_1의 진동수는 20Hz로 주어져 있으므로 두 값을 대입하여 정리하면 파장은 0.5m가 된다.

(3) 그래프에서 맥놀이 주기가 0.5초이고, 맥놀이 진동수는 $f_맥 = \frac{1}{T_맥} = 2Hz$이다. 그런데, 맥놀이 진동수는 두 진동수의 차이 $f_맥 = |f_1 - f_2|$로도 구할 수 있으므로 y_2의 진동수는 18 Hz 또는 22 Hz임을 알 수 있다.

9 (1) 파동의 속력은 $v_0 = \dfrac{\lambda_0}{T_0}$ 이다. 따라서 주기는 파장과 속력의 비로 구할 수 있다.

(2) 관찰자가 측정하는 파장은 파원이 한 주기 동안 이동하는 거리만큼 감소하게 된다.

(3) 도플러 효과의 결과로 잘 알려진 식이다. 현재 파원이 움직이므로 분모의 값이 변해야 하고 올바른 결과는 $f = \dfrac{v_0}{v_0 - v_s} f_0$ 이다.

10 ②

두 음파 발생기 중 음파 측정기로부터 멀어지는 쪽은 $f_1 = f_0 \dfrac{v_0 - v_D}{v_0}$ 이고, 가까워지는 쪽은 진동수가 증가 할 것이기 때문에 $f_2 = f_0 \dfrac{v_0 + v_D}{v_0}$ 가 될 것이다. 이때 측정기에 검출되는 맥놀이는 $N = |f_1 - f_2|$ 이고, 이를 대입해 주면, $N = f_0 \dfrac{2v_D}{v_0}$ 이다. 여기에 맥놀이 주기를 찾으면,

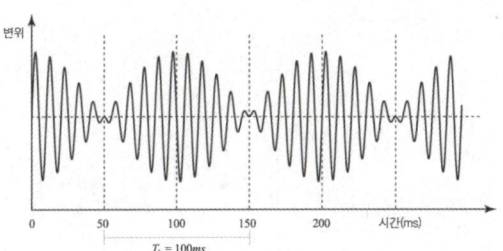

$T = 100 ms = 0.1 s$ 이고, 맥놀이 진동수는 맥놀이 주기의 역수이므로 10Hz이다.

따라서 $v_D = \dfrac{vN}{2f_0} = \dfrac{340 m/s \times 10 Hz}{2 \times 100 Hz} = 17 m/s$ 이다.

〈참고〉 귀는 폐관으로 생각할 수 있다.

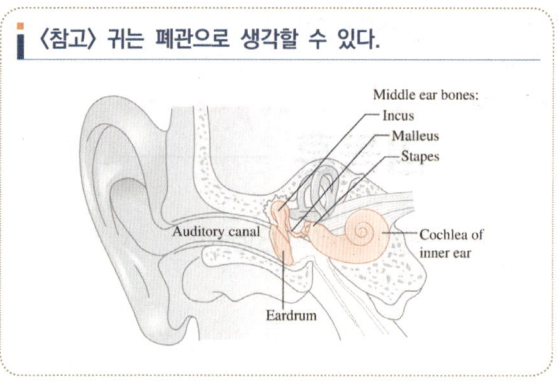

〈참고〉 충격파(Shock wave)

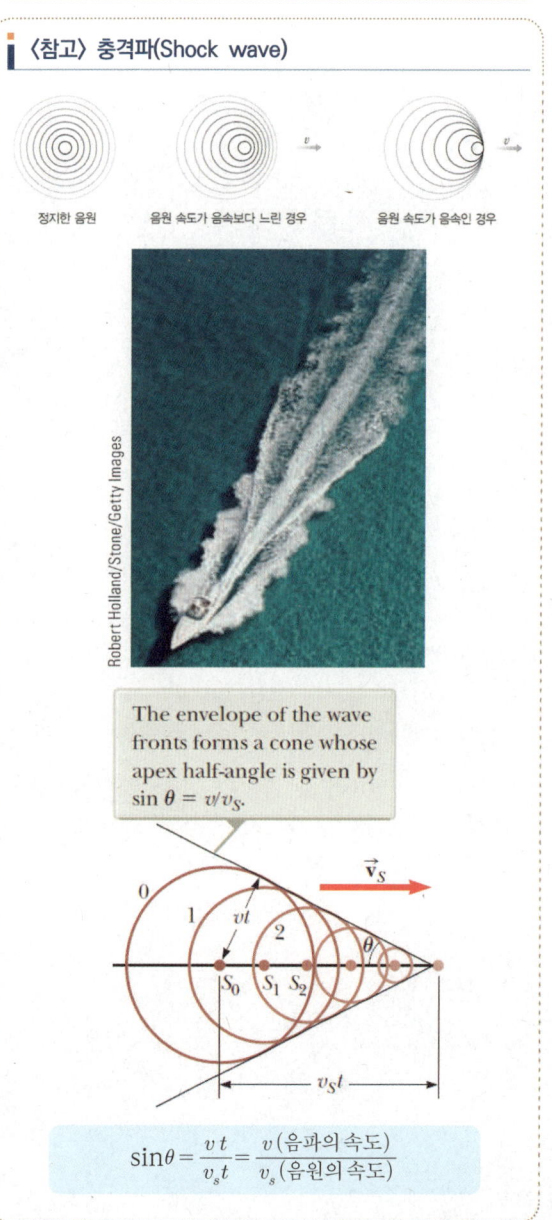

$\sin\theta = \dfrac{vt}{v_s t} = \dfrac{v(\text{음파의 속도})}{v_s(\text{음원의 속도})}$

조선 제일검
방탄 Physics
김동훈 ———

편입 물리학 Bible

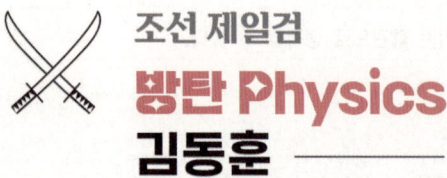

제14장

광학
(Geometrical optics & Wave optics)

14 광학 (Geometrical optics & Wave optics)

개념지도

I. 반사

① 파동의 반사 · 고소밀 반사 ($\frac{소}{밀}$, 180° 위상변화)

② 빛의 반사

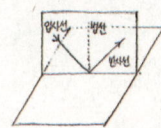

　i) 입사면 정의
　: 입사면, 법선, 반사선이 한평면(입사면)에 존재
　ii) $\angle \theta_1 = \angle \theta_2$ (입사각 = 반사각)

③ 거울
- 평면 거울 - (동일) 정립허상
- 볼록거울 - (축소) 정립허상
- 오목 거울 ┌ (확대) 정립허상
　　　　　　└ (동일, 축소, 확대) 도립실상

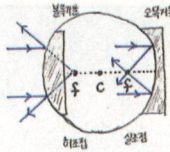 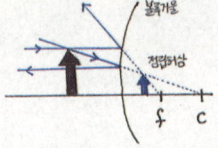 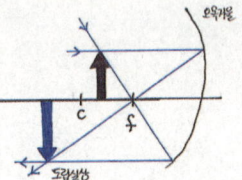

$$\cdot \frac{1}{a} + \frac{1}{b} = \frac{1}{f} \quad \cdot m = -\frac{b}{a}$$

II. 굴절 : 경계면에서 속도차에 의해 꺾이는 현상 (진동수는 일정)

① 굴절의 법칙　　　　　　　　　② 전반사

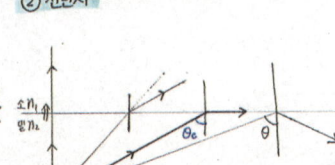

- 굴절률 $(n) = \frac{c}{v_{매질}}$
- $n_1 \sin\theta_1 = n_2 \sin\theta_2$
- $n_{12} = \frac{n_2}{n_1} = \frac{\sin\theta_1}{\sin\theta_2} = \frac{\lambda_1}{\lambda_2} = \frac{v_1}{v_2}$　　소 n_1 밀 n_2

$n_2 \uparrow, \theta_2, \lambda_2, v_2 \downarrow$

$\sin\theta_c = \frac{n_1}{n_2}, \theta > \theta_c$

③ 분산

$\lambda \downarrow, n \uparrow$ 많이 꺾인다.

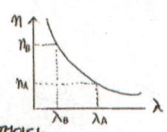 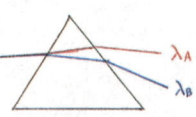

④ (얇은) 렌즈 : 두꺼운 쪽으로 꺾인다.

＊오목렌즈

＊볼록렌즈

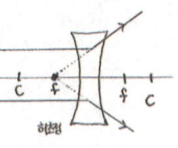
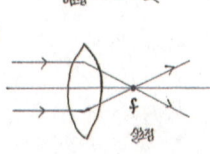
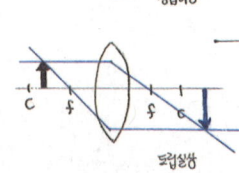
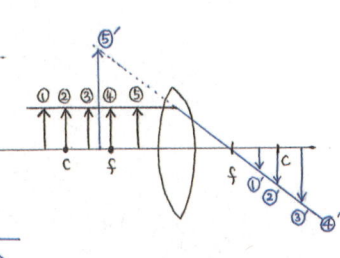

III. 간섭

① 영의 이중슬릿 〈경로차, 무늬사이간격〉

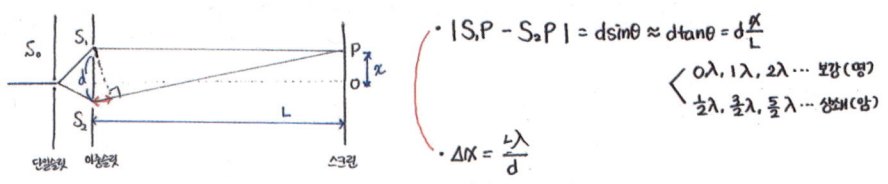

- $|S_1P - S_2P| = d\sin\theta \approx d\tan\theta = d\dfrac{x}{L}$

  $\begin{cases} 0\lambda, 1\lambda, 2\lambda \cdots \text{보강(명)} \\ \tfrac{1}{2}\lambda, \tfrac{3}{2}\lambda, \tfrac{5}{2}\lambda \cdots \text{상쇄(암)} \end{cases}$

- $\Delta x = \dfrac{L\lambda}{d}$

② 얇은 막 〈경로차, 고소밀 반사, 막의 두께〉

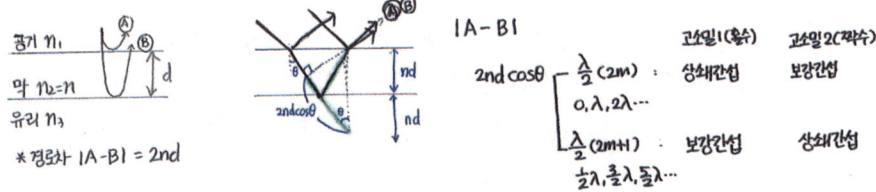

공기 n_1
막 $n_2 = n$
유리 n_3

* 경로차 $|A-B| = 2nd$

$|A-B|$

$2nd\cos\theta$

	고소밀1(홀수)	고소밀2(짝수)
$\tfrac{\lambda}{2}(2m)$: $0, \lambda, 2\lambda \cdots$	상쇄간섭	보강간섭
$\tfrac{\lambda}{2}(2m+1)$: $\tfrac{1}{2}\lambda, \tfrac{3}{2}\lambda, \tfrac{5}{2}\lambda \cdots$	보강간섭	상쇄간섭

IV. 회절

① 단일슬릿

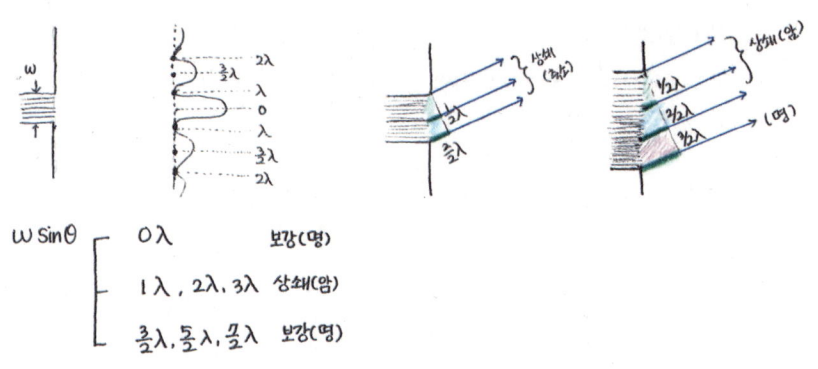

$w\sin\theta \begin{cases} 0\lambda & \text{보강(명)} \\ 1\lambda, 2\lambda, 3\lambda & \text{상쇄(암)} \\ \tfrac{3}{2}\lambda, \tfrac{5}{2}\lambda, \tfrac{7}{2}\lambda & \text{보강(명)} \end{cases}$

② 이중 슬릿

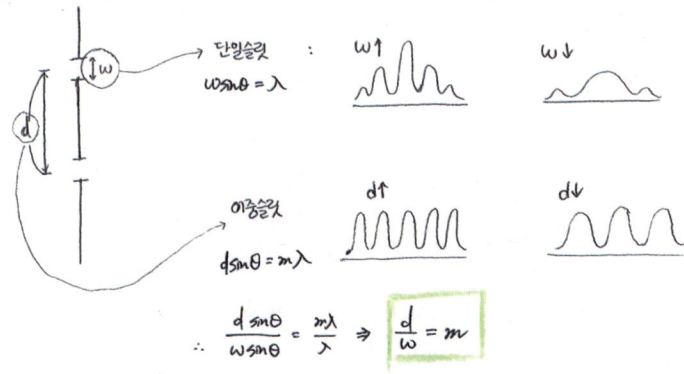

단일슬릿 : $w\sin\theta = \lambda$

이중슬릿 : $d\sin\theta = m\lambda$

$\therefore \dfrac{d\sin\theta}{w\sin\theta} = \dfrac{m\lambda}{\lambda} \Rightarrow \boxed{\dfrac{d}{w} = m}$

PHYSICSTORY |필수이론|

개념확인

1. 기하광학 – 반사

1-1 반사의 법칙: 입사면(입사선, 반사선, 법선), 각도(입사각 = 반사각)

1-2 파동의 반사: 고정단 반사 & 자유단 반사

1-3 거울: ← (반사의 법칙을 따른다.)
1. 평면거울: 같은 정립 허상
2. 볼록거울: 작은 정립 허상
3. 오목거울: 큰 정립 허상, 상 형성X, (작은, 같은, 큰) 도립 실상
4. 구면거울(볼록 & 오목)의 공식: $\frac{1}{a} + \frac{1}{b} = \frac{1}{f} = \frac{2}{r}$, $m = \frac{b}{a}$

2. 기하광학 – 굴절

2-1 굴절의 법칙:
$n_1 \sin\theta_1 = n_2 \sin\theta_2$ ← 경계면에서 속도차에 의해서 꺾이는 현상

굴절률 ($n = \frac{c}{v} = \frac{\text{진공에서 빛의 속력}}{\text{매질에서 빛의 속력}}$)

상대굴절률 ($n_{12} = \frac{\lambda_1}{\lambda_2} = \frac{\sin\theta_1}{\sin\theta_2} = \frac{v_1}{v_2} = \frac{n_2}{n_1}$)

절대굴절률

2-2 전반사:

밀한 매질 → 소한 매질

임계각 ($\sin\theta_c = \frac{n_2}{n_1}$), n_2가 공기이거나 진공일 경우 임계각 ($\sin\theta_c = \frac{1}{n_1}$)

$\theta > \theta_c$ 인 경우

2-3 분산: 빛의 파장에 따라 굴절률이 달라진다.
파장이 짧을수록 굴절률이 커서 많이 꺾인다.

2-4 렌즈: ← 두꺼운 쪽으로 꺾이는 현상 (굴절의 법칙을 따른다.)
1. 오목렌즈: 작은 정립 허상
2. 볼록렌즈: 큰 정립 허상, 상 형성X, (작은, 같은, 큰) 도립 실상
3. 렌즈의 공식: $\frac{1}{a} + \frac{1}{b} = \frac{1}{f} = \frac{2}{r}$, $m = \frac{b}{a}$

3 파동광학 – 간섭

3-1 영의 이중슬릿 간섭 실험

(위상차) 경로차 $\{\Delta = d\sin\theta = d\dfrac{x}{l} = \dfrac{\lambda}{2}(2m) \quad$ -- 밝은무늬(보강간섭) $\}$

$\qquad\qquad\qquad\qquad\quad = \dfrac{\lambda}{2}(2m+1)$ -- 어두운무늬(상쇄간섭)

$\qquad\qquad\qquad\qquad\qquad\qquad <m = 0, 1, 2, \cdots>$

무늬사이 간격 $\{\Delta x = x_m - x_{m-1} = \dfrac{l\lambda}{d}\,(=일정, 등간격)\}$

3-2 얇은 막의 간섭

(경로차) (위상차) 광로차 $(2nd \text{ or } 2nd\cos\theta)$
고정단 반사
얇은 막의 두께

4 파동광학 – 회절

4-1 회절:

파동의 회절현상(호이겐스의 원리)
회절의 특징(틈의 간격이 좁을수록 파장이 길수록 회절이 잘 일어난다.)
굴절과 회절의 차이
간섭과 회절의 차이

4-2 단일 슬릿에 의한 회절:

극대, 극소의 경로차: $w\sin\theta = 0\lambda \qquad$ – 중앙 극대(밝은점)
$\qquad\qquad\qquad\qquad\quad\; = 1\lambda, 2\lambda, 3\lambda$ – 극소(어두운점)
$\qquad\qquad\qquad\qquad\quad\; = \dfrac{3}{2}\lambda, \dfrac{5}{2}\lambda \quad$ – 극대(밝은점)

무늬사이의 간격 $(\Delta x = \dfrac{l\lambda}{w})$

중앙(m=0) 무늬 폭이 다른 무늬 폭의 2배

4-3 이중 슬릿에 의한 회절 :

이중 슬릿의 간섭 + 단일 슬릿의 회절 = 이중 슬릿에 의한 회절
missing order 계산하기 $m = \dfrac{d}{w}$ 이다.

PHYSICSTORY |필수이론|

I 빛의 반사(Reflection of light) - 기하 광학

1 반사의 법칙

법선 (normal line)
'법칙을 만드는 선'이라는 의미이다.
기하광학(반사, 굴절)에서는 각도를 측정할 때, 항상 법선을 기준으로 측정을 한다.

반사의 법칙

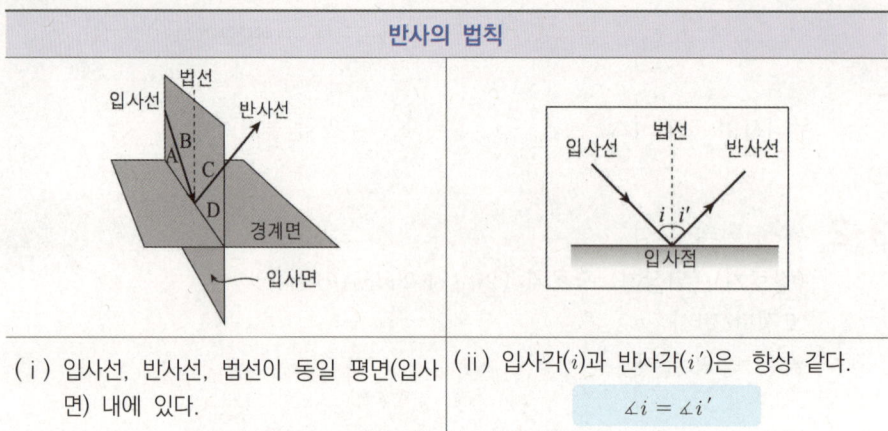

(ⅰ) 입사선, 반사선, 법선이 동일 평면(입사면) 내에 있다.

(ⅱ) 입사각(i)과 반사각(i')은 항상 같다.
$$\angle i = \angle i'$$

- **입사면**: 파동의 진행벡터(진행방향, 입사선)와 법선을 포함하는 면.
- **경계면**: 두 매질의 경계면으로 입사면과 구별한다.

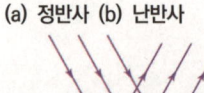

(a) 정반사 (b) 난반사

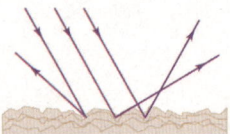

(a) Specular reflection

(b) Diffuse reflection

예시

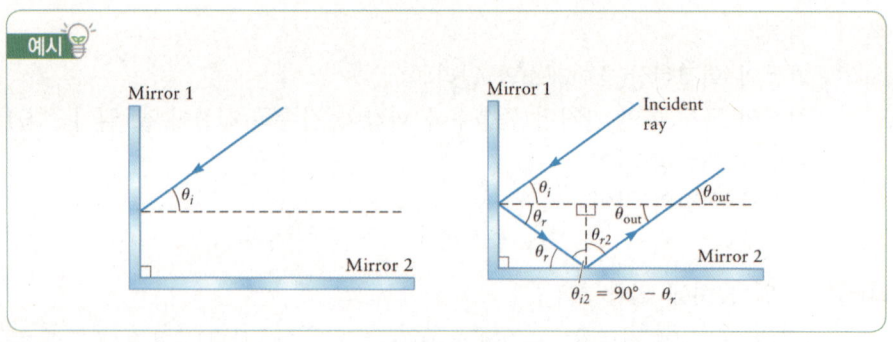

2 평면 거울(Plane mirror)

(1) **상**: 거울, 렌즈 등 광학 기기에서 반사 또는 굴절되어 보이는 물체의 모습
  실상: 실제 진행하는 빛이 모여 보이는 상 (스크린을 놓으면 상이 보임)
  허상: 실제 진행하는 빛의 연장선이 모여 보이는 상 (스크린을 놓아도 상이 보이지 않음)
- **정립상**: 물체와 상의 위, 아래가 바뀌지 않는 상
- **도립상**: 물체와 상의 위, 아래가 바뀌어 뒤집어진 것처럼 보이는 상

(2) **평면거울**
- **상의 위치**: 거울에 대하여 물체와 대칭
- **상의 크기**: 물체의 크기와 동일한 크기
- **상의 종류**: 정립 허상

거울	상의 종류
평면거울	(같은) 정립허상
볼록거울	(작은) 정립허상
오목거울	(큰) 정립허상 (작은)(같은)(큰) 도립실상

(3) 평면 거울 (예)

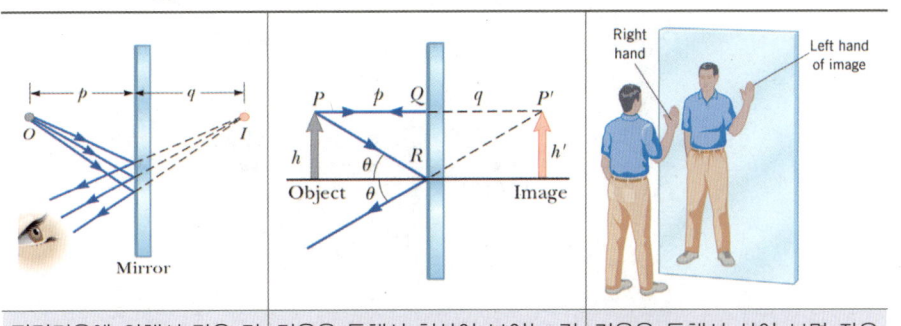

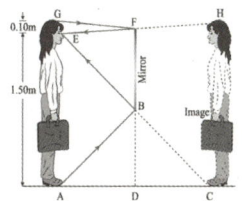

전신거울: $h = \dfrac{H}{2} = 80\,cm$

평면거울에 의해서 같은 거리에 떨어진 상이 보인다.	거울을 통해서 허상이 보이는 것을 도식화 한 것이다.	거울을 통해서 상이 보면 좌우가 바뀐다.

3 구면 거울 (오목 거울 & 볼록 거울)

(1) 구면 거울의 초점

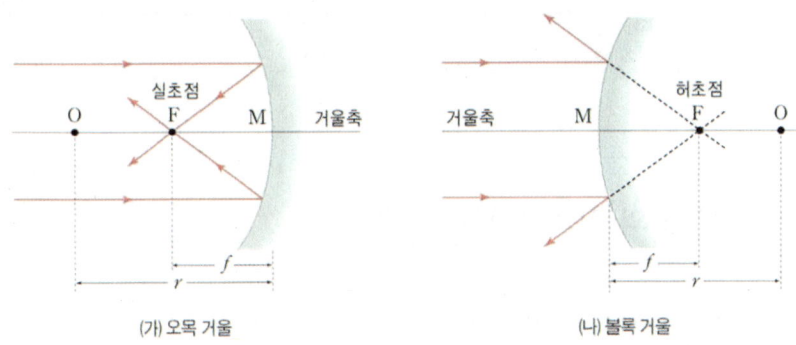

(가) 오목 거울   (나) 볼록 거울

(2) 구면 거울의 상의 작도 (광선추적)

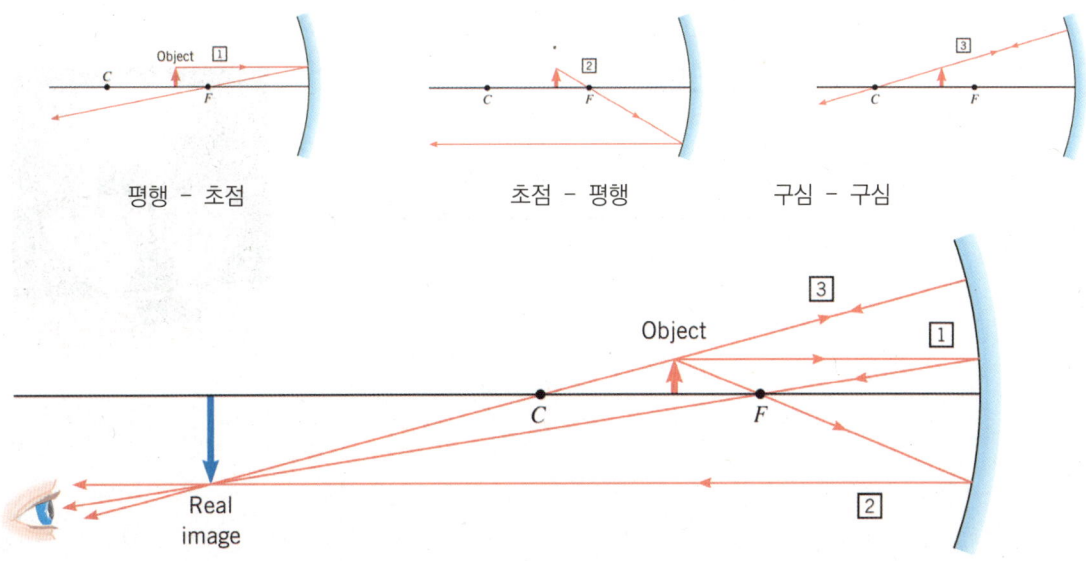

평행 - 초점   초점 - 평행   구심 - 구심

(3) 구면 거울의 공식

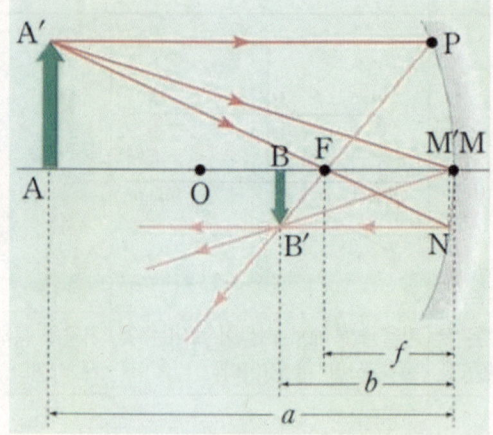

$\dfrac{1}{a}+\dfrac{1}{b}=\dfrac{1}{f}=\dfrac{2}{r}$	a	b	f
	(+): 실물체 (−): 허물체	(+): 실상 (−): 허상	(+): 오목거울 (−): 볼록 거울

$$m = \left|\dfrac{b}{a}\right|$$

4 구면 거울의 상의 위치와 종류

(1) 볼록 거울(convex mirror): 항상 축소된 정립 허상

When the object is in front of a convex mirror, the image is virtual, upright, and reduced in size.

(2) 오목 거울(concave mirror)

상	광선 추적 연습	상 형성 위치
(작은) 도립 실상		
(같은) 도립 실상		
(큰) 도립 실상		
(상) 형성 없다		
(큰) 정립 허상		

제14장 광학

PHYSICSTORY |필수이론|

예제 1 오목 거울

초점거리 20cm 인 오목 거울 앞 60cm의 위치에 길이 3cm의 물체를 놓을 때 생기는 상의 위치와 상의 종류는?

① 거울 앞 40cm 인 곳에 2.0cm인 정립 허상
② 거울 앞 30cm 인 곳에 2.0cm인 도립 실상
③ 거울 앞 30cm 인 곳에 1.5cm인 정립 허상
④ 거울 앞 40cm 인 곳에 1.5cm인 도립 실상
⑤ 거울 앞 30cm 인 곳에 1.5cm인 도립 실상

예제 2 오목 거울

구면형태의 오목 거울로부터 30cm 거리에 있는 길이 5cm의 물체의 상의 길이가 2.5cm이고 도립이라고 한다. 이 거울의 반지름은 얼마인가?

① 10cm   ② 15cm   ③ 20cm   ④ 30cm   ⑤ 60cm

예제 3 구면 거울(볼록 & 오목)

그림 (가), (나), (다)는 카메라를 이용해서 거울에 생긴 촛불의 상(image)을 사진으로 찍은 것을 나타낸 것이다.

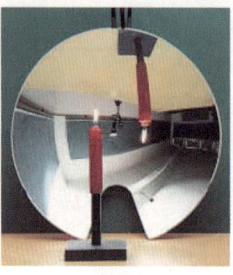
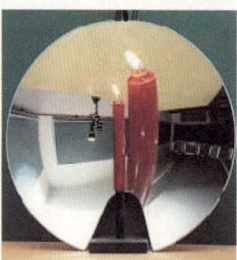
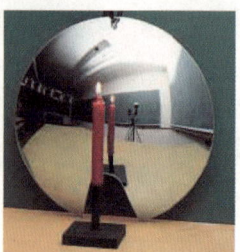

(가)   (나)   (다)

이에 대한 설명으로 옳은 것만을 〈보기〉에서 있는 대로 고른 것은? (단, f 는 초점거리이다.)

| 보기 |
ㄱ. 실상인 것은 (나), (다)이다.
ㄴ. (가)에서 물체와 상의 크기가 같다면, 물체의 위치는 거울에서 $2f$ 떨어진 지점이다.
ㄷ. (다)에서 거울로부터 조금씩 뒤로 하면 상은 점점 커진다.

II 빛의 굴절(Refraction of Light) - 기하 광학

1 굴절의 법칙: 경계면에서 속도차이 때문에 꺾이는 현상

(1) 증명

그림 (가)는 공기(진공)에서 유리로 빛이 비스듬히 입사를 하는 경우이다. 조금 더 정확하게 나타내면 그림 (나)와 같다. 매질 1(공기, 진공)에서 시간 $t(\Delta t)$동안 파면이 진행하는 거리는 ct이고, 매질 2(유리)에서 빛의 속도가 느려진 결과, 투과된 파면의 방향은 입사 파면의 방향과 달라진다. 매질 2에서 빛의 진동수는 변하지 않는다. 그러나 빛의 속력이 달라지기 때문에 파장은 달라진다. ($v = f\lambda$) 이러한 빛의 진행 방향의 변화는 굴절각으로 나타낼 수 있다.

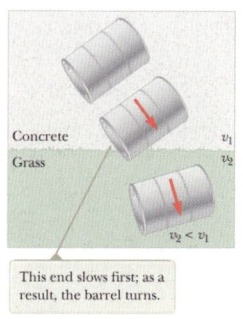

그림 (나)에서 입사각은 θ_1이고, 굴절각은 θ_2이며, L는 두 평행 광선이 입사하는 지점의 법선 사이의 거리이므로

$$\sin\theta_1 = \frac{ct}{L}, \quad \sin\theta_2 = \frac{vt}{L}$$

이다. 이 두 식으로부터 다음과 같은 식을 얻을 수 있다.

$$\frac{\sin\theta_1}{\sin\theta_2} = \frac{c}{v} = \text{일정}$$

이것을 **굴절의 법칙**, 혹은 **스넬의 법칙**이라고 한다.

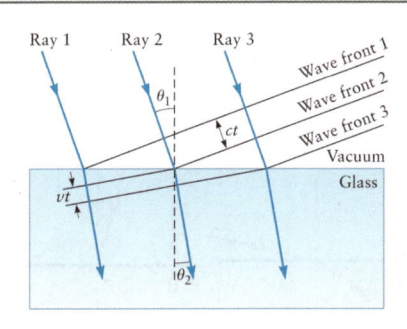 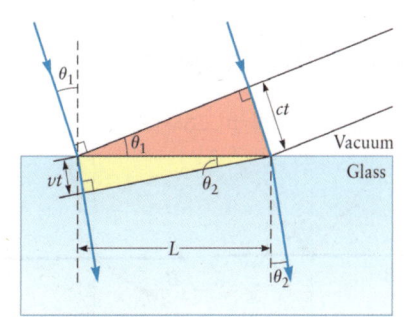

(가) 비스듬히 입사하는 경우의 파면의 모양과 광선 모양. 경계면에서 굴절이 일어난다.

(나) 굴절의 법칙

$$\frac{\sin\theta_1}{\sin\theta_2} = \frac{c}{v} = \text{일정}$$

PHYSICSTORY |필수이론|

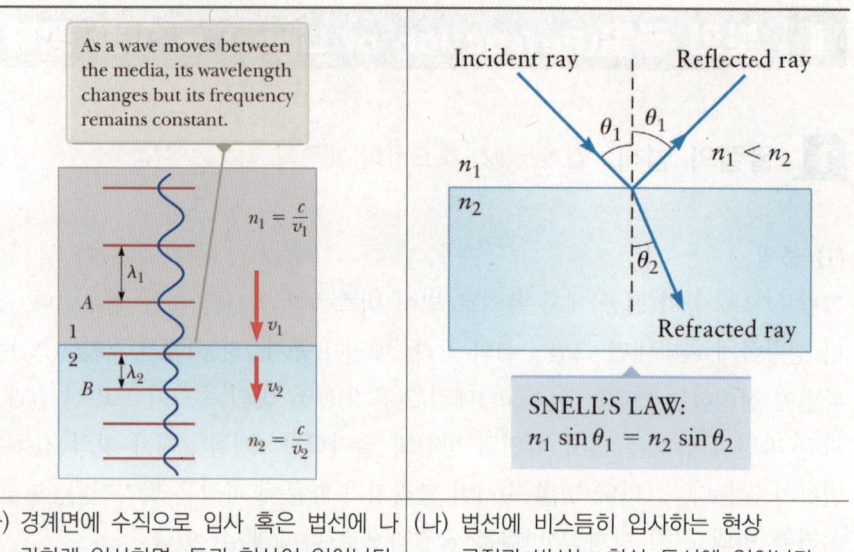

(가) 경계면에 수직으로 입사 혹은 법선에 나란하게 입사하면, 투과 현상이 일어난다.

(나) 법선에 비스듬히 입사하는 현상 굴절과 반사는 항상 동시에 일어난다.

(2) 굴절률(Refractive index)

$$n = \frac{c}{v} = \frac{\text{진공에서 빛의 속력}}{\text{매질에서 빛의 속력}}$$

특정 파장($\lambda = 590\,nm$)에 의한 여러 가지 물질의 굴절률

물질	굴절률
얼음(0℃)	1.31
물	1.33
에탄올	1.36
크라운 유리	1.52
프린트 유리	1.55
다이아몬드	2.42
벤젠	1.50

공기와 진공에서 빛의 속력은 거의 같기 때문에 편의상 진공 중에서보다 공기 중에서 굴절률을 측정하는 경우가 많다.

$n_{\text{공기}} \approx \dfrac{c}{c_{\text{공기}}} = 1$

(3) 굴절의 법칙 공식

$$n_1 \sin\theta_1 = n_2 \sin\theta_2$$

$$n_{12} = \frac{n_2}{n_1} = \frac{\sin\theta_1}{\sin\theta_2} = \frac{v_1}{v_2} = \frac{\lambda_1}{\lambda_2}$$

예시 | 각도와 굴절률의 관계

굴절률의 크기를 비교하시오.

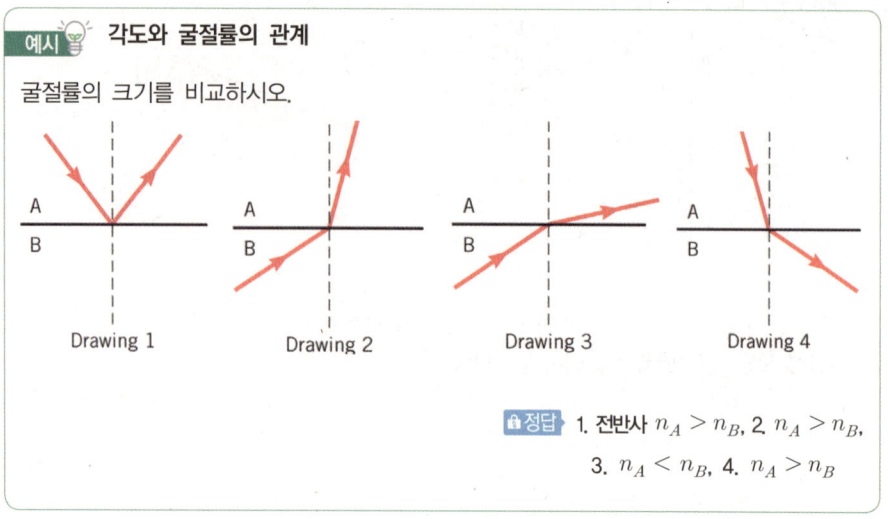

🔒정답 1. 전반사 $n_A > n_B$, 2. $n_A > n_B$, 3. $n_A < n_B$, 4. $n_A > n_B$

예제 **4** 굴절의 법칙

그림은 매질 Ⅰ에서 Ⅱ로 진행하는 파동을 나타낸 것이다. 파동이 지점 A에서부터 지점 B까지 15m의 거리를 진행하는 데 걸리는 시간은 1초이고, Ⅰ에 대한 Ⅱ의 상대 굴절률은 1.5이다.

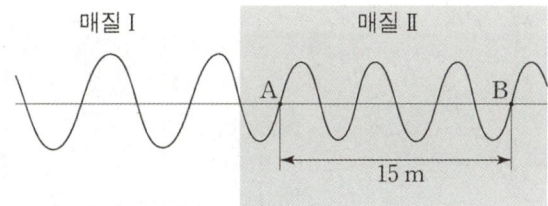

매질 Ⅰ에서의 파동에 대한 질문에 답하시오.

(1) 속력은?

(2) 파장은?

(3) 진동수는?

예제 **5** 굴절의 법칙 & 광선의 작도

물속에 놓인 유리판에 광원으로부터 일정한 방향으로 입사된 빛이 서로 평행한 윗면과 아랫면에서 그림과 같이 진행하였다.

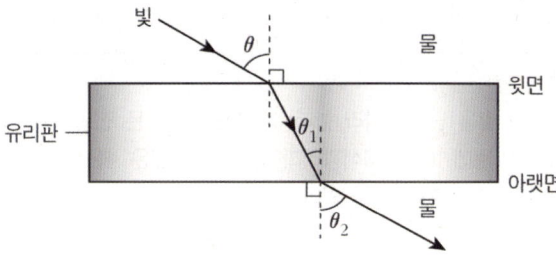

이에 대한 질문에 답하시오.

(1) 그림에서 각도의 크기를 비교하면?

(2) 빛의 속력을 물과 유리에서 비교하면?

(3) 물에 대한 유리의 상대굴절률은?

PHYSICSTORY |필수이론|

2 전반사(Total internal reflection):
빛이 밀한 매질에서 소한 매질로 입사할 때

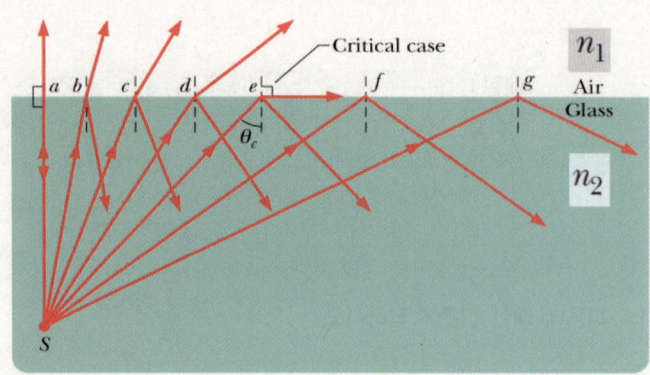

(i) 전반사가 일어날 조건: n_2(입사매질의 굴절률) ➡ n_1(굴절매질의 굴절률)

(ii) 임계각(θ_c): 굴절각(θ_r)이 90°가 되는 입사각의 크기, 전반사가 일어나기 시작.

스넬의 법칙에 의해 $n_2 \sin\theta_c = n_1 \sin\theta_r$

임계각에서는 $\theta_r = 90°$이므로 이를 대입하면 $n_2 \sin\theta_c = n_1 \sin 90°$

$$\therefore \sin\theta_c = \frac{n_1}{n_2}$$

(iii) $\theta > \theta_c$

3 빛의 분산 (dispersion): 파장이 짧을수록 더 많이 꺾인다.

단색광 & 백색광
하나의 진동수를 가진 빛을 단색광이라 한다. 가시광선은 모든 진동수로 나타낼 수 있다. 즉 모든 색을 포함하고 있는데, 이를 백색광이라 한다. 태양빛은 백색광이며, 하나의 진동수가 아닌, 다양한 진동수의 조합으로 되어 있다.

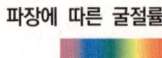

파장에 따른 굴절률

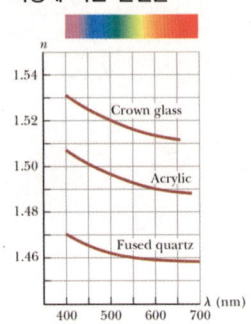

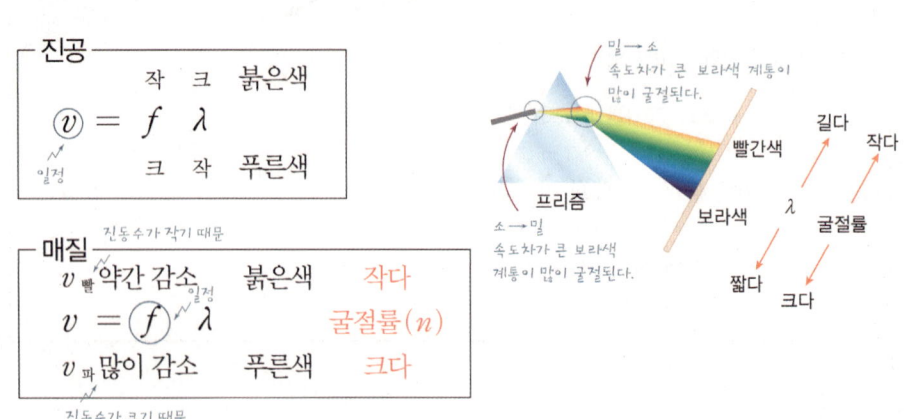

예제 6 전반사

그림과 같이 단색광을 매질 I 에서 점 P를 향해 경계면에 수직으로 입사시켰더니 단색광이 매질 II에서 경계면에 수직으로 진행하였고, 이 단색광을 점 Q를 향해 입사각 θ로 입사시켰더니 경계면에서 전반사하였다.

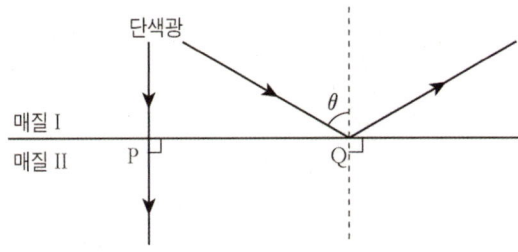

질문에 답하시오.

(1) 임계각과 θ를 비교하면?

(2) 매질 I 과 매질 II의 굴절률을 비교하면?

(3) 매질 I 과 매질 II의 단색광의 파장을 비교하면?

예제 7 굴절의 법칙, 전반사

그림은 광섬유를 이용하여 단색광을 인체 내의 체액에 입사시키는 것을 단면도로 나타낸 것이다. 단색광은 광섬유 내부에서 직진하다가 각 ϕ로 절단된 절단면에서 굴절각 θ로 굴절한다. 광섬유의 굴절률 n_1은 체액의 굴절률 n_2보다 크다.

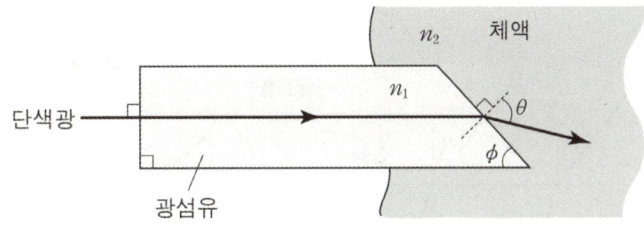

질문에 답하시오. (단, $0 < \phi < \dfrac{\pi}{2}$이다.)

(1) 광섬유 내부와 체액에서 단색광의 파장을 비교하면?

(2) $n_1 \cos\phi = n_2 \sin\theta$ 을 증명하면?

(3) 단색광은 절단면에서 전반사하기 위한 조건은?

PHYSICSTORY |필수|이론|

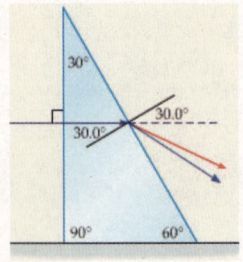

예제 8 굴절의 법칙, 분산

그림은 파장이 λ인 가시광선이 유리로 만든 직각프리즘의 OA면에 수직으로 입사하여 진행하는 것을 나타낸 것이다. θ는 OA면과 빗면 사이의 각, d는 입사 광선과 x축 사이의 거리, h는 직각프리즘의 높이, 점 P는 프리즘을 통과한 광선이 x축과 만나는 점이다.

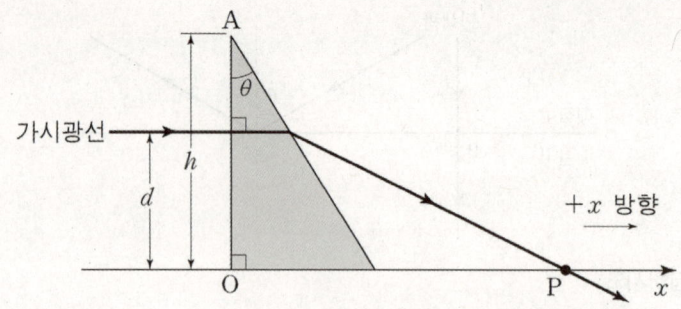

질문에 답하시오. (단, OA면의 위치, 프리즘의 재질, h는 변하지 않는다.)

(1) λ와 θ가 일정할 때, d가 감소하면 P는 $+x$방향 혹은 $-x$방향인가?

(2) λ와 d가 일정할 때, θ가 감소하면 P는 $+x$방향 혹은 $-x$방향인가?

(3) θ와 d가 일정할 때, λ가 감소하면 P는 $+x$방향 혹은 $-x$방향인가?

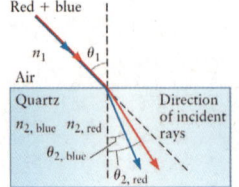

예제 9 분산

그림 (가)는 파장이 다른 두 단색광 A, B가 진공에서 나란히 입사각 θ_i로 입사하여 매질의 경계면에서 굴절하는 것을 모식적으로 나타낸 것이다. A, B의 파장은 각각 λ_A, λ_B이고, A, B의 굴절각은 각각 θ_A, θ_B이다. 그림 (나)는 파장에 따른 (가)의 매질의 굴절률을 나타낸 그래프이다.

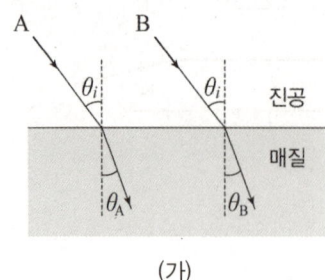
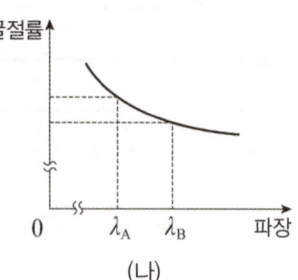

질문에 답하시오.

(1) 매질에서의 속력은 A와 B에서 비교하면?

(2) 진공과 매질에서 A의 진동수를 비교하면?

(3) 굴절각 θ_A, θ_B의 크기를 비교하면?

4 (얇은) 렌즈(thin lens): 두꺼운 쪽으로 꺾인다.

(1) 렌즈의 초점(focal point)

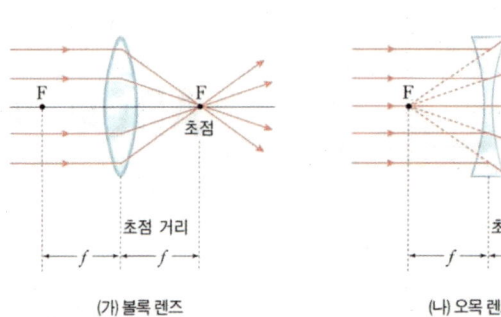

(가) 볼록 렌즈 (나) 오목 렌즈

거울	렌즈	상의 종류
볼록 거울	오목 렌즈	(작은) 정립허상
오목 거울	볼록 렌즈	(큰) 정립허상 (작은)(같은)(큰) 도립실상

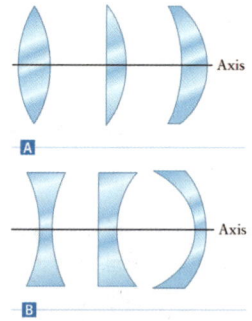

(A) 볼록렌즈(수렴렌즈)
(B) 오목렌즈(발산렌즈)

(2) 렌즈에서 광선추적

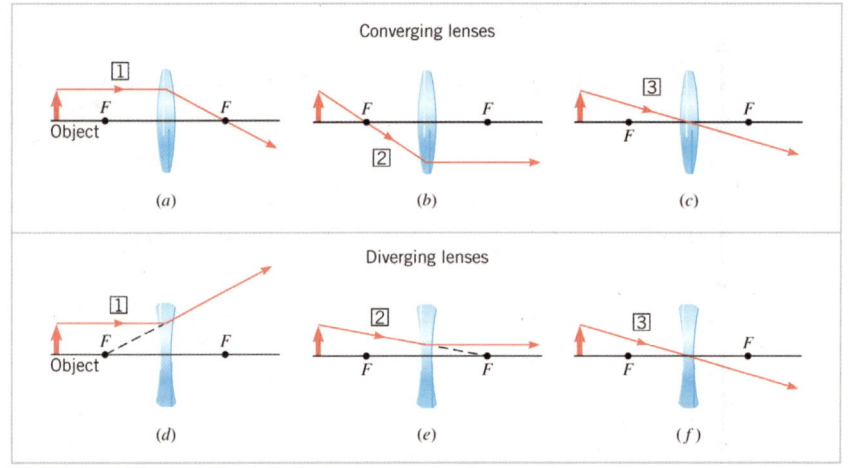

(3) 렌즈의 공식

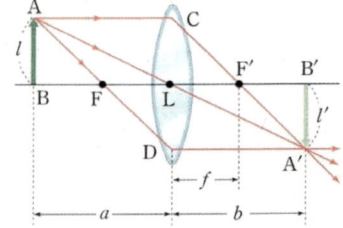

$\dfrac{1}{a}+\dfrac{1}{b}=\dfrac{1}{f}=\dfrac{2}{r}$	a	b	f
	(+): 실물체	(+): 실상	(+): 볼록렌즈
	(−): 허물체	(−): 허상	(−): 오목렌즈

$$m=\left|\dfrac{b}{a}\right|$$

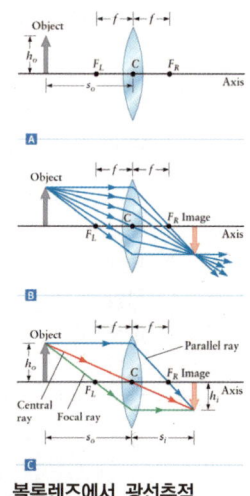

볼록렌즈에서 광선추적
: 상의 작도

5 렌즈의 상의 위치와 종류

(1) 오목 렌즈(Concave lens): 항상 축소된 정립 허상

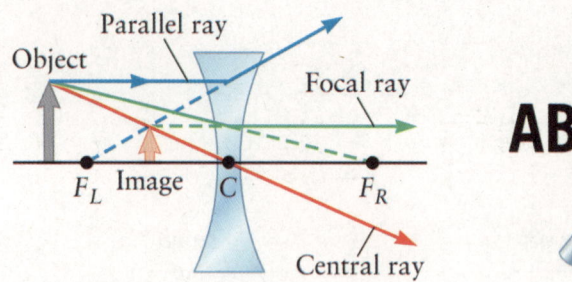
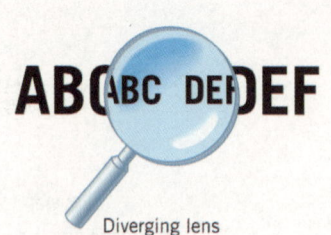

(2) 볼록 렌즈(convex lens)

상	광선 추적 연습	상 형성 위치
(작은) 도립 실상		
(같은) 도립 실상		
(큰) 도립 실상		
(상) 형성 없다		
(큰) 정립 허상		

예제 **10** 오목거울 & 오목렌즈 비교

그림 (가)는 얇은 오목렌즈의 초점 F_A 바깥쪽에 물체가 위쪽으로 서 있는 모습이고, 그림 (나)는 오목거울의 초점 F_B 바깥쪽에 물체가 위쪽으로 서 있는 모습을 나타낸 것이다. 질문에 답하시오.

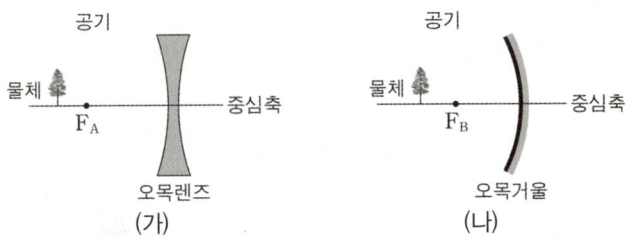

(1) (가)에서 상의 크기와 종류에 대해서 설명하면?

(2) (나)에서 상의 크기와 종류에 대해서 설명하면?

예제 **11** 볼록렌즈

그림 (가)와 (나)는 물체와 스크린이 거리 $3d$ 만큼 떨어져 고정되어 있고 얇은 볼록렌즈가 물체로부터 각각 거리 d, $2d$만큼 떨어져 있는 두 경우를 나타낸 것이다. (가)와 (나)에서 스크린에는 실상이 형성된다. 물체는 위쪽으로 서 있다.

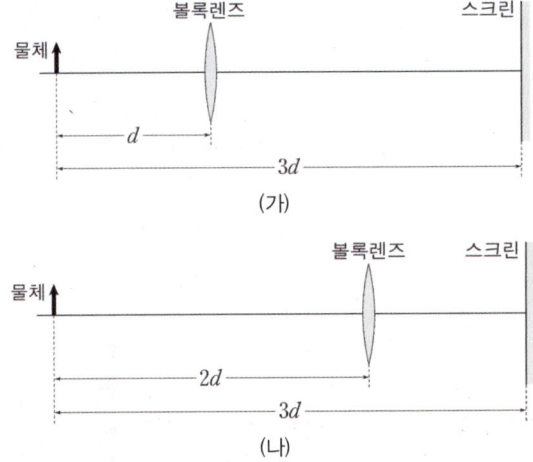

질문에 답하시오.

(1) (가)에서 상에 대해서 설명하면?

(2) (가)에서 상의 크기와 물체의 크기를 비교하면?

(3) (가)와 (나)에서 상의 크기를 비교하면?

III. 빛의 간섭(Interference) - 파동 광학

1 영의 이중슬릿 간섭: 경로차 & 무늬사이 간격 등등

B C A P Background **B C A P** Concept **B C A P** Applications

영의 이중슬릿 실험

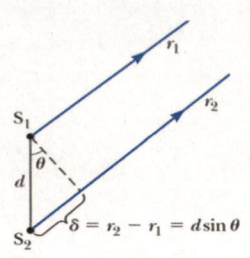

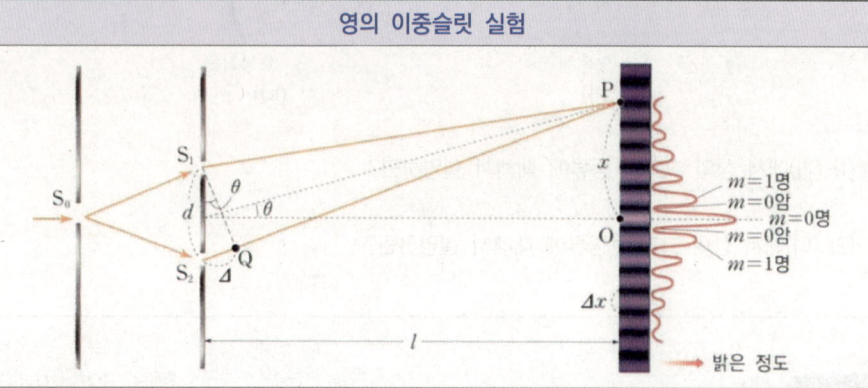

경로차 (path length difference)	$\Delta = d\sin\theta = d\dfrac{x}{l} = \dfrac{\lambda}{2}(2m)$ -- 밝은무늬(보강간섭) $= \dfrac{\lambda}{2}(2m+1)$ -- 어두운무늬(상쇄간섭) $<m = 0, 1, 2, \cdots>$
무늬사이 간격	$\Delta x = x_m - x_{m-1} = \dfrac{l\lambda}{d}$ (= 일정, 등간격)
단일 슬릿 (s_0)	이중 슬릿(s_1, s_2)에 동일한 위상의 파동을 만든다(Coherence).
물속에서 실험	$\lambda' = \dfrac{\lambda}{n}$
박막이 있을 때	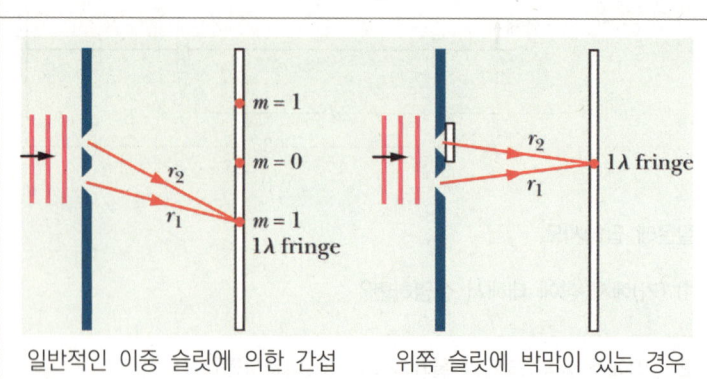 일반적인 이중 슬릿에 의한 간섭 위쪽 슬릿에 박막이 있는 경우

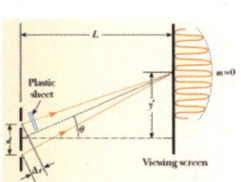

Problems

예제 12 경로차

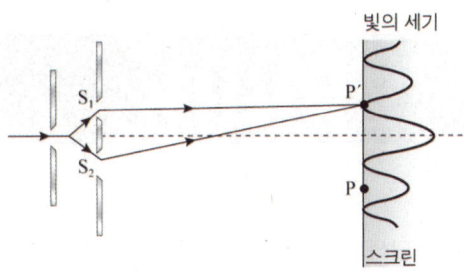

$\overline{S_1P} - \overline{S_2P} = 6000 Å$일 때, $\overline{S_2P'} - \overline{S_1P'}$은 얼마인가?

① 1500 Å ② 3000 Å ③ 4500 Å ④ 6000 Å ⑤ 9000 Å

예제 13 경로차 응용

그림 (가)는 빛의 간섭 실험 장치를 나타낸 것이고, (나)는 (가)의 장치에 단색광 A와 B를 각각 비출 때, 스크린에 나타난 간섭무늬를 나타낸 것이다. A의 파장은 λ 이다.

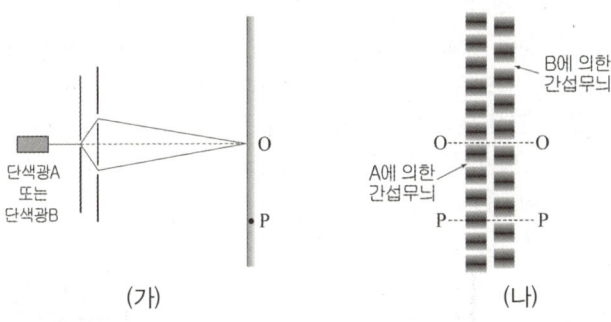

A에 의한 네 번째 상쇄간섭 무늬와 B에 의한 세 번째 보강간섭 무늬가 스크린 상의 동일한 위치 점 P에서 생겼을 때, B의 파장은?

예제 14 무늬사이 간격

그림 (가)는 슬릿 간격이 d인 이중 슬릿을 일정한 파장의 단색광이 통과하여 슬릿에서 거리 L만큼 떨어진 스크린에 간격이 Δx 인 간섭무늬가 생긴 것을 나타낸 것이다. 그림 (나)는 d와 L의 크기를 좌표 상에 점 P로 나타낸 것이다. d가 0.3 mm, L이 1.5 m일 때 Δx 는 3 mm이다.

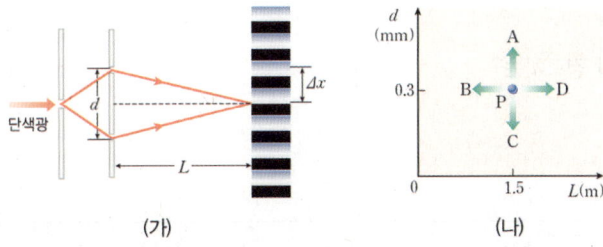

(나)의 A, B, C, D 방향 중에서 Δx 가 3 mm보다 커지기 위한 P의 이동 방향은?

예제 15 무늬사이 간격

그림은 영의 이중슬릿 실험 장치에서 광원으로 사용하는 단색광의 파장이 400nm일 때 눈금이 있는 스크린에 나타난 간섭무늬이다.

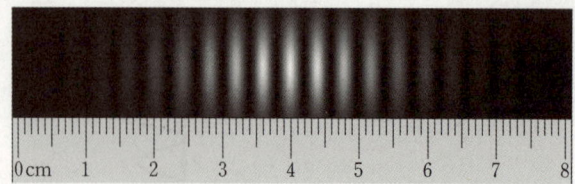

다른 조건은 동일하게 하고 단색광의 파장을 500nm로 바꾸었을 때, 관측되는 이웃한 두 밝은 간섭무늬의 중심 사이의 거리로 가장 적절한 것은?

① 3.2mm ② 4.0mm ③ 5.0mm ④ 6.4mm ⑤ 8.0mm

예제 16 경로차 & 위상차 & 무늬사이 간격

그림은 파장이 λ인 평면 단색광이 슬릿 간격이 d인 이중 슬릿을 통과하여 스크린에 간섭 무늬를 만든 것을 모식적으로 나타낸 것이다. 슬릿과 스크린 사이의 거리는 L이며, 스크린 중심부의 가장 밝은 간섭 무늬와 이에 인접한 밝은 간섭 무늬 사이의 간격은 y이다. 점 P는 점 O로부터 두 번째 어두운 간섭 무늬가 나타난 지점이고, r_1과 r_2는 각각 슬릿으로부터 P에 도달하는 단색광의 경로이다.

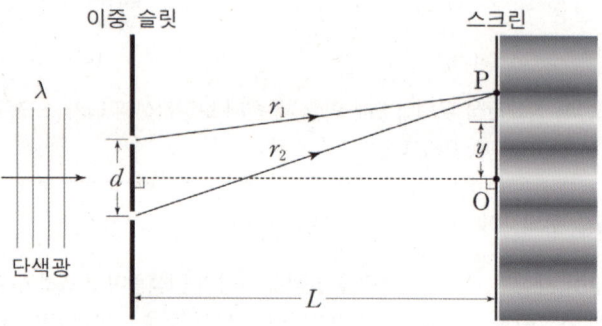

질문에 답하시오. (단, $L \gg d$이다.)

(1) r_1과 r_2를 따라 P에 동시에 도달한 단색광의 위상차는?

(2) r_1과 r_2의 경로차는?

(3) y는?

2 얇은 막의 간섭(Thin-Film Interference): (광)경로차 & 고소밀 & 두께

B C A P Background

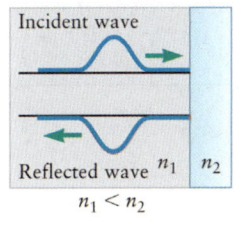

The reflected wave undergoes a 180° phase change when $n_1 < n_2$.

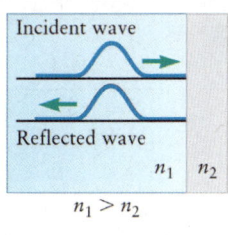

There is no phase change when $n_1 > n_2$.

(A) 고정단 반사 (고소밀)
소한매질에서 밀한매질로 입사하는 경우, 반사는 위상이 변한다.
$\frac{\lambda}{2}, 180°, \pi$ 만큼 변화가 생긴다.

(B) 자유단 반사
밀한매질에서 소한매질로 입사하는 경우, 반사될 때 위상 변화없다.

B C A P Concept   B C A P Applications

얇은 막의 간섭		
소밀더밀	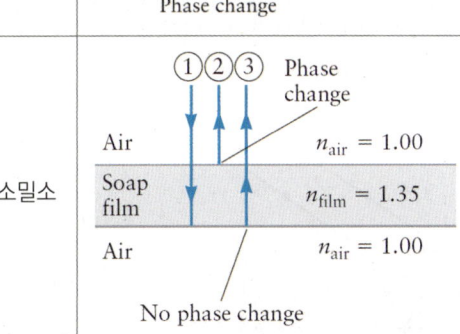 Air $n_{air}=1.00$ / Soap film $n_{film}=1.35$ d / Glass $n_{glass}=1.50$ Phase change	$2d = \frac{m\lambda}{n_{film}} \to \therefore 2(n_{film})d = m\lambda$: 보강 간섭 $2d = \frac{(m+\frac{1}{2})\lambda}{n_{film}}$ $\to \therefore 2(n_{film})d = (m+\frac{1}{2})\lambda$: 상쇄 간섭
소밀소	Phase change / Air $n_{air}=1.00$ / Soap film $n_{film}=1.35$ / Air $n_{air}=1.00$ No phase change	$2d = \frac{(m+\frac{1}{2})\lambda}{n_{film}}$ $\to \therefore 2(n_{film})d = (m+\frac{1}{2})\lambda$: 보강 간섭 $2d = \frac{m\lambda}{n_{film}} \to \therefore 2(n_{film})d = m\lambda$: 상쇄 간섭

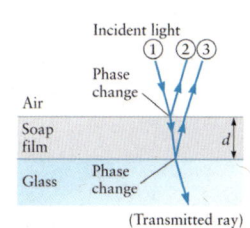

광로차	고정단 반사 1번 (홀수)	고정단 반사 2번 (짝수)
$2nd = 0\lambda, 1\lambda, 2\lambda \ldots$	상쇄 간섭	보강 간섭
$2nd = \frac{1}{2}\lambda, \frac{3}{2}\lambda, \frac{5}{2}\lambda \ldots$	보강 간섭	상쇄 간섭

PHYSICSTORY |필수이론|

B>C<A P Problems

A: 밀 소 더소
  1 자유단 반사
  2 자유단 반사

B: 밀 더소 소
  1 자유단 반사
  2 고정단 반사

C: 소 밀 더밀
  1 고정단 반사
  2 고정단 반사

예시 고소밀 반사 연습

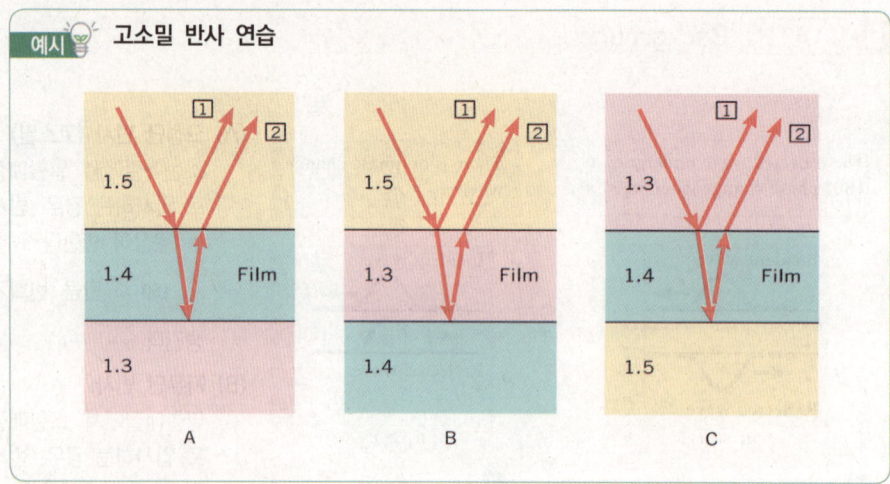

예시 고소밀 반사 & 마치 영의 이중슬릿처럼 해석

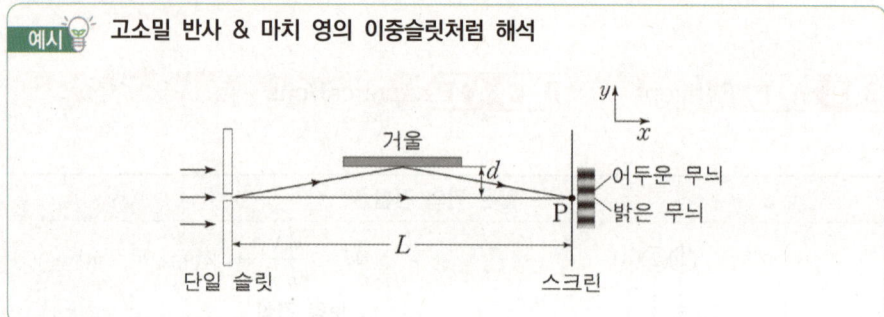

예제 17 (소밀더밀) & 얇은 막의 간섭

그림과 같이 파장이 λ인 단색광이 공기에서 입사각 θ로 입사하여 물질 A를 지나 물질 B로 진행하는 과정에서, 일부는 투과하고 일부는 경계면에서 반사한다. R1은 입사광이 공기와 A의 경계면에서 반사된 빛이고, R2는 A와 B의 경계면에서 한 번 반사되어 공기로 나온 빛이다. A의 굴절률은 n이고, A의 두께 d는 $\frac{\lambda}{4n}$이다.

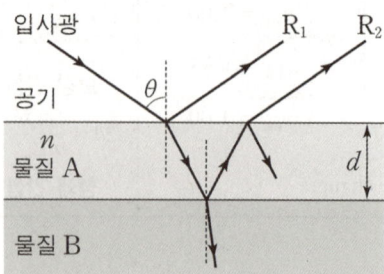

$\theta = 0°$일 때, 질문에 답하시오. (단, 공기의 굴절률은 1이다.)

(1) A와 B의 굴절률을 비교하면?
(2) R1과 R2는 보강간섭인가? 혹은 상쇄간섭인가?
(3) 다른 조건은 그대로 두고 A의 두께를 $2d$로 하면, 보강간섭인가? 혹은 상쇄간섭인가?

Ⅳ 빛의 회절(Diffraction) - 파동 광학

1 단일 슬릿의 회절(Single-Slit Diffraction): 극대 & 극소의 경로차

B C A P Background

구별	이중슬릿의 간섭	단일슬릿의 회절
그림		
차이점	1. 파동(빛) 2개가 중첩 2. 빛의 세기가 거의 일정 3. 무늬사이 간격이 일정	1. 파동(빛) ∞개가 중첩 2. 빛의 세기가 가운데가 가장 크다. 3. 가운데 무늬폭이 2배 크다.

동전이 만드는 회절무늬

B C A P Concept   B C A P Applications

⟨ⅰ⟩ 가운데 밝은 무늬 (가운데 극대)

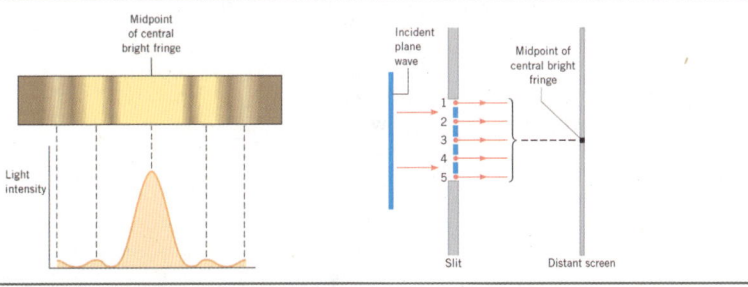

$w\sin\theta = 0\lambda$ (단일 슬릿 **가운데** 밝은 무늬: 극대)

⟨ⅱ⟩ 첫 번째 어두운 무늬 (첫 번째 극소)

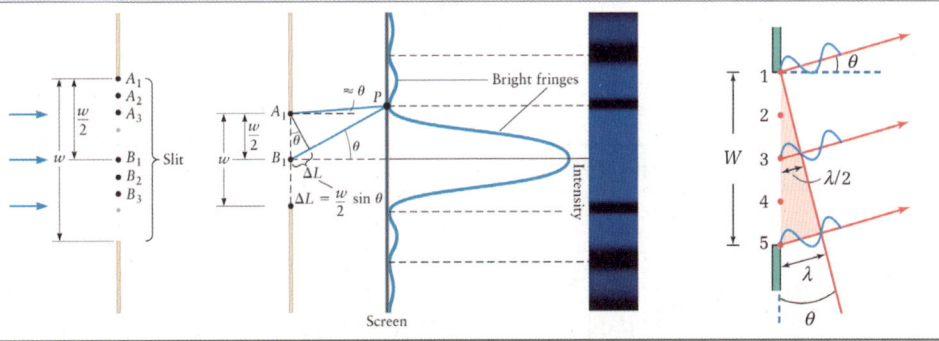

$\dfrac{w}{2}\sin\theta = \Delta L = \dfrac{\lambda}{2}$ or $-\dfrac{\lambda}{2}$

$w\sin\theta = \pm 1\lambda$ (단일 슬릿 **첫 번째** 어두운 무늬: 극소)

〈iii〉 두 번째 어두운 무늬 (두 번째 극소)

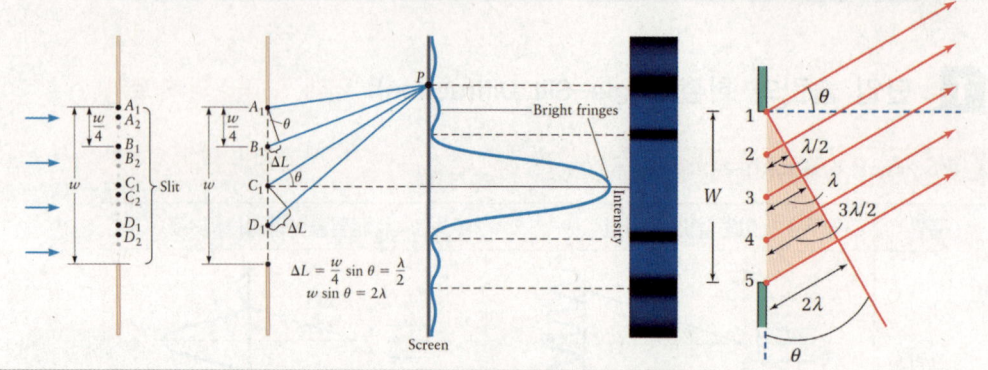

$$\frac{w}{4}\sin\theta = \Delta L = \frac{\lambda}{2} \text{ or } -\frac{\lambda}{2}$$

$$w\sin\theta = \pm 2\lambda \quad \text{(단일 슬릿 두 번째 어두운 무늬: 극소)}$$

〈vi〉 첫 번째 밝은 무늬 (첫 번째 극대)

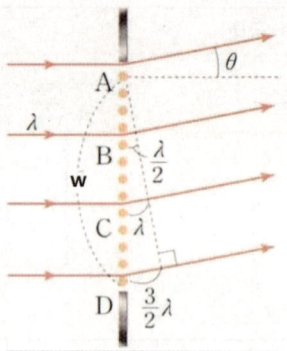

$$\frac{w}{3}\sin\theta = \Delta L = \frac{\lambda}{2} \text{ or } -\frac{\lambda}{2}$$

$$w\sin\theta = \pm \frac{3}{2}\lambda \quad \text{(단일 슬릿 첫 번째 밝은 무늬: 극대)}$$

〈v〉 (회절) 무늬 사이 간격

$$\Delta x = \frac{\lambda L}{w}$$

중앙 ($m=0$)의 무늬 폭은 다른 무늬 폭의 2배이다.
회절 무늬 사이 간격(무늬 폭): 영의 이중슬릿 간섭 무늬 사이의 간격과 같은 공식이다.

B C A P Problems

예제 18 단일 슬릿의 회절 + 첫 번째 극소 경로차 + 무늬사이 간격

그림은 파장이 λ인 평면 단색광이 폭이 w인 단일 슬릿을 통과하여 스크린에 회절 무늬를 만든 것을 모식적으로 나타낸 것이다. 점 P는 회절 무늬의 첫 번째 극소점이다.

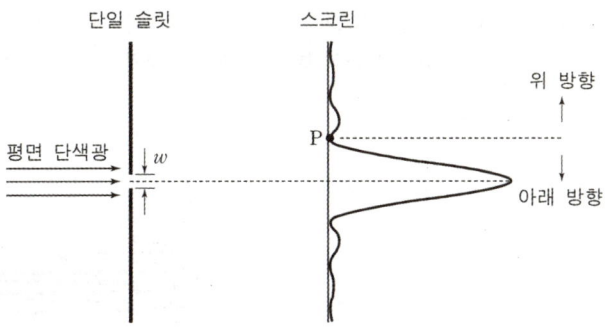

질문에 답하시오.

(1) P는 단일 슬릿의 중앙과 가장자리를 통과한 단색광 사이의 경로차는?
(2) 다른 조건은 그대로 두고 λ를 크게 하면, P는 어느 방향으로 이동하는가?
(3) 다른 조건은 그대로 두고 w를 작게 하면, P는 어느 방향으로 이동하는가?

첫 번째 어두운 무늬 (첫 번째 극소)	두 번째 어두운 무늬 (두 번째 극소)
$\dfrac{w}{2}\sin\theta = \dfrac{\lambda}{2} \;\rightarrow\; w\sin\theta = 1\lambda$	$\dfrac{w}{4}\sin\theta = \dfrac{\lambda}{2} \;\rightarrow\; w\sin\theta = 2\lambda$

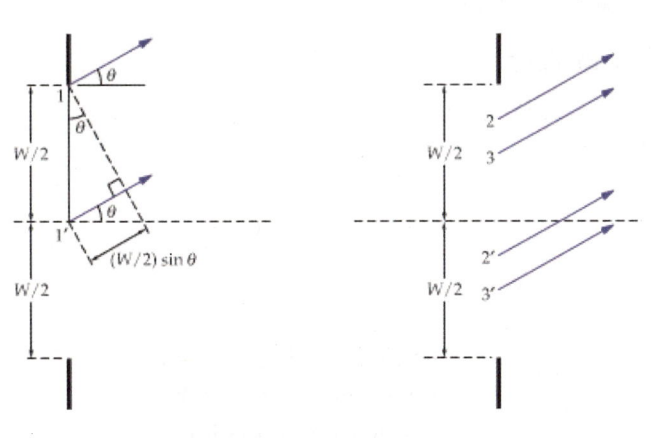

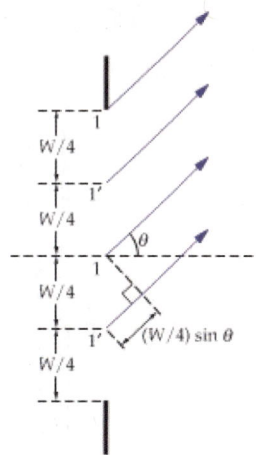

PHYSICSTORY |필수이론|

2 이중 슬릿의 회절((Double-Slit Diffraction) = 간섭_이중슬릿 + 회절_단일슬릿

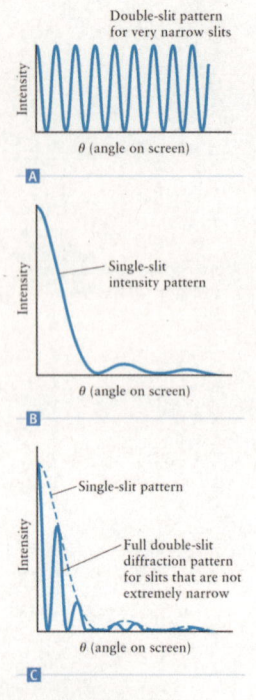

(A) 이중 슬릿: 간섭
$d \sin\theta = m\lambda$

(B) 단일 슬릿: 회절
$w \sin\theta = \lambda$

(C) 이중 슬릿에 회절:
$\dfrac{d \sin\theta}{w \sin\theta} = \dfrac{m\lambda}{\lambda}$

$$\therefore \dfrac{d}{w} = m$$

예시 💡 이중 슬릿의 회절

그림은 슬릿 간격이 d, 슬릿 폭이 w인 이중 슬릿을 통과한 평면 단색광에 의해 스크린에 회절 및 간섭 무늬가 생긴 것을 모식적으로 나타낸 것이다. A는 중앙 회절 무늬 폭, B는 간섭 무늬 사이의 간격, C는 무늬의 가장 밝은 곳에서의 빛의 세기이다.

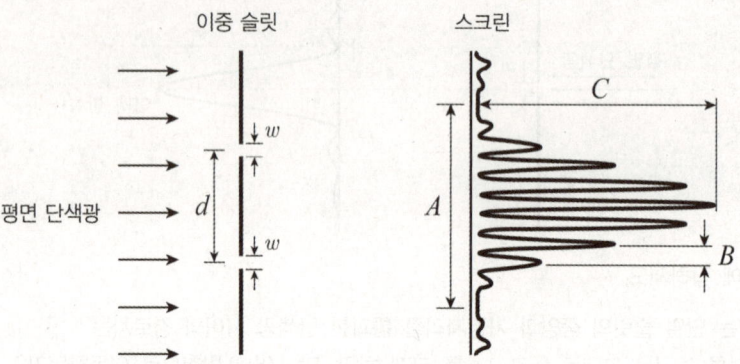

다른 조건은 그대로 두고 슬릿 폭만을 모두 $\dfrac{w}{2}$로 줄였을 때, 스크린에 생기는 무늬의 변화를 그림과 비교하시오.

회절 무늬 폭 (A)	간섭 무늬 간격 (B)	빛의 세기 (C)
증가한다	변화 없다	감소한다

예시 💡 이중 슬릿의 회절 + missing order

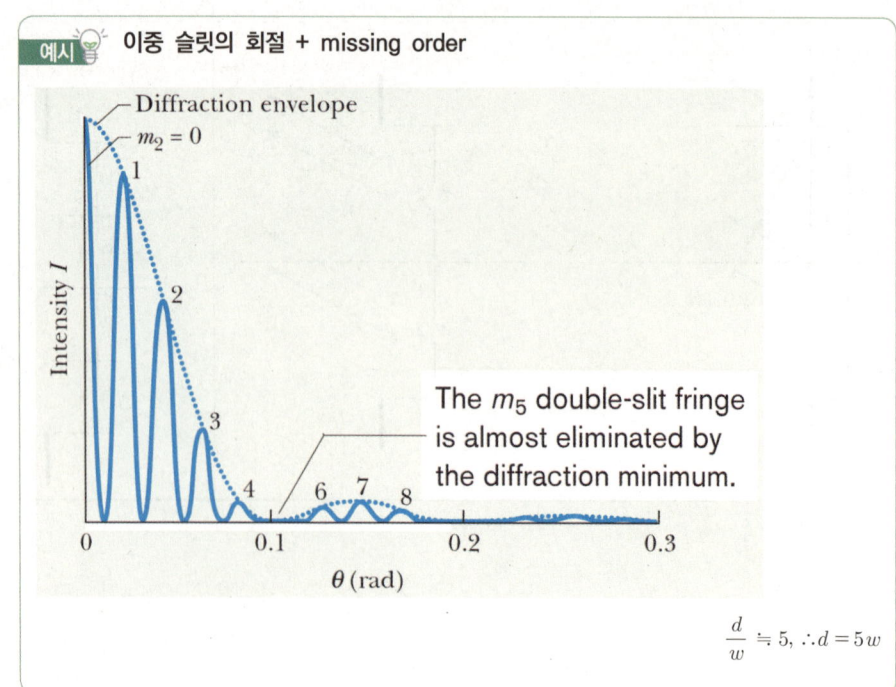

The m_5 double-slit fringe is almost eliminated by the diffraction minimum.

$\dfrac{d}{w} ≒ 5, \therefore d = 5w$

14 광학 — 정답 및 해설

1 ⑤

$\dfrac{1}{a}+\dfrac{1}{b}=\dfrac{1}{f}$, $f=\dfrac{r}{2}$

2 ③

상의 길이가 $\dfrac{1}{2}$배이므로 물체의 거리가 상의 거리에 2배임을 알 수 있다. 따라서, 상의 거리 b = 15cm 이고, 렌즈 공식에 대입하면 $\dfrac{1}{30}+\dfrac{1}{15}=\dfrac{1}{f}$ 에서 $f=10cm$를 얻는다. 그럼 반지름은 $f=\dfrac{r}{2}$의 관계로 20cm임을 알 수 있다.

3 ㄴ

(가), (나)는 오목거울, (다)는 볼록거울을 나타낸 것이다.
ㄱ. 오목거울에서 (가)는 도립실상, (나)는 정립허상, 그리고 볼록거울에서 (다)는 항상 실물보다 작은 정립허상이다.
ㄴ. (가)에서 물체와 상의 크기가 똑같다면, 물체의 위치는 $2f$ 지점으로 구심에 물체가 위치한다.
ㄷ. (다)에서 거울로부터 조금씩 뒤로 갈수록, 즉 거울에서 멀어질수록 상의 크기는 작아진다.

4
- 속력: 파동이 지점 A에서부터 지점 B까지 15m의 거리를 진행하는 데 걸리는 시간이 1초이므로 파동의 속력 $v=\dfrac{s}{t}$=15m/s이다.
- 파장: AB사이의 거리는 그림에서 파장의 3배에 해당하므로 매질 Ⅱ에서의 파장은 5m임을 알 수 있다.
- 진동수: $v=f\lambda$에 의해 위의 두 값을 대입하면 진동수 f=3Hz이다.

(1), (2) $n_1 \sin\theta_1 = n_2 \sin\theta_2$
$n_1 v_1 = n_2 v_2 \to (1)v_1 = (1.5)(15) \to \therefore v_1 = 22.5 m/s$
$n_1 \lambda_1 = n_2 \lambda_2 \to (1)\lambda_1 = (1.5)(5) \to \therefore \lambda_1 = 7.5 m$

(3) 진동수: 매질의 경계면에서 진동수는 변하지 않으므로 f=3Hz이다.

5 물 → 유리 → 물로 빛이 진행하므로 $\theta = \theta_2$이다. 물 → 유리로 진행할 때 입사각이 굴절각보다 크므로 물이 유리보다 소한 매질이다.

(1) 빛은 물에서 유리를 거쳐서 다시 물로 나오므로 그림에서 $\theta = \theta_2$이고, $\theta(=\theta_2) > \theta_1$이다.

(2) 물에서 유리로 들어가는 입사각이 굴절각보다 크므로 유리는 물에서 더 큰 밀한 매질이며, 밀한 매질일수록 빛의 속력 및 파장은 더 작다. 따라서 빛의 속력은 물보다 유리에서 더 느리다.

(3) 물에 대한 유리의 상대 굴절률은 굴절의 법칙에서
$n = \dfrac{\sin i}{\sin r} = \dfrac{\sin\theta_2}{\sin\theta_1}$이고,
$\theta_2 = \theta$이므로 $n = \dfrac{\sin\theta}{\sin\theta_1}$이다.

6 Q에서 빛이 전반사되었으므로 매질 Ⅰ은 매질 Ⅱ보다 굴절률이 더 큰 밀한 매질이다. 밀한 매질일수록 속력이 더 느리고, 파장이 더 짧다.

(1) 전반사는 임계각보다 큰 경우에 일어난다. 따라서 임계각은 θ보다 작다.

(2) 전반사는 빛이 굴절률이 큰 매질에서 작은 매질로 진행할 때에만 일어날 수 있다. 입사각 θ로 입사시켰을 때 전반사하였으므로 매질 Ⅰ의 굴절률이 매질 Ⅱ의 굴절률보다 크다.

(3) 굴절률이 클수록 파장이 짧다. 따라서 매질 Ⅰ에서 단색광의 파장은 매질 Ⅱ에서보다 짧다.

7 (1) 굴절률 n인 매질에서 파장은 진공에서의 파장에 비해 $\dfrac{1}{n}$으로 감소한다.
즉, $\lambda_n = \dfrac{\lambda_0}{n}$
굴절률이 광섬유 내부에서 더 크므로, 파장은 더 짧은 값을 지닌다.

(2) 굴절에 대한 스넬의 법칙(굴절의 법칙)에 의해
$\dfrac{n_1}{n_2} = \dfrac{\sin\theta_2}{\sin\theta_1}$
을 만족한다.
여기에서, 입사각과 굴절각은 법선과 진행방향이 이루는 각에 유의하여 각도의 값을 결정하면 $\theta_1 = 90-\phi$, $\theta_2 = \theta$이다. 따라서, 위의 스넬의 법칙에 해당하는 식은 다음으로 정리된다.
$\dfrac{n_1}{n_2} = \dfrac{\sin\theta}{\sin(90-\phi)} = \dfrac{\sin\theta}{\cos\phi}$ → $n_1\cos\phi = n_2\sin\theta$이다.

(3) 입사각이 임계각보다 큰 경우 전반사가 일어난다. 즉, $(90-\phi) > \theta_c$
양변에 sin을 취하면(90도 이하에서는 각이 클수록 sin값도 크므로 동일한 결과가 됨에 유의)
$\sin(90-\phi) > \sin\theta_c$
($\sin(90-\phi) = \cos\phi$, $\sin\theta_c = \dfrac{n_{굴}}{n_{입}} = \dfrac{n_2}{n_1}$ 이므로)
→ $\therefore \cos\phi > \dfrac{n_2}{n_1}$ 이다.

8 (1) d가 감소한 경우 광선은 기존 광선과 모두 평행하다. 그려 보면 아래와 같다. 즉, P는 -x방향으로 이동한다.

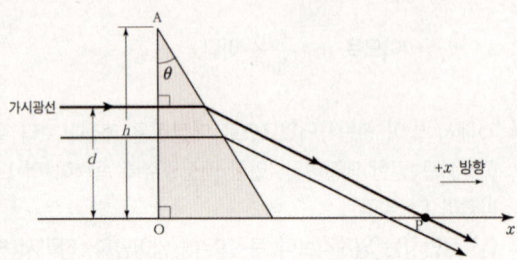

(2) 각도 θ가 감소할 경우, 특정한 각에서 광선추적을 정확히 하여 결과를 예측할 수도 있으나 극단적으로 θ=0일 때를 생각하면 이 경우 입사 광선은 굴절 없이 그대로 직진한다. 즉, P가 +∞로 이동한다. 이는 +x방향에 해당한다.

(3) 파장이 감소하면 굴절률이 커서 많이 꺾인다. 그래서 P는 -x방향으로 이동한다.

9 매질은 동일하지만 파장에 따라서 굴절률이 변하는 것이 분산이다. 분산의 문제는 대부분 비교추론 문제이다. 즉 파장이 짧은 것이 파장이 굴절률은 증가하고, 굴절각, 속도가 감소하게 된다.

즉, $\lambda_A < \lambda_B$이면, $\theta_A < \theta_B$, $v_A < v_B$, $n_A > n_B$가 된다.

(1) $v_A < v_B$이다.

(2) 진동수는 굴절할 때 변하지 않는다. (굴절 기본 개념)

(3) $\theta_A < \theta_B$이다.

10 (1) (가) 오목렌즈에서는 실물보다 작은 정립허상이 생긴다.

(2) (나) 오목거울에서는 실물보다 큰 도립실상이 형성된다.

11 (1) 실상은 항상 도립(아래로 뒤집힌다.)이다.

(2) 그림 (가)를 보면, 렌즈에서 물체까지의 거리 $a=d$
렌즈에서 스크린(상)까지의 거리 $b=2d$
상의 크기, 확대, 축소 정도 $|m| = \frac{b}{a} = \frac{2d}{d} = 2$
∴ $b=2a$이므로 2배 크다.

(3) 그림 (나)를 보면, 렌즈에서 물체까지의 거리 $a=2d$
렌즈에서 스크린(상)까지의 거리 $b=d$
상의 크기 확대, 축소 정도 $|m| = \frac{b}{a} = \frac{d}{2d} = \frac{1}{2}$
∴ $b=\frac{1}{2}a$이므로 $\frac{1}{2}$배 축소이다.

12 ②

빛의 세기 분포를 보면 P점은 보강 간섭이 일어나는 곳으로 경로차가 λ이고, P'는 상쇄 간섭이 일어나는 곳으로 경로차가 $\frac{1}{2}\lambda$임을 알 수 있다.

$\Delta = \overline{S_1P} - \overline{S_2P}$ 이므로
$= \lambda = 6000\text{Å}$

$\overline{S_1P'} = \frac{\lambda}{2} = 3000\text{Å}$ 이다.

13 $\frac{7}{6}\lambda$

$\frac{7}{2}\Delta x_A = 3\Delta x_B$ 이므로, $\frac{7}{6}\lambda$이다.

14 C와 D

무늬 사이의 간격 $\Delta x = \frac{L\lambda}{d}$이다. 방향은 C와 D로 움직인다.

15 ③

주어진 그림으로부터 간섭무늬 사이 간격은 $\Delta x = 4.0\text{mm}$로 측정할 수 있다. 이중슬릿에서 간섭무늬 사이의 거리 $\Delta x = \frac{L\lambda}{d}$이므로 파장 λ가 400nm에서 500nm로 $\frac{5}{4}$배가 되면, 간섭무늬 간격 Δx도 $\frac{5}{4}$배가 되어 $\Delta x' = 5.0\text{mm}$가 된다.

16 (1) 위상차 φ에서는 180°, 180°×3, 180°×5...
여기서 π로 해석하면 π, 3π, 5π이다. 그래서 3π이다.

(2) 경로차 $\Delta = r_1 - r_2$에서 상쇄 간섭이 일어나는 지점은 0.5λ, 1.5λ, 2.5λ, 3.5λ...이다. 여기서 2번째 상쇄 간섭 지점은 1.5λ이다.

(3) y는 무늬 사이 간격이다. $y = \frac{\lambda L}{d}$이다.

17 (1) 빛이 굴절할 때는 위상의 변화가 없고,
$n_A \sin\theta_A = n_B \sin\theta_B$가 성립해야 한다. 문제의 그림에서 보면 $\theta_A > \theta_B$이므로 스넬의 법칙을 만족시키기 위해서는 $n_A = n < n_B$가 되어야 양변이 같게 될 것이다.

(2) $\Delta = 2nd = 2n(\frac{\lambda}{4n}) = \frac{\lambda}{2}$로 (0.5 파장)만큼 차이가 나서 상쇄 간섭을 한다.

(3) $2d$이면 경로차는 $\Delta = 2n(2d) = 2n(2\frac{\lambda}{4n}) = \lambda$이다.
(1 파장)만큼 차이가 나서 보강 간섭을 한다.

18 (1) 첫 번째 상쇄간섭지점인 P는 단일 슬릿의 중앙과 가장자리를 통과한 단색광 사이의 경로차가 $\frac{\lambda}{2}$인 지점이다.

(2) 다른 조건은 그대로 하고 λ를 크게 하면, $\Delta x = \frac{D\lambda}{w}$로부터 Δx가 증가하게 된다. 즉, P는 위 방향으로 이동한다.

(3) 다른 조건은 그대로 하고 w를 작게 하면, $\Delta x = \frac{D\lambda}{w}$로부터 Δx가 증가하게 된다. 즉, P는 위 방향으로 이동한다.

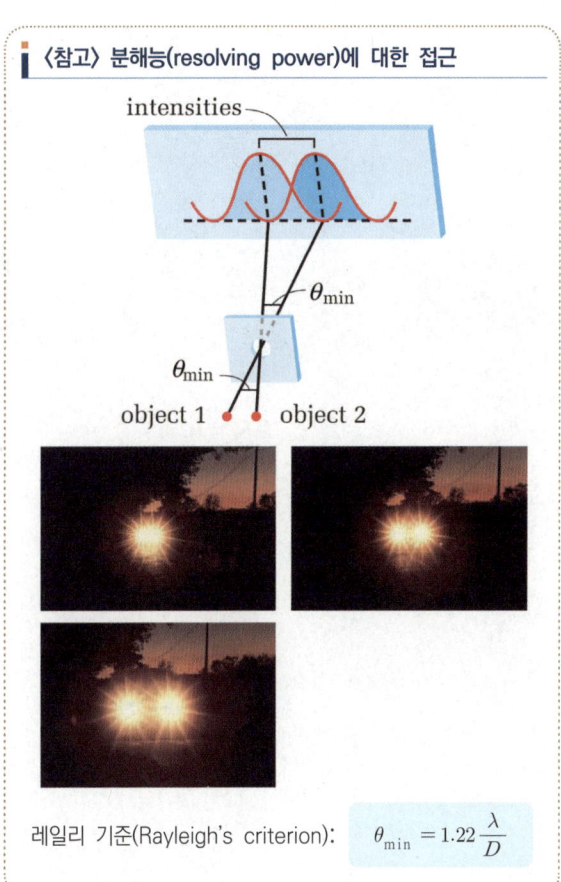

〈참고〉 분해능(resolving power)에 대한 접근

레일리 기준(Rayleigh's criterion): $\theta_{min} = 1.22 \frac{\lambda}{D}$

조선 제일검
방탄 Physics
김동훈 ────────

편입 물리학 Bible

제15장

이중성
(Wave-particle duality)

15 이중성(Wave-particle duality)

개념지도

cf) 플랑크의 양자가설 ($E = hf$)

* 열복사이론 (흑체복사)

(i) 피크의 위치 · $\lambda_{max} \propto \dfrac{1}{T}$

· $\lambda_{max} \Rightarrow \lambda_A : \lambda_B : \lambda_C \propto \dfrac{1}{2000} : \dfrac{1}{1950} : \dfrac{1}{1250}$

(ii) 면적 (슈테판-볼츠만 법칙)

↳ 흑체 복사 총에너지 $\dfrac{E}{\text{시간·면적}} \propto T^4$

I. 빛

(1) 광전효과

① 정의 ② 실험결과 ③ 광양자설 ($E = hf$)

(i) 한계진동수 (f_0)
(ii) 즉시 방출
(iii) 운동 $E \propto f$
(iv) 광전류 $\propto$ 빛의 세기

해석) $E_k = E - W$
$= hf - hf_0$
$= \dfrac{hc}{\lambda} - \dfrac{hc}{\lambda_0}$

④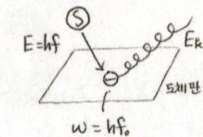

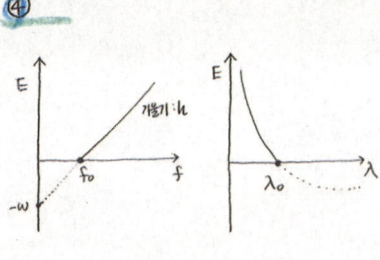

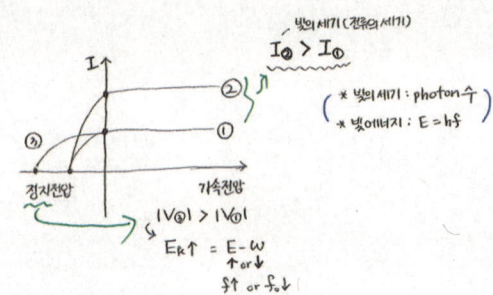

빛의 세기 (전류의 세기)
$I_② > I_①$

(* 빛의 세기 : photon 수)
(* 빛에너지 : $E = hf$)

$|V_②| > |V_①|$
$E_k \uparrow = E - W$
$\uparrow$ or $\downarrow$
$f \uparrow$ or $f_0 \downarrow$

(2) 컴프턴 산란효과 : 충돌후 산란각 (θ)이 커질수록 $\Delta\lambda (\lambda' - \lambda)$ 가 길어진다.

① 정의 ② (기출) point

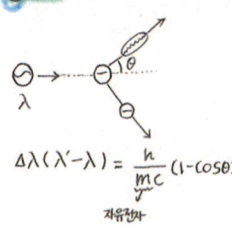

$\Delta\lambda (\lambda' - \lambda) = \dfrac{h}{mc}(1 - \cos\theta)$
자유전자

(i) 빛의 입자성 (충돌, 운동량보존)
(ii) 충돌 이후, 에너지 감소, 파장 증가
(iii) $\Delta\lambda$을 결정하는 것은 (θ)만 영향 : 에너지, 파장, 진동수 무관
(iv)

θ	$1 - \cos\theta$	$\Delta\lambda$
0°	0	0 (최소)
90°	1	h/mc
180°	2	$2h/mc$ (최대)

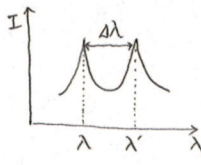

(3) X-ray : 역광전 효과

① 정의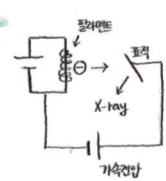

② 연속 X-ray (제동복사)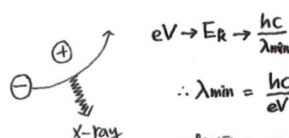

$eV \to E_R \to \dfrac{hc}{\lambda_{min}}$

$\therefore \lambda_{min} = \dfrac{hc}{eV}$

: 원자핵에 무관하게 가속전압(eV)에 의해 결정

③ 불연속 X-ray (특성 X-ray)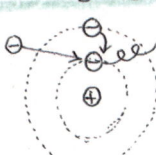

$\Delta E = hf = \dfrac{hc}{\lambda}$ 원자의 고유한 특성

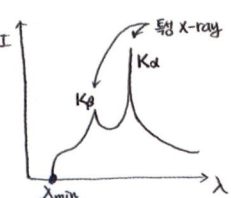

④ X선 - 회절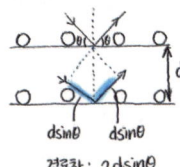

경로차 : $2d\sin\theta$ 경로차 : $d\sin\theta$

Ⅱ. 전자

(4) 물질파

① 정의
$\begin{cases} E = hf = \dfrac{hc}{\lambda} & \text{─①} \\ E = mc^2 = mc \cdot c & \text{─②} \end{cases}$

①=②

$\dfrac{hc}{\lambda} = mc \cdot c$

$\therefore \dfrac{h}{\lambda} = mc(=p) \longrightarrow \lambda = \dfrac{h}{p}$

② (기출) point

(i) $\lambda = \dfrac{h}{p} = \dfrac{h}{\sqrt{2meV}}$ $\begin{cases} eV\uparrow : p\uparrow : \lambda\downarrow \\ eV\downarrow : p\downarrow : \lambda\uparrow \end{cases}$

$(eV = \dfrac{1}{2}mv^2 = \dfrac{p^2}{2m})$

$\therefore p = \sqrt{2meV}$

(ii) 간섭 (회절)

$\Delta x = \dfrac{l\lambda}{d}$ $\lambda = \dfrac{h}{p}$ (전자인 경우)

PHYSICSTORY |필수이론|

개념확인

1 빛의 입자성 – 광전효과

1-1 광전효과:
빛 에너지($E = hf$)
빛의 세기($I \propto NE$)
일함수($W = hf_0 = \dfrac{hc}{\lambda_0}$)
정지 전압

1-2 아인슈타인의 광양자설과 광전효과 해석
$$E = hf = \dfrac{hc}{\lambda}$$
$$E_k(=\tfrac{1}{2}mv^2) = E - W = hf - hf_0 = hc\left(\dfrac{1}{\lambda} - \dfrac{1}{\lambda_0}\right)$$

1-3 광전관을 이용한 광전 효과 실험, 광전류, 정지전압, 1eV의 의미

2 빛의 입자성 – 콤프턴 산란효과

2-1 빛의 입자성

2-2 충돌 이후, 빛(X-ray) 파장의 변화
〈충돌 이후, 빛 에너지 변화에 따른 파장과 진동수의 변화〉

2-3 공식의 의미 ($\Delta\lambda = \lambda' - \lambda = \dfrac{h}{mc}(1-\cos\phi)$), 산란각($\phi$)

3 빛의 입자성 – X 선

3-1 연속 X선(연속스펙트럼) ← 가속전자의 특징

: 제동복사 (전자의 속도가 느려지면서 빛을 내보낸다.)

: Cutoff wavelength $(\lambda_{min}) = \dfrac{hc}{eV}$

3-2 특성 X선(불연속 스펙트럼) ← 표적원자의 특징(에너지 준위)

4 물질의 파동성 – 전자, 입자

4-1 드브로이의 물질파: 공식($\lambda = \dfrac{h}{p} = \dfrac{h}{mv} = \dfrac{h}{\sqrt{2meV}}$)

4-2 에너지 비교

에너지 (빛 & 전자)	
① 빛 에너지: 빛의 파장	② 전자의 에너지: 전자의 물질파 파장
$E = hf = \dfrac{hc}{\lambda_p}$	$E_k = \dfrac{h^2}{2m\lambda_e^2}$

5 흑체 복사

5-1 복사란 무엇인가?

5-2 빈의 법칙, 슈테판 – 볼츠만 법칙

5-3 플랑크의 양자가설

5-4 빛 입자 1개의 에너지, 빛의 세기

PHYSICSTORY |필수이론|

I 빛의 이중성 (입자성)

1 광전 효과(Photoelectric Effect)

> **빛 에너지(Energy)**
> $E = hf$
> 광자 1개의 진동수(파장)가 에너지의 크기
>
> **빛의 세기(Intensity)**
> $I \propto NE$
> 광자(Photon)의 에너지와 함께 광자의 개수
>
> **일함수(Work function)**
> $W = hf_0 = \dfrac{hc}{\lambda_0}$
> (f_0:한계 진동수, 문턱 진동)
> (λ_0:한계 파장)
> 전자가 금속에서 방출되기 위해 필요한 최소에너지
>
> **정지전압(stopping voltage)**
> 광전자 최대운동에너지의 크기와 같다.

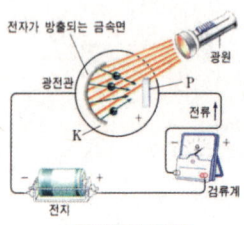
(가) 순방향 전압이 걸린 경우

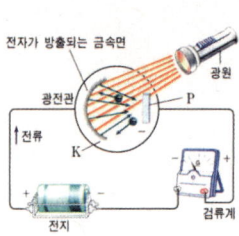
(나) 역방향 전압이 걸린 경우

	광전효과
① 광전효과 실험	(Light, Electron, Metal 그림)
② 실험 결과	㉠ 한계진동수가 존재한다. ㉡ 한계진동수보다 크면 광전자가 즉시 튀어 나온다. ㉢ 광전자가 지니는 운동에너지는 빛의 진동수에 비례한다. ㉣ 광전자의 수(전류의 세기)는 빛의 세기에 비례한다.
③ 아인슈타인의 광양자설	$E = hf = \dfrac{hc}{\lambda}$ $h = 6.625 \times 10^{-34} J \cdot s$ (플랑크 상수)
④ 아인슈타인의 광전효과 해석	$E_k (= \dfrac{1}{2}mv^2) = E - W = hf - hf_0$ $= hc(\dfrac{1}{\lambda} - \dfrac{1}{\lambda_0})$
⑤ 그래프 해석	(가) 광전류의 세기 $2I > I$　　(나) 정지 전압의 세기 $|V_{02}| > |V_{01}|$

예제 1 광전효과 그래프 해석

그래프는 광전효과 실험에서 광전자의 최대 운동에너지와 빛의 진동수 사이의 관계를 나타낸 그래프이다.

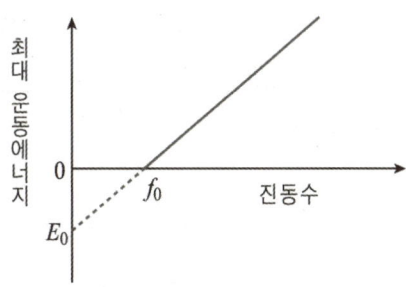

이 그래프에 대한 질문에 답하시오.

(1) f_0 이하의 진동수를 가진 광전자는 운동에너지를 가지는가?

(2) E_0는 일함수로 모든 금속에서 동일한 값을 가지는가?

(3) 최대운동에너지는 진동수의 관계를 설명하면?

(4) 직선의 기울기는?

예제 2 광전효과 그래프 해석

그림은 금속판 A, B에 단색광을 비출 때 방출되는 광전자의 최대 운동 에너지를 빛의 진동수에 따라 나타낸 것이다. A, B의 한계(문턱) 진동수는 f_0, $3f_0$이고, A의 일함수는 $\varnothing_0$이다. 진동수 $3f_0$인 빛을 비출 때 A에서 방출되는 광전자의 최대 운동 에너지는 E_0이다. 질문에 답하시오.

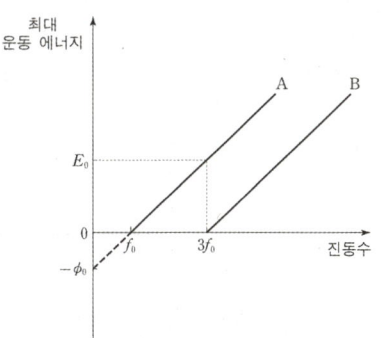

(1) 플랑크 상수는?

(2) B의 일함수는?

(3) B에 진동수 $6f_0$의 빛을 비출 때 방출되는 광전자의 최대 운동에너지는?

예제 3 정지 전압 & 광전류의 세기

그림 (가)와 (나)는 동일한 광전관의 금속판에 네 종류(A~D)의 빛을 비추었을 때의 광전류를 나타낸 것이다.

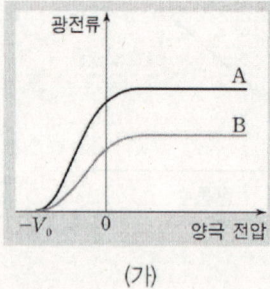
(가)

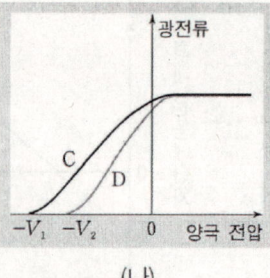
(나)

(가)와 (나)에 대한 질문에 답하시오.

(1) A와 B의 진동수를 비교하면?

(2) A와 B의 빛의 세기를 비교하면?

(3) C와 D의 진동수를 비교하면?

(4) C와 D의 빛 입자의 개수를 비교하면?

예제 4 정지전압 & 가속전압 & 광전류

그림은 동일한 도체 금속에 서로 다른 진동수의 빛 A, B, C, D에 대한 광전효과를 실험한 결과이다.

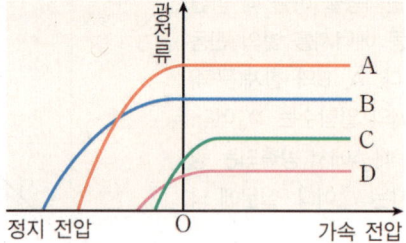

이 그래프에 대한 질문에 답하시오.

(1) 단위부피 속에 광자의 수가 가장 많은 빛은?

(2) 진동수가 가장 큰 빛은?

(3) 방출되는 광전자의 속도가 최대가 되는 빛은?

(4) 파장이 가장 큰 빛은?

예제 5 일함수 구하기

금속 표면에 빛을 쪼이면 전자가 방출된다. 빛의 에너지를 E_P, 금속의 일함수를 W, 방출된 전자의 운동에너지를 E_k라 할 때 이들 사이에는 $E_K \le E_P - W$의 관계가 성립한다. 따라서 방출된 전자가 가질 수 있는 가장 큰 운동에너지는 $E_P - W$이다. 금속 표면에 에너지가 15 eV인 빛을 쪼일 때 방출된 전자의 운동에너지와 그 에너지를 가진 전자의 수를 측정하여 다음의 그래프를 얻었다. 실험에 사용한 금속의 일함수는 얼마인가?

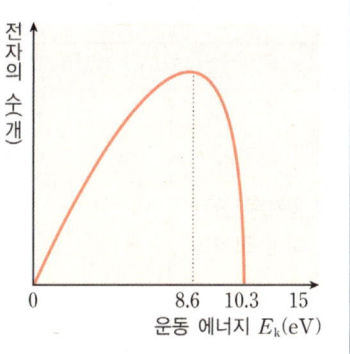

예제참고 5번 문제 상황 그림

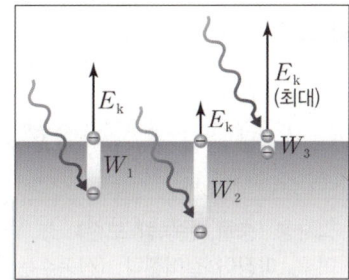

아인슈타인의 광양자설에 의하면 광전자의 최대 운동 에너지는 $E_K = \frac{1}{2}mv^2 = hf - W$ 가 된다. 한계 진동수(문턱 진동수)가 f_0인 금속의 일함수는 $W = hf_0$ 이다. 금속에 있는 자유 전자는 금속 원자로부터 인력을 받기 때문에 이 인력에 대하여 일을 해 주어야 전자가 금속 표면으로부터 방출된다. 이렇게 금속 표면에서 전자를 방출시키는 데 필요한 최소의 에너지를 일함수라고 한다. 일함수는 금속으로부터 전자를 튀어나오게 하기 위한 최소 에너지이고, 금속 안쪽에 있는 전자가 튀어나오기 위해서는 더 많은 에너지가 필요하다.

정리 학생들이 자주 질문하는 그래프

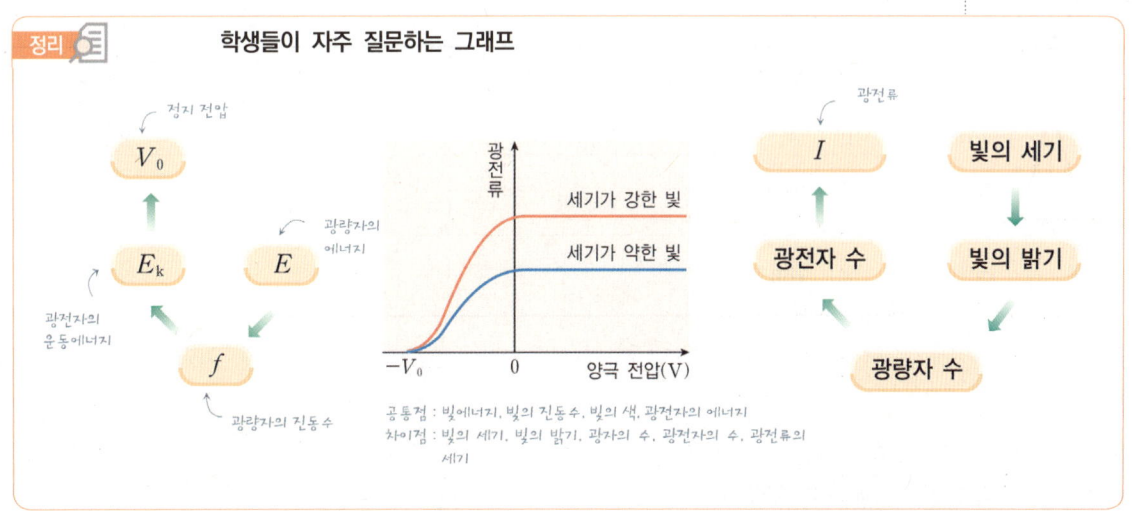

2 콤프턴 산란 효과(Compton scattering effect)

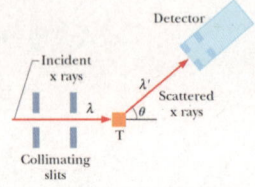

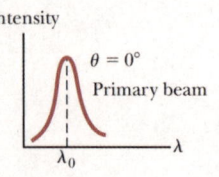

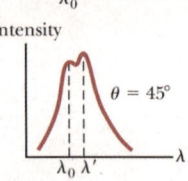

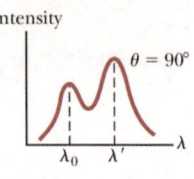

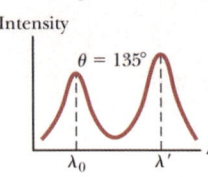

	콤프턴 산란 효과	
① 콤프턴 산란 실험 모식도	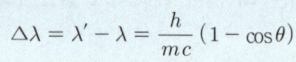	
② 충돌	운동 에너지 보존	$hf = hf' + K$ ($\frac{hc}{\lambda} = \frac{hc}{\lambda'} + \frac{1}{2}mv^2$)
	운동량 보존	x축 성분: $\frac{h}{\lambda} = \frac{h\cos\theta}{\lambda'} + mv\cos\phi$ y축 성분: $0 = \frac{h\sin\theta}{\lambda'} - mv\sin\phi$
③ 파장 변화량	$\Delta\lambda = \lambda' - \lambda = \frac{h}{mc}(1-\cos\theta)$ (Compton shift)	
④ 기출 포인트	(ⅰ) 빛의 입자성 (충돌, 운동량 보존) (ⅱ) 충돌 이후, 파장이 길어진다. (진동수는 줄어든다) ➡ X-선 에너지가 감소하였다. 그래서 $\Delta\lambda(\lambda'-\lambda) \geq 0$이 된다. (ⅲ) $\Delta\lambda(\lambda'-\lambda)$를 결정하는 것은 오직 산란각($\theta$)이다. 주의: 입사한 X-선의 에너지크기, X-선의 파장, X-선 진동수 등등과는 무관하다. (ⅳ) 각도가 커질수록 $\Delta\lambda(\lambda'-\lambda)$는 커진다.	

$$\Delta\lambda = \lambda' - \lambda = \frac{h}{mc}(1-\cos\theta)$$

산란각(θ)	$(1-\cos\theta)$	$\Delta\lambda(\lambda'-\lambda)$	$\Delta\lambda$ 비교
0°	0	0	최소
90°	1	$\frac{h}{mc}$	중간
180°	2	$\frac{2h}{mc}$	최대

예제 6 컴프턴 산란효과

그림은 파장이 λ인 X선이 정지해 있는 전자와 탄성 충돌하여 파장이 λ'으로 변하는 현상을 모식적으로 나타낸 것이다. X선의 산란각이 θ일 때, 파장의 변화량 $\Delta\lambda$는 $\Delta\lambda = \dfrac{h}{mc}(1-\cos\theta)$로 주어진다. 이때 h는 플랑크 상수, m은 전자의 정지질량, c는 빛의 속력이다.

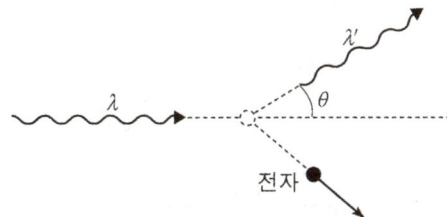

질문에 답하시오.

(1) λ'과 λ을 비교하면?

(2) 입사하는 X선의 에너지가 변했을 때, $\Delta\lambda$는 어떻게 변하는가?

(3) $\Delta\lambda$가 최대가 될 때, 산란각에 대해서 설명하면?

예제 7 컴프턴 산란효과

그림은 정지한 전자에 파장이 λ_0인 X선을 입사시켰을 때, X선 광자가 전자와 탄성 충돌하는 것을 모식적으로 나타낸 것이다. 충돌 후 X선의 파장은 λ로 변하였다.

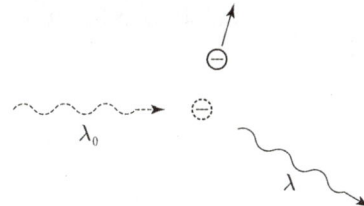

질문에 답하시오. (단, h는 플랑크 상수이고 c는 진공에서 빛의 속력이다.)

(1) 충돌 전 광자의 운동량의 크기는?

(2) 광자가 잃은 에너지는?

(3) λ와 λ_0를 비교하면?

3. X-ray

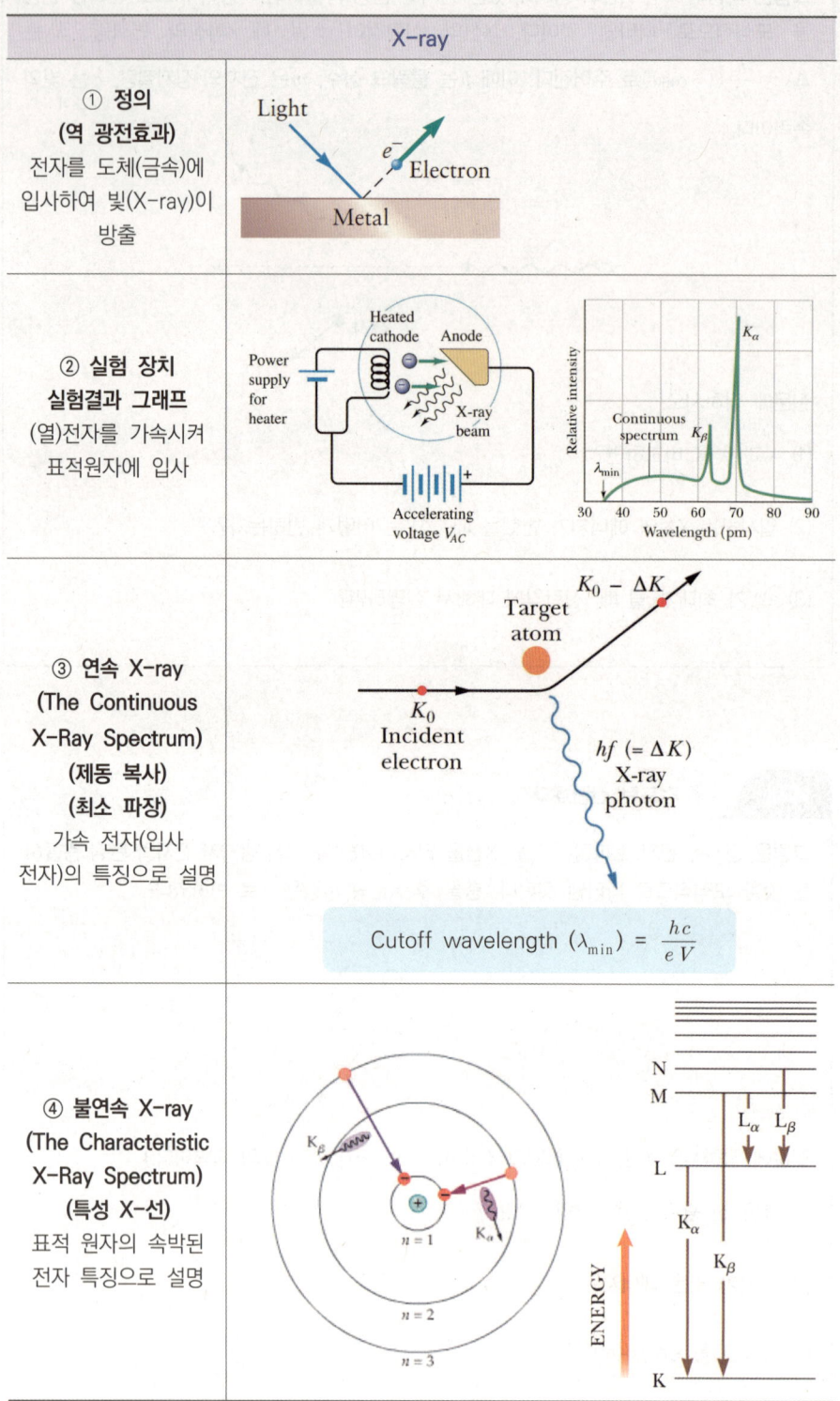

X-ray	
① 정의 (역 광전효과) 전자를 도체(금속)에 입사하여 빛(X-ray)이 방출	
② 실험 장치 실험결과 그래프 (열)전자를 가속시켜 표적원자에 입사	
③ 연속 X-ray (The Continuous X-Ray Spectrum) (제동 복사) (최소 파장) 가속 전자(입사 전자)의 특징으로 설명	Cutoff wavelength $(\lambda_{min}) = \dfrac{hc}{eV}$
④ 불연속 X-ray (The Characteristic X-Ray Spectrum) (특성 X-선) 표적 원자의 속박된 전자 특징으로 설명	

예제 **8** X-ray: 가속 전압이 한 개인 경우

그래프는 몰리브덴 표적에 $35\,KeV$ 의 전자 빔을 쪼였을 때 방출되는 X선의 상대 강도를 파장에 따라 나타낸 것이다. 그래프에서 K_α 와 K_β 는 특성 X선을 나타낸다. 질문에 답하시오.

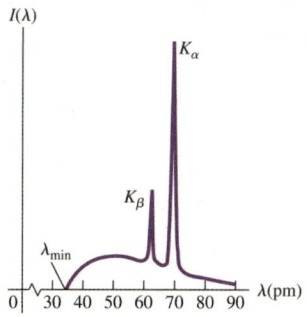

(1) K_α 와 K_β 의 X선 에너지의 크기를 비교하면?

(2) 원자 내 전자가 K껍질로 전이하면서 발생하는 불연속 X선을 설명하면?

(3) 입사 전자가 표적과 충돌하여 운동에너지를 가장 많이 잃었을 때 방출되는 X선의 파장은?

예제 **9** 가속전압이 다양한 경우의 X-ray

몰리브덴 표적에 가속전압이 다른 전자를 쏘아준 경우에 방출되는 X-선의 상대 강도를 파장에 따라 나타낸 그래프이다. 질문에 답하시오.

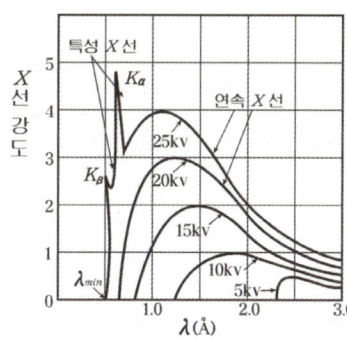

(1) X – 선은 투과력이 강하지만, 전기장과 자기장에서는 어떻게 되는가?

(2) 텅스텐을 표적에 25KeV의 에너지를 가진 전자를 쏘아준 경우, 몰리브덴 표적에서처럼 동일한 파장을 얻는다면 어떤 값인가?

(3) 전자의 가속전압이 클수록 방출되는 X–선 λ_{min} 은 증가하는가? 혹은 감소하는가?

PHYSICSTORY |필수이론|

Ⅱ 입자의 이중성 (파동성) – 드브로이 물질파

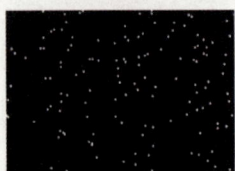

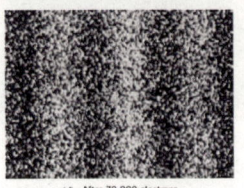

전자의 이중슬릿 간섭

입자의 파동성	
① 드브로이 파 (de Broglie wave)	$\lambda = \dfrac{h}{p} = \dfrac{h}{mv}$
② 전자의 파동성	$E_k = eV = \dfrac{1}{2}mv^2 = \dfrac{(mv)^2}{2m} = \dfrac{p^2}{2m}$ $\lambda = \dfrac{h}{p} = \dfrac{h}{\sqrt{2meV}}$

예제 10 물질파 & 영의 이중슬릿 간섭 실험

그림은 질량 m, 전하량 $-e$인 정지 상태의 전자들이 전위차 $\triangle V$에 의해 가속되어 동일한 속도로 간격 d인 이중 슬릿에 입사할 때, 스크린에서 검출되는 전자 수 N을 모식적으로 나타낸 것이다. 슬릿과 스크린은 서로 나란하며, 슬릿에 도달한 전자의 드브로이 파장은 λ 이다.

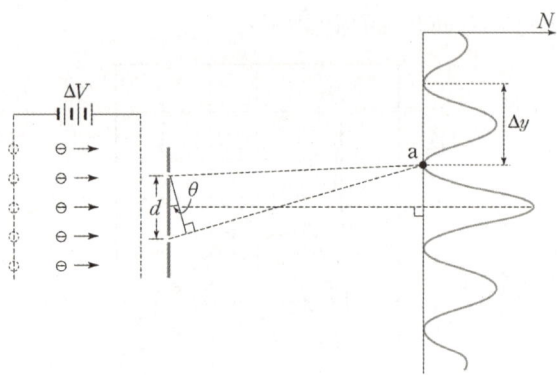

질문에 답하시오. (단, h는 플랑크 상수이고, 슬릿과 스크린 사이의 거리는 d보다 매우 크다.)

(1) 전자의 드브로이 파장(λ)은?

(2) 점 a에서 첫 번째 상쇄간섭이 일어나는 경로차를 설명하면?

(3) $\triangle V$를 증가시키면 $\triangle y$는 증가하는가? 혹은 감소하는가?

Ⅲ 흑체복사(Black-body radiation)

흑체 복사		
① 기본 개념	물체가 열을 받아 온도가 올라갈 때 물질을 이루는 원자나 분자의 운동이 활발해지면서 전자기파를 방출하게 되며, 특정 온도에서는 우리가 볼 수 있는 가시광선 영역의 전자기파를 방출하기도 한다. 즉, 물체를 이루는 원자나 분자에 포함되어 있는 전하를 띤 입자인 원자핵과 전자가 운동을 하면, 전자기파를 방출하게 된다. 그리고 모든 물체를 스스로 전자기파를 방출한다. (i) **흑체**: 자신에게 입사하는 모든 복사(**빛**)를 모두 흡수하는 이상적인 물체를 흑체라고 한다. 흑체는 입사하는 모든 복사(**빛**)를 흡수하지만 반사하는 복사(**빛**)가 없으므로 검은색으로 보일 것이라는 의미에서 붙여진 이름이다. (실제 존재하는 것이 아닌 가정한 것이다.) (ii) **흑체복사**: 흑체에서 방출되는 복사(**빛**)는 흑체를 구성하는 물질이나 모양 또는 다른 어떤 성질과 관계가 없으며, 오직 흑체의 온도에 따라서만 달라진다.	**흑체(Black Body)** 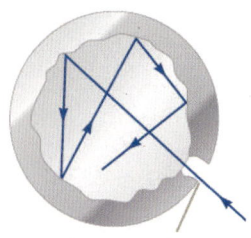 작은 구멍이 있는 속이 빈 물체를 흑체로 생각할 수 있다. 구멍을 통해 물체 내부로 들어온 복사는 물체 내부의 벽에 흡수되거나 반사되는 것을 반복하며, 결국 물체 내부의 벽에 모두 흡수된다.
② 흑체 복사 그래프	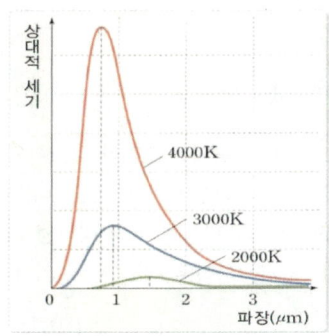	
③ 그래프 해석	(i) 슈테판-볼츠만의 법칙 ($E = \sigma T^4$: 슈테판·볼츠만 상수 σ) : 단위 시간당 흑체의 단위 면적을 통하여 복사되는 총 에너지(E)는 절대 온(T)의 4제곱에 비례한다. ➡ 그래프의 면적으로 간주하고 문제풀이에 접근을 해도 좋다. (ii) 빈의 법칙 ($\lambda_{max} = \dfrac{2.898\,mm \cdot K}{T}$) : 흑체복사에서 에너지 세기가 최대인 파장(λ_{max})은 흑체 표면의 절대온도(T)에 반비례 한다. ➡ 온도가 올라가면 λ_{max}가 점점 작아진다. ➡ 전구에서 나오는 빛이 온도가 올라감에 따라 파장이 점점 짧아져 붉은색에서 주황색으로, 그리고 노란색으로 변하는 실험적 사실과 일치한다. (iii) 플랑크의 양자설 ($E = hf$: $h = 6.625 \times 10^{-34} J \cdot s$ 플랑크 상수) (iv) 빛의 세기 ($I \propto NE$)	**플랑크의 양자설** 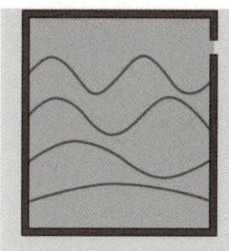 • 흑체 복사를 통의 벽이 단순 진동자로 구성되어 있으며, 진동자의 에너지는 $E_n = nhf$이므로 E_n은 불연속적인 에너지만을 갖는다. • 진동자는 양자 상태를 바꿀 때에만 에너지를 방출 또는 흡수한다.

예제 11 흑체복사

그림은 온도 T_0인 흑체에서 복사되는 빛의 단위 파장 당 세기 I를 파장 λ에 따라 나타낸 그래프이다. I는 파장이 λ_0일 때 최대값 I_0을 갖고, 파장이 각각 λ_1, λ_2일 때 I_1로 서로 같다. 이에 대한 설명으로 옳은 것만을 〈보기〉에서 있는 대로 고른 것은?

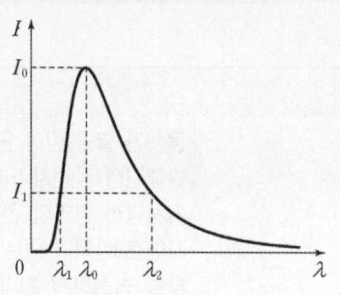

---- 보기 ----
ㄱ. 파장 λ_1인 광자 한 개의 에너지는 파장 λ_2인 광자 한 개의 에너지와 같다.
ㄴ. 온도가 T_0보다 높은 흑체에서 I가 최대인 빛의 파장은 λ_0보다 작다.
ㄷ. 그래프의 곡선과 λ 축 사이의 면적은 온도가 높을수록 커진다.

예제 12 흑체복사

그림 (가)는 흑체 표면에서 방출되어 크기가 일정한 구멍을 통과한 빛의 세기를 파장에 따라 측정하는 실험 장치를 나타낸 것이다. 그림 (나)는 (가)에서 흑체의 절대 온도를 T_1과 T_2로 하여 얻은 빛의 세기를 파장에 따라 나타낸 그래프이다. 흑체 온도가 T_1, T_2일 때 측정된 빛의 세기가 최대인 파장은 각각 λ_1, λ_2이며, $\lambda_1 : \lambda_2 = 3 : 4$이다.

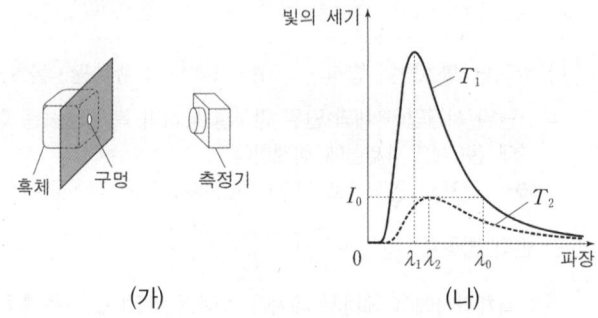

(가) (나)

이에 대한 설명으로 옳은 것만을 〈보기〉에서 있는 대로 고른 것은?

---- 보기 ----
ㄱ. $T_1 : T_2 = 4 : 3$이다.
ㄴ. T_1인 흑체에서 나온 파장 λ_1인 광자 한 개의 에너지는 T_2인 흑체에서 나온 파장 λ_1인 광자 한 개의 에너지보다 크다.
ㄷ. 온도가 T_1일 때 λ_0에서 측정되는 단위 시간 당 광자의 개수는 온도가 T_2일 때 λ_2에서 측정되는 단위 시간 당 광자의 개수와 같다.

15 이중성

1 (1) 한계진동수 (f_0)이상의 빛에서만 광전자가 튀어나온다.
(2) 일함수는 금속에 따라 다른 값을 지닌다.
(3) 진동수가 클수록 최대운동에너지도 큰 값을 지닌다.
(4) $K_{max} = E_{광자} - E_0 = hf - E_0$ 이다. 즉, 프랑크상수 값(h)을 의미한다.

2 ㄱ. (그래프의 기울기) 플랑크 상수는 $\frac{E_0}{2f_0}$ 과 같다.
ㄴ. (그래프의 y절편) B의 일함수는 $3\phi_0$이다.
ㄷ. $hf_0 = \Phi_0$이고 이를 대입하면 $3hf_0 - hf_0 = E_0 = 2hf_0$이다. B의 일함수는 $3\Phi_0 = 3hf_0$이므로 $6f_0$의 빛을 비추면 $6hf_0 - 3hf_0 = 3hf_0 = \frac{3}{2}E_0$이다.

3 (가)에서 A와 B의 정지 전압이 같은 것은 전자의 최대 운동에너지가 같기 때문이다. 따라서 A와 B는 진동수가 서로 같은 빛이고, 빛의 세기는 광전류가 많이 흐르는 A가 B보다 세다. (나)에서 C의 정지 전압이 D보다 크므로 빛의 진동수는 C가 D보다 크다.
(1) 정지 전압이 같으므로 A와 B의 진동수는 서로 같다.
(2) 빛의 세기는 광전류가 많이 흐르는 A가 B보다 세다.
(3), (4) C의 정지 전압이 D보다 크므로 빛의 진동수는 C가 D보다 크다. 그리고 빛 입자의 개수는 D가 더 크다.

4 ㄱ, ㄴ
ㄱ. 광전류는 단위시간 당 입사하는 광자의 수에 비례한다. A이다.
ㄴ. 정지전압이 가장 큰 B가 진동수가 가장 크다.
ㄷ. 정지전압이 클수록 광전자의 운동에너지(운동량, 속력)가 크다. B이다.
ㄹ. 파장이 클수록 진동수는 작고 광전자의 운동에너지도 작아 정지 전압이 작다. C이다.

5 4.7 eV
$E_{K,max} = E_P - W$, 전자의 최대 운동에너지는 10.3eV 이다.

6 (1) 충돌 후 빛의 X 선의 에너지는 충돌 전과 같거나 감소하게 된다. 즉, 에너지가 증가하는 경우는 관측될 수 없다. 그런데, 에너지는 파장에 반비례 하므로 (E = $\frac{hc}{\lambda}$) 결국 파장이 작아지는 경우는 관측되지 않는다.
$E \geq E \leftrightarrow \frac{1}{\lambda} \geq \frac{1}{\lambda'} \leftrightarrow \lambda' \leq \lambda$

(2) 문제에서 주어진 $\triangle \lambda$ 식에 에너지 관련항이 없으므로 옳다. (오직 $\triangle \lambda$ 는 산란각(θ)에만 관련이 있다.)
(3) $\theta = 180°$일 때, cos값이 -1로 최소값을 지니므로 이 때 $1 - \cos \theta$ 값은 최대가 된다. 따라서 $\triangle \lambda$ 가 최대가 될 때의 각은 $\theta = 180°$이다.

7 (1) 충돌 전 광자의 파장이 λ_0이므로, 운동량의 크기는 $\frac{h}{\lambda_0}$ 이다.
(2) 빛이 전자와 충돌을 하므로, 충돌과정에서 에너지가 감소한다. 그래서 에너지 차이를 계산을 하면, $hc \left| \frac{1}{\lambda_0} - \frac{1}{\lambda} \right|$ 이다.
(3) 빛이 전자와 충돌을 하면, 빛 에너지의 일부를 전자에게 준다. 그래서 빛 에너지가 감소를 한다. 즉 빛의 진동수는 감소하고, 빛의 파장은 증가한다. $\lambda > \lambda_0$이다.

8 (1) 에너지 $= \frac{hc}{\lambda} \propto \frac{1}{\lambda}$
$\therefore K_\beta > K_\alpha \leftarrow (\therefore \lambda_\beta < \lambda_\alpha)$
(2) 쏘여준(입사) 전자가 원자에 강하게 속박된 (K껍질)전자와 충돌하여 그 전자를 빼내고, 그 빈 공간을 나머지 (L껍질, M껍질)전자가 채움. (특성 X-ray의 특징)

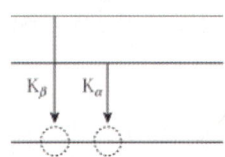

(3) 입사 전자의 운동 에너지가 X선에 그대로 전달 될 때, 최대 에너지를 지니는 X선이 발생 → 가장 짧은 파장 λ_{min}에 해당. (연속 X-ray의 특징 중 λ_{min})

9 (1) X-선은 전자기파(빛)이다. 그러므로 전기장과 자기장에서 휘어지지 않는다. 전기장과 자기장에서 휘어지려면 전하량 (+,-)이 있어야 한다.
(2) K_α와 K_β는 특성(불연속) 스펙트럼이다. 즉, 이것은 표적 원자의 에너지준위에서 정해지는 물질의 고유한 특징이다. 그러므로 표적원자가 바뀌면 똑같은 스펙트럼은 구하기 어렵다.
(3) 충돌하는 전자의 에너지가 클수록 방출되는 X-선 λ_{min}이 짧아진다.
Cutoff wavelength (λ_{min}) $= \frac{hc}{eV}$

10 (1) $\lambda = \dfrac{h}{p} = \dfrac{h}{\sqrt{2me\Delta V}}$

(2) 영의 이중슬릿에서 (a)점은 첫 번째 상쇄간섭이므로 경로차는 $\dfrac{\lambda}{2}$가 된다. $d\sin\theta = \dfrac{\lambda}{2}$가 된다.

(3) ㄱ에 의해서 $\Delta V\uparrow \Rightarrow p\uparrow \Rightarrow \lambda\downarrow$ 즉, 전압이 커지면 드브로이 물질파 파장이 짧아진다.

영의 이중슬릿에서 무늬사이 간격 $\Delta y = \dfrac{l\lambda}{d}$

$\lambda\downarrow \Rightarrow \Delta y\downarrow$ 즉, Δy(무늬사이간격)가 감소한다..

11 ㄴ, ㄷ

ㄱ. 파장 λ1 인 광자 한 개가 가지는 에너지는 $E_1 = \dfrac{hc}{\lambda_1}$ 이고, 파장 λ2 광자 한 개가 가지는 에너지는 $E_2 = \dfrac{hc}{\lambda_2}$ 이다. (λ1〈 λ2 ➜ E1 〉 E2)

ㄴ. 온도가 높아지면 I 가 최대인 빛의 파장은 짧아진다. 따라서 빛의 파장은 λ0 보다 작아진다. ➜ 빈의 법칙에 의해 에너지가 가장 많이 복사되는 빛의 파장은 절대온도에 반비례한다. ($\lambda_m = \dfrac{b}{T}$)

ㄷ. 그래프 곡선과 λ축 사이의 면적은 온도가 높을수록 커진다. ➜ 슈테판-볼츠만의 법칙에 의해 복사되는 총 에너지는 절대 온도의 4제곱에 비례한다. ($E = \sigma T^4$)

12 ㄱ

ㄱ. 빈의 법칙에 따라 $T \propto \dfrac{1}{\lambda_{\max}}$이므로, 그대로 파장의 길이를 대입해주면, $T_1 : T_2 = \dfrac{1}{\lambda_1} : \dfrac{1}{\lambda_2} = \dfrac{1}{3} : \dfrac{1}{4} = 4 : 3$이다.

ㄴ. 온도가 다르더라도 파장이 같으면 $\lambda_1 = \lambda_2$이고, 빛의 속력은 진공에서 로 모든 빛이 일치하기 때문에 $f = \dfrac{c}{\lambda_1} = \dfrac{c}{\lambda_2}$로 진동수도 같은 것이 된다. 따라서 광자의 에너지는 $E = hf$로 오직 진동수에만 의존하기 때문에서 두 개 광자c의 에너지는 서로 같다.

ㄷ. 빛의 세기는 빛 에너지가 같을 때(광자의 진동수가 같을 때) 광자의 개수에 비례한다. 그러나 이 경우는 빛 에너지가 다르기 때문에(광자의 파장이 다르므로 진동수가 다르다.) 빛의 세기가 같다고 해서 광자의 개수가 같지는 않다. 간단하게 접근을 하면 **(빛의 세기 = 빛의 입자수 * 빛 에너지)**가 된다. 그러므로, 파장이 다르기 때문에 에너지가 다르다. 빛의 세기는 같지만, 에너지가 다르기 때문에 빛의 입자수는 다르다. 즉, 광자의 개수는 같다고 볼 수 없다.

〈참고〉 빛 에너지 & 전자의 물질파 에너지

에너지 (빛 & 전자)

① 빛 에너지: 빛의 파장

$E = hf = \dfrac{hc}{\lambda_p}$

② 전자의 에너지: 전자의 물질파 파장

$E_k = \dfrac{h^2}{2m\lambda_e^2}$

〈참고〉 드브로이 물질파 증명과정

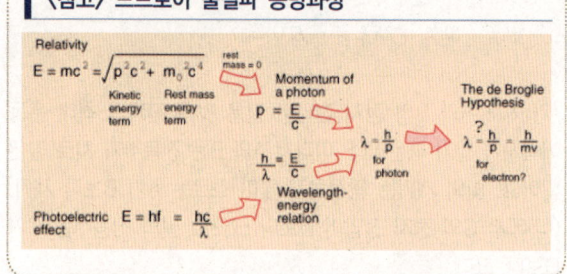

M·E·M·O

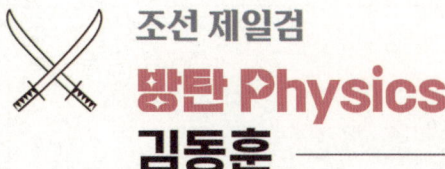

조선 제일검
방탄 Physics
김동훈

편입 물리학 Bible

제 16 장

전자: 원자모형
(Atomic model)
양성자 + 중성자: 원자핵
(atomic nucleus)

16. 전자: 원자모형(Atomic model) / 양성자 + 중성자: 원자핵(atomic nucleus)

개념지도

I. 전자

(1) 톰슨

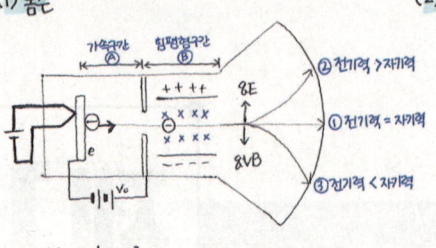

$eV_0 = \frac{1}{2}mv^2 \qquad 8E = 8vB$

$\therefore v = \sqrt{\frac{2eV_0}{m}} \cdots ① \qquad \therefore v = \frac{E}{B} \cdots ②$

① = ② $\qquad e/m = \dfrac{E^2}{2V_0 B^2}$

(2) 밀리컨

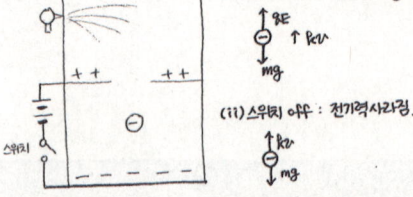

(i) 스위치 ON : 전기력작용
(ii) 스위치 off : 전기력사라짐.

(· 전기력 = $8E$ · 속도에 비례하는 저항력 작용 $f \propto v$
  · 중력 = mg)

II. 원자모형

cf) 돌턴의 원자모형부터 시작 ....

(1) 톰슨 - 건포도 푸딩 모형

(2) 러더퍼드 - α 입자 산란실험 ⇒ (i) 행성 모형제안 (ii) 문제점

- 연속 스펙트럼! 선스펙트럼 설명할 수 없다.
- 붕괴! → 안정성 문제

(3) 보어원자모형 (수소원자)

① 가설
  (i) 행성모형 (고전역학) : $F = m\dfrac{v^2}{r} = k\dfrac{e^2}{r^2}$
  (ii) 양자조건 (정상파조건) → (각운동량의 양자화)
      안정성
      $2\pi r_n = n\lambda = n\dfrac{h}{mv}$
      $\therefore mv \cdot r_n = n \cdot \dfrac{h}{2\pi} \rightarrow L_n = n\hbar$
  (iii) 진동수조건 (← 선 스펙트럼)
      $E_n - E_m = hf = \dfrac{hc}{\lambda}$

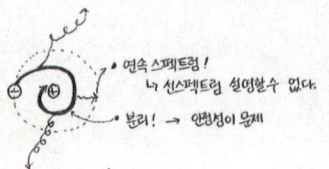

$n=1 \quad 2\pi r_1 = 1\lambda$
$n=2 \quad 2\pi r_2 = 2\lambda$
$n=3 \quad 2\pi r_3 = 3\lambda$
$2\pi r_n = n \cdot \lambda$ (정상파조건)

② 주양자수(n)

- $r \propto n^2$
- $\lambda \propto n$
- $v \propto \dfrac{1}{n}$
- $|E| \propto \dfrac{1}{n^2}$

③ 스펙트럼(λ)

(i) $E_n - E_m = hf = \dfrac{hc}{\lambda}$
   $\dfrac{1}{\lambda} = R\left(\dfrac{1}{m^2} - \dfrac{1}{n^2}\right) \quad (n > m)$
   ex) <발머계열 m=2>에서
   [$n=3 \rightarrow m=2$: λ 가장길다
     $n=\infty \rightarrow m=2$: λ 가장짧다]

(ii)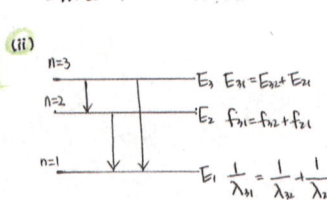

$E_3 \quad E_{31} = E_{32} + E_{21}$
$E_2 \quad f_{31} = f_{32} + f_{21}$
$E_1 \quad \dfrac{1}{\lambda_{31}} = \dfrac{1}{\lambda_{32}} + \dfrac{1}{\lambda_{21}}$

④ 실험 (프랑크-헤르츠 실험)

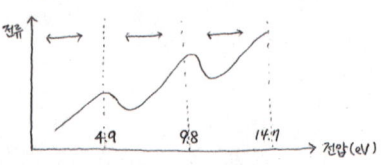

(i) (수은)원자에너지 준위 불연속성 (4.9eV)
(ii) 실험장치 : 가속구간 / 감속구간
(iii) 전자의 최대 충돌 횟수를 이야기 할 수 있다.

(4) 슈뢰딩거 파동 방정식
① 무한우물

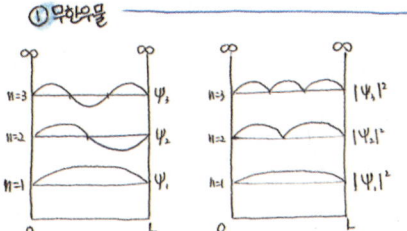

(i)
	보어	슈뢰딩거
r	n^2	
λ	n	$\frac{2}{n} \times L$
v	$\frac{1}{n}$	$n \times \frac{1}{L}$
E	$-\frac{1}{n^2}$	$n^2 \times \frac{1}{L^2}$

$\lambda = \frac{2L}{n}$: 정상파처럼

$P = \frac{h}{\lambda} = \frac{nh}{2L}$

$E = \frac{P^2}{2m} = \frac{n^2 h^2}{8mL^2}$

$\{n\uparrow : \lambda\downarrow, PE\uparrow\}$
$\{L\uparrow : \lambda\uparrow, PE\downarrow\}$

(ii) $n=1$ (바닥상태) - (바닥상태 에너지)
    0점 에너지 $E_1 : \frac{1 \cdot h^2}{8mL^2}$

(iii) 두번째 들뜬 상태에서 첫번째 들뜬 상태로 전이할때
     빛의 파장 (진동수)은 ?
     $E_3 - E_2 = \frac{5h^2}{8mL^2} = hf = \frac{hc}{\lambda}$

(iv) $0 \sim L$ 사이에 갇혀 있다.
     → 벽외부에서 전자가 발견될 확률이 0 이다.
       정상파 (삼각함수)

(v) $x = $ 높인 위치에서 $|\psi|^2$ 최대, $|\psi|^2$ 최소. ($|\psi|^2$: 확률밀도)

(vi) $\int_0^L |\psi|^2 dx = 1$ 〈규격화〉

② 유한우물

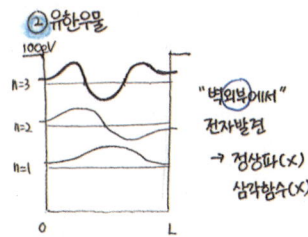

"벽외부에서"
전자발견
→ 정상파(x)
  삼각함수(x)

③ 장벽 (터널링 효과)

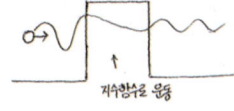

지수함수로 운동

Ⅲ. 원자핵

(1) α, β, γ (반감기) → $\begin{bmatrix} N = N_0 (\frac{1}{2})^{\frac{t}{T}} \\ N = N_0 (e)^{-\lambda t} \end{bmatrix}$

N : 남은양 N_0 : 처음양
T : 반감(주)기 t : 임의의 시간
λ : 붕괴상수 〈$\ln 2 = \lambda T$〉

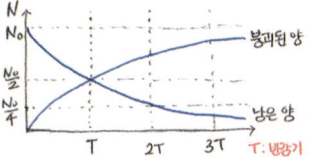
붕괴된 양
남은 양
T : 반감기

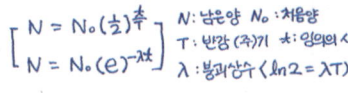
핵 ⊕ e e (전자) 음극선
$\Delta E = hf = \frac{hc}{\lambda}$

→ α붕괴 : $_2^4 He$ (양성자2, 중성자 2) $_Z^A X \longrightarrow _{Z-2}^{A-4} Y + _2^4 He (\alpha)$
→ β붕괴 : 일반적으로 전자($_{-1}^0 e$) 방출 / 중성자가 양성자로 $_Z^A X \longrightarrow _{Z+1}^A Y + _{-1}^0 e + \bar{\nu}$
→ γ붕괴 : 들뜬 원자핵이 전자기파(γ선)를 내보내고 안정화된다.

* 전기장   * 자기장   * 정지해 있던 핵분열 (m_1, m_2)

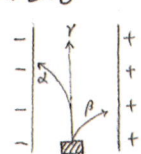   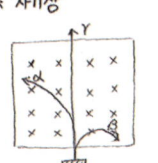 $\frac{E_1}{E_2} = \frac{V_1}{V_2} = \frac{m_2}{m_1}$
                                           〈운동량 보존〉

(2) 핵융합 & 핵분열

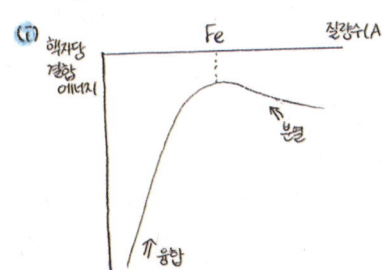
핵자당 결합에너지
Fe 질량수(A)
분열
융합

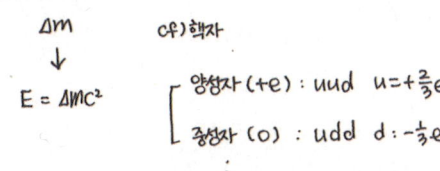
$_Z^A X$ → 질량수(핵자수) : 양성자 + 중성자 (A, Z 보존)
     → 원자속에 있는 양성자수 (전자수)

(ii) 질량결손에너지

Δm
$\downarrow$
$E = \Delta mc^2$

cf) 핵자
$\begin{bmatrix} 양성자 (+e) : uud \quad u = +\frac{2}{3}e \\ 중성자 (0) : udd \quad d = -\frac{1}{3}e \end{bmatrix}$
⋮

PHYSICSTORY |필수|이론|

개념확인

1 보어의 양자가설

1-1 가설: 고전 조건, 양자 조건, 진동수 조건

1-2 주양자수 관계:
$$r_n = a_0 n^2, \quad \lambda_n = 2\pi a_0 n, \quad p_n = \frac{h}{\lambda_n}, \quad E_n = -\frac{E_0}{n^2}$$

1-3 스펙트럼:
$$\frac{1}{\lambda} = R\left(\frac{1}{m^2} - \frac{1}{n^2}\right), \quad E = \frac{hc}{\lambda}$$

1-4 프랑크 헤르츠의 실험
실험세팅, 실험결과에 대한 해석

2 슈뢰딩거 방정식

2-1 파동함수와 확률밀도 해석

2-2 무한 퍼텐셜 우물:

파장, 운동량, 에너지($\lambda = \frac{2L}{n}$, $p = \frac{h}{\lambda} = \frac{nh}{2L}$, $E = \frac{p^2}{2m} = \frac{n^2 h^2}{8mL^2}$)

바닥상태 에너지
진동수, 파장 구하기
전자가 벽 사이에 갇혀있다.
규격화

2-3 유한 퍼텐셜 우물:
전자가 벽 사이에 속박되어 있다.
벽 외부에서 전자가 발견될 확률이 있다.
무한 퍼텐셜 우물 & 유한 퍼텐셜 우물 비교

2-4 장벽:
양자 터널링 현상
터널링 투과 $T \approx e^{-2CL}$, $C = \sqrt{\dfrac{8\pi^2 m (U-E)}{h^2}}$

3 핵물리

3-1 핵:
1. 핵의 구성: 핵자(양성자, 중성자)
2. 원자번호와 질량수, 중성자수, 양성자수

3-2 핵반응:
1. 핵의 붕괴(방사성 붕괴): α붕괴, β붕괴, γ붕괴, 반감기와 붕괴비례상수
2. 핵분열
3. 핵융합
4. 결합에너지, 핵자 당 결합에너지에 대한 설명

I 고전 원자모형

1 톰슨의 원자모형

톰슨의 원자 모형
- 푸딩에 건포도가 박혀 있는 구조와 비슷하며, (+)전하와 (−)전하 사이에 작용하는 전기력에 의하여 원자의 형태가 유지된다고 생각하였다.
- (−), (+) 전하가 원자 안에 골고루 분포한다.
- 의의: 원자 구조에서 전자 개념을 도입하였다.

	톰슨의 건포도 푸딩 모형
① 모양	(그림: 톰슨의 원자 모형 — 양전하구, 전자)
② 가설	원자는 전기적으로 중성이므로 원자 안에는 (−)전하를 가진 전자와 (+)전하를 가진 양전하가 동일한 양만큼 존재한다.
③ 문제점	원자 속에 전자가 들어 있으면서도 원자가 전기적으로 중성이라는 것을 설명할 수 있어서 주목을 받았으나 러더퍼드가 실시한 α입자 산란 실험에 의하여 문제점이 제기되었다.

2 러더퍼드 원자모형

α입자 (^4_2He)
(+)전하를 띠고 있으며, 전자보다 약 7300배 무겁고, 속력이 약 2×10^7m/s 정도다.

산란의 원인
전자는 α입자에 비해 질량이 매우 작아서 α입자의 진로에 영향을 끼치지 않는다. 즉, 산란의 원인이 될 수 없다.

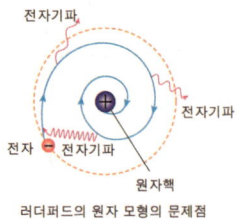
러더퍼드의 원자 모형의 문제점

	러더퍼드 행성 모형
① 실험 결과	대부분의 α입자는 예상대로 진행 방향이 거의 변하지 않았으나 몇 개는 아주 큰 각도로 산란되었으며, 심지어 180°의 각도로 산란되어 입사했던 방향으로 되 튕기는 것도 있었다. ↳ 예상 밖의 결과 → 원자 내부에 전자 외의 입자가 존재한다.
② 가설	원자의 내부는 거의 비어 있고, 그 중심부에는 (+)전하를 띠고 크기는 매우 작으나, 원자 질량의 대부분을 차지하는 무거운 입자(원자핵)가 있다.
③ 러더퍼드 행성 원자모형	(그림: +Ze, Electron −e)
④ 문제점	• 원자의 안정성을 설명할 수 없다 • 원자의 선 스펙트럼을 설명할 수 없다.

CHECK 톰슨의 원자모형에 대한 러더퍼드의 α입자의 예상 진로

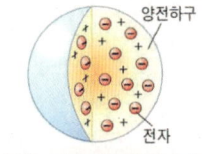

(가) 톰슨의 원자 모형   (나) 톰슨 모형에 의한 예상 결과

그림 (가)는 톰슨의 원자 모형으로 원자는 전기적으로 중성이므로 원자 안에는 원자를 구성하고 있는 전자들의 (-)전하의 양과 같은 양의 (+)전하가 있는 것을 나타낸 것이다. 즉, (-), (+)전하가 원자 안에 골고루 분포하고 있다. 그림 (나)는 러더퍼드의 α입자 산란 실험 전 예상 결과이다. α입자는 (+)전하를 띠고 있으며, 전자보다 약 7300배 무겁다. 그리고 속도가 매우 빠르기 때문에 운동량이 매우 크다. 따라서 전자와 충돌을 하더라도 운동량은 변하지 않고 거의 똑바로 직진할 것이라고 예상을 했다

CHECK 러더퍼드 α입자 산란 실험 결과 & 문제점

그림 (가)는 러더퍼드 α입자 산란 실험 결과 모식도이고, 그림 (나)는 러더퍼드의 원자모형의 문제점을 나타낸 그림이다.

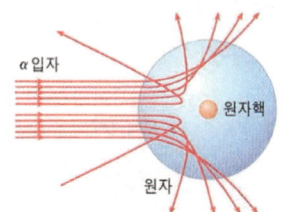 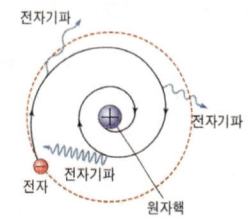

(가) 러더퍼드 α입자 산란 실험결과 모식도   (나) 러더퍼드 원자모형의 문제점

(가)에서 원자 내부에는 빈 공간이 많다. 중심에 질량이 크고, (+)전하를 띤 입자가 있다. 원자핵과 α입자가 상호 작용하는 힘(작용 반작용)의 크기는 서로 같다.
(나)에서 전자가 가속도 운동을 하면 전자기파를 방출하면서 에너지를 잃는다. 에너지가 감소한 전자는 궤도 반경이 감소하므로 결국 핵에 충돌, 원자가 붕괴될 것이다. 즉, 원자의 안정성을 설명할 수 없다. 그리고 원자의 선 스펙트럼을 설명할 수 없다.

CHECK 문제 상황 구성

러더퍼드 α입자 산란 실험 결과 모식도이다. 러더퍼드는 금박에 v의 속력으로 입사한 α입자 180°로 산란할 때, α입자의 운동 에너지는 (+) 전하를 띤 원자핵에 가장 가까이 갔을 때 거리 d를 측정하였다. (단, α입자의 질량은 m_α이고, 전하량은 $2e$이다. 금 입자의 전하량은 $Ze(72e)$이고, 전기적 상수는 k이다.)

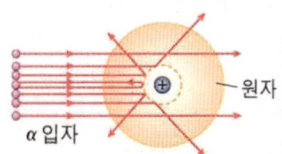

(풀이) $\frac{1}{2}m_\alpha v^2 = k\frac{2e \cdot Ze}{d}$, $\therefore d = \frac{4k \cdot Ze^2}{m_\alpha v^2}$ 이다.

즉 α입자의 운동에너지가 원자핵을 띤 입자에 가장 가까이 갔을 때 α입자의 전기적 위치 에너지와 같다.

Ⅱ 보어의 수소 원자모형(Bohr's atomic model)

1 가설(hypothesis)

(1) 제0가설: 고전 조건 ➡ 행성 모형

$$F = \frac{mv^2}{r} = k\frac{e^2}{r^2}$$

(2) 제1가설: 양자 조건 ➡ 원자의 안정성을 설명할 수 있다.

가정	• 원자 내의 전자는 쿨롱의 전기력을 받아 원자핵을 중심으로 원궤도 운동을 한다. • 이때 원자 내의 전자는 특정 조건(양자 조건)을 만족하는 **안정된 원궤도에서만 회전**하고, 이 궤도를 도는 전자는 전자기파를 방출하지 않는다. ↳ 러더퍼드 원자 모형
가설 전개	• 전자 궤도의 원둘레가 물질파 파장의 정수 배일 때 전자의 물질파는 정상파를 이루 ↳ $2\pi r = n\lambda$ 며, 이때 전자는 정상 상태에 있다(안정하다)고 한다. • 전자의 물질파 파장 ➡ $\lambda = \dfrac{h}{mv}$ (h : 플랑크상수)
결론	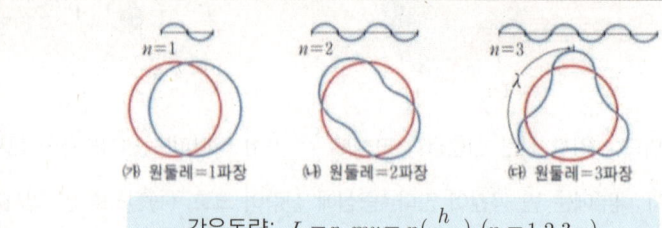 (가) 원둘레=1파장　(나) 원둘레=2파장　(다) 원둘레=3파장 각운동량: $L = r_n mv = n\left(\dfrac{h}{2\pi}\right)$ $(n=1,2,3...)$

(3) 제2가설: 진동수 조건 ➡ 수소 원자의 선 스펙트럼을 설명할 수 있다.

가정	원자 내의 전자는 안정한 한 궤도에서 다른 안정된 궤도로 이동할 때 두 궤도의 에너지 차이만큼의 에너지를 가지는 빛(광자)를 방출하거나 흡수한다.
가설 전개	• 정상 상태에 있는 궤도 전자의 역학적 에너지를 원자의 에너지 준위라고 하며, 양자수 n이 클수록 역학적 에너지는 커진다.
결론	진동수 조건: $\Delta E = E_n - E_m = hf = \dfrac{hc}{\lambda}$　$(n>m)$

CHECK 가설에 대한 기본관점

보어의 원자 모형에서 보어의 제 1가설과 제 2가설은 무엇에 관한 것인가?

(전자의 궤도)

TIP
보어의 원자모형
❶ 가설
❷ 주양자수 관계
❸ 스펙트럼
❹ 실험

궤도 전이에 따른 전자의 에너지 변화

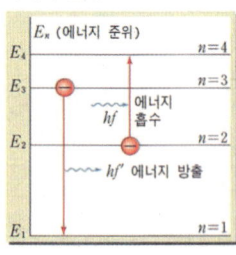

2 주양자수(Principal quantum number) 관계

보어의 수소원자 모형 - 주양자수 관계

① 수소 원자의 전자 궤도 반지름 ($r_n \propto n^2$)

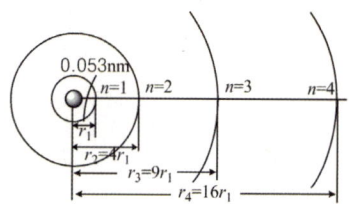

   ⅰ) 고전 조건: $\dfrac{mv^2}{r} = \dfrac{ke^2}{r^2}$ (구심력 = 정전기력)

   ⅱ) 양자 조건: $2\pi r_n = n\lambda_n = \dfrac{nh}{mv_n}$ (정상파 → 각운동량의 양자화)

$$r_n = n^2 \dfrac{h^2}{4\pi^2 kme^2} = r_1 n^2 \rightarrow \boxed{r_n \propto n^2 \ (n=1,2,3\cdots)}$$

   (보어 반지름 $a_0 = r_1 = \dfrac{h^2}{4\pi^2 kme^2} = 0.53 \times 10^{-10} m = 0.53\,\text{Å}$)

② 전자의 물질파 파장 ($\lambda \propto n$)

   (가설 1)에서 $2\pi r_n = n\lambda_n$ 에서 $\lambda_n = \dfrac{2\pi r_n}{n} = \dfrac{h^2}{2\pi kme^2} n \rightarrow \boxed{\lambda \propto n}$

③ 전자의 속도 ($v \propto \dfrac{1}{n}$)

   드브로이 물질파에서 $\lambda = \dfrac{h}{p} = \dfrac{h}{mv} \rightarrow v = \left(\dfrac{h}{m}\right)\dfrac{1}{\lambda}\ \therefore v \propto \dfrac{1}{\lambda}$ 이다. → $\boxed{v \propto \dfrac{1}{n}}$

④ 수소 원자의 〈역학적〉에너지 준위 ($E \propto -\dfrac{1}{n^2}$)

   ⅰ) 운동에너지: $E_K = \dfrac{1}{2}mv^2 = \dfrac{ke^2}{2r}$

   ⅱ) 전기적 위치에너지: $E_P = -\dfrac{ke^2}{r}$

   ⅲ) 역학적 에너지(에너지 준위)

$$E = \dfrac{1}{2}mv^2 - \left(\dfrac{ke^2}{r}\right) \quad (\text{역학적에너지 = 운동에너지 + 위치에너지})$$
$$= \dfrac{1}{2}\dfrac{ke^2}{r} - \dfrac{ke^2}{r}$$
$$= -\dfrac{1}{2}\dfrac{ke^2}{r}$$
$$= -\left(\dfrac{2\pi^2 k^2 me^4}{h^2}\right)\dfrac{1}{n^2}$$
$$= -\dfrac{|E_1|}{n^2}$$

이 식에서 각 상수의 값을 대입하여 수소 원자에서 양자수 n인 궤도의 전자가 갖는 에너지, 즉 원자의 에너지 준위는 다음과 같다.

$$E_n = -13.6\dfrac{1}{n^2}\,(\text{eV}) = -2.18 \times 10^{-18}\dfrac{1}{n^2}\,(\text{J}) \propto -\dfrac{1}{n^2} \rightarrow \boxed{E \propto -\dfrac{1}{n^2}}$$

PHYSICSTORY | 필수이론

$\dfrac{1}{\lambda} = R\left(\dfrac{1}{m^2} - \dfrac{1}{n^2}\right)$

⟨R: 리드버그 상수⟩

3 스펙트럼(Spectrum)

수소 원자에서 양자수 n, m일 때의 에너지 준위를 각각 E_n, E_m ($E_n > E_m$) 이라고 하면, 전자가 E_n의 상태에서 E_m의 상태로 전이할 때, 두 정상 상태의 에너지 준위의 차이만큼 에너지를 광양자로 방출한다. 따라서 광자의 에너지는 다음과 같다.

$$\Delta E = E_n - E_m = -\dfrac{13.6}{n^2} - \left(-\dfrac{13.6}{m^2}\right) = 13.6\left(\dfrac{1}{m^2} - \dfrac{1}{n^2}\right) = hf = h\dfrac{c}{\lambda}$$

$$\therefore \dfrac{1}{\lambda} = \dfrac{13.6}{hc}\left(\dfrac{1}{m^2} - \dfrac{1}{n^2}\right),\ (n > m)$$

$m=1$	라이만(Lyman) 계열	자외선
$m=2$	발머(Balmer) 계열	가시광선
$m=3$	파셴(Paschen) 계열	적외선

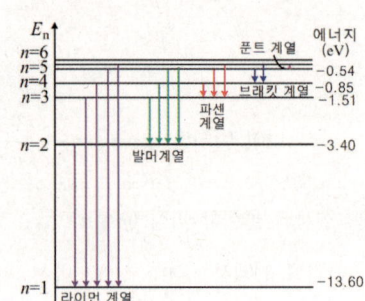

4 플랑크-헤르츠 실험 (Franck-Hertz's experiment)

실험 방법과 장치
진공관 속에 수은 증기를 넣고 음극과 그리드사이에 가속전압을 걸었을 때 음극에서 방출되는 전자들(열전자)이 가속되어 양극에 도달하도록 하는 실험 장치를 만든다.

(수능) 출제 포인트
(i) 불연속적 에너지 준위에 대한 실험적 증거
(ii) 실험 장치에서, 가속구간과 감속구간이 존재
(iii) 전자와 수은원자와 충돌 현상

플랑크-헤르츠 실험

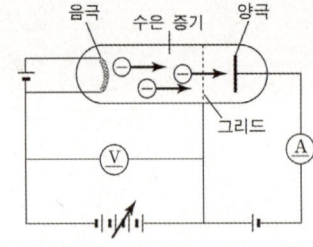 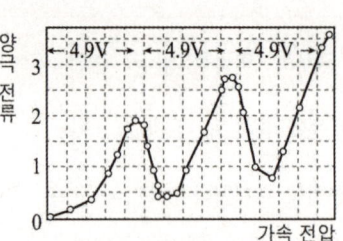

① 실험 결과	가속 전압을 증가시키면 양극으로 흐르는 전류는 증가한다. 그러나 가속전압이 4.9V, 9.8V, 14.7V로 될 때마다 양극 전류가 급격히 떨어졌다.
② 결과 분석	전압 V를 높여 4.9 V에 이르면 수은 원자와 충돌할 때 수은 원자는 전자의 운동에너지(4.9eV)를 거의 전부 흡수한다. 그러면 전자의 에너지가 모두 없어지므로, 양극에 도달하지 못하게 된다. 즉 전류가 급격히 감소한다. 9.8 V일 때는 2회, 14.7 V일 때는 3회 충돌하여 다시 전류가 감소한다. 이것은 수은 원자의 에너지 준위(4.9eV)가 불연속적인 특정한 값만을 가짐을 말해 준다. 즉, 원자의 에너지 준위는 불연속적으로 양자화 되어 있다.

(가) A: 3.5eV
(완전)탄성 충돌

(나) B: 0 eV
완전 비탄성 충돌
→ 만약 4.9eV를 가진 전자가 충돌할 경우: 수은 원자에게 4.9eV를 모두 빼앗긴다.

(다) C: 0.3eV
비탄성 충돌

예시 플랑크-헤르츠 실험결과를 충돌 개념으로 해석

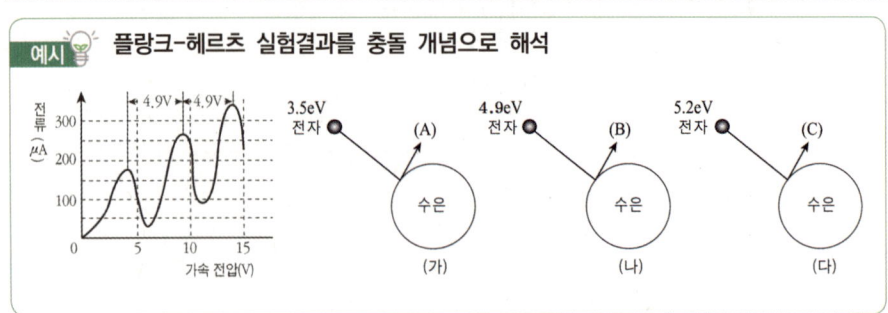

| 예제 | **1** 보어의 원자모형: 주양자수 관계 |

그림은 보어의 수소 원자 모형을 모식적으로 나타낸 것이다. 바닥 상태($n=1$)에서, 전자의 궤도 반지름과 물질파 파장은 각각 r_0과 λ_0이다. 첫 번째 들뜬 상태($n=2$)에서, 전자의 궤도 반지름과 물질파 파장을 구하면?

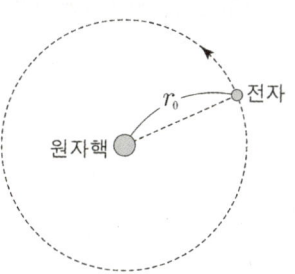

궤도 반지름   물질파 파장

| 예제 | **2** 보어의 원자모형: 가설 + 반지름 |

전자와 중성자가 서로 만유인력에 의해 결합된 원자를 형성할 수 있다고 하자. 전자가 중성자 주위를 원운동 할 때, 보어의 양자 조건을 만족한다고 하면 이 때 바닥상태에서의 궤도 반지름은? (단, m은 전자의 질량, M은 중성자의 질량, h는 플랑크 상수, G는 만유인력 상수이다.)

| 예제 | **3** 보어의 원자모형: 에너지 + 반지름 |

수소 원자가 바닥 상태에 있을 때 전자의 궤도 반지름이 a라고 하자. 이 수소 원자가 10.2eV의 에너지를 가진 광자를 흡수하여 들뜬 상태의 에너지 준위로 전이하였다. 들뜬 상태에 있는 수소 원자의 전자 궤도 반지름은 얼마인가?

| 예제 | **4** 보어의 원자모형: 에너지 + 반지름 |

수소 원자는 전자와 양성자로 이루어져 있다. 전자는 양성자 주위를 원궤도를 그리면서 돌고 있다.

(1) 이 때 최소 회전 반경 a_0가 $a_0 = \dfrac{h^2}{4\pi^2 mke^2}$이고, 그 회전 속도 v가 $v = \dfrac{2\pi re^2}{h}$임을 보여라. (여기서 h: 플랑크 상수, m: 전자의 질량, e: 전자의 전하량, k: 쿨롱 법칙의 비례 상수)

(2) 이 때 회전하는 전자에 의한 전류의 세기는 얼마인가?
($a_0 = 5.3 \times 10^{-11}$m, $v = 2.2 \times 10^6$m/s 를 이용하여라.)

(3) 회전하는 전자의 운동으로부터 양성자 위치에 생기는 자기장의 크기는 얼마인가?
(자기장의 세기는 전류와 거리의 함수이고 이 때 비례 상수는 6.3×10^{-7}N/A²이다.)

슈뢰딩거 방정식의 수식적인 접근

거의 모든 물리법칙들은 미분 방정식(differential equation), 즉 포함된 변수와 그것의 미분을 포함하는 방정식들로 표현될 수 있다. 가장 익숙한 예는 단일입자에 대한 뉴턴의 제 2법칙이다. 이것은 다음과 같이 쓸 수 있다.

$$m\frac{d^2x}{dt^2} = \sum F \qquad \text{(식 1)}$$

양자역학에서는 원자핵에 구속되어 있는 전자를 양자우물 (Quantum well) 혹은 상자 속에 있는 어떤 한 입자의 공간 파동함수들은 다음과 같은 형태를 가진다고 할 수 있다.

$$\psi(x) = A\sin kx \qquad \text{(식 2)}$$

이 함수를 두 번 미분하면,

$$\frac{d\psi}{dx} = kA\cos kx \qquad \text{(식 3)}$$

$$\frac{d^2\psi}{dx^2} = -k^2 A\sin kx = -k^2\psi \qquad \text{(식 4)}$$

여기서 k^2을 입자의 운동에너지 K를 사용해서 다시 쓸 수 있다. 이미 알고 있는 식 $p = \hbar k$임을 알고 있으므로 다음과 같다.

$$K = \frac{p^2}{2m} = \frac{\hbar^2 k^2}{2m}, \text{ or } k^2 = \frac{2mK}{\hbar^2} \qquad \text{(식 5)}$$

이다.

$$\frac{d^2\psi}{dx^2} = -\frac{2mK}{\hbar^2}\psi \qquad \text{(식 6)}$$

이것은 상자 내에 있는 어떤 입자의 파동함수 $\psi(x)$에 의해서 만족되는 이차 미분방정식을 나타낸다. 상자 내에 있는 입자는 입자가 움직이는 영역 전체를 통해서 퍼텐셜 에너지가 0인 간단한 상황이다. 위치에 따라 변하는 0 이 아닌 퍼텐셜 에너지 $U(x)$의 가능성을 포함하기 위해서 일반화시키는 것은 쉽지 않다. 그러나 운동에너지 K는 총에너지 E와 퍼텐셜 에너지 $U(x)$ 사이의 차이이므로, K를 아래와 같이 대치하여야 한다.

$$K = E - U(x) \qquad \text{(식 7)}$$

따라서, 이를 정리하면,

$$\frac{d^2\psi}{dx^2} = \frac{2m}{\hbar^2}[U(x) - E]\psi \quad \text{(식 8)} \rightarrow \quad E\psi(x) = -\frac{\hbar^2}{2m}\frac{d^2}{dx^2}\psi(x) + U(x)\psi(x) \quad \text{(식 9)}$$

이 미분방정식은 1926년에 입자의 파동성에 관한 드브로이의 논문을 접하고 고민한 슈뢰딩거에 의해서 발표가 된 슈뢰딩거 방정식(Schrodinger wave equation)이다.

상자 안에서 U=0이므로 슈뢰딩거 방정식은 다음과 같다.

$$\frac{d^2\psi}{dx^2} + \frac{2m}{\hbar^2}E\psi = 0 \qquad \text{(식 10)}$$

이 되며, 아래와 같이 치환을 한다.

$$\frac{d^2\psi}{dx^2} = -k^2\psi \qquad k^2 = \frac{2mE}{\hbar^2} \qquad \text{(식 11)}$$

이 방정식의 해를 구하면, $\sin kx$와 $\cos kx$ 이고, k가 진동수의 파수임을 표시해 준다. 일반해를 구해보면,

$$0 < x < L, \qquad \psi(x) = A\sin kx + B\cos kx \qquad \text{(식 12)}$$

이 된다. 경계조건을 생각해보면 x=0, L에서 파동함수는 영이 된다.

$$\psi(0) = B = 0$$
$$\psi(L) = A\sin kL = 0 \qquad \text{(식 13)}$$

여기서, $kL = n\pi$ 가 되며, n은 자연수이다. 이것을 처음에 치환해준 식에 대입을 하여 변형시키면 에너지를 구할 수 있다.

$$E_n = \frac{\hbar^2 k^2}{2m} = \frac{n^2\pi^2\hbar^2}{2mL^2} \quad n = 1, 2, \ldots\ldots \qquad \text{(식 14)}$$

허용된 가장 낮은 에너지는 n = 1일 때, $E_n = \frac{\pi^2\hbar^2}{2mL^2}$으로 주어진다. 이것이 기저상태이다. 들뜬 상태로는, $E_n = n^2 E_1$이므로, n = 2, 3, 4 ....에 대해서 $4E_1, 9E_1, 16E_1 \ldots\ldots$의 에너지를 갖는다.

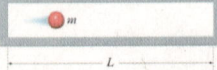

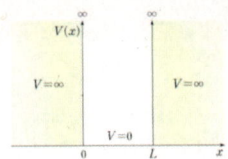

III. 슈뢰딩거 파동방정식(Schrödinger equation)

1 무한 우물(infinite potential well)

	무한 우물	
① 무한 우물 모습	1차원 상자 속의 입자 (particle in a box)	1차원 상자 속의 입자의 퍼텐셜 에너지
② 전자의 상태 에너지	(a) $\psi(x)$, $n=1,2,3,4,5$	(b) E 준위: $n=1: E_1$, $n=2: 4E_1$, $n=3: 9E_1$, $n=4: 16E_1$, $n=5: 25E_1$

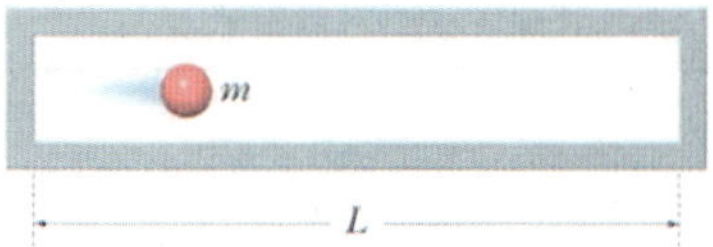

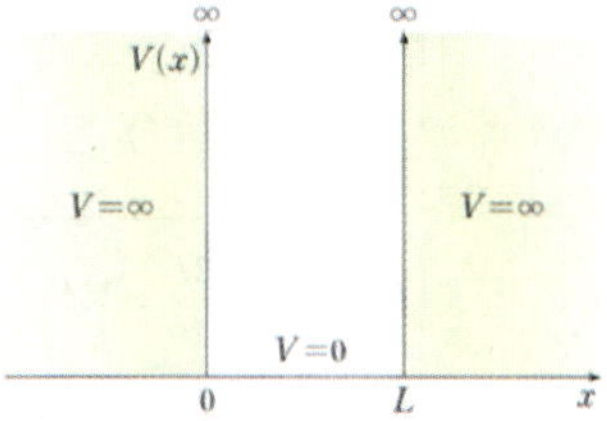

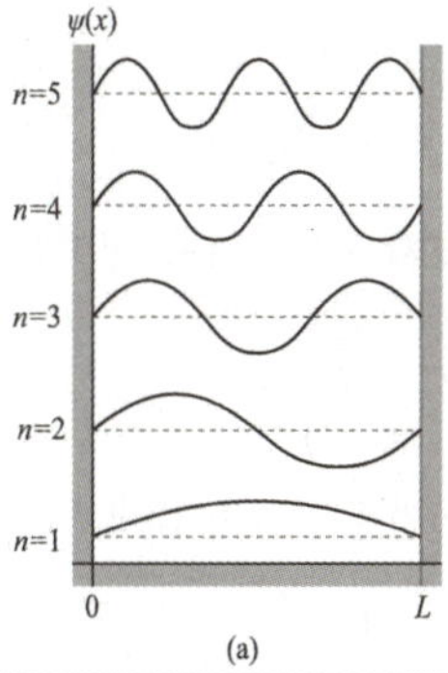

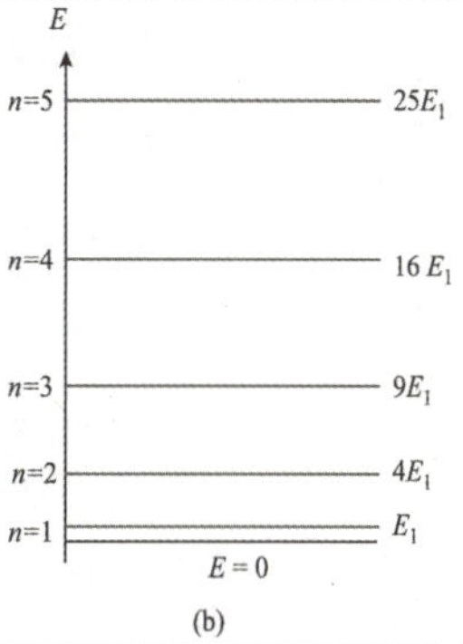

	줄(현)의 정상파 모양	파장	운동량	에너지
③ 전자의 파장 운동량 에너지	일반 식, n일 때(일반식)	$\lambda_n = \dfrac{2L}{(n)}$	$p_n = (n)\dfrac{h}{2L}$	$E_n = (n^2)\dfrac{h^2}{8mL^2}$
	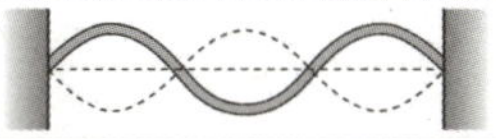 $n=3$	$\lambda_3 = \dfrac{2L}{3}$	$p_3 = 3\dfrac{h}{2L}$	$E_3 = 9\dfrac{h^2}{8mL^2}$
	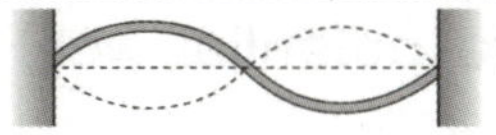 $n=2$	$\lambda_2 = \dfrac{2L}{2}$	$p_2 = 2\dfrac{h}{2L}$	$E_2 = 4\dfrac{h^2}{8mL^2}$
	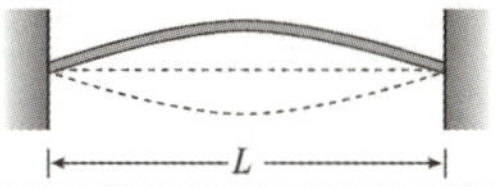 $n=1$	$\lambda_1 = \dfrac{2L}{1}$	$p_1 = 1\dfrac{h}{2L}$	$E_1 = 1\dfrac{h^2}{8mL^2}$

④ 전자의 파동함수 (Wave Function) 확률밀도 (Probability density)	The wave functions ψ for a particle in a box with $n=1,2,$ and 3 (a)	The probability densities $|\psi|^2$ for a particle in a box with $n=1,2,$ and 3 (b)

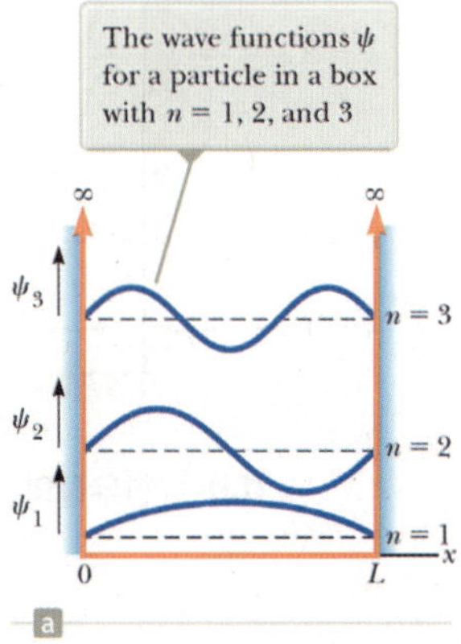

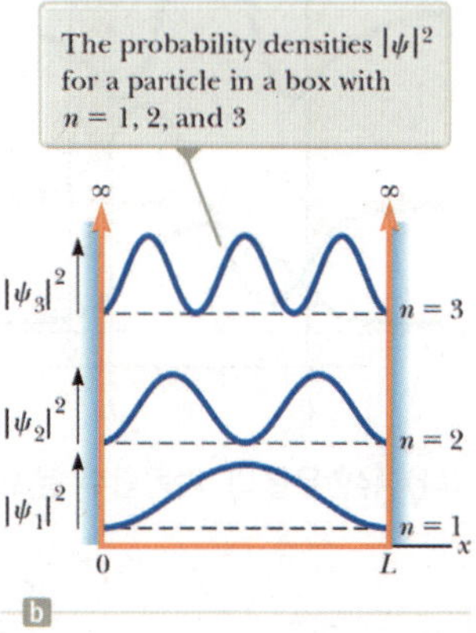

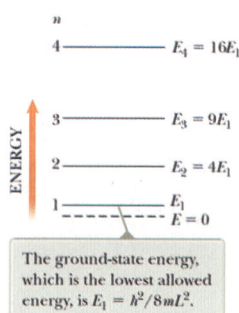

The ground-state energy, which is the lowest allowed energy, is $E_1 = h^2/8mL^2$.

	보어	슈뢰딩거
r	n^2	
λ	n	$\dfrac{1}{n} \times L$
v	$\dfrac{1}{n}$	$n \times \dfrac{1}{L}$
E	$-\dfrac{1}{n^2}$	$n^2 \times \dfrac{1}{L^2}$

⑤ 무한 우물 정리

(i) $\lambda = \dfrac{2L}{n}$: 정상파처럼

$p = \dfrac{h}{\lambda} = \dfrac{nh}{2L}$

$E = \dfrac{p^2}{2m} = \dfrac{n^2 h^2}{8mL^2}$

(ii) $n = 1$(바닥상태) − (바닥상태에너지) $E_1 = \dfrac{1 \cdot h^2}{8mL^2}$

(iii) 두 번째 들뜬상태에서 첫 번째 들뜬상태로 전이할 때 빛의 파장(진동수)은?

$E_3 - E_2 = \dfrac{5h^2}{8mL^2} = hf = \dfrac{hc}{\lambda}$

(iv) $O \sim L$ 사이에 갇혀있다.
→ 벽 외부에서 전자가 발견될 확률이 0이다. 정상파 (삼각함수)

(v) $x = \dfrac{L}{2}$ 인 위치에서 $|\psi_1|^2$: 최대 / $|\psi_2|^2$: 최소 ($|\psi|^2$: 확률밀도)

(vi) $\displaystyle\int_0^L |\psi|^2 dx = 1$ 〈규격화〉 〈참고: $\Psi_n(x) = \sqrt{\dfrac{2}{L}} \sin\left(\dfrac{n\pi x}{L}\right)$〉

2 유한 우물(A particle in a finite potential well)

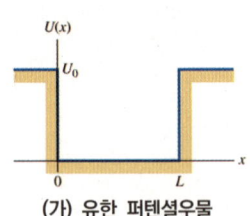

(가) 유한 퍼텐셜우물

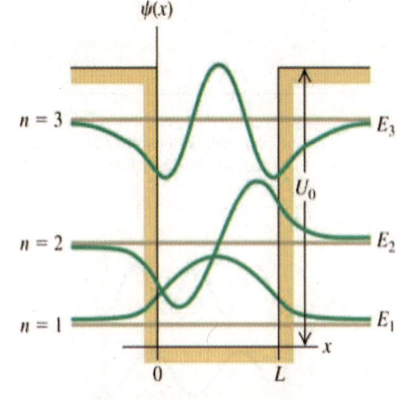

(나) 유한우물의 파동함수 분포

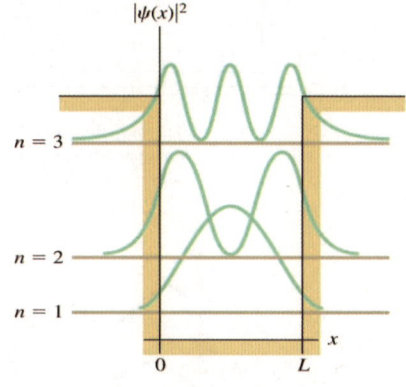

(다) 유한우물의 확률밀도

3 (장벽) 터널링 효과(tunneling or barrier penetration)

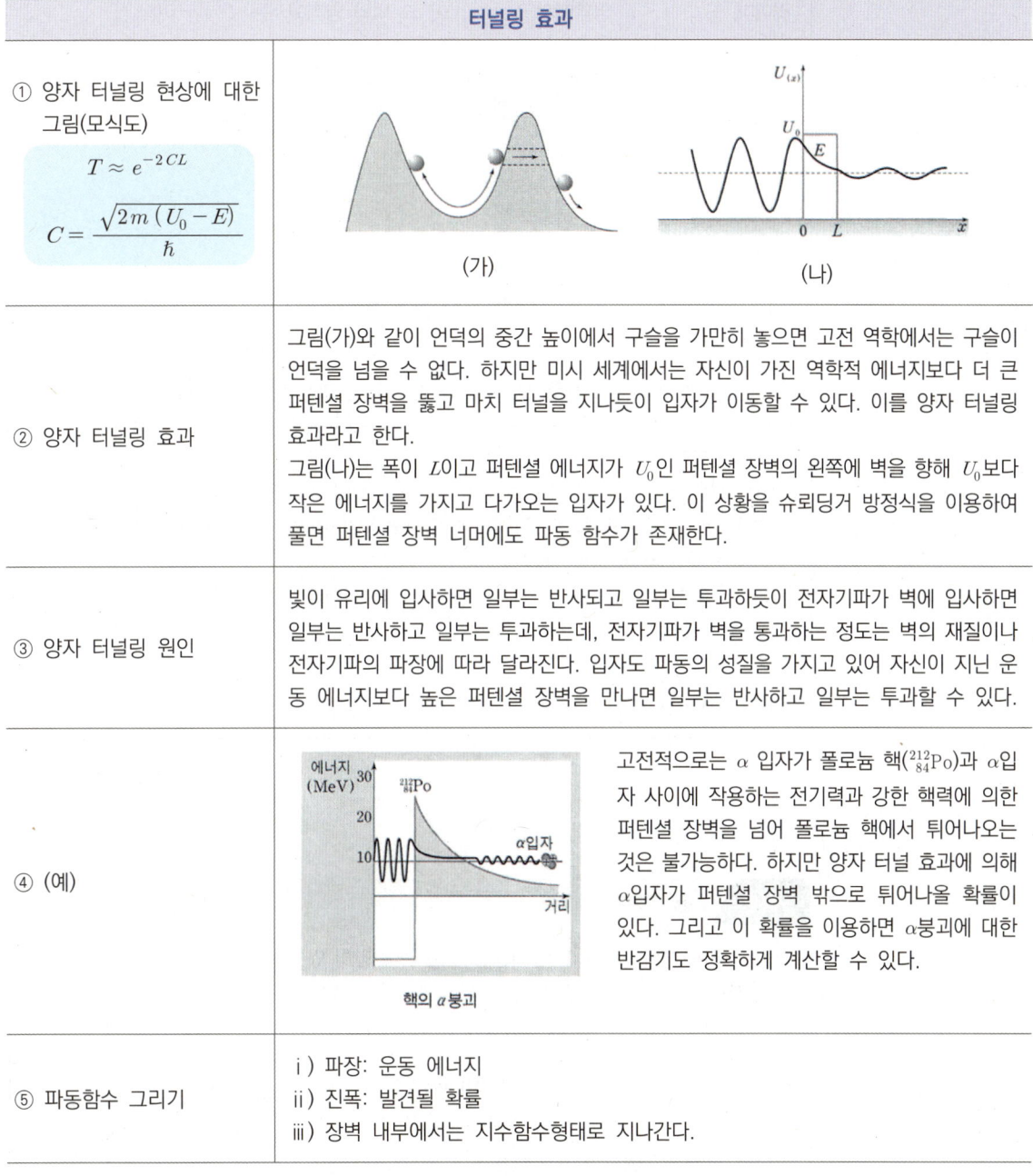

	터널링 효과
① 양자 터널링 현상에 대한 그림(모식도) $T \approx e^{-2CL}$ $C = \dfrac{\sqrt{2m(U_0 - E)}}{\hbar}$	(가) (나)
② 양자 터널링 효과	그림(가)와 같이 언덕의 중간 높이에서 구슬을 가만히 놓으면 고전 역학에서는 구슬이 언덕을 넘을 수 없다. 하지만 미시 세계에서는 자신이 가진 역학적 에너지보다 더 큰 퍼텐셜 장벽을 뚫고 마치 터널을 지나듯이 입자가 이동할 수 있다. 이를 양자 터널링 효과라고 한다. 그림(나)는 폭이 L이고 퍼텐셜 에너지가 U_0인 퍼텐셜 장벽의 왼쪽에 벽을 향해 U_0보다 작은 에너지를 가지고 다가오는 입자가 있다. 이 상황을 슈뢰딩거 방정식을 이용하여 풀면 퍼텐셜 장벽 너머에도 파동 함수가 존재한다.
③ 양자 터널링 원인	빛이 유리에 입사하면 일부는 반사되고 일부는 투과하듯이 전자기파가 벽에 입사하면 일부는 반사하고 일부는 투과하는데, 전자기파가 벽을 통과하는 정도는 벽의 재질이나 전자기파의 파장에 따라 달라진다. 입자도 파동의 성질을 가지고 있어 자신이 지닌 운동 에너지보다 높은 퍼텐셜 장벽을 만나면 일부는 반사하고 일부는 투과할 수 있다.
④ (예)	고전적으로는 α 입자가 폴로늄 핵($^{212}_{84}$Po)과 α입자 사이에 작용하는 전기력과 강한 핵력에 의한 퍼텐셜 장벽을 넘어 폴로늄 핵에서 튀어나오는 것은 불가능하다. 하지만 양자 터널 효과에 의해 α입자가 퍼텐셜 장벽 밖으로 튀어나올 확률이 있다. 그리고 이 확률을 이용하면 α붕괴에 대한 반감기도 정확하게 계산할 수 있다.
⑤ 파동함수 그리기	ⅰ) 파장: 운동 에너지 ⅱ) 진폭: 발견될 확률 ⅲ) 장벽 내부에서는 지수함수형태로 지나간다.

예제 5 무한우물

그림은 1차원 공간에 있는 질량 m인 입자의 퍼텐셜 에너지 U를 위치 x에 따라 나타낸 것이다. $-L<x<L$ 영역에서 $U=0$이고, 그 외의 영역에서는 $U=\infty$이다.

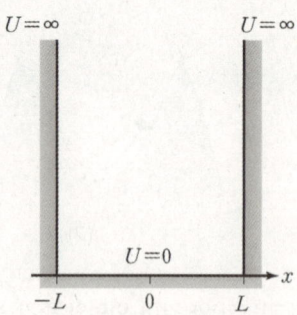

철수는 이 입자의 에너지 준위를 다음과 같은 계산 과정으로 구하였다.

〈계산 과정〉
(1) 입자의 물질파는 정상파(standing wave)를 이룬다고 가정한다.
(2) 입자의 물질파 파장을 λ라 할 때, 양자수 n인 상태에서 정상파를 이루는 조건은
 $\lambda=$ **(가)** 이다. ($n=1, 2, 3, \cdots$)
(3) λ와 운동량의 관계를 이용하여 양자수 n인 상태에 있는 입자의 에너지를 구하면
 $E_n=$ **(나)** 이다. ($n=1, 2, 3, \cdots$)

(가)와 **(나)**에 들어갈 관계식을 구하면? (단, h는 플랑크 상수이다.)

예제 6 무한우물

그림은 폭이 L인 일차원 무한 퍼텐셜 우물 속에 **갇혀 있는 입자**의 양자수 n에 따른 파동 함수 Ψ_n과 에너지 준위 E_n을 나타낸 것이다. 질문에 답하시오.

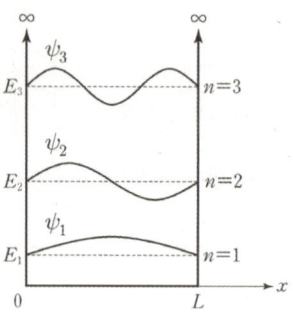

(1) $n=1$, $n=2$일 때 입자의 드브로이 파장은?

(2) 입자가 $x=\dfrac{L}{2}$에서 발견될 확률 밀도는 $n=2$일 때와 $n=3$일 때를 비교하면?

(3) $E_3=9E_1$ 임을 증명하면?

예제 7 유한우물

그림 (가)는 일차원 유한 우물 퍼텐셜 $U(x)$를 위치 x에 따라 나타낸 것이다. 우물 깊이는 U_0이고 폭은 $2L$이다. 그림 (나)는 (가)의 퍼텐셜에 **속박된 입자**의 어떤 에너지 고유상태를 나타내는 파동함수 $\psi_A(x)$를 나타낸 것이다.

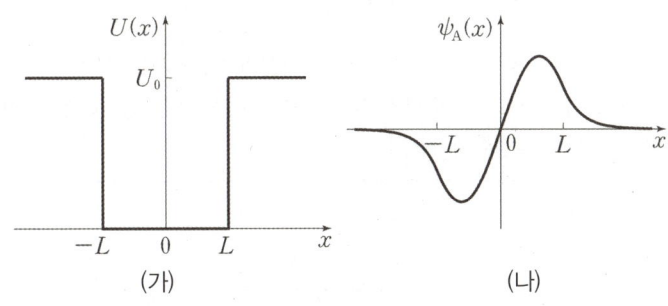

(가)   (나)

입자가 (나)의 고유상태에 있을 때, 질문에 답하시오.

(1) $\psi_A(x)$의 고유에너지와 U_0를 비교하면?

(2) 위치에 따른 입자의 확률밀도는 $x=0$와 $x=-L$를 비교하면?

(3) 입자는 $|x|>L$인 영역에서는 입자가 발견 될 가능성에 대해서 논하면?

CHECK 터널링 효과

그림은 에너지 E인 전자가 높이 U인 퍼텐셜 장벽에 입사하는 것을 나타낸 것이다. E가 U보다 작아도 전자는 퍼텐셜 장벽을 투과할 수 있다.

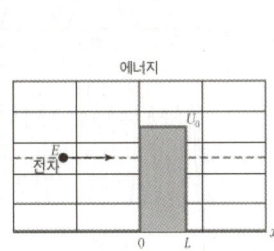 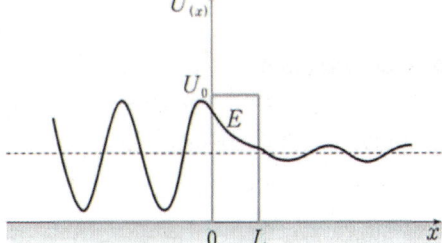

▲ 고전 역학적으로는 투과하지 못한다.
▲ 퍼텐셜 장벽이 증가할수록 입자가 장벽을 투과할 확률은 감소한다. (U)
▲ $0 \sim L$ 사이의 길이가 증가할수록 투과할 확률은 감소한다. (L)
▲ 투과 이후에는 진폭은 감소한다. (확률)
▲ 파장의 크기는 일정하게 유지가 된다. (운동 에너지 + 위치 에너지 = 역학적 에너지)
▲ 장벽 내부에서는 지수함수 개형으로 운동한다.
▲ $$T \approx e^{-2CL}, \quad C = \sqrt{\frac{8\pi^2 m(U-E)}{h^2}}$$

PHYSICSTORY |필수이론|

하이젠베르크: 불확정성 원리(The Uncertainty Principle)

양자역학의 확률성 때문에 입자의 위치와 운동량을 측적하는 데는 근본적인 한계가 있다. 다시 말해 위치(x)와 운동량(p)를 동시 정확하게 알기란 어렵다는 것이다.

$$\triangle x \triangle p \geq \hbar$$

전자의 위치 측정의 정확도를 높이기 위해서 짧은 파장의 빛을 사용하면 운동량 측정의 정확도가 그 만큼 낮아진다. 그러나 긴 파장의 빛을 사용하면 운동량은 정확하게 측정할 수 있으나 그 만큼 위치 측정이 부정확해 진다.

- **대응원리(correspondence principle)**
  양자수가 충분히 커지면 양자물리의 예측이 고전물리의 예측에 점차 접근한다. 오른쪽 그림에서처럼 양자수가 커질수록 전자가 발견될 확률의 범위가 커진다.

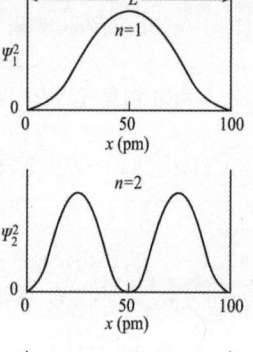

- **규격화 (normalization)**
  $p(x) = \psi_n^2(x)\,dx$ 는 무한 퍼텐셜우물 안의전자가 x와 $x+dx$ 사이에서 발견될 확률이다.
  $\int_{-\infty}^{+\infty} \psi_n^2(x)\,dx = 1$ (규격화 방정식)
  즉, 전자 발견될 모든 확률은 1이 된다는 의미이다.

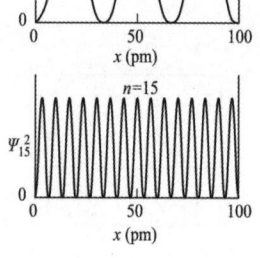

Ⅳ 원자핵(atomic nucleus)

① 원자 번호(Z): 원자의 원자핵 속에 있는 양성자의 개수

A = 양성자 수+중성자 수 = $Z+N$

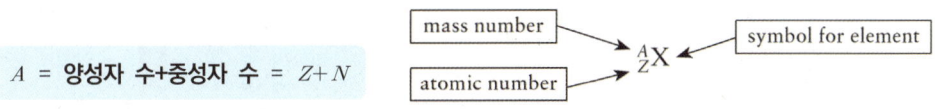

② 질량수(A): 원자핵을 구성하는 양성자 수와 중성자 수의 합
③ 원자핵의 표시: 원자 번호 Z, 질량수 A인 원소 X의 원자핵은 ^A_ZX 로 표시한다.
  예〉 수소 원자핵(양성자): $^1_1$H, 중성자: $^1_0$n, 전자: $^0_{-1}$e, α입자: $^4_2$He

1 핵 붕괴(radioactive decay)

(1) 방사선 원소의 붕괴

방사성 원소의 붕괴 후 원자 번호와 질량수의 변화

구분	원자 번호	질량수
α붕괴	-2	-4
β^-붕괴	+1	불변
β^+붕괴	-1	불변
γ붕괴	불변	불변

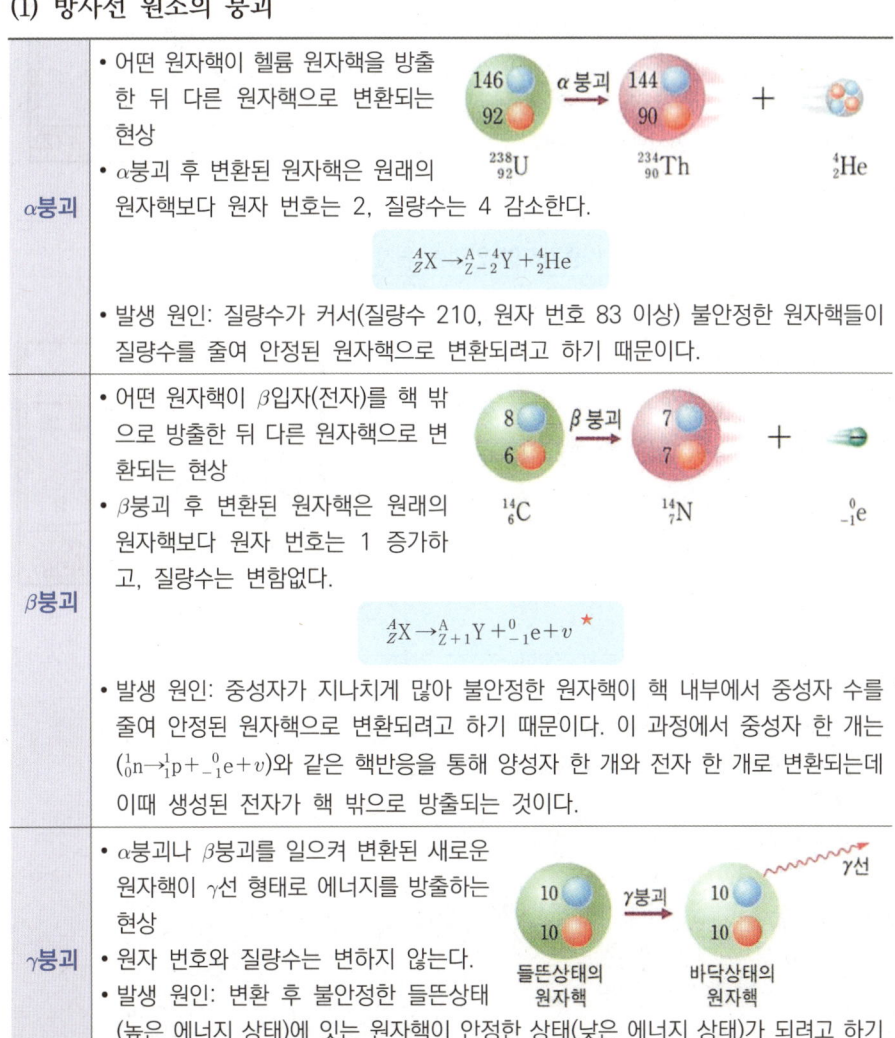

α붕괴	• 어떤 원자핵이 헬륨 원자핵을 방출한 뒤 다른 원자핵으로 변환되는 현상 • α붕괴 후 변환된 원자핵은 원래의 원자핵보다 원자 번호는 2, 질량수는 4 감소한다. $$^A_ZX \rightarrow ^{A-4}_{Z-2}Y + ^4_2He$$ • 발생 원인: 질량수가 커서(질량수 210, 원자 번호 83 이상) 불안정한 원자핵들이 질량수를 줄여 안정된 원자핵으로 변환되려고 하기 때문이다.
β붕괴	• 어떤 원자핵이 β입자(전자)를 핵 밖으로 방출한 뒤 다른 원자핵으로 변환되는 현상 • β붕괴 후 변환된 원자핵은 원래의 원자핵보다 원자 번호는 1 증가하고, 질량수는 변함없다. $$^A_ZX \rightarrow ^A_{Z+1}Y + ^0_{-1}e + v \,\star$$ • 발생 원인: 중성자가 지나치게 많아 불안정한 원자핵이 핵 내부에서 중성자 수를 줄여 안정된 원자핵으로 변환되려고 하기 때문이다. 이 과정에서 중성자 한 개는 ($^1_0$n$\rightarrow ^1_1$p+$^0_{-1}$e+v)와 같은 핵반응을 통해 양성자 한 개와 전자 한 개로 변환되는데 이때 생성된 전자가 핵 밖으로 방출되는 것이다.
γ붕괴	• α붕괴나 β붕괴를 일으켜 변환된 새로운 원자핵이 γ선 형태로 에너지를 방출하는 현상 • 원자 번호와 질량수는 변하지 않는다. • 발생 원인: 변환 후 불안정한 들뜬상태(높은 에너지 상태)에 있는 원자핵이 안정한 상태(낮은 에너지 상태)가 되려고 하기 때문이다.

★ 중성미자(뉴트리노)
1930년 파울리는 β붕괴 시 일부 에너지를 가지고 방출되는 질량이 없고 전기적으로 중성인 보이지 않는 입자를 발견하였고, 이를 중성미자라고 명명하였다.

(2) 방사선의 종류의 구별

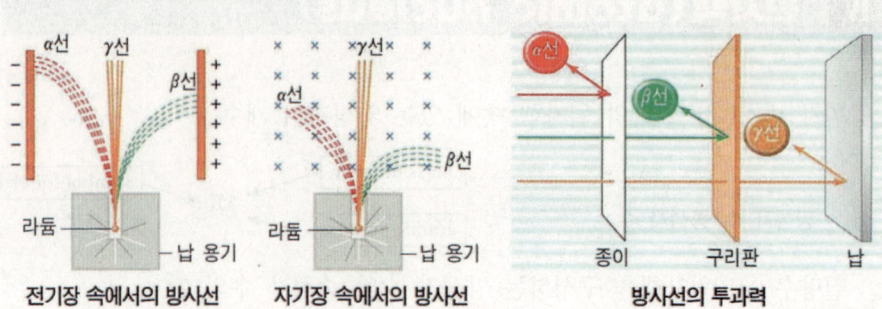

전기장 속에서의 방사선   자기장 속에서의 방사선   방사선의 투과력

(3) 붕괴 곡선의 해석

안정핵 곡선과 원자핵의 붕괴

안정핵 곡선을 벗어난 A, B, C는 불안정한 핵이다.

1. **α붕괴**: A원자핵은 양성자 수에 비해 중성자 수가 부족하여 양성자 두 개, 중성자 두 개로 구성된 α입자($^4_2$He)를 방출하여 안정한 원자핵 a가 된다.
2. **β⁻붕괴**: B원자핵은 중성자 수가 더 많으므로 원자핵 내부에서 중성자 한 개가 양성자로 변하면서 전자($^{\ \ 0}_{-1}$e)를 방출하여 안정한 원자핵 b가 된다.
3. **β⁺붕괴**: C원자핵과 같이 중성자 수가 부족한 경우에는 원자핵 내부에서 양성자 한 개가 중성자로 변하면서 양전자($^0_1$e)를 방출하므로 양성자 수는 1 감소하고, 중성자 수는 1 증가하여 안정한 원자핵 c가 된다.

반감기의 특징

- 온도, 압력, 전기장, 자기장, 화학적 변화 등 어떤 방법으로도 각 원자핵의 붕괴 속도를 변화시킬 수 없다.
  → 반감기는 일정하다.
- 불안정한 원자핵일수록 붕괴 속도가 빠르기 때문에 반감기가 짧고 방사능이 강하다.
- 방사성 원소의 반감기와 존재비를 측정하여 고고학적 연대 측정이 가능하다.

(4) 반감기(Half life)

반감기가 T인 방사성 원소의 처음 양이 N_0일 때 시간 t가 지난 후 남은 양 N은 다음과 같다.

$$N = N_0 \left(\frac{1}{2}\right)^{\frac{t}{T}}$$

반감기

참고 ⊕ 반감기와 붕괴 상수

1. λ를 붕괴 상수(단위 시간당 1개의 원자핵이 붕괴할 확률), N을 물질 내 방사성 원소의 개수라 했을 때 주어진 시간에서 어떤 방사성 원소의 방사능 $R = \lambda N$(Bq)으로 정의된다.
2. 초기 방사능이 R_0, 초기 원자의 개수가 N_0일 때 시간 t후에 방사능 $R = R_0 e^{-\lambda t}$, 원소의 개수 $N = N_0 e^{-\lambda t}$다.

➡ 처음 반감기 $t(=T)$가 지나면 $N = \frac{1}{2}N_0$가 되므로 $T = \frac{\ln 2}{\lambda} = \frac{0.693}{\lambda}$이 된다.
    $= N_0 e^{-\lambda T}$
    양변에 자연로그를 취하면

예제 **8 붕괴 그래프 해석**

다음 그림은 원자핵을 구성하는 양성자수와 중성자수의 그래프에 안정한 핵들의 위치를 나타낸 것이다.

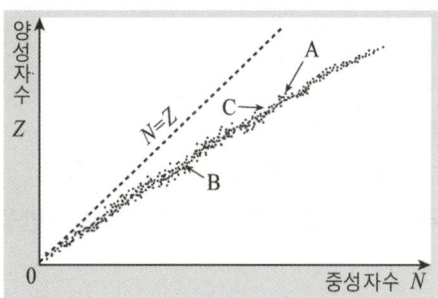

이에 대한 설명으로 옳은 것만을 〈보기〉에서 있는 대로 고른 것은? (단, A, B, C의 화살표는 붕괴되는 과정동안 양성자수와 중성자수의 변화를 방향을 나타낸 것이다.)

―| 보기 |―
ㄱ. 가볍고 안정한 핵은 중성자수와 양성자수가 같다.
ㄴ. 무겁고 안정한 핵은 중성자수가 양성자수보다 많다.
ㄷ. A는 α붕괴로 안정한 핵이 되는 것을 나타낸 것이다.
ㄹ. B는 β붕괴로 안정한 핵이 되는 것을 나타낸 것이다.
ㅁ. C는 γ붕괴로 안정한 핵이 되는 것을 나타낸 것이다.

예제 **9 반감기**

그림은 나뭇잎 화석을 나타낸다. 이 화석에는 방사성 원소가 포함되어 있다. 이 원소의 개수가 원래 개수 N_0의 절반인 $\frac{1}{2}N_0$로 줄어든 순간부터 $\frac{1}{8}N_0$가 될 때까지 20시간이 걸렸다.

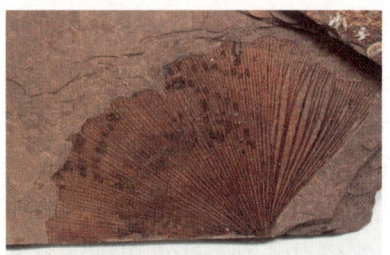

이에 대한 설명으로 옳은 것만을 〈보기〉에서 있는 대로 고른 것은?

―| 보기 |―
ㄱ. 이 원소의 반감기는 10시간이다.
ㄴ. 이 원소의 개수 N_0로부터 $\frac{1}{64}N_0$가 될 때까지 걸린 시간은 60시간이다.
ㄷ. 이 원소의 개수가 $2N_0$이면, 반감기는 20시간이 된다.

2 핵반응(Nuclear reaction)

(1) 핵변환 반응식

$$^{a}_{e}X + ^{b}_{f}Y \dashrightarrow ^{c}_{g}Z + ^{d}_{h}U$$

- 핵자의 수 보존 (질량수의 보존): $a+b=c+d$
- 전하량 총합 보존 (원자번호의 합 보존): $e+f=g+h$
- 질량수는 보존이 되지만, 질량은 보존되지 않는다. (반응 전후로 질량결손이 생긴다.)
- 충돌 전후로 운동량은 보존이 된다. (전체 system을 생각하면, 에너지 보존도 된다.) 그리고 정지하고 있던 핵 분열(m_1, m_2)을 생각을 한다면 $\dfrac{E_1}{E_2} = \dfrac{v_1}{v_2} = \dfrac{m_2}{m_1}$ 이 된다.

(2) 결합에너지 (Binding energy)

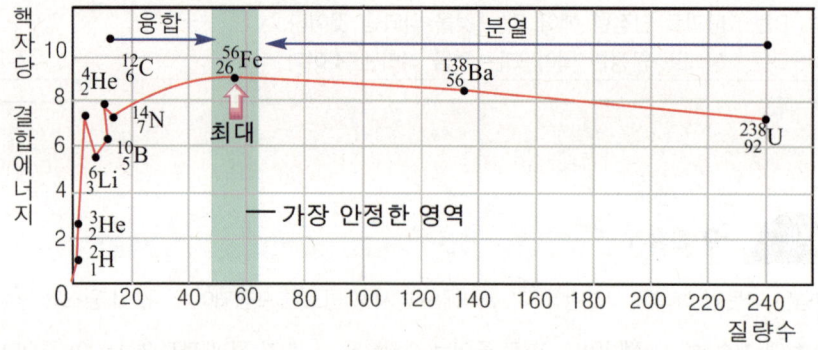

- **질량 결손**: 양성자와 중성자가 결합해 있는 원자핵의 질량과 양성자와 중성자가 따로 떨어져 있을 때 각 질량의 합과의 차이(*질량수와 질량은 구별하다.)
- **질량-에너지 등가 원리**: 질량과 에너지는 서로 변환될 수 있다. (*$E = \Delta mc^2$)
- **결합 에너지**: 원자핵을 구성하는 핵자를 따로 떼어놓으려고 할 때 필요한 에너지로 질량 결손에 해당하는 에너지의 크기와 같다.
- **결합 에너지가 존재하는 까닭**: 강항 핵력으로 결합하고 있는 원자핵의 핵자들을 떼어 놓으려면 강한 핵력에 대항하여 일해야 하기 때문이다.
- **핵자당 결합에너지**(binding energy per nucleon): 원자핵의 결합 에너지를 원자핵의 핵자의 수로 나눈 값이다.
- 핵자당 결합 에너지가 클수록 안정한 원자핵이다. → 핵자당 결합 에너지가 가장 큰 $^{56}_{26}Fe$ 근처의 원자핵이 가장 안정하다.
- 철보다 가벼운 원자핵은 **핵융합**(nuclear fusion)하여 핵자당 결합 에너지가 큰 무거운 원자핵이 되려고 하며, 철보다 무거운 원자핵은 **핵분열**(nuclear fission)하여 핵자당 결합 에너지가 큰 가벼운 원자핵이 되려고 한다.

예제 10 핵융합 에너지 합

다음은 양성자($_1^1H$)로부터 (가), (나), (다)의 핵융합 반응에 의해 헬륨의 핵($_2^4He$)이 생성되는 것을 나타낸다.

(가) $_1^1H + _1^1H \rightarrow _1^2H + e^+ + \nu + 0.42\,MeV$
(나) $_1^1H + _1^2H \rightarrow _2^3He + \gamma + 5.49\,MeV$
(다) $_2^3He + _2^3He \rightarrow _2^4He + _1^1H + _1^1H + 12.86\,MeV$

이 반응에 의해 헬륨의 핵 한 개가 생성될 때 발생하는 에너지는? (단, 쌍소멸은 고려하지 않는다.)

① 18.77 MeV ② 24.68 MeV ③ 25.26 MeV
④ 25.72 MeV ⑤ 37.12 MeV

예제 11 핵자당 결합에너지, 핵융합, 핵붕괴

다음 (가), (나)는 두 가지의 핵 반응식이고, 아래 그림은 원자핵의 질량수와 핵자당 결합에너지의 관계를 나타낸 것이다.

(가) $_1^2H + _1^3H \rightarrow _2^4He +$ ⬚A⬚ $+ 17.6\,MeV$
(나) $_{92}^{235}U + _0^1n \rightarrow _{56}^{139}Ba + _{36}^{94}Kr + 3$ ⬚A⬚ $+$ 약 $200\,MeV$

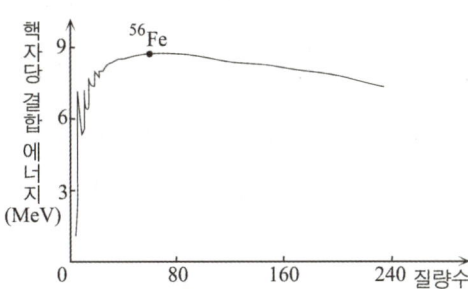

이에 대한 설명으로 옳은 것만을 〈보기〉에서 있는 대로 고른 것은?

── 보기 ──
ㄱ. A 입자는 중성자이다.
ㄴ. $_{56}^{139}Ba$의 중성자수는 83개이다.
ㄷ. 핵자당 결합 에너지는 (가)에서는 증가하고 (나)에서는 감소한다.

16 원자

1 바닥상태 $n=1$에서 반지름은 r_0, 물질파 파장은 λ_0이므로, 따라서 $n=2$일 때 궤도 반지름은 $4r_0$, 물질파 파장은 $2\lambda_0$이다.

2 전자와 중성자 사이에 작용하는 만유인력이 구심력이므로
$$G\frac{Mm}{r^2}=\frac{mv^2}{r} \to \frac{GM}{r}=v^2 \cdots ①$$
보어의 양자 조건 $mvr=\frac{nh}{2\pi}$ 에서 $v=\frac{nh}{mr2\pi} \cdots ②$
①, ②에서 $\frac{GM}{r}=(\frac{nh}{mr2\pi})^2 \to \therefore$
$$r=\frac{n^2h^2}{4\pi^2 GMm^2}=\frac{h^2}{4\pi^2 GMm^2}$$
(바닥상태이므로 $n=1$)

3 수소 원자의 에너지 준위는 $E_n=-\frac{13.6}{n^2}$으로 주어진다. 그러므로 바닥상태에서의 에너지는 $E_1=-\frac{13.6}{1}=-13.6(eV)$, 10.3eV의 에너지를 흡수하면 원자의 에너지는 $(-13.6eV)+(10.2eV)=-3.4eV$가 되는데 이것은 전자가 두 번째 궤도에 있을 때의 에너지이다. 즉,
$$E_2=-\frac{13.6eV}{2^2}=-3.4eV$$
수소 원자의 궤도 반지름은 $r_n=a(n)^2$(a: 바닥상태의 궤도 반지름)으로 표시되므로 두 번째 궤도의 반지름은
$$r_2=a(2)^2=4a$$

4 (1) 핵 주위를 전자가 원운동할 때 구심력이 전기력이므로
$$k\frac{e^2}{a_0^2}=\frac{mv^2}{a_0} \cdots ① \text{ 양자조건 } 2\pi a_0=n\lambda=n\frac{h}{mv} \cdots ②,$$
식 ①과 ②에서 $a_0=\frac{h^2}{4\pi^2 kme^2}$(여기서 $n=1$)이고,
$$v=\frac{2\pi ke^2}{h} \text{이다.}$$

(2) 전자가 원운동 할 때 주기는 $T=\frac{2\pi a_0}{v}$, 원궤도 상의 어느 한 점은 T시간 동안에 전자가 한 번 지나가므로 전류의 세기는
$$I=\frac{e}{T}=\frac{e}{\frac{2\pi a_0}{v}}=\frac{ev}{2\pi a_0}=\frac{1.6\times 10^{-19}\times 2.2\times 10^6}{2\pi\times 5.3\times 10^{-11}}=1.1\times 10^{-3}(A)$$
이 때 전자의 회전 방향과 전류의 방향이 반대임을 유의할 것

(3) 원형 전류가 흘러갈 중심에서의 자기장의 세기는
$$B=k'\frac{I}{R} \text{이므로}$$
$$B=6.3\times 10^{-7}\frac{1.1\times 10^{-3}}{5.3\times 10^{-11}}=13(N/A\cdot m)$$

5 (가) $\frac{4L}{n}$, (나) $\frac{h^2}{32mL^2}n^2$

6 (1) 무한 포텐셜 우물에서는 정상파로 해석이 된다.
$n=1$, $\lambda_1=2L$, $n=2$, $\lambda_2=L$이 된다.
$\therefore \lambda_1=2\lambda_2$

(2) $\psi \to |\psi|^2$(확률 밀도): 전자가 발견될 확률
$n=2$, $x=\frac{L}{2}$에서 $|\psi_2|^2$은 최소
$n=3$, $x=\frac{L}{2}$에서 $|\psi_3|^2$은 최대
즉, 발견될 확률은 다르다.

(3) $E=\frac{n^2h^2}{8mL^2}$이다.
$$E_1=\frac{1h^2}{8mL^2}, \ E_2=\frac{4h^2}{8mL^2}=4E_1, \ E_3=\frac{9h^2}{8mL^2}=9E_1$$
이 된다.

7 (1) 그림 (가)에서 유한 우물을 나타낸다. 그림 (나)에서 $n=2$인 상태의 파동 함수 $\psi_A(x)$를 나타낸 것이다. $\psi_A(x)$의 고유에너지는 U_0보다 작은 상태이다.

(2) 확률밀도는 $|\psi_A(x)|^2$이며, 전자가 발견될 확률을 의미한다. $x=0$에서 최소이다. $x=L$에서 발견될 확률이 존재한다.

(3) 입자는 $|x|>L$인 영역에서는 전자가 발견될 확률이 존재한다. 이것은 유한 우물의 특징이다. 만약 발견될 확률이 0이라면 무한 우물이다.

8 ㄱ, ㄴ, ㄷ, ㄹ

ㄱ. 가볍고 안정한 핵은 $N=Z$인 점선을 따라 분포하므로 중성자수와 양성자수가 같다.

ㄴ. 무거울수록 안정한 핵은 $N=Z$인 점선에서 오른쪽으로 벗어나 분포한다. 이것은 무거운 핵일수록 중성자수가 양성자수보다 많다는 것을 의미한다.

⇒ 원자번호가 작은 원소에서는 안정된 원자핵의 양성자와 중성자가 비슷하지만, 원자번호가 커질수록 양성자 수가 많아지므로 이들끼리의 정전기적 척력도 무시할 수 없다. 이 척력을 보상할 만큼 강한 핵력을 얻으려면 중성자 수가 더 많아야 원자핵은 안정해진다. 그러나 어떤 핵에서도 안정한 원자핵을 이룰 수 있는 중성자의 수는 그 범위가 한정되어 있다. 즉, 어느 원자핵의 중성자수가 안정한 핵의 경우보다 많거나 적으면 그 원자핵은 불안정하여 붕괴하면서 안정한 핵이 되려고 한다.

ㄷ. A는 양성자수와 중성자수가 모두 줄어 안정한 핵이 되는 과정을 α붕괴에 해당한다.

ㄹ. B는 중성자수가 줄고 양성자수가 늘어 안정한 핵이 되는 과정으로 β붕괴이다.

ㅁ. C는 중성자수만 증가하는 것으로 γ붕괴와 무관하다. γ붕괴는 양성자수와 중성자수의 변화가 없어 그래프에 나타나지 않는다.

9 ㄱ, ㄴ

ㄱ. 반감기가 2회 지나는 동안 20시간이 걸렸다.

ㄴ. 반감기가 6회 지난 경우이므로 60시간이 걸린다.

ㄷ. 반감기는 물질의 종류에 관련 있고, 양과는 무관하다.

10 ②

(가), (나), (다) 모두 발열 반응 (에너지 발생)이다.
거꾸로 단계를 따라 가보도록 하자.
(다)에서는 12.86 MeV가 발생한다.   - (1)
(다)가 일어나려면 개가 ^3_2H 2개가 필요하므로
(나)의 반응 2개가 필요하게 된다.
　　→ 5.49 MeV × 2　　　　　　　　　- (2)
(나)의 반응에는 ^1_1H와 ^2_1H이 2개씩 필요하므로
(가)의 반응이 2개 필요하다.
　(^2_1H 2개 만듦) → 0.42 MeV × 2　　- (3)
∴ E 발생 = (1) + (2) + (3)
　　　　 = 24.68 MeV

11 ㄱ, ㄴ

핵 반응식 완성과 원자핵의 구성, 핵반응에 있어서 핵자당 결합에너지와의 관계를 묻는 문항이다.

ㄱ. 핵반응식의 양변을 비교함으로써 A 입자는 중성자 ^1_0n임을 알 수 있다.

ㄴ. $^{139}_{56}Ba$의 핵자수는 139개, 양성자수는 56개, 중성자수는 83개이다.

ㄷ. 핵자당 결합 에너지는 (가)와 (나)모두 증가하는 방향으로 핵반응이 일어난다. ^{56}Fe보다 핵자수가 작은 경우에는 핵융합 반응이 일어나고, ^{56}Fe보다 핵자수가 큰 경우에는 핵분열반응이 일어남으로써 핵자당 결합에너지가 증가하도록 핵반응이 일어난다.

> **〈참고〉 수능에서 핵물리 파트 문제스타일**
>
> ❶ 빈 칸에 들어가는 입자 찾기 (헬륨 입자, 양성자, 전자, 양전자, 중성자 중의 하나이다.)
> ❷ (핵자 수 = 중성자 수 + 양성자 수)를 통해서 확인하는 것이다.
> ❸ 문제의 특징으로 질량결손에 대해서 물어보고 있다.
> 즉, ❶ & ❷는 항상 질문하는 스타일이고, ❸은 문제의 종류에 따라서 다르게 물어본다.

❶ **자유 입자에 대한 파동 방정식** ••• 자유 입자의 퍼텐셜 에너지 $V(x)=0$이라고 생각하면 슈뢰딩거 방정식은 다음과 같다.

$$i\hbar\frac{\partial \psi(x,t)}{\partial t}=-\frac{\hbar^2}{2m}\frac{\partial^2 \psi(x,t)}{\partial x^2}$$

따라서 파동 방정식 $\psi(x,t)=Ae^{ikx}e^{-i\omega t}$이다.

❷ **수소 원자**

○ 3차원 슈뢰딩거 방정식 : $-\frac{\hbar^2}{2m}\nabla^2\psi+V\psi=E\psi$

○ 수소 원자의 슈뢰딩거 방정식 : 구면 좌표계로 표현한 슈뢰딩거 방정식은 다음과 같다.

$$-\frac{1}{r^2}\frac{\partial}{\partial r}\left(r^2\frac{\partial \psi}{\partial r}\right)-\frac{1}{r^2\sin\theta}\frac{\partial}{\partial \theta}\left(\sin\theta\frac{\partial \psi}{\partial \theta}\right)-\frac{1}{r^2\sin^2\theta}\frac{\partial^2 \psi}{\partial \phi^2}$$
$$=\frac{2m}{\hbar}(E-V)\psi$$

○ 수소 원자의 양자수 : 에너지 준위는 $E_n=\frac{-13.6}{n^2}(\mathrm{eV})$이다.

주양자수	$n=1, 2, 3, \cdots$
궤도 양자수	$l=0, 1, 2, \cdots, (n-1)$
자기 양자수	$m_l=0, \pm 1, \pm 2, \cdots, \pm l$

○ 양자수의 의미
　• 주양자수 : 전자 에너지의 양자화
　• 궤도 양자수 : 전자 각운동량의 양자화
　• 자기 양자수 : 전자 각운동량의 성분을 양자화

PHYSICSTORY |필수|이론|

수소 원자의 오비탈의 세 가지 표현

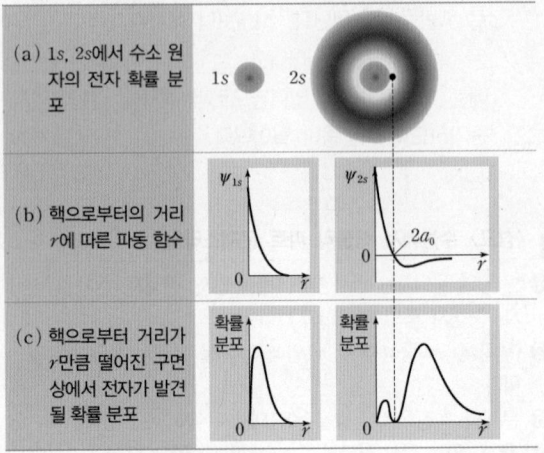

(a) $1s$, $2s$에서 수소 원자의 전자 확률 분포

(b) 핵으로부터의 거리 r에 따른 파동 함수

(c) 핵으로부터 거리 r만큼 떨어진 구면 상에서 전자가 발견될 확률 분포

> **참고**
>
> - 방사선, 방사능(radioactivity), 방사성 원소 우라늄( ), 라듐( )등과 같이 원자 번호가 큰 원소들은 스스로 다른 원소로 변하여 간다. 이때 나오는 선을 방사선, 물질이 방사선을 내는 성질을 방사능, 방사능을 가진 원소를 방사성 원소라고한다.
>
> - 방사선의 종류: 원자 번호 84이상의 원소는 모두 방사선을 낸다. 방사선의 종류는 알파선(선), 베타선(선), 감마선(선)이 있다.
>
> - 방사성 원소의 붕괴: 원자 번호가 큰 원자핵은 많은 양성자로 인한 전기적인 반발력이 크게 작용하여 핵자간의 결합이 깨어지기 쉽고 불안정하다. 방사성 원소의 원자핵이 선, 선을 방출하여 다른 원소의 원자핵으로 변하는 현상을 방사성 원소의 붕괴 또는 원자핵의 자연 붕괴라고 한다.

> **예제**
>
>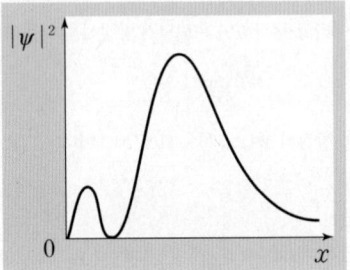
>
> 수소 원자의 슈뢰딩거 방정식을 풀어서 전자의 파동 함수를 정확하게 결정하려면 세 개의 정수가 필요하며, 원자에서 전자가 만족하는 파동 함수를 궤도 함수 또는 오비탈이라고 한다.
> - 주양자수는 2이다.
> - 그래프에서 마디가 하나이고 높은 봉우리가 2개이므로 양자수는 $n=2$이다. 따라서 이 주양자수에 해당하는 오비탈의 종류는 s오비탈과 p오비탈 두 가지이다.
> - 주양자수를 n, 궤도 양자수를 l, 자기 양자수를 m이라고 하면 $n=2$인 경우 양자수 (n, l, m)의 종류는
> $(2, 0, 0), (2, 1, -1), (2, 1, 0), (2, 1, 1)$의 4가지이다.

M·E·M·O

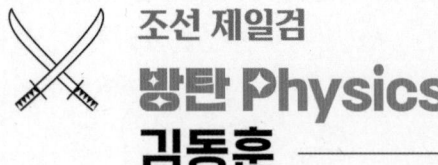

조선 제일검
방탄 Physics
김동훈

편입 물리학 Bible

대학개념
심화학습

대학심화 1

전기장, 전위(유한 물체의 적분을 통한 접근)

[1-1] Electric Field off the Axis of a Finite Rod

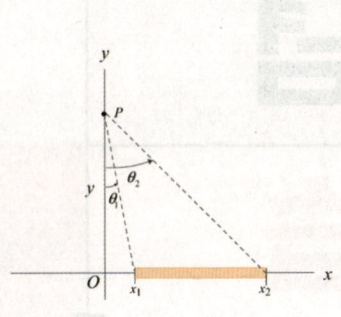
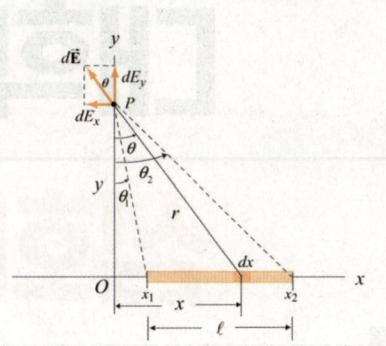

[ⅰ] $dq = \lambda dx$

[ⅱ] $\vec{dE} = \dfrac{1}{4\pi\varepsilon_0}\dfrac{dq}{r^2}\hat{r} = \dfrac{1}{4\pi\varepsilon_0}\dfrac{\lambda dx}{x^2+y^2}(-\sin\theta\hat{i} + \cos\theta\hat{j})$

[ⅲ] 전기장

(1) y축의 전기장 $dE_y = \dfrac{1}{4\pi\varepsilon_0}\dfrac{\lambda dx}{x^2+y^2}\cos\theta\hat{j} = \dfrac{1}{4\pi\varepsilon_0}\dfrac{\lambda y\,dx}{(x^2+y^2)^{3/2}}$

$\begin{pmatrix} x = y\tan\theta \\ \to dx = y\sec^2\theta\,d\theta \end{pmatrix} \begin{pmatrix} y^2+x^2 \to y^2+y^2\tan\theta^2 \\ \to y^2(1+\tan\theta^2) \\ \to y^2\sec^2\theta \end{pmatrix}$

$E_y = \dfrac{\lambda y}{4\pi\varepsilon_0}\displaystyle\int_{x_1}^{x_2}\dfrac{dx}{(x^2+y^2)^{3/2}}$

$= \dfrac{\lambda y}{4\pi\varepsilon_0}\displaystyle\int_{\theta_1}^{\theta_2}\dfrac{y\sec^2\theta\,d\theta}{y^3\sec^3\theta}$

$= \dfrac{\lambda}{4\pi\varepsilon_0 y}\displaystyle\int_{\theta_1}^{\theta_2}\dfrac{1}{\sec\theta}d\theta$

$= \dfrac{\lambda}{4\pi\varepsilon_0 y}\displaystyle\int_{\theta_1}^{\theta_2}\cos\theta\,d\theta$

$= \dfrac{\lambda}{4\pi\varepsilon_0 y}(\sin\theta_2 - \sin\theta_1) \quad \therefore E_y = \dfrac{\lambda}{4\pi\varepsilon_0 y}(\sin\theta_2 - \sin\theta_1)$

(2) x축의 전기장 $dE_x = -\dfrac{1}{4\pi\varepsilon_0}\dfrac{\lambda\,dx}{x^2+y^2}\sin\theta\,\hat{i} = -\dfrac{1}{4\pi\varepsilon_0}\dfrac{\lambda x\,dx}{(x^2+y^2)^{3/2}}$

$$E_x = \dfrac{\lambda}{4\pi\varepsilon_0}\int_{x_1}^{x_2}\dfrac{x\,dx}{(x^2+y^2)^{3/2}} = \dfrac{\lambda}{4\pi\varepsilon_0}\dfrac{1}{\sqrt{x^2+y^2}}\Big|_{x_1}^{x_2}$$

$$\left[\begin{array}{l}(\dfrac{1}{\sqrt{x^2+y^2}})' = (x^2+y^2)'^{-1/2}\\ = -\dfrac{1}{2}(x^2+y^2)^{-3/2}(2x) = \dfrac{-x}{(x^2+y^2)^{3/2}}\end{array}\right]$$

$\rightarrow E_x = \dfrac{\lambda}{4\pi\varepsilon_0}\left(\dfrac{1}{\sqrt{x_2^2+y^2}} - \dfrac{1}{\sqrt{x_1^2+y^2}}\right)$

$= \dfrac{\lambda}{4\pi\varepsilon_0 y}\left(\dfrac{y}{\sqrt{x_2^2+y^2}} - \dfrac{y}{\sqrt{x_1^2+y^2}}\right)$

$= \dfrac{\lambda}{4\pi\varepsilon_0 y}(\cos\theta_2 - \cos\theta_1)$ $\quad \therefore E_x = \dfrac{\lambda}{4\pi\varepsilon_0 y}(\cos\theta_2 - \cos\theta_1)$

(3) $\theta_1 = -\pi/2,\ \theta_2 = +\pi/2$ 일 때, $\boxed{E_x = 0,\ E_y = \dfrac{1}{2\pi\varepsilon_0}\dfrac{\lambda}{y}}$ 이다. (마치 **무한선전하**처럼 해석한다.)

[1-2] Electric Field on the Axis of a Finite Rod

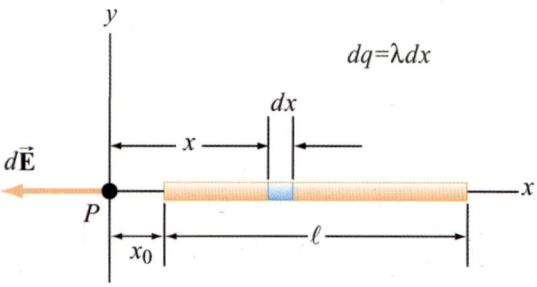

[i] $dq = \lambda\,dx$ $(\lambda = Q/l)$

[ii] $\vec{dE} = \dfrac{1}{4\pi\varepsilon_0}\dfrac{dq}{r^2}\hat{r} = \dfrac{1}{4\pi\varepsilon_0}\dfrac{\lambda\,dx}{x^2}(-\hat{i})$

[iii]

(1) $\vec{E} = \int d\vec{E} = -\dfrac{1}{4\pi\varepsilon_0}\dfrac{Q}{l}\int_{x_0}^{x_0+l}\dfrac{dx}{x^2}\hat{i}$ $\quad \therefore \vec{E} = -\dfrac{1}{4\pi\varepsilon_0}\dfrac{Q}{x_0(x_0+l)}\hat{i}$

$= -\dfrac{1}{4\pi\varepsilon_0}\dfrac{Q}{l}\left(\dfrac{1}{x_0} - \dfrac{1}{x_0+l}\right)\hat{i} = -\dfrac{1}{4\pi\varepsilon_0}\dfrac{Q}{x_0(x_0+l)}\hat{i}$

(2) $x_0 \gg l$ 이라면, 전기장은 $\boxed{\vec{E} \approx -\dfrac{1}{4\pi\varepsilon_0}\dfrac{Q}{x_0^2}\hat{i}}$ 이다. (점전하처럼 해석)

[1-3] Electric Field on the Perpendicular Bisector

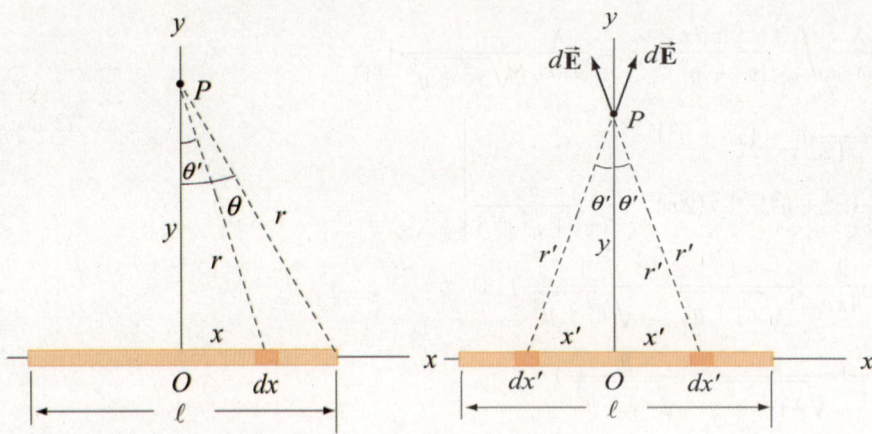

[i] $dq = \lambda\, dx$

[ii] $d\vec{E} = \dfrac{1}{4\pi\varepsilon_0}\dfrac{dq}{r^2}\hat{r} = \dfrac{1}{4\pi\varepsilon_0}\dfrac{\lambda\, dx}{x^2+y^2}$

[iii] $\overrightarrow{dE_y} = dE\cos\theta = \dfrac{1}{4\pi\varepsilon_0}\dfrac{\lambda\, dx}{x^2+y^2}\dfrac{y}{\sqrt{x^2+y^2}} = \dfrac{1}{4\pi\varepsilon_0}\dfrac{\lambda y\, dx}{(x^2+y^2)^{3/2}}$ $\quad \overrightarrow{dE_y} = \dfrac{1}{4\pi\varepsilon_0}\dfrac{\lambda y\, dx}{(x^2+y^2)^{3/2}}$

[iv] $E_y = \dfrac{\lambda y}{4\pi\varepsilon_0}\displaystyle\int_{-l/2}^{l/2}\dfrac{dx}{(x^2+y^2)^{3/2}}$

$\begin{pmatrix} x = y\tan\theta \\ \to dx = y\sec^2\theta\, d\theta \end{pmatrix}\begin{pmatrix} y^2 + x^2 \to y^2 + y^2\tan^2\theta \\ \to y^2(1+\tan^2\theta) \\ \to y^2\sec^2\theta \end{pmatrix}$

$= \dfrac{\lambda y}{4\pi\varepsilon_0}\displaystyle\int_{-\theta}^{\theta}\dfrac{y\sec^2\theta\, d\theta}{y^3\sec^3\theta}$

$= \dfrac{\lambda}{4\pi\varepsilon_0 y}\displaystyle\int_{-\theta}^{\theta}\dfrac{1}{\sec\theta}d\theta$

$= \dfrac{\lambda}{4\pi\varepsilon_0 y}\displaystyle\int_{-\theta}^{\theta}\cos\theta\, d\theta$

$= \dfrac{\lambda}{4\pi\varepsilon_0 y}(2\sin\theta)$ $\quad \therefore \overrightarrow{E_y} = \dfrac{\lambda}{4\pi\varepsilon_0 y}(2\sin\theta)$

(1) $E_y = \dfrac{1}{4\pi\varepsilon_0}\dfrac{2\lambda\sin\theta}{y} = \dfrac{1}{4\pi\varepsilon_0}\dfrac{2\lambda}{y}\dfrac{l/2}{\sqrt{y^2+(l/2)^2}}$ $\quad \therefore E_y = \dfrac{1}{4\pi\varepsilon_0}\dfrac{\lambda l}{y}\dfrac{1}{\sqrt{y^2+(l/2)^2}}$ 이다.

(2) $y \gg l$ 이면, $E_y \approx \dfrac{1}{4\pi\varepsilon_0}\dfrac{2\lambda}{y}\dfrac{l/2}{y} = \dfrac{1}{4\pi\varepsilon_0}\dfrac{\lambda l}{y^2} = \dfrac{1}{4\pi\varepsilon_0}\dfrac{Q}{y^2}$ $\quad \therefore E_y \approx \dfrac{1}{4\pi\varepsilon_0}\dfrac{Q}{y^2}$ 이다. (점전하처럼 해석)

(3) $l \gg y$ 이면, $E_y \approx \dfrac{1}{4\pi\varepsilon_0}\dfrac{2\lambda}{y}$ $\quad \therefore E_y \approx \dfrac{1}{2\pi\varepsilon_0}\dfrac{\lambda}{y}$ 이다. (무한선전하처럼 해석)

[1-4] Electric Field on the Axis of a Ring

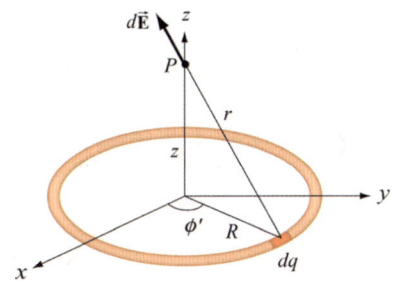 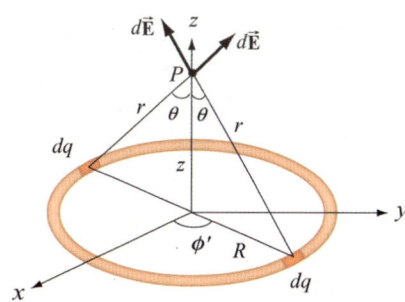

[i] $dq = \lambda dl = \lambda R d\phi$

[ii] $\vec{dE} = \dfrac{1}{4\pi\varepsilon_0} \dfrac{dq}{r^2} \hat{r}$

[iii] $\vec{dE_z} = dE\cos\theta = \dfrac{1}{4\pi\varepsilon_0}\dfrac{dq}{r^2}\dfrac{z}{r} = \dfrac{1}{4\pi\varepsilon_0}\dfrac{z}{r^3}dq \quad \therefore \vec{dE_z} = \dfrac{1}{4\pi\varepsilon_0}\dfrac{z}{r^3}dq$

[iv] $E_z = \dfrac{1}{4\pi\varepsilon_0}\dfrac{z}{r^3}\int dq = \dfrac{1}{4\pi\varepsilon_0}\dfrac{zQ}{r^3}$

(1) $E_z = \dfrac{1}{4\pi\varepsilon_0}\dfrac{zQ}{(R^2+z^2)^{3/2}} \quad (r^3 = (R^2+z^2)^{3/2})$

(2) $z \approx \infty$ 라면, $E_z = \dfrac{1}{4\pi\varepsilon_0}\dfrac{zQ}{z^3(1+(\frac{R}{z})^2)^{3/2}} = \dfrac{1}{4\pi\varepsilon_0}\dfrac{Q}{z^2} \approx 0$

(3) $z \gg R$ 라면, $E_z = \dfrac{1}{4\pi\varepsilon_0}\dfrac{zQ}{z^3(1+(\frac{R}{z})^2)^{3/2}} = \dfrac{1}{4\pi\varepsilon_0}\dfrac{Q}{z^2} \quad \therefore E_z = \dfrac{1}{4\pi\varepsilon_0}\dfrac{Q}{z^2}$ (점전하처럼 해석)

(4) $z \approx 0$ 라면, $E_z = \dfrac{1}{4\pi\varepsilon_0}\dfrac{zQ}{R^3(1+(\frac{z}{R})^2)^{3/2}} = \dfrac{1}{4\pi\varepsilon_0}\dfrac{Q}{R^3}z \quad \therefore E_z = \dfrac{1}{4\pi\varepsilon_0}\dfrac{Q}{R^3}z$ 이다. (탄성력처럼 해석)

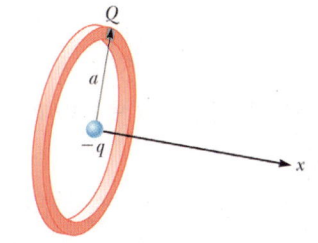

옆의 그림과 같은 상황이면,

$F = qE = \dfrac{1}{4\pi\varepsilon_0}\dfrac{Qq}{a(\text{반지름})^3}x = ma\,(\text{가속도})$ 이다.

→ $T = 2\pi\sqrt{\dfrac{m}{\frac{Qq}{4\pi\varepsilon_0 a^3}}} \quad \therefore T = 2\pi\sqrt{\dfrac{4\pi\varepsilon_0 a^3 m}{Qq}}$ 이다.

(5) E이 최대인 위치: $E_z = \dfrac{1}{4\pi\varepsilon_0} \dfrac{zQ}{(R^2+z^2)^{3/2}}$

$$\dfrac{d}{dz}E_z = (\dfrac{Q}{4\pi\varepsilon_0})\dfrac{d}{dz}(\dfrac{z}{(R^2+z^2)^{3/2}})$$

$$= (\dfrac{Q}{4\pi\varepsilon_0})\dfrac{1\cdot(R^2+z^2)^{3/2} - z\cdot\dfrac{3}{2}(R^2+z^2)^{1/2}2z}{(R^2+z^2)^3} = 0$$

※ 분수함수의 미분 : $(\dfrac{f}{g})' = \dfrac{f'g - fg'}{g^2}$

→ $(R^2+z^2)^{1/2}[(R^2+z^2) - 3z^2] = 0$
→ $R^2 - 2z^2 = 0$
∴ $z = \dfrac{R}{\sqrt{2}}$

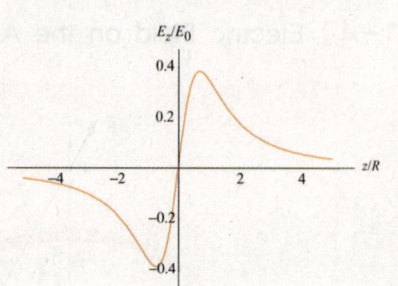

[1-5] Electric Field of an Arc

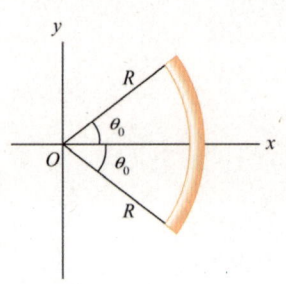 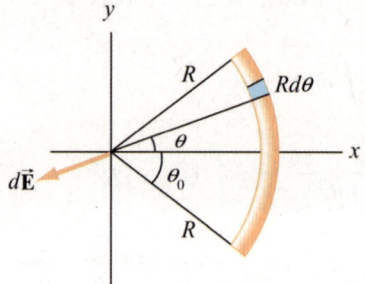

[i] $dq = \lambda dl = \lambda R d\theta$

[ii] $d\vec{E} = \dfrac{1}{4\pi\varepsilon_0}\dfrac{dq}{r^2}\hat{r} = \dfrac{1}{4\pi\varepsilon_0}\dfrac{\lambda R d\theta}{R^2}(-\cos\theta\hat{i} - \sin\theta\hat{j})$

[iii] $\vec{E} = \dfrac{1}{4\pi\varepsilon_0}\dfrac{\lambda}{R}\int_{-\theta_0}^{\theta_0}(-\cos\theta\hat{i} - \sin\theta\hat{j}) = \dfrac{1}{4\pi\varepsilon_0}\dfrac{\lambda}{R}(-\sin\theta\hat{i} + \cos\theta\hat{j})\Big|_{-\theta_0}^{\theta_0}$

(1) ∴ $\vec{E} = -\dfrac{1}{4\pi\varepsilon_0}\dfrac{2\lambda\sin\theta_0}{R}\hat{i}$

(2) small θ_0, $\sin\theta_0 \approx \theta_0$ $\vec{E} = -\dfrac{1}{4\pi\varepsilon_0}\dfrac{2\lambda\theta_0}{R}\hat{i} = -\dfrac{1}{4\pi\varepsilon_0}\dfrac{2\lambda R\theta_0}{R^2}\hat{i} = -\dfrac{1}{4\pi\varepsilon_0}\dfrac{Q}{R^2}\hat{i}\,(Q = \lambda l = \lambda(2R\theta_0))$

$\vec{E} = -\dfrac{1}{4\pi\varepsilon_0}\dfrac{Q}{R^2}\hat{i}$ (점전하처럼 해석)

[1-6] Electric Field Due to a Uniformly Charged Disk

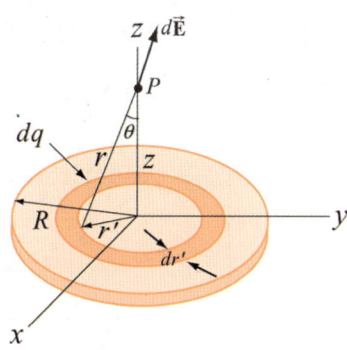

[i] $dq = \sigma dA = \sigma(2\pi r' dr')$

[ii] $dE_z = \dfrac{1}{4\pi\varepsilon_0}\dfrac{dq}{r^2}\cos\theta \quad (r=\sqrt{r'^2+z^2},\ \cos\theta=\dfrac{z}{r})$

→ $dE_z = \dfrac{1}{4\pi\varepsilon_0}\dfrac{z(\sigma 2\pi r' dr')}{(r'^2+z^2)^{3/2}}$ 이며, $r': 0 \to R$ 까지 적분한다.

[iii] $E_z = \int dE_z = \dfrac{\sigma z}{2\varepsilon_0}\int_0^R \dfrac{r' dr'}{(r'^2+z^2)^{3/2}} = \dfrac{\sigma z}{2\varepsilon_0}\dfrac{-1}{\sqrt{r'^2+z^2}}\bigg|_0^R$

($[(z^2+r'^2)^{-1/2}]' = -\dfrac{1}{2}(z^2+r'^2)^{-3/2}2r = \dfrac{-r}{(z^2+r'^2)^{3/2}}$ 이다.)

(1) $E_z = \dfrac{\sigma z}{2\varepsilon_0}\left(\dfrac{1}{z} - \dfrac{1}{\sqrt{z^2+R^2}}\right)$

(2) $E_z = \begin{cases}\dfrac{\sigma}{2\varepsilon_0}\left[1-\dfrac{z}{\sqrt{z^2+R^2}}\right], & z>0 \\ \dfrac{\sigma}{2\varepsilon_0}\left[-1-\dfrac{z}{\sqrt{z^2+R^2}}\right], & z<0\end{cases}$

(3) $z \gg R$ 이라면, $1 - \dfrac{z}{\sqrt{z^2+R^2}} = 1 - (1+\dfrac{R^2}{z^2})^{-1/2} = 1 - (1-\dfrac{1}{2}\dfrac{R^2}{z^2}+\cdots) \approx \dfrac{1}{2}\dfrac{R^2}{z^2}$ 이다.

→ $E_z = \dfrac{\sigma}{2\varepsilon_0}\dfrac{R^2}{2z^2} = \dfrac{1}{4\pi\varepsilon_0}\dfrac{\sigma\pi R^2}{z^2} = \dfrac{1}{4\pi\varepsilon_0}\dfrac{Q}{z^2}$ (**점전하**처럼 해석)

(4) $R \gg z$ 이라면, (**무한평판**처럼 해석)

→ $E_z = \begin{cases}\dfrac{\sigma}{2\varepsilon_0}\hat{k}, & z>0 \\ -\dfrac{\sigma}{2\varepsilon_0}\hat{k}, & z<0\end{cases}$

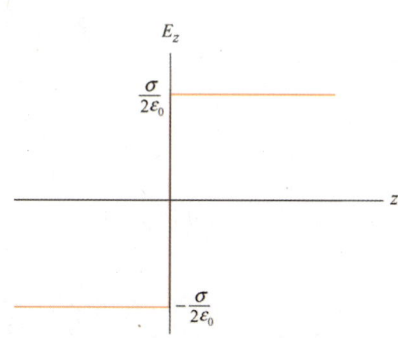

정리

	Line charge	Ring of charge	Uniformly charged disk
Figure			
(2) Express dq in terms of charge density	$dq = \lambda\, dx'$	$dq = \lambda\, d\ell$	$dq = \sigma\, dA$
(3) Write down dE	$dE = k_e \dfrac{\lambda\, dx'}{r'^2}$	$dE = k_e \dfrac{\lambda\, dl}{r^2}$	$dE = k_e \dfrac{\sigma\, dA}{r^2}$
(4) Rewrite r and the differential element in terms of the appropriate coordinates	dx' $\cos\theta = \dfrac{y}{r'}$ $r' = \sqrt{x'^2 + y^2}$	$d\ell = R\, d\phi'$ $\cos\theta = \dfrac{z}{r}$ $r = \sqrt{R^2 + z^2}$	$dA = 2\pi r'\, dr'$ $\cos\theta = \dfrac{z}{r}$ $r = \sqrt{r'^2 + z^2}$
(5) Apply symmetry argument to identify non-vanishing component(s) of dE	$dE_y = dE\cos\theta$ $= k_e \dfrac{\lambda y\, dx'}{(x'^2 + y^2)^{3/2}}$	$dE_z = dE\cos\theta$ $= k_e \dfrac{\lambda R z\, d\phi'}{(R^2 + z^2)^{3/2}}$	$dE_z = dE\cos\theta$ $= k_e \dfrac{2\pi\sigma z r'\, dr'}{(r'^2 + z^2)^{3/2}}$
(6) Integrate to get E	$E_y = k_e \lambda y \displaystyle\int_{-\ell/2}^{+\ell/2} \dfrac{dx}{(x^2+y^2)^{3/2}}$ $= \dfrac{2k_e \lambda}{y} \dfrac{\ell/2}{\sqrt{(\ell/2)^2 + y^2}}$	$E_z = k_e \dfrac{R\lambda z}{(R^2+z^2)^{3/2}} \displaystyle\oint d\phi'$ $= k_e \dfrac{(2\pi R\lambda) z}{(R^2+z^2)^{3/2}}$ $= k_e \dfrac{Qz}{(R^2+z^2)^{3/2}}$	$E_z = 2\pi\sigma k_e z \displaystyle\int_0^R \dfrac{r'\, dr'}{(r'^2+z^2)^{3/2}}$ $= 2\pi\sigma k_e \left(\dfrac{z}{|z|} - \dfrac{z}{\sqrt{z^2+R^2}} \right)$

[2-1] Electric Potential off the Axis of a Finite Rod

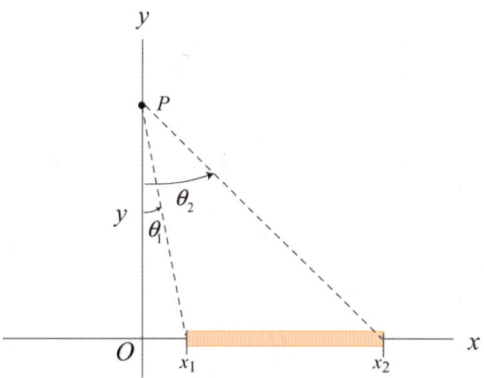

[i] $\quad dq = \lambda dx$

[ii] $\quad dV = \dfrac{1}{4\pi\varepsilon_0}\dfrac{dq}{r} = \dfrac{1}{4\pi\varepsilon_0}\dfrac{\lambda dx}{\sqrt{x^2+y^2}}$

[iii] $\quad V = \displaystyle\int_{x_1}^{x_2} dV = \dfrac{\lambda}{4\pi\varepsilon_0}\int_{x_1}^{x_2}\dfrac{dx}{\sqrt{x^2+y^2}} = \dfrac{\lambda}{4\pi\varepsilon_0}\ln\left[x+\sqrt{x^2+y^2}\right]\bigg|_{x_1}^{x_2}$

$\qquad = \dfrac{\lambda}{4\pi\varepsilon_0}\ln\left[\dfrac{x_2+\sqrt{x_2^2+y^2}}{x_1+\sqrt{x_1^2+y^2}}\right]$

$\qquad (\displaystyle\int\dfrac{dx}{\sqrt{x^2+y^2}} = \ln(x+\sqrt{x^2+y^2}))$

Gravitation	Electrostatics
Mass m	Charge q
Gravitational force $\vec{F}_g = -G\dfrac{Mm}{r^2}\hat{r}$	Coulomb force $\vec{F}_e = k_e\dfrac{Qq}{r^2}\hat{r}$
Gravitational field $\vec{g} = \vec{F}_g/m$	Electric field $\vec{E} = \vec{F}_e/q$
Potential energy change $\Delta U = -\int_A^B \vec{F}_g\cdot d\vec{s}$	Potential energy change $\Delta U = -\int_A^B \vec{F}_e\cdot d\vec{s}$
Gravitational potential $V_g = -\int_A^B \vec{g}\cdot d\vec{s}$	Electric Potential $V = -\int_A^B \vec{E}\cdot d\vec{s}$
For a source M: $V_g = -\dfrac{GM}{r}$	For a source Q: $V = k_e\dfrac{Q}{r}$
$\lvert\Delta U_g\rvert = mgd$ (constant $\vec{g}$)	$\lvert\Delta U\rvert = qEd$ (constant $\vec{E}$)

[2-2] Electric Potential on the Perpendicular Bisector

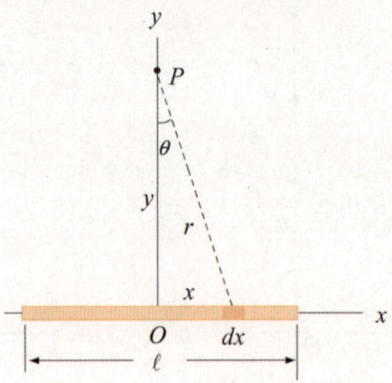

[i] $dq = \lambda\, dx$

[ii] $dV = \dfrac{1}{4\pi\varepsilon_0}\dfrac{dq}{r} = \dfrac{1}{4\pi\varepsilon_0}\dfrac{\lambda\, dx}{\sqrt{x^2+y^2}}$

[iii] $V = \displaystyle\int_{-l/2}^{l/2} dV = \dfrac{\lambda}{4\pi\varepsilon_0}\int_{-l/2}^{l/2}\dfrac{dx}{\sqrt{x^2+y^2}} = \dfrac{\lambda}{4\pi\varepsilon_0}\ln\left[x+\sqrt{x^2+y^2}\right]\Big|_{-l/2}^{l/2}$

$= \dfrac{\lambda}{4\pi\varepsilon_0}\ln\left[\dfrac{(l/2)+\sqrt{(l/2)^2+y^2}}{-(l/2)+\sqrt{(l/2)^2+y^2}}\right]$

(1) $V(y)/V_0$이며, $V_0 = \lambda/4\pi\varepsilon_0$이다. y/l를 바탕으로 그래프를 그리면, 아래와 같다.

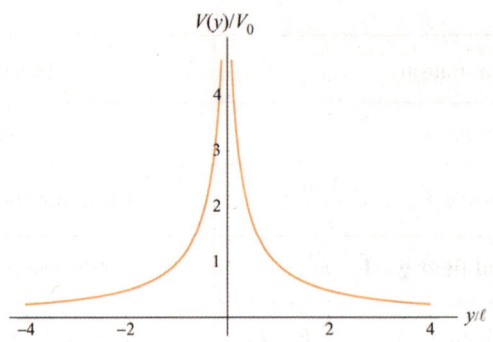

(2) $l \gg y$이면,

$V = \dfrac{\lambda}{4\pi\varepsilon_0}\ln\left[\dfrac{(l/2)+l/2\sqrt{1+(2y/l)^2}}{-(l/2)+l/2\sqrt{1+(2y/l)^2}}\right] = \dfrac{\lambda}{4\pi\varepsilon_0}\ln\left[\dfrac{1+\sqrt{1+(2y/l)^2}}{-1+\sqrt{1+(2y/l)^2}}\right]$

$\approx \dfrac{\lambda}{4\pi\varepsilon_0}\ln\left(\dfrac{2}{2y^2/l^2}\right) = \dfrac{\lambda}{4\pi\varepsilon_0}\ln\left(\dfrac{l^2}{y^2}\right) = \dfrac{\lambda}{2\pi\varepsilon_0}\ln\left(\dfrac{l}{y}\right)$

(3) $E_y = -\dfrac{\partial V}{\partial y} = \dfrac{\lambda}{2\pi\varepsilon_0 y}\dfrac{l/2}{\sqrt{(l/2)^2+y^2}}$

[2-3] Electric Potential on the Axis of a Ring

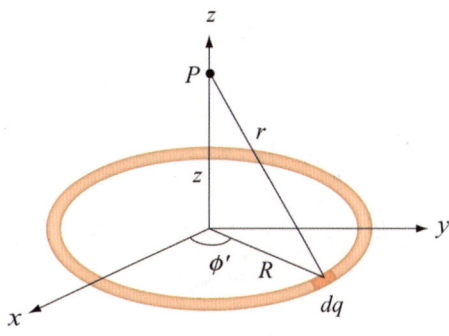

[i] $dq = \lambda dl = \lambda R d\phi$ ($Q = \lambda 2\pi R$이다.)

[ii] $dV = \dfrac{1}{4\pi\varepsilon_0} \dfrac{dq}{r} = \dfrac{1}{4\pi\varepsilon_0} \dfrac{\lambda R d\phi}{\sqrt{R^2+z^2}}$

[iii] $V = \dfrac{1}{4\pi\varepsilon_0} \displaystyle\int \dfrac{dq}{r} = \dfrac{1}{4\pi\varepsilon_0} \dfrac{1}{r} \displaystyle\int dq = \dfrac{1}{4\pi\varepsilon_0} \dfrac{Q}{r} = \dfrac{1}{4\pi\varepsilon_0} \dfrac{Q}{\sqrt{R^2+z^2}} \quad \therefore V = \dfrac{1}{4\pi\varepsilon_0} \dfrac{Q}{\sqrt{R^2+z^2}}$ (점전하처럼 해석)

(1) $z \gg R$이라면, $V \approx \dfrac{1}{4\pi\varepsilon_0} \dfrac{Q}{z}$ (점전하처럼 해석)

(2) $E_z = -\dfrac{\partial V}{\partial z} = -\dfrac{\partial}{\partial z}\left(\dfrac{1}{4\pi\varepsilon_0} \dfrac{Q}{\sqrt{R^2+z^2}}\right) = \dfrac{1}{4\pi\varepsilon_0} \dfrac{Qz}{(R^2+z^2)^{3/2}}$

[2-4] Electric Potential Due to a Uniformly Charged Disk

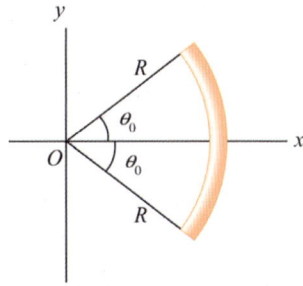

[i] $dq = \lambda dl = \lambda R d\theta$

[ii] $dV = \dfrac{1}{4\pi\varepsilon_0} \dfrac{dq}{R}$

[iii] $V = \displaystyle\int dV = \dfrac{1}{4\pi\varepsilon_0} \dfrac{1}{R} \displaystyle\int dq = \dfrac{1}{4\pi\varepsilon_0} \dfrac{Q}{R}$ (점전하처럼 해석)

[2-5] Electric Potential Due to a Uniformly Charged Disk

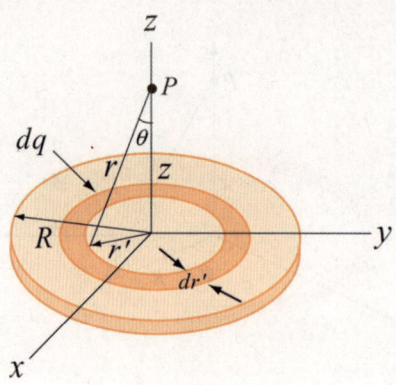

[i] $dq = \sigma dA = \sigma(2\pi r' dr')$

[ii] $dV = \dfrac{1}{4\pi\varepsilon_0} \dfrac{dq}{r}$ $\quad (r = \sqrt{r'^2 + z^2})$

→ $dV = \dfrac{1}{4\pi\varepsilon_0} \dfrac{(\sigma 2\pi r' dr')}{\sqrt{r'^2 + z^2}}$ 이며, $r' : 0 \to R$까지 적분한다.

[iii] $V = \dfrac{\sigma}{4\pi\varepsilon_0} \displaystyle\int_0^R \dfrac{2\pi r' dr'}{\sqrt{r'^2 + z^2}} = \dfrac{\sigma}{2\varepsilon_0} \left[\sqrt{r'^2 + z^2}\right]\Big|_0^R = \dfrac{\sigma}{2\varepsilon_0} \left[\sqrt{R^2 + z^2} - |z|\right]$

$|z| \gg R$ 이라면, $\left(\sqrt{R^2 + z^2} = |z|\left(1 + \dfrac{R^2}{z^2}\right)^{1/2} = |z|\left(1 + \dfrac{R^2}{2z^2} + \cdots\right)\right)$

$V \approx \dfrac{\sigma}{2\varepsilon_0} \dfrac{R^2}{2|z|} = \dfrac{1}{4\pi\varepsilon_0} \dfrac{\sigma(\pi R^2)}{|z|} = \dfrac{1}{4\pi\varepsilon_0} \dfrac{Q}{|z|}$ **(점전하처럼 해석)**

	Charged Rod	**Charged Ring**	**Charged disk**
Figure			
(2) Express dq in terms of charge density	$dq = \lambda \, dx'$	$dq = \lambda \, dl$	$dq = \sigma \, dA$
(3) Substitute dq into expression for dV	$dV = k_e \dfrac{\lambda \, dx'}{r}$	$dV = k_e \dfrac{\lambda \, dl}{r}$	$dV = k_e \dfrac{\sigma \, dA}{r}$
(4) Rewrite r and the differential element in terms of the appropriate coordinates	dx' $r = \sqrt{x'^2 + y^2}$	$dl = R \, d\phi'$ $r = \sqrt{R^2 + z^2}$	$dA = 2\pi r' \, dr'$ $r = \sqrt{r'^2 + z^2}$
(5) Rewrite dV	$dV = k_e \dfrac{\lambda \, dx'}{(x'^2 + y^2)^{1/2}}$	$dV = k_e \dfrac{\lambda R \, d\phi'}{(R^2 + z^2)^{1/2}}$	$dV = k_e \dfrac{2\pi \sigma r' \, dr'}{(r'^2 + z^2)^{1/2}}$
(6) Integrate to get V	$V = \dfrac{\lambda}{4\pi\varepsilon_0} \displaystyle\int_{-\ell/2}^{\ell/2} \dfrac{dx'}{\sqrt{x'^2 + y^2}}$ $= \dfrac{\lambda}{4\pi\varepsilon_0} \ln\left[\dfrac{(\ell/2) + \sqrt{(\ell/2)^2 + y^2}}{-(\ell/2) + \sqrt{(\ell/2)^2 + y^2}}\right]$	$V = k_e \dfrac{R\lambda}{(R^2 + z^2)^{1/2}} \oint d\phi'$ $= k_e \dfrac{(2\pi R \lambda)}{\sqrt{R^2 + z^2}}$ $= k_e \dfrac{Q}{\sqrt{R^2 + z^2}}$	$V = k_e 2\pi\sigma \displaystyle\int_0^R \dfrac{r' \, dr'}{(r'^2 + z^2)^{1/2}}$ $= 2k_e \pi\sigma \left(\sqrt{z^2 + R^2} - |z|\right)$ $= \dfrac{2k_e Q}{R^2}\left(\sqrt{z^2 + R^2} - |z|\right)$
Derive E from V	$E_y = -\dfrac{\partial V}{\partial y}$ $= \dfrac{\lambda}{2\pi\varepsilon_0 y} \dfrac{\ell/2}{\sqrt{(\ell/2)^2 + y^2}}$	$E_z = -\dfrac{\partial V}{\partial z} = \dfrac{k_e Q z}{(R^2 + z^2)^{3/2}}$	$E_z = -\dfrac{\partial V}{\partial z} = \dfrac{2k_e Q}{R^2}\left(\dfrac{z}{|z|} - \dfrac{z}{\sqrt{z^2 + R^2}}\right)$
Point-charge limit for E	$E_y \approx \dfrac{k_e Q}{y^2} \quad y \gg \ell$	$E_z \approx \dfrac{k_e Q}{z^2} \quad z \gg R$	$E_z \approx \dfrac{k_e Q}{z^2} \quad z \gg R$

[2-6] Electric Potential of a Uniformly Charged Sphere

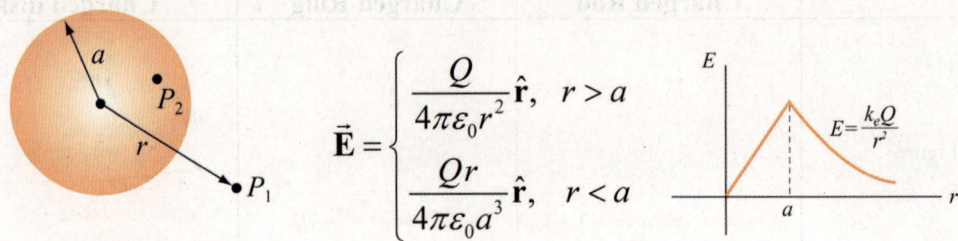

$$\vec{E} = \begin{cases} \dfrac{Q}{4\pi\varepsilon_0 r^2}\hat{r}, & r > a \\ \dfrac{Qr}{4\pi\varepsilon_0 a^3}\hat{r}, & r < a \end{cases}$$

[i] at P1 (Outside the sphere)

$$V_1(r) - V(\infty) = -\int_\infty^r \frac{Q}{4\pi\varepsilon_0 r^2}dr = \frac{1}{4\pi\varepsilon_0}\frac{Q}{r} = k_e\frac{Q}{r} \quad \therefore V = k_e\frac{Q}{r}$$

[ii] at P2 (Inside the sphere)

$$V_2(r) - V(\infty) = -\int_\infty^a dr\, E(r>a) - \int_a^r dr\, E(r<a)$$

$$= -\int_\infty^a dr\, \frac{Q}{4\pi\varepsilon_0 r^2} - \int_a^r dr\, \frac{Qr}{4\pi\varepsilon_0 a^3}$$

$$= \frac{1}{4\pi\varepsilon_0}\frac{Q}{a} - \frac{1}{4\pi\varepsilon_0}\frac{Q}{a^3}\frac{1}{2}(r^2 - a^2)$$

$$= \frac{1}{8\pi\varepsilon_0}\frac{Q}{a}\left(3 - \frac{r^2}{a^2}\right) = k_e\frac{Q}{2a}\left(3 - \frac{r^2}{a^2}\right)$$

$$\therefore V = k_e\frac{Q}{2a}\left(3 - \frac{r^2}{a^2}\right)$$

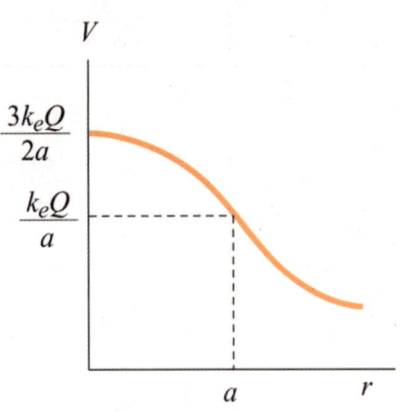

대학심화 2
전기용량, 기전력, RC 회로, RL회로

[1] 축전기의 전기용량

(1단계) 극판에 전하량 Q를 충전한다. → 가우스면을 정한다.
(2단계) 가우스법칙 $Q = \varepsilon_0 \Phi_E = \varepsilon_0 \int E \cdot ds$ 식 이용 → E를 구한다.
(3단계) 패러데이법칙 $V = -\int E dl$ 식 이용 → 전위차 V를 구한다.
(4단계) $Q = CV$에 대입하여 전기용량 C를 구한다.

[1-1] 평행판 축전기

(1단계) 극판에 전지를 연결하여 전하량 Q가 충전
(2단계) $Q = \varepsilon_0 \int E \cdot ds = \varepsilon_0 E \cdot A$
(3단계) $V = \int E dl = E \cdot d$ (두 판 사이 E=일정)
(4단계) $Q = CV$에서 $\varepsilon_0 E \cdot A = C \cdot E \cdot d$

$$\therefore C = \varepsilon_0 \frac{A}{d}$$

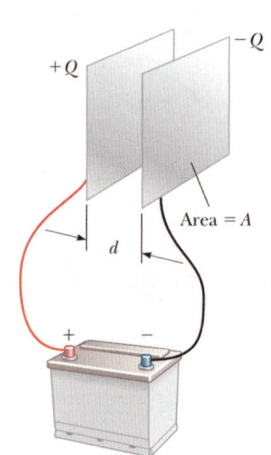

[1-2] 원통형 축전기 (통의 길이 l)

(1단계) 원통에 Q로 충전
(2단계) $Q = \varepsilon_0 \int E \cdot ds = \varepsilon_0 E (2\pi r l)$
(3단계) $V = \int_a^b E dr = \frac{Q}{2\pi \varepsilon_0 l} \int_a^b \frac{dr}{r} = \frac{Q}{2\pi \varepsilon_0 l} \ln\left(\frac{b}{a}\right)$
(4단계) $Q = CV$에서 $\therefore C = 2\pi \varepsilon_0 \dfrac{l}{\ln(b/a)}$

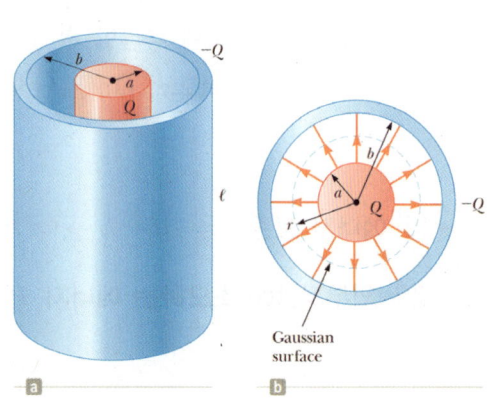

[1-3] 구형 축전기 (각각의 반지름이 a, b인 두 구각)

(1단계) 구각에 Q로 충전

(2단계) $Q = \varepsilon_0 \int E \cdot ds = \varepsilon_0 E (4\pi r^2)$

(3단계) $V = \int_a^b E\, dr = \dfrac{Q}{4\pi\varepsilon_0} \int_a^b \dfrac{dr}{r^2} = -\dfrac{Q}{4\pi\varepsilon_0}\left(\dfrac{1}{b} - \dfrac{1}{a}\right)$

$\rightarrow V = \dfrac{Q}{4\pi\varepsilon_0}\left(\dfrac{b-a}{ab}\right)$

(4단계) $Q = CV$ 에서 $\therefore C = 4\pi\varepsilon_0 \dfrac{ab}{(b-a)}$

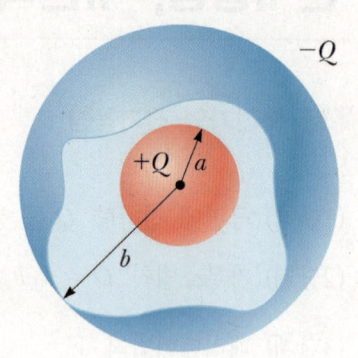

만약 $b \to \infty$ 라고 하고, a를 R로 바꾼다면,

$C = 4\pi\varepsilon_0 \dfrac{a}{\left(1 - \dfrac{a}{b}\right)} \rightarrow C = 4\pi\varepsilon_0 R$ (고립된 공)

[2] 기전력과 내부저항 (Electromotive Force and Internal Resistance)

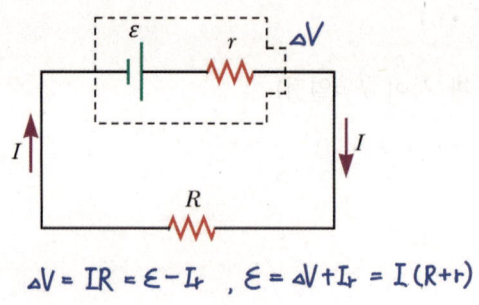

$\Delta V = IR = \varepsilon - Ir$, $\varepsilon = \Delta V + Ir = I(R+r)$

- 기전력 (emf, ε): 회로에 공급할 수 있는 최대 전압
- 단자전압(Terminal Voltage, ΔV): 단자(외부) 저항에 걸린 전압

[2-1] 에너지 보존 $\varepsilon = IR + Ir \rightarrow (\times I) \rightarrow \varepsilon I = I^2 R + I^2 r$

[2-2] 외부저항에 소모하는 에너지 $P = I^2 R \rightarrow \left(I = \dfrac{\varepsilon}{R+r}\right) \rightarrow P = \dfrac{\varepsilon^2}{(R+r)^2} R$

예제

그림은 전지의 양단에 연결한 저항 R의 크기를 변화시키며 회로전체에 흐르는 전류 I의 크기를 그래프로 나타낸 것이다. 전지의 내부저항과 기전력의 크기는?

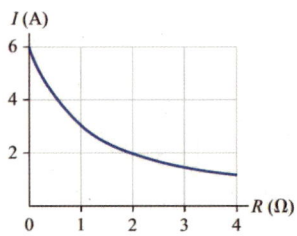

(Solution) $I(R) = \dfrac{\varepsilon}{R+r}$: $I(R=0\Omega) = \dfrac{\varepsilon}{r} = 6(A)$, $I(R=2\Omega) = \dfrac{\varepsilon}{2+r} = 2(A)$ **계산을 하면,** $r = 1\Omega, \varepsilon = 6V$**이다.**

예제

그림은 내부저항 r, 기전력 ε인 전지에 연결한 저항 R의 크기를 변화시킬 때, 저항에서의 소비전력 P의 그래프이다. 최대 소비전력 P_{MAX}을 내는 저항 R_{MAX}은?

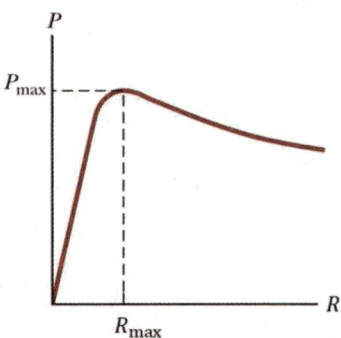

(Solution) $P(R) = \dfrac{R}{(R+r)^2}\varepsilon \rightarrow \dfrac{dP}{dR} = 0$: $1 \cdot (R+r)^2 - R \cdot 2(R+r) = 0 \rightarrow \therefore R_{MAX} = r$

[3] 축전기를 포함한 직류 회로 〈RC-회로〉

[3-1] 축전기의 충·방전이 완료된 정상 상태

이 때에는 축전기의 기본식 $Q=CV$와 절연된 도체판에서의 전하량 보존식을 세우고 회로에 걸린 전압의 관계식을 이용하여 연립으로 풀면 된다.

[3-2] 축전기의 충전

그림과 같이 내부 저항이 무시되는 기전력 V_0의 전지에 저항 R, 전기 용량 C의 축전기를 직렬로 연결한다. 축전기의 전하가 0인 상태에서 스위치를 넣으면 키르히호프의 법칙은 다음과 같다.

$$V_0 = V_R + V_C \to V_C = V_0 - V_R$$

$V_R = IR$, $V_C = \dfrac{Q}{C}$ 이므로 윗 식에 대입하면

$$\dfrac{Q}{C} = V_0 - IR \text{ 여기서 } I \text{는 } I = \dfrac{dq}{dt} \text{이다.}$$

$$\dfrac{Q}{RC} = \dfrac{V_0}{R} - I = \dfrac{V_0}{R} - \dfrac{dq}{dt}$$

이것을 정리하면 전하량(q)는 다음과 같다.

$$dq = -\dfrac{Q - CV_0}{RC} dt$$

$$\int_0^q \dfrac{dq}{Q - CV_0} = -\int_0^t \dfrac{dt}{RC} \to \ln \dfrac{q - CV_0}{-CV_0} = -\dfrac{t}{RC}$$

$$\therefore q = CV_0(1 - e^{-\frac{t}{RC}}) = Q(1 - e^{-\frac{t}{RC}})$$

전류(I)는 $\quad I = \dfrac{dq}{dt} = \dfrac{V_0}{R} e^{-\frac{t}{RC}} = I_0 e^{-\frac{t}{RC}}$

축전기에 걸린 전압(V_C)는 $\quad V_C = V_0 - V_R = \dfrac{q}{C} = V_0(1 - e^{-\frac{t}{RC}})$

저항 R에 걸린 전압(V_R)는 $\quad V_R = IR = V_0 e^{-\frac{t}{RC}}$

$t = \tau = RC$ (시간상수)일 때, $e^{-1} = 0.37$이다.

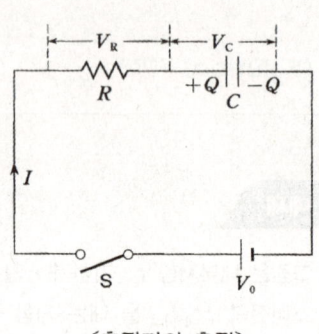

〔축전기의 충전〕

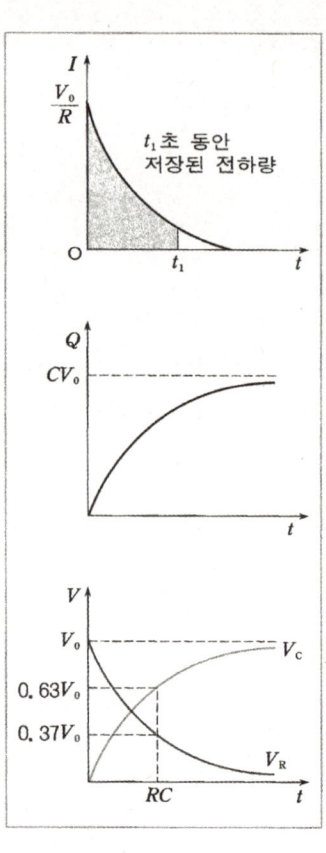

(3-2-1) 충전이 완료될 때까지 전지가 한 일 W_E는 전지를 통과한 전하량(충전된 전하량)이 CV_0이므로

$$W_E = QV_0 = CV_0 \cdot V_0 = CV_0^2 \, (J)$$

(3-2-2) 축전기에 저장된 에너지 W_C는

$$W_C = \dfrac{1}{2} CV_0^2$$

(3-2-3) 저항(R)에 발생한 열량 W_R는

$$W_R = W_E - W_C = \frac{1}{2}CV_0^2 \, (J)$$

즉, 전지에서 공급한 에너지의 $\frac{1}{2}$만 저장되고 나머지 $\frac{1}{2}$은 저항에서 열에너지로 소모된다.

[3-3] 축전기의 방전

그림과 같이 축전기에 CV_0의 전하량이 충전되어 있는 상태에서 스위치 S를 닿았을 때 t초 후의 전류 I와 축전기의 전하량 q는 다음과 같이 구해진다.

$V_C - V_R = 0 \rightarrow V_C = V_R$, 즉 $\frac{q}{C} = IR$

여기서 $I = -\frac{dq}{dt}$ (- 부호는 감소한다는 의미)

$\frac{q}{C} = -\frac{dq}{dt}R \rightarrow \frac{dq}{dt} = -\frac{q}{RC}$

$\int_Q^q \frac{dq}{q} = -\int_0^t \frac{dt}{RC} \rightarrow \ln\frac{q}{Q} = -\frac{t}{RC}$

감소한 전하량(q)은 $\quad q = Qe^{-\frac{t}{RC}} = CV_0 e^{-\frac{t}{RC}}$

감소한 전류(I)는 $\quad I = -\frac{dq}{dt} = \frac{V_0}{R}e^{-\frac{t}{RC}} = I_0 e^{-\frac{t}{RC}}$

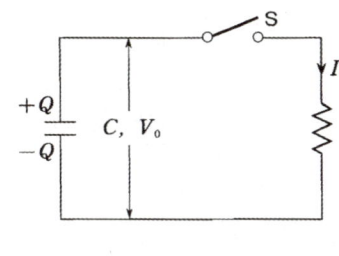

〔축전기의 방전〕

[4] 코일을 포함한 직류 회로 〈RL-회로〉

저항 R와 인덕터(코일) L로 구성된 단일 회로에 기전력 E를 가하거나 또는 회로에서 제거하면 전류의 증가나 감소에 지연이 생긴다.

오른쪽 그림과 같이 RL 회로에서 스위치 S를 a쪽으로 닫으면 전류는 증가하기 시작한다. 이때 회로에 인덕터가 없다면 전류는 한계값 $\frac{E}{R}$로 급격하게 증가할 것이다. 그러나 인덕터가 있는 경우 회로에 인덕터에 의한 자체 유도기전력 V_L이 생긴

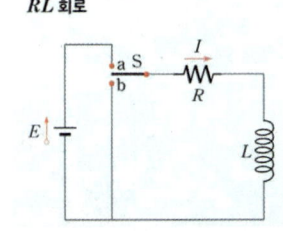

RL 회로

다. 유도기전력은 렌츠 법칙에 의해 전류의 증가를 막는 방향으로 생기므로, 전지의 기전력 E와는 반대 방향으로 작용한다. 따라서 저항에 흐르는 전류는 전지에 의한 일정한 기전력 E와 자체유도기전력 $V_L(=-L\frac{dI}{dt})$의 차이에 반응한다.

시간이 흐르면 전류의 증가율($\frac{dI}{dt}$)은 점차 감소하게 되고 자체유도기전력도 점차 작아진다. 따라서 회로에 흐르는 전류는 점차적으로 $\frac{E}{R}$에 접근한다.

PHYSICSTORY |필수이론|

스위치 S가 a로 연결된 오른쪽 그림의 회로에서 키르히호프의 법칙을 x점에서 시작하여 회로를 따라 시계방향으로 적용해 보자.

전류가 그림과 같이 흐를 때 x점은 y점보다 전위가 높다. 따라서 저항을 지나갈 때 $-IR$의 전압 강하가 있게 된다. y점과 z점을 비교하면, 흐르는 전류가 증가할 때 자체 유도 기전력이 그림에 표시된 것과 같이 전류의 증가를 방해하는 방향으로 생기므로, y점의 전위가 z점의 전위보다 높다. 따라서 y점에서 z점으로 인덕터를 지나갈 때 $V_L(=-L\frac{dI}{dt})$의 전압 강하가 된다.

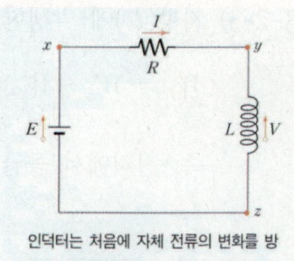

인덕터는 처음에 자체 전류의 변화를 방해하도록 작용하다가, 시간이 지나면 일반 도선처럼 작용한다.

$$-IR - L\frac{dI}{dt} + E = 0 \to IR + L\frac{dI}{dt} = E$$
$$\to \frac{dI}{dt} = -\frac{R}{L}(I - \frac{E}{R}) \to \therefore \frac{dI}{(I-\frac{E}{R})} = -\frac{R}{L}dt$$

이다. 양 변을 적분하면 회로에 흐르는 전류(I)는

$$\int_0^I \frac{dI}{(I-\frac{E}{R})} = -\int_0^t \frac{R}{L}dt \to \ln(\frac{I-E/R}{-E/R}) = -\frac{R}{L}t$$

$$(\frac{I-E/R}{-E/R}) = e^{-(R/L)t} \to \boxed{\therefore I = \frac{E}{R}(1-e^{-Rt/L})}$$

저항에 걸린 전압(V_R)은 $V_R = IR = E(1-e^{-Rt/L})$

코일에 걸린 전압(V_L)은 $V_L = -L\frac{dI}{dt} = -L(\frac{E}{L}e^{-Rt/L}) = -Ee^{-Rt/L}$

여기서 $\boxed{t = \tau_L = \frac{L}{R}}$ (시간상수, Time Constant)이면, $e^{-Rt/L} = e^{-1} \approx 0.37$이 되고,

전류 $I = \frac{E}{R}(1-e^{-1}) = 0.63\frac{E}{R}$이 된다. 시간상수는 전류가 최종 평형값 $\frac{E}{R}$의 약 63%에 도달하는데 걸린 시간이다.

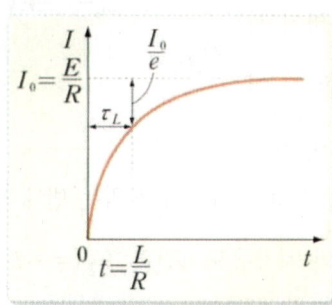 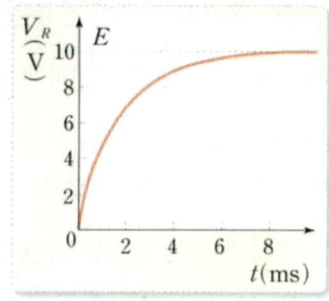 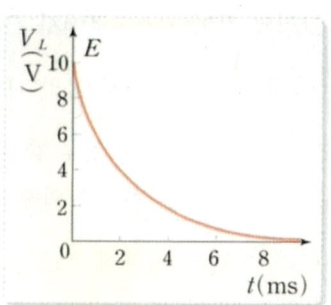

대학심화 3

비오-사바트 법칙, 암페어법칙

[1] Biot – Savart 법칙 (비오-사바르 법칙)

전류요소 $I\vec{ds}$는 P 점에 미소자기장 $d\vec{B}$를 만든다.
P 점의 ⊙으로 지면으로 자기장 방향이 된다.

$$d\vec{B} = \frac{\mu_0}{4\pi} \frac{I\vec{ds} \times \hat{r}}{r^2}$$

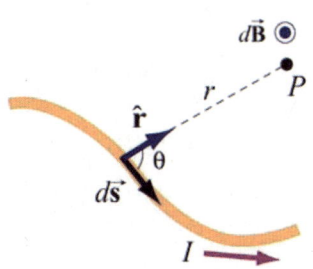

(비교: 전기장 $dE = \frac{1}{4\pi\varepsilon_0} \frac{dq}{r^2} \hat{r}$)

$\vec{B} = \int_{wire} d\vec{B} = \frac{\mu_0 I}{4\pi} \int_{wire} \frac{\vec{ds} \times \hat{r}}{r^2}$ 로 자기장을 구한다.

[1-1] Magnetic Field due to a Finite Straight Wire

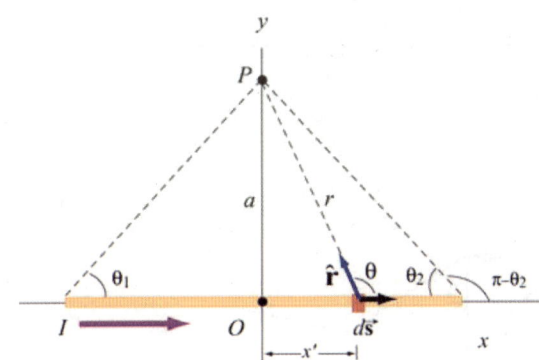

[i] $I\vec{ds}$ 그리고 $\vec{ds} \times \hat{r} = dx' \sin\theta \, \hat{k}$

[ii] $d\vec{B} = \frac{\mu_0 I}{4\pi} \frac{\vec{ds} \times \hat{r}}{r^2} = \frac{\mu_0 I}{4\pi} \frac{dx' \sin\theta}{r^2} \hat{k}$

$\left(r = \frac{a}{\sin(\pi - \theta)} = a\csc\theta \right)$

$\left(x' = a\cot(\pi - \theta) = -a\cot\theta \rightarrow dx' = a\csc^2\theta \, d\theta \right)$

$d\vec{B} = \frac{\mu_0 I}{4\pi} \frac{dx' \sin\theta}{r^2} \hat{k}$ ➜ $d\vec{B} = \frac{\mu_0 I}{4\pi} \frac{(a\csc^2\theta \, d\theta)\sin\theta}{(a\csc\theta)^2} \hat{k} = \frac{\mu_0 I}{4\pi a} \sin\theta \, d\theta \, \hat{k}$

[ⅲ] $\vec{B} = \dfrac{\mu_0 I}{4\pi a} \displaystyle\int_{\theta_1}^{\pi-\theta_2} \sin\theta\, d\theta\, \hat{k} = -\dfrac{\mu_0 I}{4\pi a}[\cos(\pi-\theta_2) - \cos\theta_1]\hat{k}$

$$\therefore \vec{B} = \dfrac{\mu_0 I}{4\pi a}(\cos\theta_2 + \cos\theta_1)\hat{k}$$

(1) 막대의 길이 $2L$, $\theta_2 = \theta_1$ 이고, $\cos\theta_1 = \dfrac{L}{\sqrt{L^2+a^2}}$ 이다. 자기장은?

$$B = \dfrac{\mu_0 I}{2\pi a}\cos\theta_1 = \dfrac{\mu_0 I}{2\pi a}\dfrac{L}{\sqrt{L^2+a^2}}$$

(2) 막대의 길이 $L \to \infty$, $(\theta_1, \theta_2) = (0, 0)$ 이다. 자기장은?

$$B = \dfrac{\mu_0 I}{2\pi a}$$

(3) 오른쪽 그림처럼 각도가 주어진 경우의 자기장은?

$$B = \dfrac{\mu_0 I}{4\pi a}(\sin\theta_1 + \sin\theta_2)$$

(단, 각도는 모두 양의 값이다.)

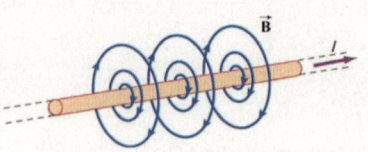

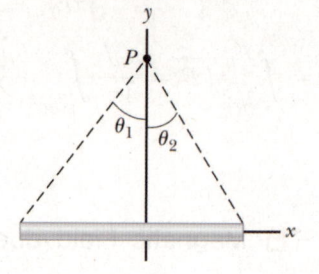

[1-2] Magnetic Field due to a Circular Current Loop

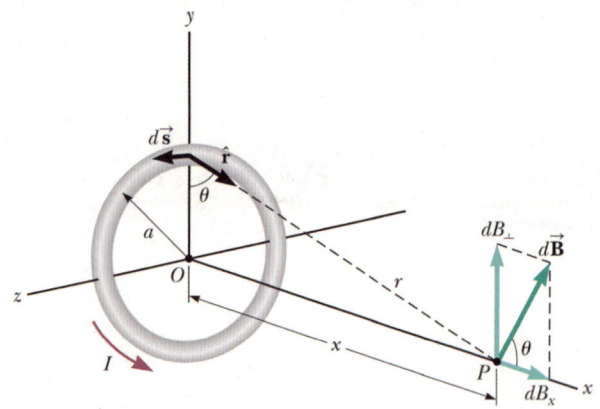

[ⅰ] $|\vec{ds} \times \hat{r}| = (ds)(1)\sin 90° = ds$, $r^2 = a^2 + x^2$

[ⅱ] $dB = \dfrac{\mu_0 I}{4\pi}\dfrac{|\vec{ds}\times\hat{r}|}{r^2} = \dfrac{\mu_0 I}{4\pi}\dfrac{ds}{(a^2+x^2)}$

➜ $dB_x = \dfrac{\mu_0 I}{4\pi}\dfrac{ds}{(a^2+x^2)}\cos\theta \ \left(\cos\theta = \dfrac{a}{\sqrt{a^2+x^2}}\right)$

[iii] $B_x = \oint dB_x = \dfrac{\mu_0 I}{4\pi} \oint \dfrac{ds}{(a^2+x^2)} \cos\theta$

$= \dfrac{\mu_0 I}{4\pi} \oint \dfrac{ds}{a^2+x^2} \dfrac{a}{(a^2+x^2)^{1/2}}$

$= \dfrac{\mu_0 I}{4\pi} \dfrac{a}{(a^2+x^2)^{3/2}} \oint ds$

$= \dfrac{\mu_0 I}{4\pi} \dfrac{a}{(a^2+x^2)^{3/2}} (2\pi a)$

$$\therefore B_x = \dfrac{\mu_0 I a^2}{2(a^2+x^2)^{3/2}}$$

(1) $x=0$ 일 때, 자기장은?

$$B = \dfrac{\mu_0 I}{2a} \ (at\ x=0)$$

(2) $x \gg a$ 일 때, 자기장은?

$$B \approx \dfrac{\mu_0 I a^2}{2x^3} \ (\text{for}\ x \gg a)$$

자기모멘트 $\mu = I(\pi a^2)$를 적용하여 다시 자기장을 구한다.

$B \approx \dfrac{\mu_0}{2\pi} \dfrac{\mu}{x^3}$

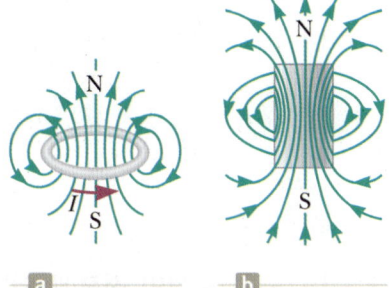

전기쌍극자모멘트 $p = 2aq$에서 전기쌍극자에 의한 전기장은 $E = k_e \dfrac{p}{y^3}$ 이다.

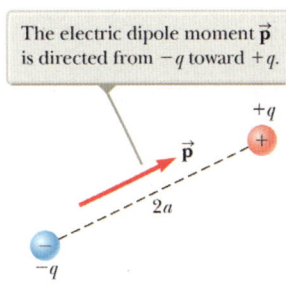

[2] Ampere 법칙 (암페어 법칙)

Biot-Savart Law	$\vec{B} = \dfrac{\mu_0 I}{4\pi} \displaystyle\int \dfrac{d\vec{s} \times \hat{r}}{r^2}$	general current source ex: finite wire
Ampere's law	$\oint \vec{B} \cdot d\vec{s} = \mu_0 I_{enc}$	current source has certain symmetry ex: infinite wire (cylindrical)

[2-1] 직선 도선의 전류에 의한 자기장

그림과 같이 지면 뒤에서 앞으로 흐르는 전류 I로부터 거리 r인 곳에서 자기장 B를 암페어 법칙으로 유도하자.

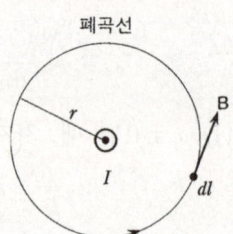
폐곡선

$\oint B\, dl = \mu_0 I \rightarrow B \cdot (2\pi r) = \mu_0 I$

$$\therefore B = \dfrac{\mu_0}{2\pi} \dfrac{I}{r}$$

[2-2] 원형 도선의 전류에 의한 중심에서의 자기장

[i] 전류 요소 $I dl$ 은 지면에서 앞으로 나오는 방향이고 $\vec{r}$에 수직이다.

[ii] 비오-사바트 법칙으로 $dB = \dfrac{\mu_0}{4\pi} \dfrac{I dl}{r^2} = \dfrac{\mu_0}{4\pi} \dfrac{I dl}{(x^2 + R^2)}$

$(r^2 = a^2 + x^2)$

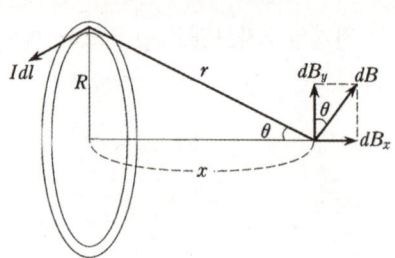

$dB_x = dB \sin\theta = dB \dfrac{R}{\sqrt{x^2 + R^2}}$

$\qquad = \dfrac{\mu_0}{4\pi} \dfrac{I dl\, R}{(x^2 + R^2)^{3/2}}$

[iii] 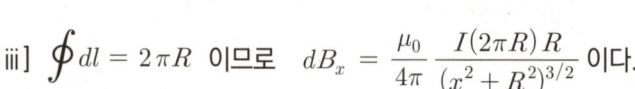 $\oint dl = 2\pi R$ 이므로 $dB_x = \dfrac{\mu_0}{4\pi} \dfrac{I(2\pi R) R}{(x^2 + R^2)^{3/2}}$ 이다.

$$\therefore B = \dfrac{\mu_0}{2} \dfrac{I}{R} \; (at\; x = 0)$$

[2-3] 솔레노이드 내부의 자기장

[ⅰ] I_0가 흐르는 솔레노이드의 단면에서 암페어 법칙을 적용한다. 암페어 폐곡선 abcda를 따라 적분한다.

[ⅱ] $$\oint B \cdot dl = \mu_0 I_0$$
$$\rightarrow \oint B \cdot dl = \int_a^b B \cdot dl + \int_b^c B \cdot dl + \int_c^d B \cdot dl + \int_d^a B \cdot dl$$

여기서 B와 수직을 이루는 적분은 0이 되고 세 번째 항 ($c \rightarrow d$)이므로

$$\oint B \cdot dl = Bh + 0 + 0 + 0 = \mu_0 I$$

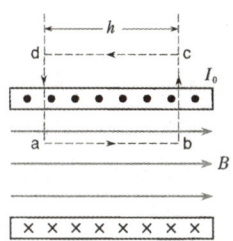

[ⅲ] 단위 길이당 감은수 n이면 $I = I_0 n h$이다. 따라서 솔레노이드 내부의 자기장 B는

$B \cdot h = \mu_0 I_0 n h$ 이다.

$$\therefore B = \mu_0 n I$$

[2-4] 토로이드 내부의 자기장

I_0가 흐르고, 총 감은 수 N인 토로이드의 단면을 나타낸다.

$\oint B \cdot dl = \mu_0 I_0 N$
$\rightarrow B(2\pi r) = \mu_0 I_0 N$

$$\therefore B = \frac{\mu_0 I_0 N}{2\pi} \frac{1}{r}$$

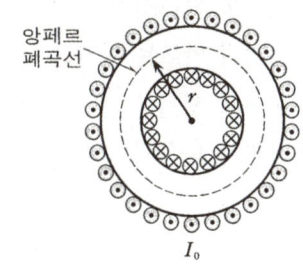

대학심화 4
전기쌍극자

전기쌍극자는 크게 두 가지로 나눌 수 있다. 첫째 전기쌍극자가 만드는 전기장과 전위가 있다. 이것은 전기쌍극자가 있으므로 해서 만들어 내는 전기장과 전위를 의미한다. 두 번째는 전기장 안에서 전기쌍극자가 있는 경우이다. 이 경우 전기장에 의해서 전기쌍극자가 영향을 받는다. 그 영향을 토크와 전위에너지 개념으로 접근을 하고 있다.

(1) 전기쌍극자가 만드는 전기장 (Electric-Field)

그림 (a)는 부호가 반대이고 크기가 q인 두 개의 전하가 일정한 거리 d만큼 떨어진 전하분포이다. 이 전하분포를 전기쌍극자라고 한다. 쌍극자 중심점에서 거리 z만큼 떨어져 있고, 두 입자를 관통하는 쌍극자축이라고 부르는 축 위의 한 점 P에서 전기장의 크기를 구한다. 대칭성에 의해 점 P에서의 전기장 $\vec{E}$, 즉 쌍극자를 구성하는 두 전하가 만드는 전기장 $\vec{E_+}, \vec{E_-}$는 z축으로 택한 쌍극자 축 방향을 따라서 생긴다. 전기장에 중첩원리를 적용하면 점 P에서 전기장의 크기는 다음과 같다.

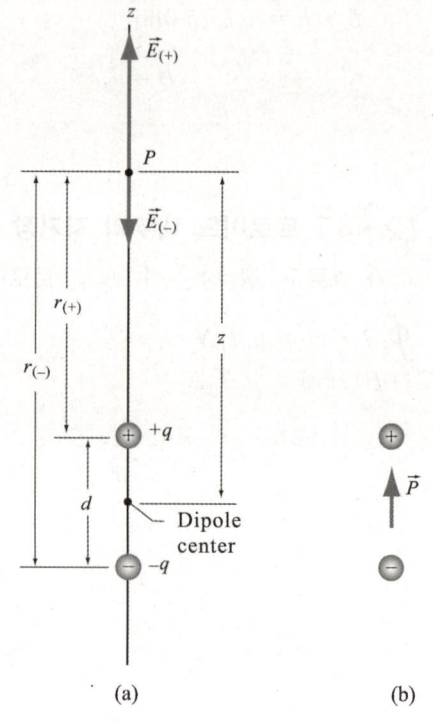

$$E = E_{(+)} - E_{(-)}$$
$$= \frac{1}{4\pi\varepsilon_0}\frac{q}{r_{(+)}^2} - \frac{1}{4\pi\varepsilon_0}\frac{q}{r_{(-)}^2}$$
$$= \frac{q}{4\pi\varepsilon_0(z-\frac{1}{2}d)^2} - \frac{q}{4\pi\varepsilon_0(z+\frac{1}{2}d)^2}$$
$$= \frac{q}{4\pi\varepsilon_0 z^2}\left[(1-\frac{d}{2z})^{-2} - (1+\frac{d}{2z})^{-2}\right]$$

(a) (b)

일반적으로 쌍극자의 크기에 비해 충분히 멀리 떨어진, 즉 $z \gg d$인 곳에서 쌍극자의 전기적 효과가 물리학적으로 관심 대상이다. 이처럼 멀리 떨어진 것으로 생각할 때 $\frac{d}{2z} \ll 1$을 적용할 수 있으며, 위에서 두 항을 이항정리를 이용할 수 있다.

$$E = \frac{q}{4\pi\varepsilon_0 z^2}\left[(1+\frac{d}{z}+.....) - (1-\frac{d}{z}+........)\right]$$

위 식에서 $\frac{d}{z} \ll 1$이기 때문에 높은 차수 항들의 기여는 점차적으로 작아져서 멀리 떨어진 거리에서는 거의 0이 되기 때문이다. 따라서 높은 차수는 무시하고 어림하면 다음과 같다.

$$E = \frac{q}{4\pi\varepsilon_0 z^2}\frac{2d}{z} = \frac{1}{2\pi\varepsilon_0}\frac{qd}{z^3}$$

쌍극자에 관한 두 물리량 q와 d의 곱 qd를 전기쌍극자 모멘트 $\vec{p}\,[\text{c}\cdot\text{m}]$라고 하며, 방향은 그림 (b)에서처럼 (-)에서 (+)로 향하는 방향이 된다. 즉, $\vec{p}=qd$ 이다.

물리적인 특징을 설명하면 다음과 같다.

첫 번째, 쌍극자로부터 멀리 떨어진 위치에서 쌍극자의 전기장을 측정한다면 q와 d를 분리시켜 측정할 수 없고, 단지 q와 d의 곱으로만 측정할 수 있다. 예를 들어 q가 두 배 되고 d가 반으로 줄어들더라도 멀리 떨어진 거리에서 전기장은 변하지 않는다. 그러므로 쌍극자모멘트는 쌍극자의 기본적인 특성이다.

두 번째, 쌍극자 축 위에서만 작용할 수 있는 결과이지만, 조금 더 생각해 보면 쌍극자가 만드는 전기장($\vec{E}$)는 쌍극자가 축에 있든 없든 멀리 떨어진 모든 곳에서 $\frac{1}{r^3}$로 변한다는 것을 알 수 있다. 여기서 r은 쌍극자의 중심에서 전기장을 측정하고자 하는 지점까지의 거리이다. 그래서 쌍극자로부터 거리가 두 배로 늘리면 그 점에서 전기장은 $\frac{1}{8}$로 줄어든다는 것을 알 수 있다. 그러나 단일 점전하로부터 거리를 두 배로 증가시키면 전기장은 $\frac{1}{4}$로 줄어든다. 따라서 쌍극자의 전기장은 단일 전하가 만드는 전기장보다 거리에 따라 더 급격히 줄어든다. 쌍극자에서 전기장이 이같이 급격히 줄어드는 물리적 이유는 멀리 떨어진 점에서 볼 때 쌍극자의 크기는 같고 방향이 반대인 두 개의 전하가 한 곳에 모인 집합체이기 때문이다. 즉 멀리 떨어진 점에서 각각의 전하가 만드는 전기장은 완전하지는 않지만 거의 상쇄된다.

세 번째, 전기력선들을 보면 쌍극자의 축 위에서 멀리 떨어진 점에서 전기장($\vec{E}$)의 방향은 항상 쌍극자 모멘트 방향 $\vec{p}\,(\text{c}\cdot\text{m})$의 방향이다. 이것은 그림 (a)에서 점 P가 쌍극자 축의 위에 있든 혹은 아래에 있든지 동일하다.

(2) 전기쌍극자가 만드는 전위(Electric-Potential)

그림 (a)에서 P점에서 전위(스칼라량)를 구해보자. 점 P에서 거리 $r_{(+)}$에 있는 양전하는 전위 $V_{(+)}$를 만들고, 거리 $r_{(-)}$에 있는 음전하는 전위 $V_{(-)}$를 만든다.

$$\begin{aligned}V &= V_{(+)} + V_{(-)} \\ &= \frac{1}{4\pi\varepsilon_0}\left(\frac{q}{r_{(+)}} + \frac{-q}{r_{(-)}}\right) \\ &= \frac{q}{4\pi\varepsilon_0}\frac{r_{(-)} - r_{(+)}}{r_{(-)}r_{(+)}}\end{aligned}$$

자연 상태에서 대부분의 분자들의 쌍극자 크기는 매우 작다. 따라서 보통 쌍극자로부터 멀리 떨어진 점, 즉 $r \gg d$인 점에 대해서만 관심이 있다.

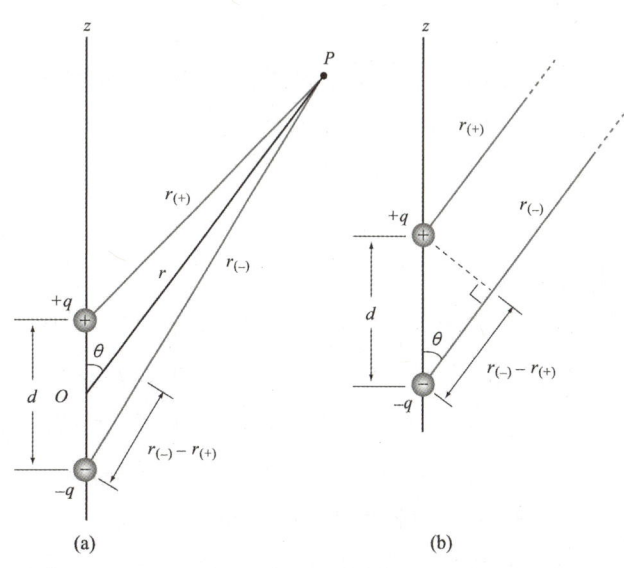

여기서 d는 쌍극자의 전하 사이의 거리이다. 이와 같은 상황에서 다음과 같이 어림할 수 있다.

$$r_{(-)} - r_{(+)} \approx d\cos\theta , \; r_{(-)}r_{(+)} = r^2$$

이 값들을 적용하면, $V = \dfrac{q}{4\pi\varepsilon_0} \dfrac{d\cos\theta}{r^2} = \dfrac{1}{4\pi\varepsilon_0} \dfrac{p\cos\theta}{r^2}$ 이 된다. ($\because p = qd$)

그림 (b)에서처럼 쌍극자의 축으로부터 각도 θ를 적용할 수 있다.

(3) 전기장안의 쌍극자 : 토크

그림 (a)에서 균일한 외부전기장 $\vec{E}$ 안에 전기쌍극자가 놓여 있다고 가정해보자. 전기쌍극자는 내부 정전기력에 의해서 강체구조를 갖는다고 가정한다. 전하의 부호는 반대이고 크기는 q이고, 거리는 d만큼 떨어져 있다. 이때 쌍극자모멘트 $\vec{p}$는 $\vec{E}$와 각도 θ를 이룬다.

쌍극자의 양 끝에 크기가 같은 정전기력 ($F = qE$)이 작용하며, 서로 반대방향이다. 즉, 전기장이 균일하기 때문에 쌍극자에 작용하는 알짜힘은 0이고 쌍극자의 질량중심은 움직이지 않는다. 그러나 이 힘은 쌍극자의 질량중심에 대해서 토크(돌림힘) $\vec{\tau}$를 일으킨다.

$$\begin{aligned}\tau &= F\dfrac{d}{2}\sin\theta + F\dfrac{d}{2}\sin\theta \\ &= Fd\sin\theta \\ &= qEd\sin\theta \\ &= (qd)E\sin\theta \\ &= pE\sin\theta \\ &= p \times E\end{aligned}$$

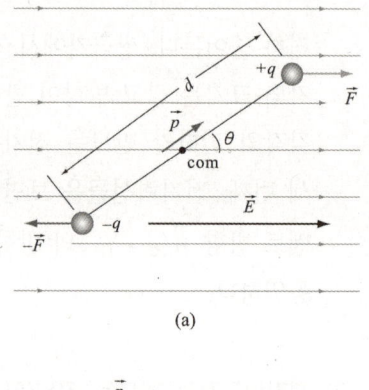

(a)

그림 (b)에서 $\vec{\tau} = \vec{p} \times \vec{E}$처럼 벡터로 표현했다. 방향은 시계방향으로 회전하고 이것을 $\otimes$으로 나타낸 것은 지면안쪽으로 들어가는 방향 즉, 엄지손가락 방향을 뜻한다.

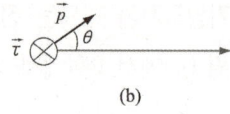

(b)

(4) 전기장안의 쌍극자: 전위에너지

전기쌍극자의 전위에너지는 전기장 안에서 전기쌍극자의 방향과 관계가 깊다. 쌍극자의 평형상태의 방향을 향할 때, 즉 쌍극자모멘트 $\vec{p}$가 전기장 $\vec{E}$와 같은 방향일 때, $\vec{\tau} = \vec{p} \times \vec{E} = 0$으로 쌍극자는 가장 낮은 전위에너지를 갖는다. 전기쌍극자가 다른 방향일 때는 더 큰 퍼텐셜에너지를 갖는다. 따라서 쌍극자는 평형위치에 있을 때 가장 낮은 중력 위치에너지를 갖는 진자와 같다. 쌍극자나 진자는 다른 방향으로 회전시키기 위해서는 외부에서 일을 해주어야 한다.

전위에너지에 대해서는 영점 전위에너지를 자유롭게 정의할 수 있다. 왜냐하면 전위에너지의 차이만이 물리적인 의미를 가지기 때문이다. 외부전기장 안에 있는 전기쌍극자의 전위에너지에 대한 표현식은 θ가 90°일 때 전위에너지가 0이 되도록 선택하면 가장 간단하다.

그러면 쌍극자가 90°로부터 다른 값 θ값으로 회전할 때 쌍극자에 작용하는 전기장이 한 일 W를 계산하면 (식 $\Delta U = -W$)에 의해서 θ의 다른 값에서의 쌍극자 전위에너지 U를 구할 수 있다.

$$U = -W = -\int_{90°}^{\theta} \tau d\theta = -\int_{90°}^{\theta} pE\sin\theta = -\vec{p} \cdot \vec{E}$$
$$= -pE\cos\theta$$

$\theta = 0°$일 때, 쌍극자모멘트 $\vec{p}$가 전기장 $\vec{E}$와 같은 방향으로 $(U = -pE)$가장 작다.

$\theta = 180°$일 때, 쌍극자모멘트 $\vec{p}$가 전기장 $\vec{E}$와 반대 방향으로 $(U = +pE)$가장 크다.

[요약정리]

각도(θ)	$\tau = pE\sin\theta$	$U = pE\cos\theta$
0°	0	$-pE$ ⟨최소⟩
90°	pE ⟨최대⟩	0
180°	0	$+pE$ ⟨최대⟩

[참고]
전기장 안에서 전기쌍극자의 회전을 물리진자처럼 생각을 할 수 있다.

$$\tau = pE\sin\theta = I\alpha$$
$$T = 2\pi\sqrt{\frac{I <질량>}{pE <상수>}}$$

이렇게 유도할 수 있다.

연습문제 전기쌍극자, 전위

그림 (가)는 전기쌍극자를 나타낸 것이다. 여기에서 전기쌍극자 중심으로부터의 거리가 r이고 전기쌍극자 방향과의 각이 θ인 곳에서의 전위 $V(r, \theta)$는 r이 전기쌍극자의 크기에 비하여 매우 클 때, r^2에 반비례하고 $\cos\theta$에 비례한다. 그림 (나)는 평면에 있는 동일한 전기쌍극자들이 같은 간격으로 배열되어 있는 것을 나타낸 것이다. 이 때 전기쌍극자의 중심은 원 둘레 위에 있다.

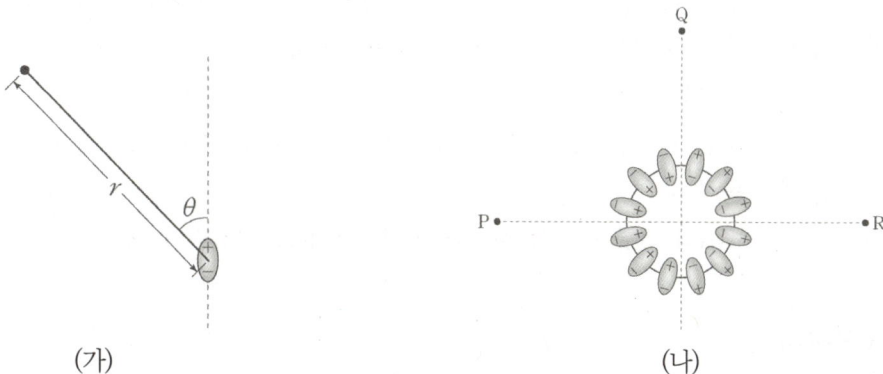

(가)   (나)

원의 중심으로부터 같은 거리에 있는 세 점 P, Q, R 중에서 전위가 높은 곳부터 낮은 곳으로 순서대로 바르게 나열한 것은? (단, 그림 (나)에서 두 점선은 서로 수직이며 원의 중심을 지난다.)

① P, Q, R   ② Q, P, R   ③ Q, R, P   ④ R, P, Q   ⑤ R, Q, P

대학심화 5
인덕턴스 (자체유도 계수, 상호유도 계수)

[1] 자체유도 (Self Induction)

(1) 자체유도

코일에 전류를 흐르게 하면 코일에 흐르는 전류에 의해 코일 주변에 자기장이 형성이 된다. 이 형성된 자기장은 결국 코일을 통과하는 자속의 변화를 만들어내고 이에 의해 자속의 변화를 방해하는 방향으로 코일에 유도전류가 형성이 된다. 이를 자체유도라고 한다. 자신에 흐르는 전류에 의해 자신에 유도 전류가 형성이 되기 때문에 자체유도라는 말은 적절하다.

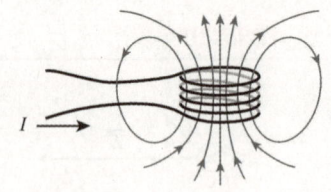

- **자체 유도 기전력 (역 기전력)**: 그림에서 스위치를 닫아(스위치 on) 회로에 전류가 흐르게 하면 코일에는 전류의 변화를 방해하는 반대 방향의 유도 기전력이 형성이 된다. 즉, 전류가 증가하고 있으므로 건전지와는 반대방향으로 기전력의 방향이 형성된다. 충분한 시간이 지난 후에는 전류의 변화가 없기 때문에 유도기전력은 없다. 이 때 스위치를 열게(스위치 off) 되면 코일에 흐르는 전류가 감소하게 되므로 이를 방해하는 유도 기전력(건

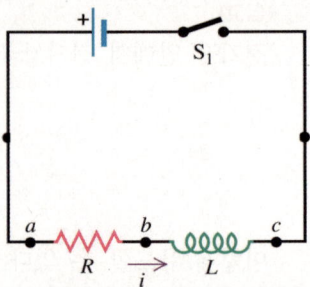

전지 전압의 방향과 동일한 방향, 그래서 역 기전력 이라고도 함)이 형성이 되어 회로에 흐르는 전류가 바로 '0'이 되지 않고 천천히 감소하게 된다. 유도 기전력 ε의 크기는 다음처럼 시간에 따른 전류의 변화에 비례한다.

$$\varepsilon = -L \frac{\Delta I}{\Delta t}$$

⇒ 자체 유도 현상이 일어날 때 유도되는 기전력은 전자기 유도 법칙에 따라 전류의 시간적 변화율에 비례하고 변화를 방해하는 쪽으로 생기므로 시간 Δt동안 전류가 ΔI만큼 변한다면 유도 기전력(역 기전력) ε는 위와 같은 공식을 따른다.

⇒ 자체 유도 계수(Self inductance, L) : 비례 상수 L을 코일의 자체 유도 계수 또는 인덕턴스라고 하며, 단위는 H(헨리)를 쓴다.

* 1H: 1초 동안 1A의 전류가 변할 때 회로에 1V의 유도 기전력이 생기는 것

(2) 자체유도계수(L)

일정한 공간에 원하는 자기장을 만들기 위해 흔히 사용하는 장치를 인덕터(inductor, 기호 ⎋⎋⎋⎋)라고 한다. 그 중에서도 솔레노이드를 많이 사용한다.

① 자체유도계수의 정의: 인덕터의 코일에 전류 I가 흐르게 하면 이 코일에 흐르는 전류에 의해 자속 (Φ)가 생기고 이때 코일들은 공유하고 있는 자기선속에 의해 서로 연결되어 있다.

$$\varepsilon = -N\frac{\Delta\Phi}{\Delta t} = -L\frac{\Delta I}{\Delta t} \Rightarrow \therefore L \equiv \frac{N\Phi}{I}(N : \text{감은 수})$$

코일의 감은 수, 길이, 단면적 및 코일 속의 물질 등에 의해 정해진다.

② 예 (참고사항으로 전공심화 내용입니다.)

솔레노이드에서의 자체유도계수 계산	토로이드에서의 자체유도계수 계산
① 코일 속의 자기장: $B = \mu_0 nI$ ② 코일을 통과하는 자속: $N\Phi = (nl)(BA) = \mu_0 n^2 AlI$ ③ 자체유도계수: $L = \frac{N\Phi}{I} = \mu_0 n^2 Al = \frac{\mu_0 N^2 A}{l}$ * 자체유도계수는 코일의 감은수의 제곱에 비례	① 토로이드 단면(코일) 속의 자기장: $B = \mu_0 \frac{N}{2\pi r}I$ [토로이드 단면에서 이 값으로 일정하다고 가정] ② 코일을 통과하는 자속: $N\Phi = NBA = \mu_0 \frac{N^2}{2\pi r}IA$ ③ 자체유도계수: $L = \frac{N\Phi}{I} = \mu_0 \frac{N^2 A}{2\pi r}$

(3) 코일에 저장이 되는 에너지

① 코일에 저장이 되는 에너지의 총량: 자기 에너지

$$U_B = \int_0^q L\frac{di}{dt}dq = \int_0^t L\frac{di}{dt}idt = \int_0^I Li\,di = \frac{1}{2}LI^2$$

* 전류 i가 흐르는 코일(L)에 저장된 에너지다.

코일에 저장된 **자기(장) 에너지**: 자체 유도 계수가 L인 코일에 전류가 흐를 때 코일에 저장되는 자기장 에너지는 $U = \frac{1}{2}LI^2$이다. 축전기에 저장된 **전기(장) 에너지**는 $U = \frac{1}{2}CV^2 = \frac{q^2}{2C}$ 이다.

(변수, i^2은 q^2에 대응하고, 상수 L은 $1/C$에 대응한다.)

② 자기장에 의한 에너지 밀도

코일(솔레노이드)에서의 결과로 유도해보자.

$u_B \equiv \dfrac{U_B}{V_{부피}}$ 이고, $U_B = \dfrac{1}{2}LI^2$, $B = \mu_0 nI$, $L = \dfrac{N\Phi}{I}$를 이용하면

$$u_B \equiv \frac{U_B}{V_{부피}} = \frac{1}{2}\frac{LI^2}{Al} = \frac{1}{2}\frac{N\Phi I}{Al} = \frac{1}{2}\frac{NBAI}{Al} = \frac{1}{2}\frac{N}{l}IB = \frac{1}{2\mu_0}B^2$$

$$\therefore u_B = \frac{1}{2\mu_0}B^2$$

[참고] 전기장에 의한 에너지 밀도

$$u_E = \frac{U}{Ad} = \frac{\frac{1}{2}CV^2}{Sd} = \frac{\frac{1}{2}(\varepsilon_0 \frac{S}{d})(Ed)^2}{Sd} = \frac{\varepsilon_0 E^2 d^2}{2d^2} = \frac{1}{2}\varepsilon_0 E^2$$

[2] 상호유도 (Mutual Induction)

(1) 상호유도

1차 코일(코일1, Coil 1)에 흐르는 전류가 흐르기 시작하거나, 전류의 세기를 변화시키면 코일을 지나는 자속의 변화($\Delta \Phi_B$)에 의해 1차 코일에는 자체 유도 기전력이 생긴다. 그러나 이 자속의 변화를 그대로 2차 코일(코일2, Coil 2)에도 지나가므로 2차 코일에도 전자기 유도에 의해 유도 전류가 흐르게 된다. 이와 같이 도선과 자기장의 상대적인 운동이 없어도 두 개의 코일을 가까이 놓고 한쪽 코일의 전류의 세기를 변화시키면 다른 코일에도 유도 기전력이 생긴다. 이러한 현상을 상호유도(Mutual induction)라고 한다.

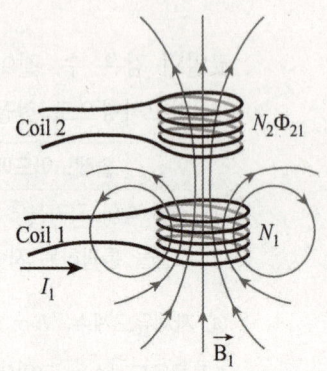

- 상호 유도 기전력: (*위의 그림을 참고하세요.) 상호 유도에 의해 2차 코일에서 생기는 유도 기전력의 크기는 1차 코일에 흐르는 전류의 시간적 변화율에 비례한다. 즉 2차 코일에 유도되는 기전력 ε_2는 다음과 같다. (여기서 1차 코일에 전류의 세기가 Δt 동안 ΔI_1만큼 변할 때 2차 코일에 생기는 유도 기전력을 ε_2라고 정의 한다.)

$$\varepsilon_2 = -N_2 \frac{\Delta \Phi_2}{\Delta t} = -M \frac{\Delta I_1}{\Delta t}$$

- 상호 유도 계수(M): 상호유도계수(M)도 자체유도계수(L)와 같이 단위는 H(헨리)이다. 상호 유도 계수는 코일의 모양, 감은 수, 코일 속의 물질 등에 의해 결정된다.

(2) 상호유도 전압

① 한 코일에 흐르는 전류의 변화 ⇒ 다른 코일을 통과하는 자속의 변화 ⇒ 다른 코일에 유도 기전력 형성 ⇒ 다른 코일에 유도 전류가 흐름.

② 1번 코일에 흐르는 전류 변화에 의한 2번 코일의 유도 기전력과 2번 코일에 흐르는 전류의 변화에 의한 1번 코일의 유도 기전력 동일(단, 전류의 변화가 동일할 때)하다. ⇒ 상호 유도 계수의 대칭성

$$\varepsilon_2 = \varepsilon_1 \Rightarrow M = M_{21} = M_{12}$$

[참고] 유도 과정

$\varepsilon_2 = -M_{21} \frac{\Delta I_1}{\Delta t}$ (M_{21}: 코일 1에 대한 코일 2의 상호 유도계수)

$\varepsilon_1 = -M_{12} \frac{\Delta I_2}{\Delta t}$ (M_{12}: 코일 2에 대한 코일 1의 상호 유도계수)

$\varepsilon_2 = -N_2 \frac{\Delta \Phi_2}{\Delta t} = -M_{21} \frac{\Delta I_1}{\Delta t}$ (M_{21}: 코일 1에 대한 코일 2의 상호 유도계수)

$\varepsilon_1 = -N_1 \frac{\Delta \Phi_1}{\Delta t} = -M_{12} \frac{\Delta I_2}{\Delta t}$ (M_{12}: 코일 2에 대한 코일 1의 상호 유도계수)

(3) 상호유도계수(mutual inductance, 상호 인덕턴스)

① 정의: 패러데이 법칙에 의해 유도 기전력은 $\varepsilon_2 = -N_2 \dfrac{\Delta \Phi_2}{\Delta t}$ 으로 계산할 수 있는데, 이는 곧, 앞서 정의한 상호유도계수를 이용하여 $\varepsilon_2 = -M_{21} \dfrac{\Delta I_1}{\Delta t}$ 으로도 계산할 수 있다.

즉, 두 값이 같으므로 상호유도계수 $M_{21} \equiv \dfrac{N\Phi_2}{I_1}$

$$[1 \text{ Henry} = 1\text{H} = 1 \text{ T} \cdot \text{m}^2/\text{A}]$$

② 솔레노이드 사이의 상호유도 계수

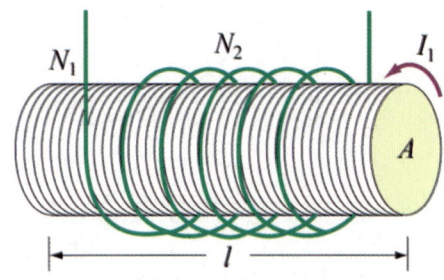

㉠ 솔레노이드 1에 의한 2에서의 자기장

$$B_1 = \mu_0 n I_1 = \dfrac{\mu_0 N_1 I_1}{l}$$

㉡ 솔레노이드 1에 의한 2에서의 자속

$$\Phi_{21} = \Phi_{B1} = \dfrac{\mu_0 N_1 i_1}{l} A$$

㉢ 솔레노이드 1과 2 사이의 상호유도계수

$$M = \dfrac{N_2 \Phi_{21}}{I_1} = \dfrac{N_2}{I_1} \dfrac{\mu_0 N_1 I_1}{l} A = \dfrac{\mu_0 A N_1 N_2}{l}$$

* l은 1차 코일이 감긴 영역의 길이

그리고 자체유도 계수와 상호유도 계수의 관계

$$L_1 = \dfrac{N_1 \Phi}{I_1} = \dfrac{\mu_0 N_1^2 A}{l}$$

$$L_2 = \dfrac{N_2 \Phi}{I_2} = \dfrac{\mu_0 N_2^2 A}{l}$$

그래서 $M = \sqrt{L_1 L_2}$ 이다

PHYSICSTORY |필수|이론|

대학심화 6

반도체(Semiconductor): 밴드모형, p-n 접합 다이오드

[1] 에너지 띠(Energy band)

① 비저항($R = \rho \frac{l}{S}$) 과 온도와의 관계

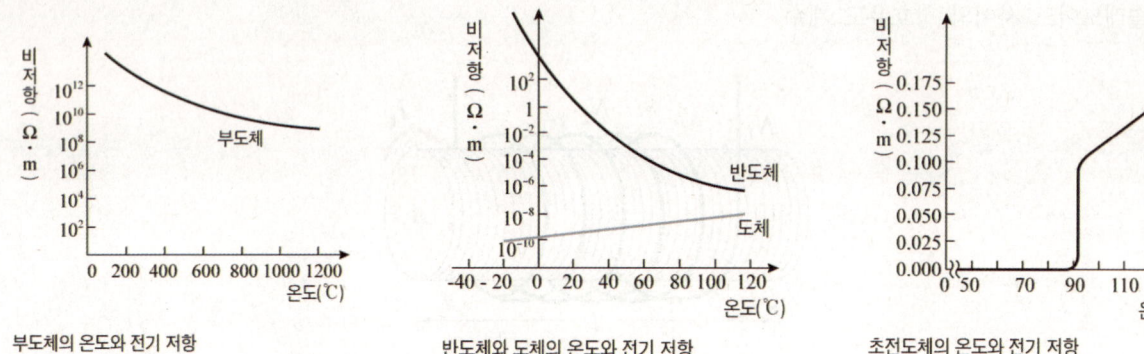

부도체의 온도와 전기 저항 　　반도체와 도체의 온도와 전기 저항 　　초전도체의 온도와 전기 저항

② 에너지 준위와 빛의 방출

※ 양자수: 보어의 양자 조건에 따르면 원자 내의 전자가 특정한 조건을 만족하는 궤도에서만 회전할 수 있고, 전자가 이 궤도를 따라 운동할 때에는 전자기파를 방출하지 않는다.

※ 에너지 양자화: 전자가 특정 궤도에서만 존재하기 때문에 전자는 이에 따른 특정 에너지 값만을 갖게 된다. 이것을 에너지 양자화라고 한다. (즉, 불연속적인 값을 양자라고 한다.)

※ 전자의 전이: 물질을 구성하는 원자가 에너지를 흡수하거나 방출하면 원자핵 주위를 운동하고 있는 전자의 에너지 준위가 바뀌는 현상을 전이라고 한다.

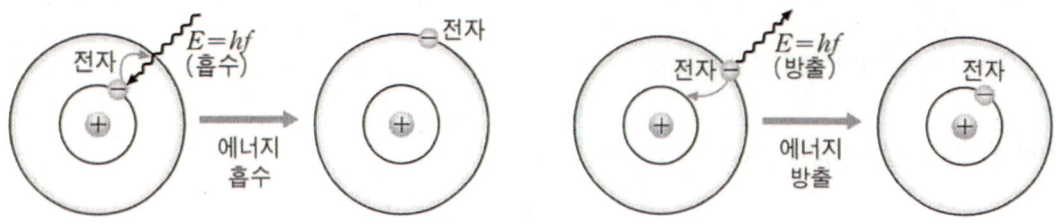

③ 고체의 에너지띠

※ 에너지띠: 고체를 구성하는 원자의 에너지 준위는 영향을 주는 원자의 수만큼 미세하게 변한다. 따라서 고체의 에너지 준위의 구조는 차이가 미세하여 연속적으로 볼 수 있는 에너지 준위가 존재하는 영역으로 구성된 에너지띠를 이룬다.

※ 허용된 띠: 고체 내의 전자들이 존재할 수 있는 에너지띠를 허용된 띠라고 한다.

※ 띠틈: 허용된 띠 사이에 전자가 존재할 수 없는 에너지 영역을 띠틈이라고 하며, 고체의 전기 전도성은 띠틈에 의하여 결정된다.

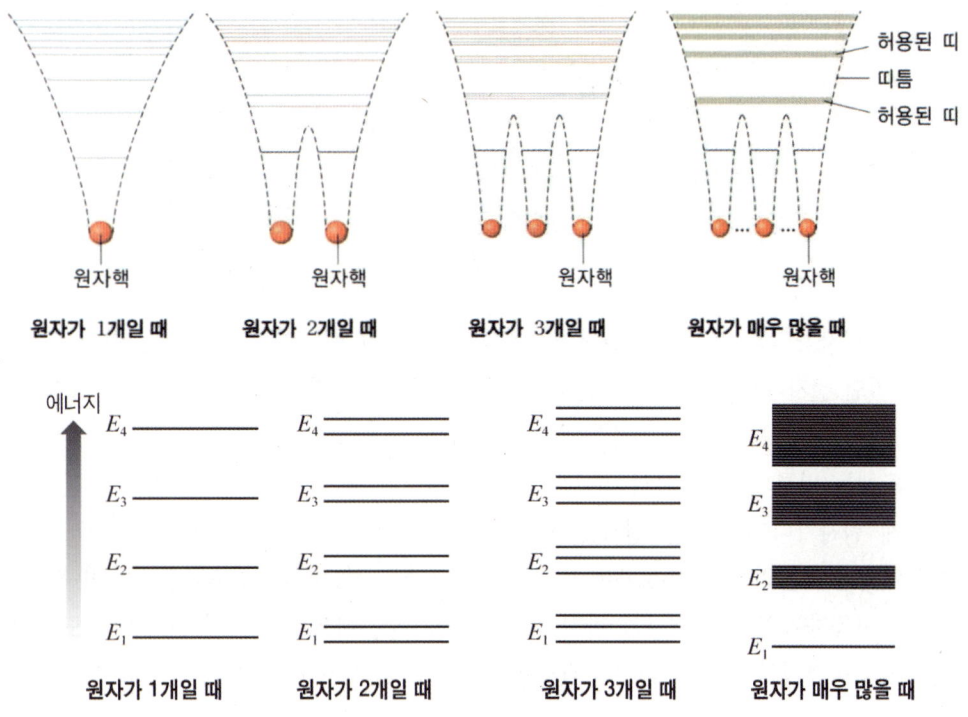

④ 에너지띠(Energy level diagram)
   ※ 전도띠: 원자가띠 위의 허용된 띠를 말한다.
   ※ 원자기띠: 온도가 0K 일 때 원자 내부의 전자들은 허용된 띠의 에너지가 낮은 상태에서 시작하여 점점 에너지가 높은 상태로 채워나간다. 원자의 가장 바깥쪽에 있는 전자가 차지하는 에너지띠를 원자가 띠라고 한다

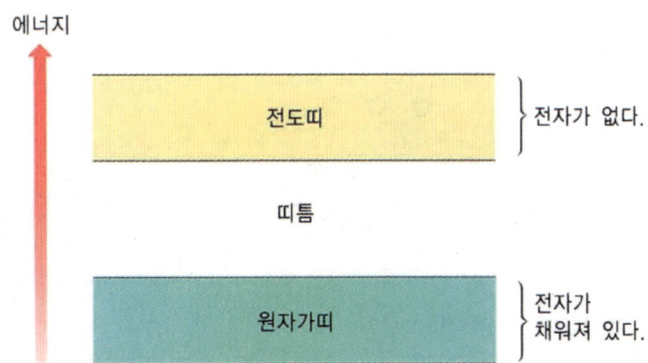

PHYSICSTORY |필수이론|

⑤ 고체의 전도성

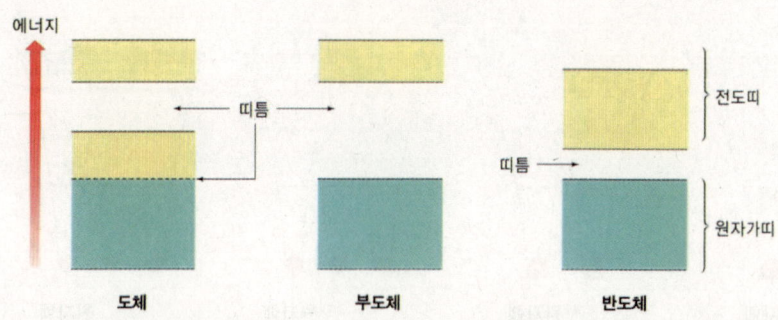

※ 도체: 도체는 원자가띠와 전도띠가 겹쳐 있는 모습이다. 이 때문에 도체에서는 약간의 에너지만으로도 원자가띠에 있던 전자가 전도띠로 전이할 수 있어 원자 사이를 자유롭게 이동하며 전류를 잘 흐르게 하는 것이다.

※ 부도체: 부도체는 띠틈의 폭이 커서 적은 양의 에너지로는 원자가띠에 있는 전자가 전도띠로 이동할 수 없다. 이렇게 원자가띠에만 있는 전자는 자유롭게 이동할 수 없으므로 전류가 거의 흐르지 못한다.

※ 반도체: 반도체는 띠틈의 폭이 부도체에 비해 작다. 따라서 적당한 에너지를 흡수하면 전자가 원자가띠에서 전도띠로 이동하여 전류를 흐르게 한다. 일반적으로 상온에서는 일부의 전자가 전도띠에 분포하여 도체와 부도체의 중간적인 성향을 띠지만 $0K$에서는 모든 전자가 원자가 띠에만 분포하여 부도체와 같은 상태가 된다.

예제 1

그림은 고체의 에너지띠 구조를 모식적으로 나타낸 것이다.

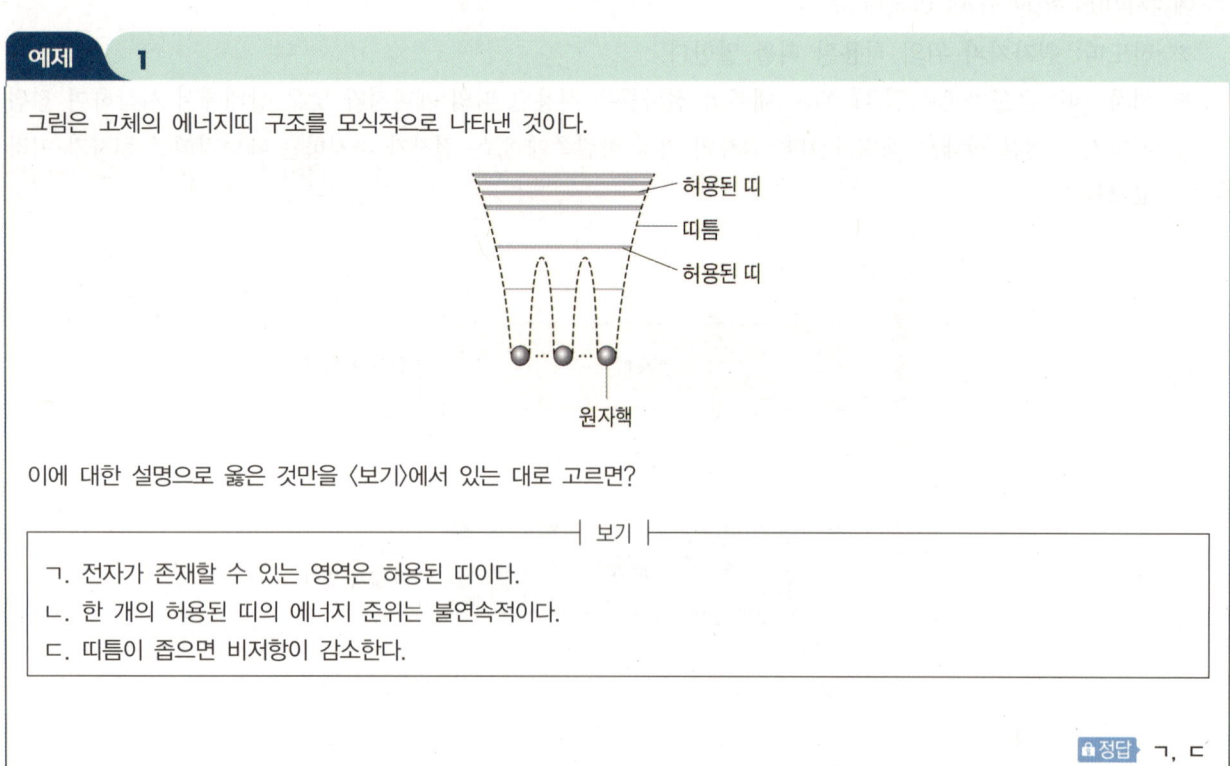

이에 대한 설명으로 옳은 것만을 〈보기〉에서 있는 대로 고르면?

| 보기 |

ㄱ. 전자가 존재할 수 있는 영역은 허용된 띠이다.
ㄴ. 한 개의 허용된 띠의 에너지 준위는 불연속적이다.
ㄷ. 띠틈이 좁으면 비저항이 감소한다.

🔒정답 ㄱ, ㄷ

예제 2

그림은 고체의 에너지띠를 모식적으로 나타낸 것이다. (가), (나), (다)의 명칭을 옳게 짝지은 것은?

	(가)	(나)	(다)
①	전도띠	띠틈	전도띠
②	전도띠	띠틈	원자가띠
③	원자가띠	띠틈	전도띠
④	원자가띠	띠틈	원자가띠
⑤	띠틈	전도띠	원자가띠

정답 ②

예제 3

그림 (가), (나), (다)는 비저항에 따라 구분한 고체의 에너지띠의 구조를 나타낸 것이다. (가), (나), (다)의 종류를 옳게 짝지은 것은?

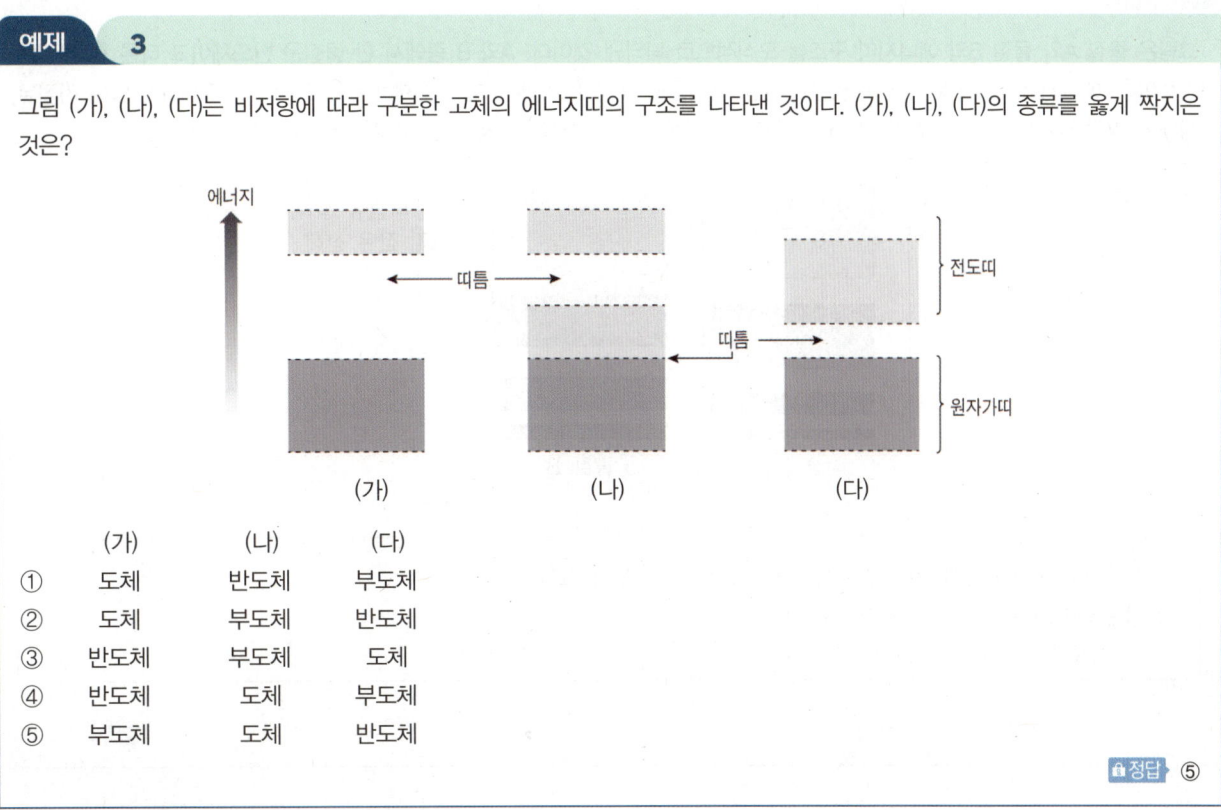

	(가)	(나)	(다)
①	도체	반도체	부도체
②	도체	부도체	반도체
③	반도체	부도체	도체
④	반도체	도체	부도체
⑤	부도체	도체	반도체

정답 ⑤

예제 4

그림은 반도체의 에너지띠의 구조를 모식적으로 나타낸 것이다. 이에 대한 설명으로 옳은 것만을 〈보기〉에서 있는 대로 고른 것은?

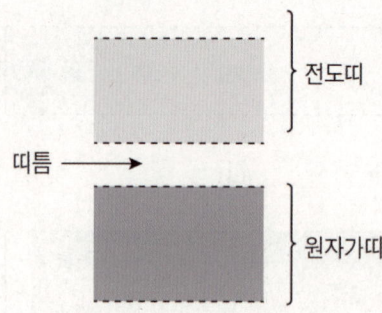

보기
ㄱ. 띠 틈의 폭이 부도체보다 크다.
ㄴ. 상온에서 전도띠에 전자가 존재한다.
ㄷ. 0K일 때 전도띠에 존재하는 전자가 증가하므로 도체로 취급한다.

정답 ㄴ

예제 5

그림은 물질 A와 물질 B의 에너지띠 구조를 모식적으로 나타낸 것이다. A와 B 중에서 한 물질은 반도체이고 다른 한 물질은 금속이다. 에너지띠의 어두운 부분과 밝은 부분은 절대온도 $T=0$ K일 때 전자가 존재하는 점유 상태와 존재하지 않는 비점유 상태를 각각 나타낸다. 물질 A, B에 대한 설명으로 옳은 것만을 〈보기〉에서 있는 대로 고른 것은?

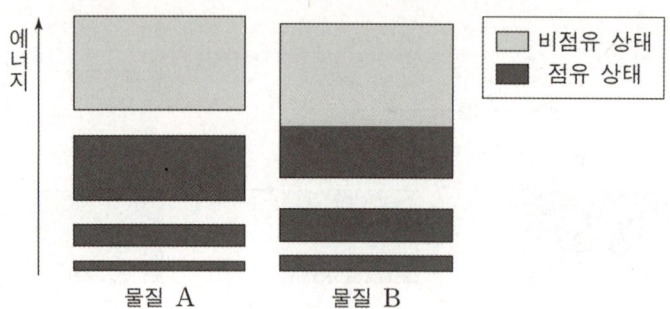

보기
ㄱ. 상온에서 전기 전도에 기여하는 전자의 밀도는 A가 B보다 크다.
ㄴ. 상온에서 비저항은 A가 B보다 크다.
ㄷ. A가 반도체이고 B가 금속이다.

정답 ㄴ, ㄷ

예제 6

그림은 반도체 A와 반도체 B의 에너지띠 구조를 모식적으로 나타낸 것이다. A와 B 중에서 한 반도체는 순수한 실리콘(Si)이고 다른 한 반도체는 실리콘에 알루미늄(Al)이 첨가된 반도체이다. 에너지띠 구조의 밝은 띠와 어두운 띠는 각각 전도띠와 원자가띠를, 점선은 받개 준위(acceptor level)를 나타낸다. 이에 대한 설명으로 옳은 것만을 〈보기〉에서 있는 대로 고른 것은?

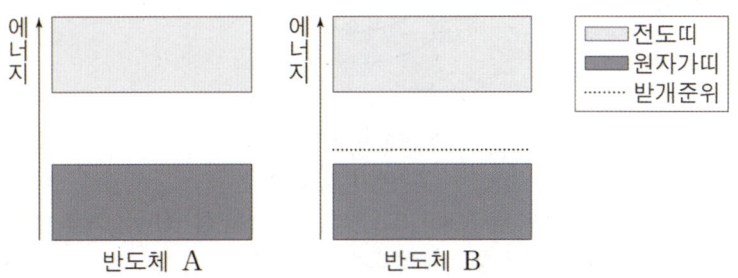

| 보기 |

ㄱ. 상온에서 전기 전도도는 A가 B보다 크다.
ㄴ. A는 순수한 실리콘이다.
ㄷ. B는 n형 반도체이다.

정답 ㄴ

예제 7

그림 (가), (나), (다)는 순수한 실리콘 결정, 순수한 실리콘에 불순물을 첨가한 P형과 n형 반도체의 에너지띠 구조를 순서 없이 나타낸 것이다. 이에 대한 설명으로 옳은 것만을 〈보기〉에서 있는 대로 고른 것은?

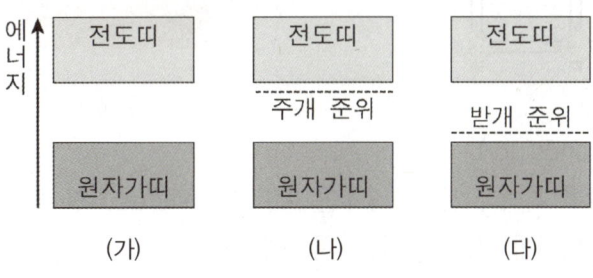

| 보기 |

ㄱ. 상온에서 전기 전도도는 (가)가 (나)보다 크다.
ㄴ. (나)에서 주된 전하 운반자는 전자이다.
ㄷ. (다)는 순수한 실리콘에 원자가 전자가 5개인 원소를 첨가한 것이다.

정답 ㄴ

PHYSICSTORY |필수이론|

[2] 반도체의 특성

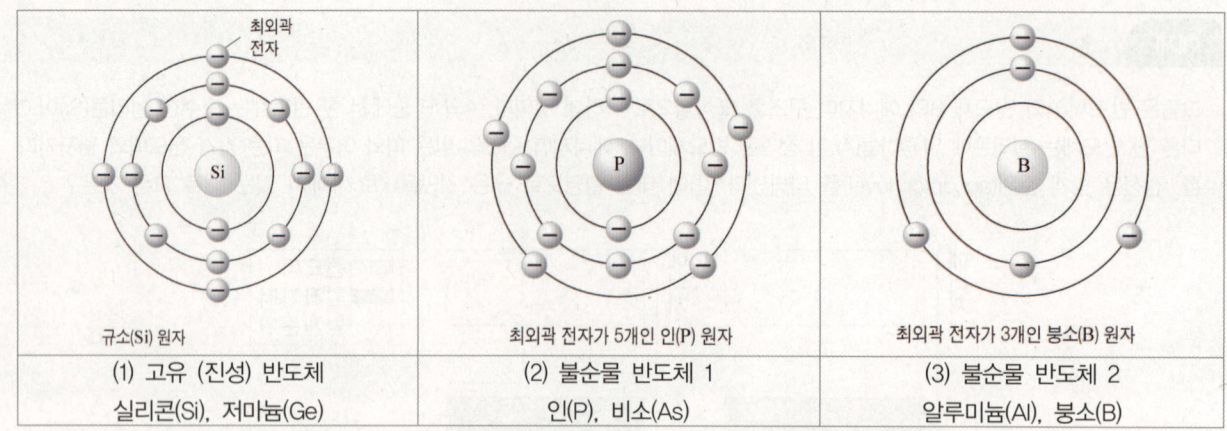

※ 도핑: 고유 반도체에 불순물을 첨가하는 과정을 도핑이라고 한다. 불순물을 첨가한 반도체를 불순물 반도체 또는 비고유 반도체라고 하며, 불순물의 종류에 따라 n형 반도체, p형 반도체로 구분한다.

① 고유 반도체(intrinsic semiconductor, 순수한 반도체)

순수한 반도체라고 할 수 있으며, 전류가 흐르는 정도가 도체와 절연체의 중간 정도인 물질을 반도체 또는 순수한 반도체라고 한다. 원자가 전자가 4개인 실리콘(Si)과 같은 반도체는 원자가 전자가 일정한 영역에 있으면서 이웃한 원자를 결합하는 역할을 하고, 열에너지에 의하여 전도띠로 전이되는 전자의 수가 매우 적어 전기를 잘 전달할 수 없다. 순수한 반도체의 순도는 매우 높아 불순물 원자는 10^{12}개의 1개 정도이다.

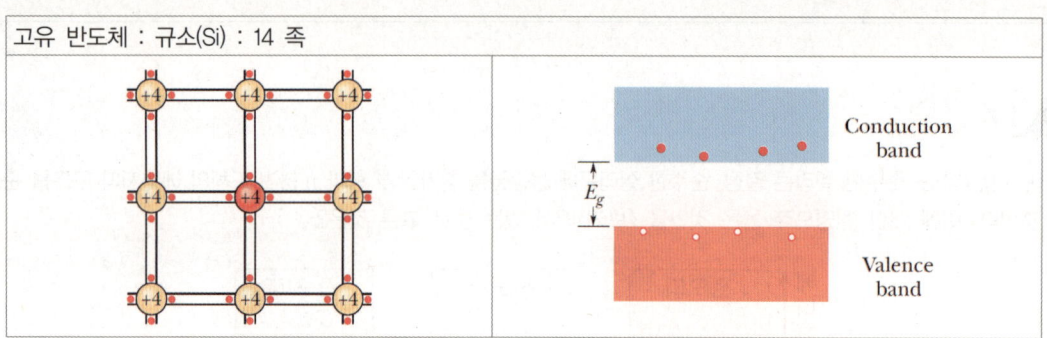

② n형 반도체(n-type semiconductor)

고유 반도체에 인(P)와 같이 최외각 전자가 5개인 도펀트(불순물)로 n형 도핑을 하면 전류를 흐르게 하는 전도 전자가 만들어진다. 이러한 반도체를 n형 반도체라고 한다.

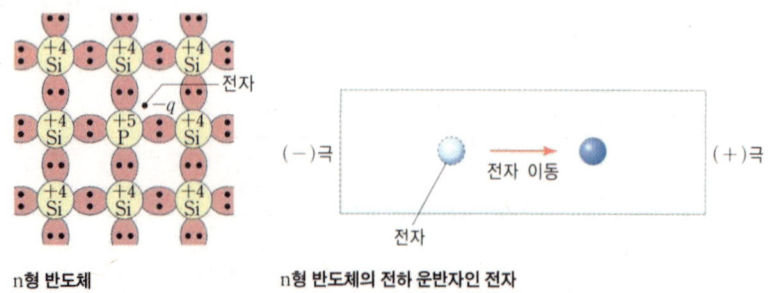

n형 반도체   n형 반도체의 전하 운반자인 전자

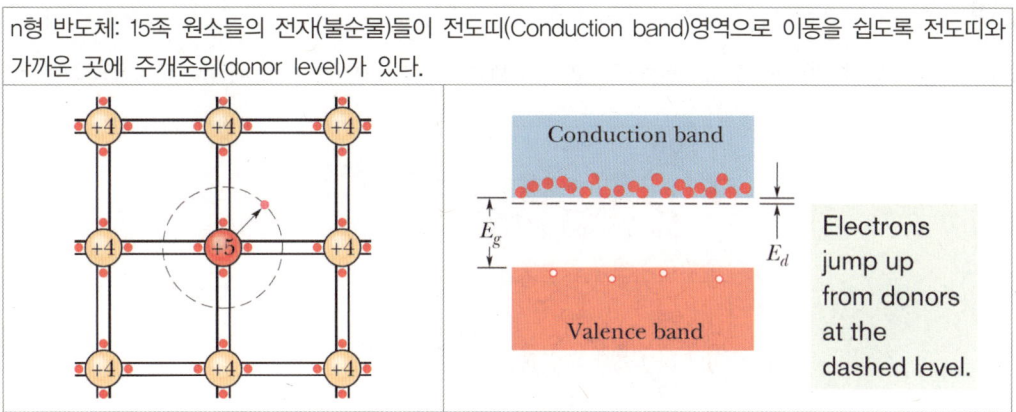

③ p형 반도체(p-type semiconductor)

고유 반도체에 붕소(B)와 같이 최외각 전자가 3개인 도펀트(불순물)로 p형 도핑을 하면 전류를 흐르게 하는 정공이 만들어진다. 이러한 반도체를 p형 반도체라고 한다.

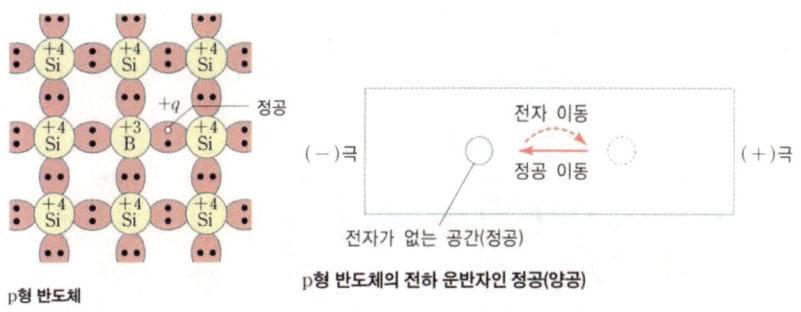

p형 반도체의 전하 운반자인 정공(양공)

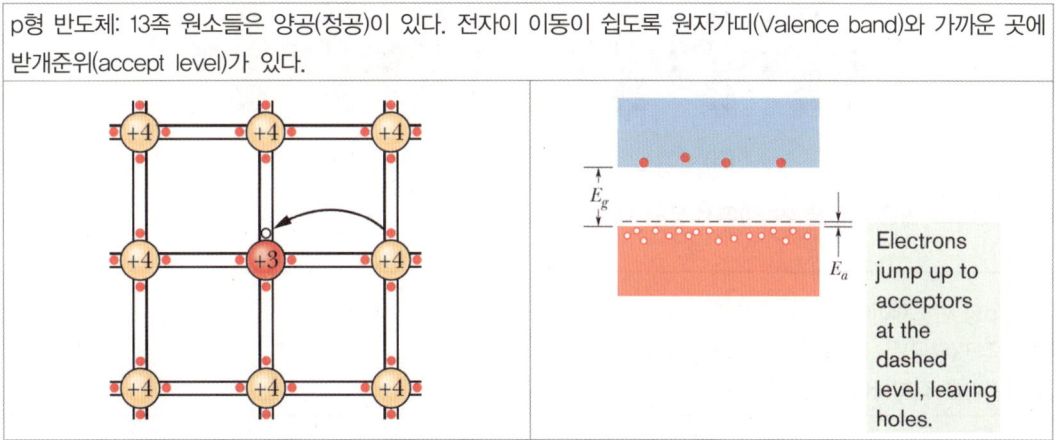

※ 정공(양공, electron hole): 전자가 들어갈 수 있는 자리에 전자가 없을 경우, 해당 자리를 정공이라고 한다. 정공에는 전자가 들어갈 수 있기 때문에 전자가 정공으로 이동할 때 마치 정공이 전자의 반대 방향으로 이동하는 것과 같게 된다. 이에 정공의 이동 방향은 전류의 방향과 같고, 정공을 (+) 전하 운반자로 이해할 수 있다.

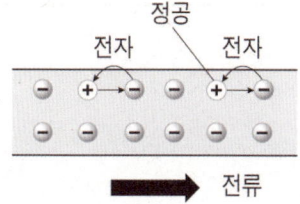

PHYSICSTORY |필수이론|

예제 8

그림은 순수한 실리콘(Si)에 비소(As)를 불순물로 첨가한 반도체의 원소와 원자가전자의 배열을 모식적으로 나타낸 것이다.

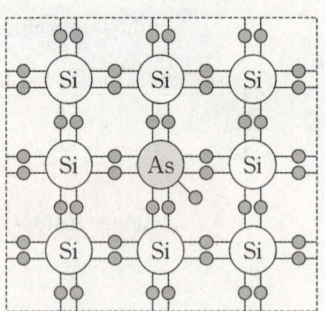

이 반도체의 종류와 비소의 원자가전자의 개수는 어떻게 되는가?

　　종류　　　원자가전자의 개수

🔒정답　반도체의 종류: n형, 원자가전자 개수: 5

예제 9

그림 (가), (나)는 각각 불순물 반도체의 구조를 모식적으로 나타낸 것이다.

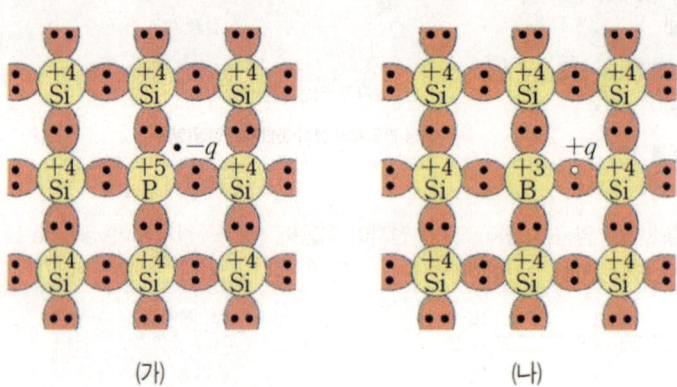

이에 대한 설명으로 옳은 것만을 〈보기〉에서 있는 대로 고른 것은?

― 보기 ―
ㄱ. (가)는 p형 반도체이다.
ㄴ. (나)의 정공(양공)은 전기장의 방향으로 이동한다.
ㄷ. (가)와 (나)를 접합하여 정류 작용을 하는 소자를 만들 수 있다.

🔒정답　ㄴ, ㄷ

[3] 다이오드(diode)

※ p – n 접합 다이오드 : p – n 접합은 한쪽은 p형 반도체가 되게 하고, 다른 쪽은 n형 반도체가 되도록 도핑 한 것이다. p형 반도체와 n형 반도체를 접촉시킨 뒤 양 끝에 전극을 붙인 것을 p-n 접합 다이오드라고 한다.

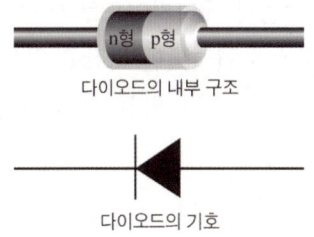

다이오드의 내부 구조

다이오드의 기호

① 순방향 전압(forward voltage)

p-n 접합 다이오드의 p형 반도체 쪽에 (+)극을 연결하고, n형 반도체 쪽에 (-)극을 연결하면, 다음 그림과 같이 다이오드의 가운데에 정공과 전자가 같이 있을 수 있는 영역이 생긴다. 이때 p형 반도체의 정공으로 전자가 이동하게 되는데, 이를 통해 전류가 흐르게 된다. 이러한 연결을 순방향 전압이라고 한다.

② 역방향 전압(reverse voltage)

반대로 p형 반도체 쪽에 (-)극을 연결하고, n형 반도체 쪽에 (+)극을 연결하면, 다음 그림과 같이 정공과 전자가 양 끝으로 멀어지게 된다. 이때 p형 반도체와 n형 반도체의 접합 부위에는 정공과 자유 전자가 없어 정공으로 자유 전자가 이동하지 못해 전류가 흐르지 못한다. 이러한 연결을 역방향 전압이라고 한다.

③ 정류작용(Rectification)

다이오드에 순방향 전압이 연결되면 전류가 흐르고 역방향 전압이 연결되면 전류가 흐르지 않는다. 이러한 성질을 이용하여 교류를 직류로 바꾸는 기능을 다이오드의 정류 작용이라고 한다. 다이오드를 연결하는 방법에 따라 교류의 반이나 전부를 정류할 수 있다.

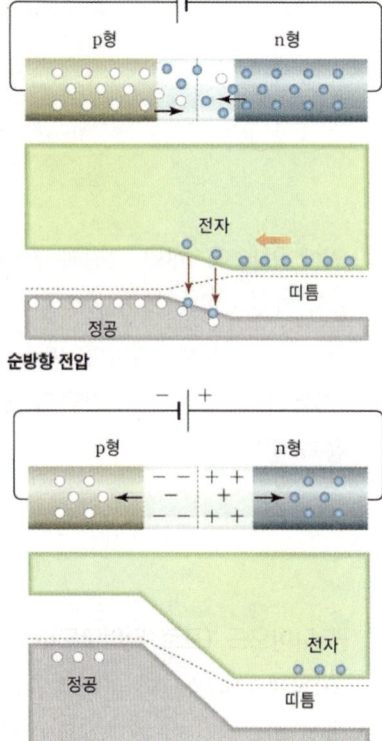

순방향 전압

역방향 전압

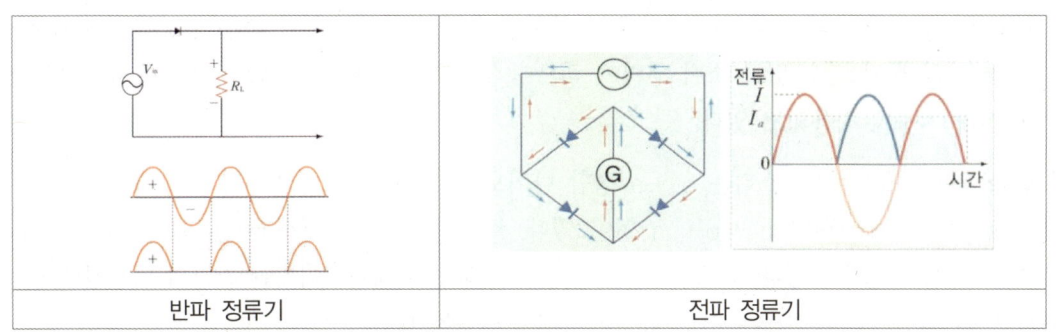

반파 정류기 | 전파 정류기

④ 발광 다이오드(LED)

빛을 방출하는 다이오드를 발광 다이오드(LED, Light Emitting Diode)라고 한다. 발광 다이오드는 p - n 접합 반도체의 전자가 정공으로 이동할 때 에너지 차가 가시광선의 에너지와 유사한 경우 다이오드이다. 전자의 전이가 곧 가시광선의 에너지이므로 에너지 효율이 높으며 수명이 길고 작고 가볍다. 그러나 (+)극과 (-)극이 맞지 않은 상태에서 연결되면 고장을 일으키기 쉬워 전극에 유의하여 사용해야 한다. 최근에 이 LED를 이용한 조명 장치뿐만 아니라 영상 장치에도 많이 사용되고 있다.

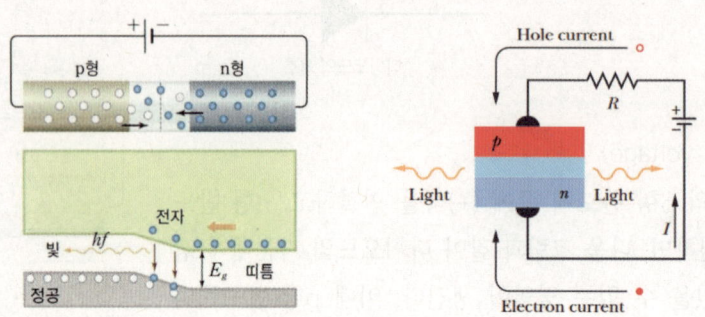

위에 있는 두 개의 그림과 같이 p-n 접합 다이오드(반도체)에 순방향 전압을 걸면 전류가 흐른다. 전류는 n형 반도체의 전자가 p형 반도체의 정공으로 이동하며 흐른다. 이때 자유 전자의 위치는 전도띠이고, 정공의 위치는 원자가띠이다. 따라서 자유 전자가 전이할 때 에너지 준위의 차이가 생기고 에너지 준위의 차이(띠틈의 에너지 차이) 만큼의 에너지는 전자기파인 빛의 형태로 방출된다. 이때 이 전자기파의 진동수는 다음과 같다.

$$f = \frac{E_g}{h} \ (f : \text{빛의 진동수}, \ h : \text{플랑크 상수}, \ E_g : \text{파동 에너지 차})$$

⑤ 광 다이오드 (포토 다이오드)

④ 발광 다이오드와 반대로 p - n 접합에 빛을 비추면 전류가 발생하는 소자를 광 다이오드 (Photo Diode)라고 한다. TV의 리모컨은 발광 다이오드로 적외선을 방출하고 TV의 수신부는 광 다이오드로 적외선을 검출하여 전류를 만들어 그 신호로 TV를 조작할 수 있다.

⑥ 트랜지스터(transistor)

※ **트랜지스터**: 트랜지스터는 3극 진공관과 같이 증폭 작용과 스위치 역할을 하는 반도체 소자이다. 트랜지스터는 매우 작게 만들 수 있고 소비 전력이 작으며 열이 거의 발생하지 않아 주변에서 볼 수 있는 거의 모든 전기 기구에 사용되고 있다.

※ **트랜지스터의 구조**: 트랜지스터는 p - n 접합 다이오드에 p형 반도체나 n형 반도체를 추가로 접합하여 만들며, p - n - p 형과 n - p - n 형이 있다. 트랜지스터에는 컬렉터(C), 베이스(B), 이미터(E)라고 부르는 세 개의 단자가 있다. 트랜지스터는 기본적인 구조가 대칭적이지만 각각의 저항값이 달라 회로에 연결할 때 컬렉터와 이미터는 서로 바꾸어 연결하면 안된다.

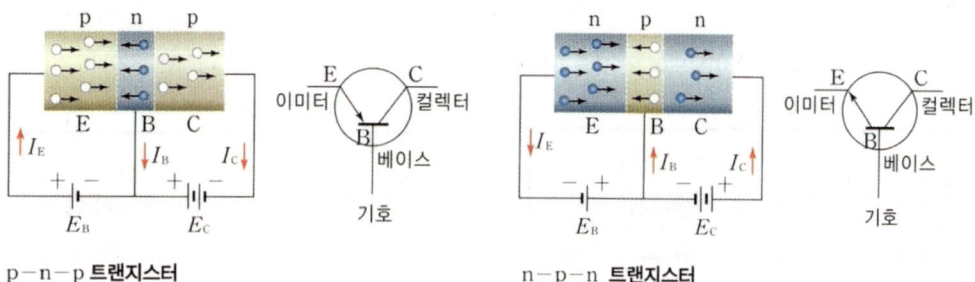

p-n-p 트랜지스터   n-p-n 트랜지스터

※ **증폭 작용**: 이미터와 베이스 사이에 전류가 흐를 때 이미터와 베이스 사이에서 이동하던 전하가 대부분이 매우 얇은 베이스를 관통하여 컬렉터 쪽으로 이동한다. 컬렉터로 이동하는 전하의 양은 이미터와 베이스 사이의 전기 신호에 의하여 영향을 많이 받는다. 따라서 트랜지스터는 베이스의 미세한 신호를 컬렉터의 강한 신호로 바꾸는 증폭 작용을 할 수 있다.

※ **스위치 작용**: 증폭 작용을 극대화시키면 트랜지스터는 베이스의 전류가 정해진 값 이하이거나 이상일 때 컬렉터 쪽의 전류가 흐르지 않거나 흐르게 할 수 있는 스위치 역할을 할 수 있다. 이러한 특성은 신호가 1과 0만으로 구성된 디지털 회로를 구성하는 데 이용되며, 집적회로가 개발된 후 컴퓨터를 제작하는 데 필수 기능이 되었다.

※ **트랜지스터의 동작 원리**
① 그림과 같이 이미터와 베이스 사이에는 순방향 전압(V_{be})을 걸어 주고, 컬렉터와 베이스 사이에는 역방향 전압(V_{cb})을 걸어 준다.
② 이미터에서 베이스로 이동하던 대다수의 양공은 매우 얇은 베이스를 지나 컬렉터 쪽으로 확산된다.
③ 컬렉터로 확산된 양공과 V_{cb}의 (-) 단자에서 공급되는 전자가 계속 결합하기 때문에 컬렉터 전류(I_c)는 베이스 전류(I_b)보다 매우 크다.
④ 컬렉터로 확산되는 양공의 양은 이미터와 베이서 사이의 전압 V_{be}의 미세한 변화에 의하여 영향을 많이 받는다. V_{be}의 미세한 변화가 컬렉터 전류(I_b)의 커다란 변화로 나타나는 것을 트랜지스터의 증폭 작용이라고 한다.

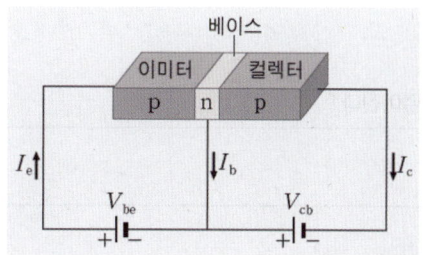

예제 10

그림 (가), (나)는 각각 p-n 접합 다이오드에 전지를 서로 반대 방향으로 연결한 모습을 나타낸 것이다.

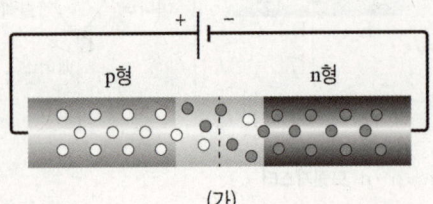
(가)

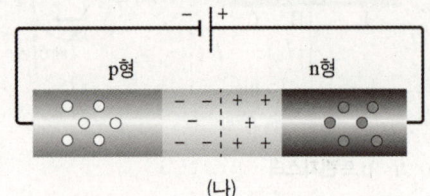
(나)

이에 대한 설명으로 옳은 것만을 〈보기〉에서 있는 대로 고른 것은?

| 보기 |

ㄱ. 다이오드에 순방향 전압이 연결된 것은 (가)이다.
ㄴ. (나)에서 다이오드의 p형에서 n형으로 전류가 흐른다.
ㄷ. (가)에서 전자와 정공이 결합할 때 띠틈에 해당하는 에너지를 방출한다.

정답 ㄱ, ㄷ

예제 11

그림 (가)는 실리콘(Si)에 불순물 a를 첨가한 반도체 A와 불순물 b를 첨가한 반도체 B를 접합하여 만든 p-n 접합 다이오드가 연결된 회로를, (나)는 (가)에서 B를 구성하는 원소와 원자가 전자의 배열을 나타낸 것이다.

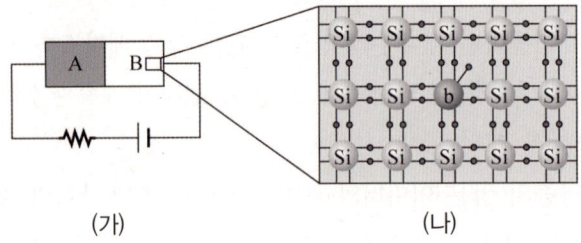

이에 대한 설명으로 옳은 것만을 〈보기〉에서 있는 대로 고른 것은?

| 보기 |

ㄱ. a의 원자가 전자는 4개보다 적다.
ㄴ. (가)에서 전압은 순방향이다.
ㄷ. A의 내부에서 양공은 접합면에서 멀어진다.

정답 ㄱ, ㄴ

예제 12

그림과 같이 전압이 같은 두 전원 장치에 저항값이 같은 저항 R_1, R_2와 p-n 접합 다이오드를 연결하여 회로를 구성하였다. X와 Y는 p형 반도체와 n형 반도체를 순서 없이 나타낸 것이다. 점 c에 흐르는 전류의 세기는 스위치 S를 a에 연결했을 때가 b에 연결했을 때보다 크다. 이에 대한 설명으로 옳은 것만을 〈보기〉에서 있는 대로 고른 것은?

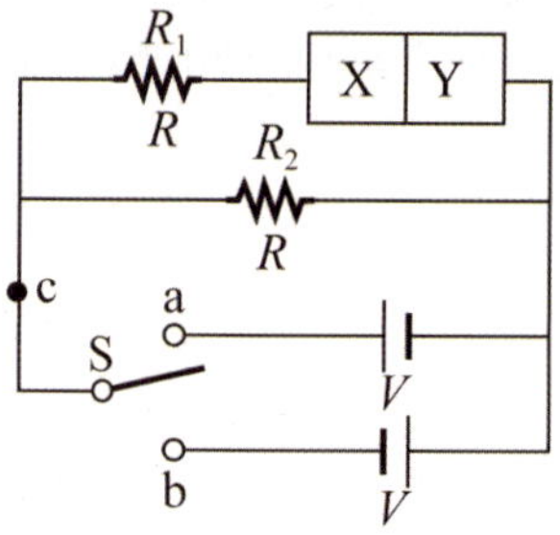

―| 보기 |―

ㄱ. X는 p형 반도체이다.
ㄴ. S를 a에 연결했을 때, p형 반도체에 있는 양공이 p-n 접합면 쪽으로 이동한다.
ㄷ. S를 b에 연결했을 때, R_1에 흐르는 전류의 세기는 R_2에 흐르는 전류의 세기보다 크다.

정답 ㄱ, ㄴ

예제 13

그림은 발광 다이오드에 전압이 걸렸을 때 전자와 정공(양공)의 이동을 모식적으로 나타낸 것이다. E_g는 원자가띠와 전도띠의 에너지 준위 차이이고, h는 플랑크 상수이다. 이에 대한 설명으로 옳은 것만을 〈보기〉에서 있는 대로 고른 것은?

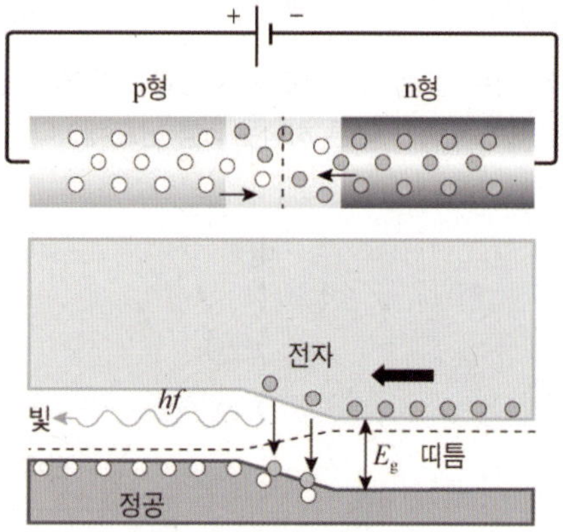

―| 보기 |―

ㄱ. p-n 접합 부분에서 빛이 방출한다.
ㄴ. 전자가 원자가띠에서 이동한다.
ㄷ. 방출되는 빛의 진동수는 $E_g h$이다.

정답 ㄱ

예제 14

그림은 p형, n형 반도체를 접합하여 만든 발광 다이오드를 직류 전원 장치에 연결하였을 때 p형 반도체의 ⓐ와 n형 반도체의 입자가 결합하여 빛이 방출되는 모습을 나타낸 것이다. 이에 대한 설명으로 옳은 것만을 〈보기〉에서 있는 대로 고른 것은?

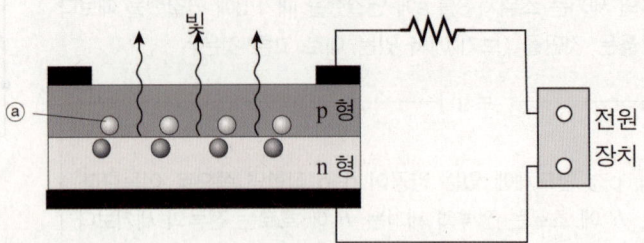

| 보기 |

ㄱ. 발광 다이오드에 연결된 전원 장치의 전압은 순방향이다.
ㄴ. ⓐ는 p형 반도체의 전도띠에 존재한다.
ㄷ. 띠틈이 더 큰 발광 다이오드를 연결하면 진동수가 작은 빛이 방출된다.

정답 ㄱ

예제 15

그림은 불순물 반도체 X와 Y를 접합시켜 만든 발광 다이오드를 저항과 전원에 연결하였더니 접합면에서 빛이 방출되는 것을 나타낸 것이다. X와 Y 중에서 하나는 n형 반도체이고 다른 하나는 p형 반도체이다. 이에 대한 설명으로 옳은 것만을 〈보기〉에서 있는 대로 고른 것은?

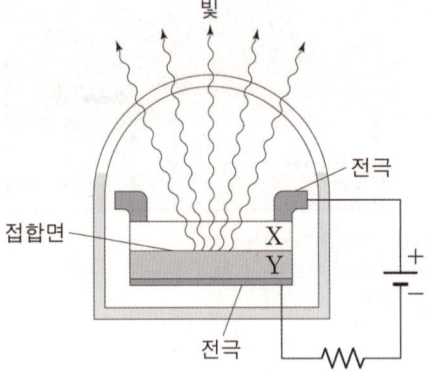

| 보기 |

ㄱ. X의 에너지띠 구조에는 받개준위(acceptor level)가 있다.
ㄴ. Y는 p형 반도체이다.
ㄷ. 전자와 양공은 접합면으로부터 서로 멀어지는 방향으로 이동한다.

정답 ㄱ

상대론(theory of relativity, 상대성이론)

[1] 특수 상대성 이론(Special theory of relativity)
① 특수 상대성 이론의 두가지 가정

※ 상대성 원리(Relativity principle): 모든 관성계에서 물리 법칙은 동일하게 성립한다.

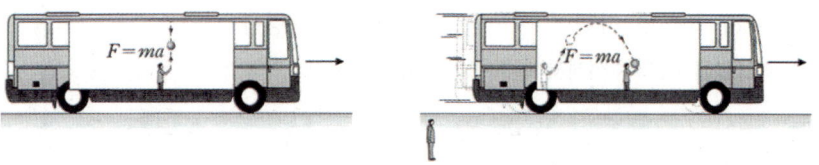

버스 안의 관찰자와 지면에 정지해 있는 관찰자가 볼 때 공의 운동은 다르게 보이지만, 공의 운동을 설명하는 데 사용하는 운동법칙은 서로 동일하다.

※ 광속 불변의 법칙(Principle of constancy of light velocity): 빛의 속도는 항상 일정하다.

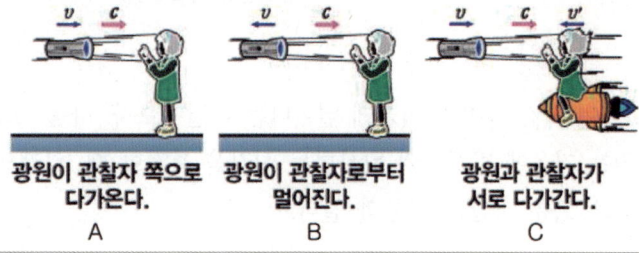

→ 광원이나 관찰자의 운동과 무관하게 빛의 속력은 항상 c로 측정이 된다.

② 동시성의 상대성

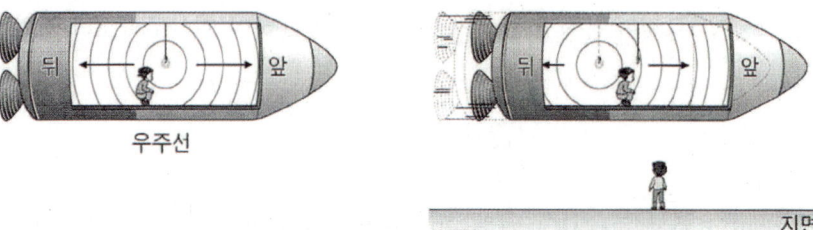

- 우주선 안의 관찰자 입장: 우주선의 중앙에서 발사된 빛은 같은 속력으로 같은 거리만큼 떨어진 앞과 뒤에 동시에 도달한다.
- 지면에 있는 관찰자 입장: 광속 불변 원리에 의해 앞과 뒤로 진행하는 빛의 속력은 같지만 우주선이 오른쪽으로 운동하고 있으므로 빛은 뒤에 먼저 도달하는 것으로 측정한다. 즉, 빛은 우주선의 앞과 뒤에 동시에 도달하지 않는다.
※ 우주선 안의 관찰자가 볼 때는 동시인 사건이 지면에 정지해 있는 관찰자에게는 동시가 아니다. 사건의 동시성은 절대적인 개념이 아니라 상대적인 개념인 것이다.

PHYSICSTORY |필수이론|

③ 시간 팽창[1] (= 시간 지연 = 시간이 느리게 간다. time dilation)

※ 정지한 관찰자가 운동하는 우주선을 보면 운동하는 우주선의 시간이 느리게 가는 것으로 관찰된다.

※ 고유 시간(proper time): 사건이 일어난 관성계에서 측정한 시간

예) 우주선에서 빛을 쏘았을 때 우주선에서 측정한 시간이 고유시간

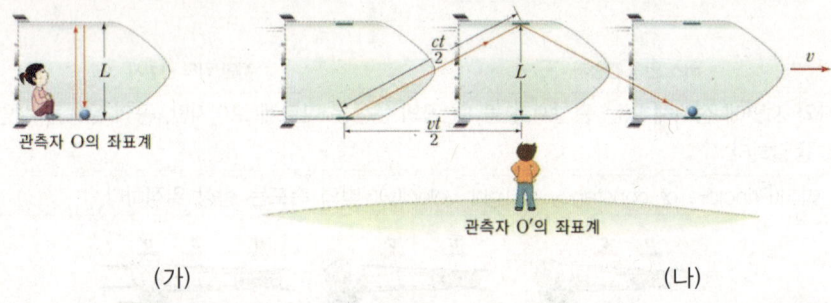

(가) (나)

움직이는 로켓을 예로 들어 시간 팽창이 어떻게 일어나는지 알아보자. 다음 그림 (가)와 같이 로켓의 바닥에서 빛을 쏘아 천장에 있는 거울에 반사시켜 왕복하는 시간을 측정할 때, 로켓의 높이를 L이라고 하면 움직이는 로켓 속에서 관찰한 고유 시간은 다음과 같다.

$$t_0 = \frac{2L}{c}$$

그림 (나)와 같이 속도 v로 움직이는 로켓 밖에서 측정한 빛이 왕복하는 시간을 t라고 하면, 빛이 움직인 거리의 반을 빗변, 그 동안 로켓이 움직인 거리의 반을 밑변으로 하여 피타고라스의 정리를 적용하면 다음과 같다.

$$\left(\frac{ct}{2}\right)^2 = \left(\frac{vt}{2}\right)^2 + L^2$$

이 식을 t에 대해서 풀면 로켓 밖에서 측정한 빛이 왕복하는 시간은 다음과 같이 시간 팽창을 확인할 수 있다.

---

[1] 로렌츠 인자 $(\gamma = \frac{1}{\sqrt{1-(\frac{v^2}{c^2})}}), \gamma \geq 1$ 시간 팽창 $(t = t_0 \gamma)$ $(t = \frac{t_0}{\sqrt{1-(\frac{v^2}{c^2})}})$

$v = 1m/s \rightarrow \gamma = \frac{1}{\sqrt{1-\frac{1^2}{c^2}}} = 1, \ v = 0.6c \rightarrow \gamma = \frac{1}{\sqrt{1-\frac{(0.6c)^2}{c^2}}} = \frac{5}{4}, v = 0.8c \rightarrow \gamma = \frac{1}{\sqrt{1-\frac{(0.8c)^2}{c^2}}} = \frac{5}{3}.$

$$t = \frac{2L}{c}\frac{1}{\sqrt{1-\left(\frac{v}{c}\right)^2}} = \frac{t_0}{\sqrt{1-\left(\frac{v}{c}\right)^2}} = \gamma t_0$$

④ 길이 수축(Length contraction)

※ 정지한 관찰자가 운동하는 우주선을 보면 우주선의 길이가 수축한 것으로 관찰

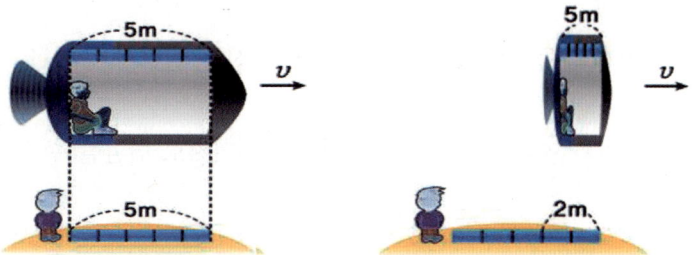

※ 고유 길이(proper length): 측정하고자하는 물체 안에서 측정한 길이
예) 우주선에서 우주선을 측정한 길이가 고유 길이

- 지구에 있는 관찰자 입장: 지구에 대해 정지해 있는 행성까지 측정한 거리를 L_0이라고 하면, 이 거리가 고유 길이이다. 지구에 있는 관찰자에 대해 속력 v로 운동하는 우주선이 지구에서 행성까지 가는 데 걸리는 시간은 $t = \frac{L_0}{v}$이다. 즉, $L_0 = vt = v\gamma t_0$

- 우주선에 있는 관찰자 입장 : 지구에서 행성까지 측정한 거리를 L이라고 하면, 지구와 행성이 자신에 대해 속력 v로 운동하므로 지구와 행성이 자신을 지나가는 데 걸리는 시간은 $t_0 = \frac{L}{v}$이 된다. 이 시간이 고유 시간이다. 즉, $L = vt_0$이다.

→ 따라서 시간 지연에 의해 $t(=\gamma t_0) > t_0$이므로 $L(=\frac{L_0}{\gamma}) < L_0$이다. (여기서 $\gamma \geq 1$이다.)

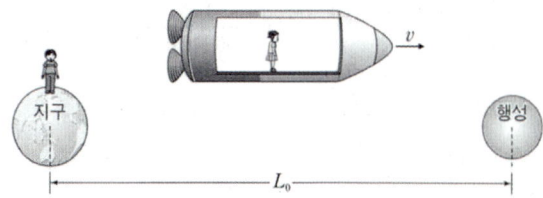

- 로렌츠 인자 $(\gamma = \frac{1}{\sqrt{1-(\frac{v^2}{c^2})}}), \gamma \geq 1$

- 길이 수축 $(L = \frac{L_0}{\gamma})$ $(L = L_0\sqrt{1-(\frac{v^2}{c^2})})$

⑤ 질량 증가(Relativistic mass)

- 로렌츠 인자 $(\gamma = \dfrac{1}{\sqrt{1-(\dfrac{v^2}{c^2})}}), \gamma \geq 1$

- 질량 $(m = m_0\gamma)$ $(m = \dfrac{m_0}{\sqrt{1-(\dfrac{v^2}{c^2})}})$

정지한 관찰자(= 좌표계)가 운동하는 우주선을 보면 우주선의 질량이 증가한 것으로 관찰

※ 질량-에너지 등시성: 질량과 에너지는 동등. 즉, 질량은 에너지로 변환될 수 있고, 에너지는 질량으로 변환 가능

※ **상대론적 입자의 에너지-운동량 관계**

$$E = \gamma mc^2 \quad p = \gamma mu$$

⬇

$$E^2 = p^2c^2 + (mc^2)^2$$

※ **질량이 없는 입자** $(m=0)$

$$E = pc$$

(광자의 에너지와 운동량의 관계)

※ **전자볼트(eV)**

$$1\text{eV} = 1.602 \times 10^{-19} \text{J}$$

예) 전자의 정지에너지

$$E_R = (9.11 \times 10^{-31} \text{kg}) \times (3.00 \times 10^8 \text{m/s})^2$$
$$= (8.20 \times 10^{-14} \text{J})\left(\dfrac{1 \text{ eV}}{1.602 \times 10^{-19} \text{J}}\right)$$
$$= 0.511 \text{MeV}$$

⑥ 상대론적 운동량과 뉴턴 법칙의 상대론적 형태

	뉴턴	상대론
운동량	$\vec{p} = m\vec{v}$	$\vec{p} = \gamma m\vec{v} = \dfrac{m\vec{v}}{\sqrt{1-\dfrac{v^2}{c^2}}}$
힘	$F = \dfrac{d\vec{p}}{dt} = m\vec{a}$	$F = \dfrac{d\vec{p}}{dt} = \gamma^3 m\vec{a} = \dfrac{m\vec{a}}{(1-\dfrac{v^2}{c^2})^{\frac{3}{2}}}$
운동에너지[2]	$KE = \dfrac{1}{2}mv^2$ $\\$ $KE = \int_{x1}^{x2} F dx = \int_{x1}^{x2} \dfrac{dp}{dt} dx$ $\\$ $= \int_0^t m \dfrac{dv}{dt} v\, dt = m\int_0^t v\, dv$ $\\$ $= \dfrac{1}{2}mv^2$	$KE = (\gamma - 1)mc^2$ $\\$ $KE = \int_{x1}^{x2} F dx = \int_{x1}^{x2} \dfrac{dp}{dt} dx$ $\\$ $= \int_0^t \dfrac{m(\dfrac{dv}{dt})}{(1-\dfrac{v^2}{c^2})^{\frac{3}{2}}} v\, dt$ $\\$ $= m\int_0^t \dfrac{v}{(1-\dfrac{v^2}{c^2})^{\frac{3}{2}}} dv$ $\\$ $= \dfrac{mc^2}{\sqrt{1-\dfrac{v^2}{c^2}}} - mc^2 = \gamma mc^2 - mc^2$ $\\$ $= (\gamma - 1)mc^2$
정지에너지 (위치에너지 제외한)	0	$E_R(E_0) = mc^2$
전체(총) 에너지		$E = \gamma mc^2 = \dfrac{mc^2}{\sqrt{1-\dfrac{v^2}{c^2}}}$ $\\$ $= KE + mc^2$
상대론적 입자의 에너지 - 운동량 관계[3]		$E^2 = p^2c^2 + (mc^2)^2$

---

2) 상대론적 운동에너지 $KE = (\gamma - 1)mc^2$ 이다. 여기서 $\gamma = \dfrac{1}{\sqrt{1-\dfrac{v^2}{c^2}}} = (1-\dfrac{v^2}{c^2})^{-\frac{1}{2}} \approx 1 + \dfrac{1}{2}\dfrac{v^2}{c^2}$ ← ($\dfrac{v}{c} \ll 1$)

(이유: $x \ll 1$, $(1+x)^n \approx 1 + nx$ 이항정리) 그래서 상대론적 운동에너지 $KE = (\gamma - 1)mc^2 = \dfrac{1}{2}mv^2$ 이 된다.

3) $E^2 = p^2c^2 + (mc^2)^2$: 증명

$E^2 = (\gamma mc^2)^2 = \gamma^2 m^2 c^4 = (\dfrac{c^2}{c^2 - v^2})m^2 c^4 = (\dfrac{c^2 - v^2 + v^2}{c^2 - v^2})m^2 c^4$

$= m^2 c^4 + \dfrac{c^2}{c^2 - v^2} m^2 v^2 c^2$

$= (mc^2)^2 + (\gamma mv)^2 c^2 = (mc^2)^2 + (pc)^2$

PHYSICSTORY |필수이론|

예제 1

그림은 움직이는 로켓의 바닥에서 빛을 쏘아 천장에 있는 거울에 반사시켜 왕복하는 시간을 로켓에 타고 있는 관측자 A와 지면에 정지한 관측자 B가 측정하는 것을 나타낸 것이다. 이에 대한 설명으로 옳은 것만을 〈보기〉에서 있는 대로 고른 것은?

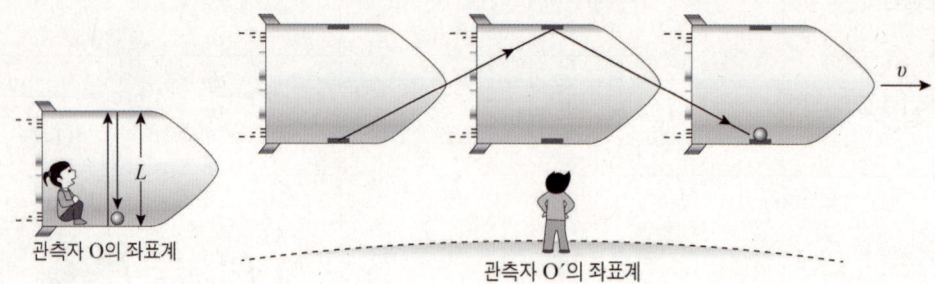

┤ 보기 ├

ㄱ. A가 측정한 시간이 고유 시간이다.
ㄴ. B가 측정한 시간은 A가 측정한 시간보다 길다.
ㄷ. B에서 관측한 빛의 속도가 A에서 관측한 빛의 속도보다 크다.

① ㄱ   ② ㄴ   ③ ㄷ   ④ ㄱ, ㄴ   ⑤ ㄱ, ㄷ   ⑥ ㄴ, ㄷ   ⑦ ㄱ, ㄴ, ㄷ

🔒정답 ④ 시간 팽창

예제 2

그림과 같이 행성 A에서 행성 B를 향해 광속에 가까운 일정한 속력으로 직선 운동하는 우주선이 있다. 철수는 우주선 안에 우주선에 대하여 정지해 있고, 영희는 A, B와 함께 우주선 밖에 정지해 있다. 철수가 측정한 A와 B 사이의 거리는 L_0이고 우주선이 A에서 B까지 이동하는 동안 영희가 측정한 시간은 T_0이다. 이에 대한 설명으로 옳은 것만을 〈보기〉에서 있는 대로 고른 것은?

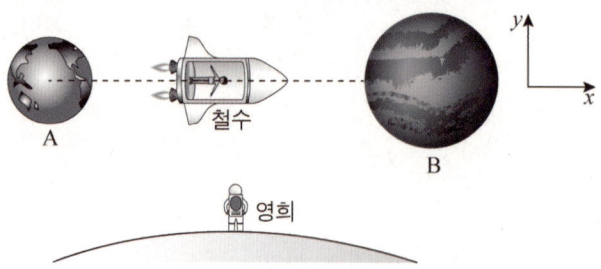

┤ 보기 ├

ㄱ. 우주선이 A에서 B까지 운동하는 데 걸린 시간을 철수가 측정하면 T_0보다 크다.
ㄴ. 영희가 측정한 A와 B 사이의 거리는 L_0보다 작다.
ㄷ. 우주선의 x축의 방향의 길이는 철수가 측정할 때가 영희가 측정할 때보다 크다.

① ㄱ   ② ㄴ   ③ ㄷ   ④ ㄱ, ㄴ   ⑤ ㄱ, ㄷ   ⑥ ㄴ, ㄷ   ⑦ ㄱ, ㄴ, ㄷ

🔒정답 ③ 길이 수축

예제 3

그림은 우주선에 타고 있는 관측자가 측정한 우주선의 모양을 나타낸 것으로 x, y축 길이가 각각 50m, 30m이다. 우주선은 지표면에 나란한 축 방향으로 빛의 속도의 0.8배로 날아가고 있다. 지면에 정지해 있는 관측자가 측정한 우주선의 x, y축 길이를 옳게 짝지은 것은?

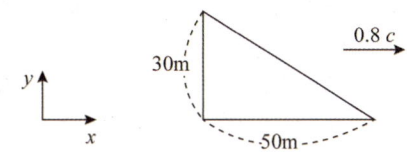

	x축	y축
①	18m	30m
②	18m	50m
③	24m	30m
④	30m	30m
⑤	30m	50m

정답 4 : 길이 수축

특별한 로렌츠 인자
$v = 0.6c \rightarrow \gamma = \dfrac{5}{4}$
$v = 0.8c \rightarrow \gamma = \dfrac{5}{3}$

예제 4 전자의 운동량

질량이 $9.11 \times 10^{-31} kg$ 인 전자가 속력 $0.750c$ 로 움직이고 있다. 상대론적인 운동량을 구하고 고전적인 식으로 계산한 값과 비교해보라.

정답 개념화

매우 빠르게 움직이는 전자를 생각해보자. 운동하는 전자는 운동량을 가지고 있지만, 상대론적인 속력으로 운동하는 경우 이 운동량의 크기는 $p = mu$ 가 아니다.

$p = \gamma m_e u = \dfrac{m_e u}{\sqrt{1 - \dfrac{u^2}{c^2}}}$

$p = \dfrac{(9.11 \times 10^{-31} kg)(0.750)(3.00 \times 10^8 m/s)}{\sqrt{1 - \dfrac{(0.750c)^2}{c^2}}}$
$= 3.10 \times 10^{-22} kg \cdot m/s$

고전적인 식(사용하면 안 되지만)은 $p_{classical} = m_e u = 2.05 \times 10^{-22} kg \cdot m/s$ 가 된다. 따라서 올바른 상대론적인 결과는 고전적인 결과보다 50%나 큰 값을 가진다.

PHYSICSTORY |필수이론|

예제 5 매우 빠른 양성자의 에너지

(A) 양성자의 정지 에너지를 전자볼트의 단위로 구하여라.

정답 개념화: 양성자가 움직이지 않아도 질량에 따른 정지 에너지를 갖고 있다. 그러나 움직이면, 양성자는 정지 에너지와 운동 에너지의 합으로 주어지는 에너지를 갖는다. $1\,eV = 1.60 \times 10^{-19} J$ 이다.

분류: '정지 에너지'라는 말은 이 문제를 고전적으로 접근하기 보다는 상대론적으로 접근해야 한다는 의미이다.

분석:
$$E_0(E_R) = m_p c^2 = (1.673 \times 10^{-27} kg)(2.998 \times 10^8 m/s)^2$$
$$= (1.504 \times 10^{-10} J)\left(\frac{1.00\,eV}{1.602 \times 10^{-19} J}\right)$$
$$= 938\,MeV$$

(B) 양성자의 전체 에너지가 정지 에너지의 세 배일 때, 양성자의 속력을 구하여라.

정답
$$E = 3m_p c^2 = \frac{m_p c^2}{\sqrt{1 - \frac{u^2}{c^2}}} \rightarrow 3 = \frac{1}{\sqrt{1 - \frac{u^2}{c^2}}} \rightarrow \left(1 - \frac{u^2}{c^2}\right) = \frac{1}{9} \rightarrow \frac{u^2}{c^2} = \frac{8}{9}$$

$$\therefore u = \frac{\sqrt{8}}{3}c = 0.943c = 2.83 \times 10^8\,m/s \text{ 이다.}$$

(C) 양성자의 운동 에너지를 전자볼트의 단위를 구하여라.

정답
$$KE = E - m_p c^2 = 3m_p c^2 - m_p c^2 = 2m_p c^2$$
$$= 2(938\,MeV) = 1.88 \times 10^3\,MeV$$

(D) 양성자의 운동량을 구하여라.

정답
$$E^2 = p^2 c^2 + (m_p c^2)^2 = (3m_p c^2)^2$$
$$\rightarrow p^2 c^2 = 9(m_p c^2) - (m_p c^2)^2 = 8(m_p c^2)^2$$
$$\rightarrow p = \sqrt{8}\,\frac{m_p c^2}{c} = \sqrt{8}\,\frac{(938\,MeV)}{c}$$
$$\therefore p = 2.65 \times 10^3\,MeV/c$$

문제 6

고전물리학에서는 운동량이 두 배가 되면 운동 에너지는 네 배가 된다. 이 문제에서 운동량이 두 배가 되면 양성자의 운동 에너지는 몇 배가 되는가?

정답 배가 된 운동량을 구하여라.

$$p_{new} = 2(\sqrt{8}\,\frac{m_p c^2}{c}) = 4\sqrt{2}\,\frac{m_p c^2}{c}$$

운동량 증가에 따른 전체 에너지를 구하여라.

$$E_{new}^2 = p_{new}^2 c^2 + (m_p c^2)^2$$
$$\to E_{new}^2 = (4\sqrt{2}\,\frac{m_p c^2}{c})^2 c^2 + (m_p c^2)^2 = 33(m_p c^2)^2$$
$$\to E_{new}^2 = \sqrt{33}\,(m_p c^2) = 5.7 m_p c^2$$

새 운동에너지를 구하여라

$$KE_{new} = E_{new} - m_p c^2 = 5.7 m_p c^2 - m_p c^2 = 4.7 m_p c^2$$

이 값은 (c)에서 구한 운동 에너지의 네 배가 아니라 두 배가 조금 더 된다. 일반적으로 운동량이 두 배가 될 때 운동 에너지가 증가하는 비율은 처음 운동량에 의존하지만, 운동량이 영에 가까워짐에 따라 네 배에 가까워진다. 이 후자의 상황은 고전물리의 식에 들어맞는다.

---

* 뮤온(Muons) 고유시간 & 시간팽창(=지연) 그리고 고유길이 & 길이수축

[질문] 우주 방사선이 대기 상층부의 원자들과 충돌하여 생성, 전자(또는 양전자)와 중성미자로 붕괴 질량은 전자의 207배. 전하는 $-e$ or $+e$ 이다.

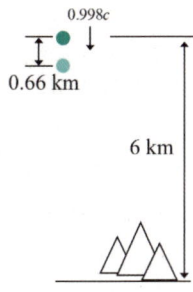

[조건] 1. 상공 6 km에서 만들어진다.
2. 속력 : $0.998\,c\,(2.994 \times 10^8 m/s)$
3. 수명 : $2.2\,\mu s$(실험실에 정지해 있는 뮤온)

[해설 1] 비상대론적 관점에서 접근

뮤온이 이동할 수 있는 거리는? ➔ $v\Delta t = (2.994 \times 10^8 m/s)(2.2 \times 10^{-6} s) = 6.6 \times 10^2 m = 0.66\,km$

2. 지상에서 관날 될 수 있는가? ➔ 비상대론적 관점이라면 뮤온은 지상에서 관찰되지 않아야 한다.

[해설 2] 상대론적 관점에서 접근

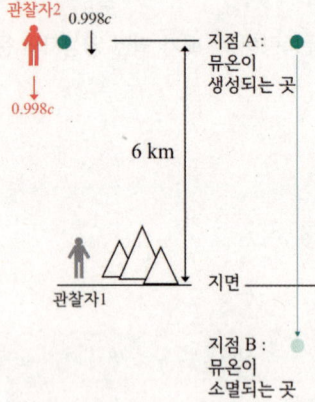

[조건] 두 명의 관찰자를 설정한다. 정지한 관찰자1 그리고 뮤온과 함께 운동하는 관찰자2
누가 고유길이와 고유시간을 측정할 것인가?

<사건 1> 뮤온이 생성되는 사건 (지점 A에서)

<사건 2> 뮤온이 소멸되는 사건 (지점 B에서)
사건2가 일어나는 위치는 B가 지면보다 멀면 뮤온은 소멸되기 전에 지면에 도달 할 수 있음

[관찰자 1] 지면에 정지해 있음

(ⅰ) 고유시간(Δt_0): 수명 $2.2\mu s$ (실험실에 정지해 있는 뮤온)로 관찰자2가 관측

(ⅱ) 관찰자1은 시간팽창(시간지연)을 측정한다.

$$\Delta t = \gamma \Delta t_0 = \frac{2.2 \times 10^{-6} s}{\sqrt{1-(0.998c)^2/c^2}} = 34.8 \times 10^{-6} s = 34.8 \mu s \text{ 이다.}$$

(ⅲ) 관찰자1이 관측한 뮤온의 이동할 수 있는 거리는?

$$s = v\Delta t = (2.994 \times 10^8 m/s)(34.8 \times 10^{-6} s) = 1.04 \times 10^4 m = 10.4 km \text{ 이다.}$$

[관찰자 2] 뮤온과 함께 운동하고 있음

(ⅰ) 고유시간(Δt_0) : 수명 $2.2\mu s$ (실험실에 정지해 있는 뮤온)로 관찰자2가 관측

(ⅱ) 관찰자2가 측정한 길이(=길이 수축)

→ 관찰자 2 입장에서는 두 사건이 일어나는 지점을 지나쳐 간다. (그래서 고유길이라고 할 수 없다.)

→ 관찰자 1 입장에서는 두 사건 A와 B지점에 대해서 정지해 있다. (그래서 고유길이를 측정한다.)

→ 관찰자 1이 관측한 A와 B사이 거리 : L_0

→ 관찰자 2가 관측한 A와 B사이 거리 : $L = L_0/\gamma$

$$L = L_0/\gamma = L_0(\sqrt{1-v^2/c^2}) = (10.4\,km)(\sqrt{1-(0.998c)^2/c^2}) = 0.66\,km$$

(ⅲ) 관찰자 2가 봤을 때 뮤온의 이동할 수 있는 거리

$$s = v\Delta t = (2.994 \times 10^8 m/s)(2.2 \times 10^{-6} s) = 6.6 \times 10^2 m = 0.66\,km \text{ 이다.}$$

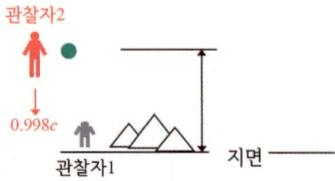

[결론] 상대론적 관점에서 어떤 관찰자의 입장에서 보더라도 뮤온은 지면에 도달할 수 있다.

관찰자 1의 입장 (지면에 정지하고 있음)	
	뮤온의 이동거리: 고유길이를 측정한다. $L_0 = 10.4\,km$ (두 지점 사이의 거리)
	2. 뮤온의 수명: 시간팽창이 일어난다. $\Delta t = 34.8\,\mu s$
관찰자 2의 입장 (뮤온과 같이 움직이고 있음) (뮤온에 대해 정지해 있음)	
	뮤온의 이동거리: 길이수축이 일어난다. $L = 0.66\,km$ (두 지점 사이의 거리)
	2. 뮤온의 수명: 시간팽창이 일어난다. $\Delta t_0 = 2.2\,\mu s$

[2] 일반 상대성이론(theory of general relativity)

※ 관성 좌표계(관성계)

정지 또는 등속 운동하는 관찰자를 기준으로 정한 좌표계이다. 뉴턴의 제 1법칙(관성 법칙)이 성립하는 좌표계로, 뉴턴의 제 2법칙에 따라 운동을 표현을 하는 것이다.

※ 가속 좌표계(가속계 또는 비관성계)

가속도 운동을 하는 관찰자를 기준으로 정한 좌표계로, 뉴턴의 제 1법칙이 성립하지 않는 좌표계이다.

※ 관성력

가속도 운동하는 좌표계에 있는 관찰자가 좌표계의 가속도로 인해 느끼는 가상적인 힘이다. 표현방법으로는 $F = -ma$이다.

① 등가 원리(equivalence principle)

중력장이 없는 곳에서 좌표계가 $-g$의 가속도로 운동하면 이 좌표계에서는 힘이 가해지지 않는 모든 물체들이 g의 가속도를 가지는 것으로 나타난다. 어떤 좌표계에서 물체들이 모두 g의 가속도를 가지고 운동하는 것으로 나타나면 이것이 중력장의 효과인지 좌표계 자체의 가속도 운동의 효과인지 구분할 수 없게 되는데, 이것을 등가 원리라고 한다.

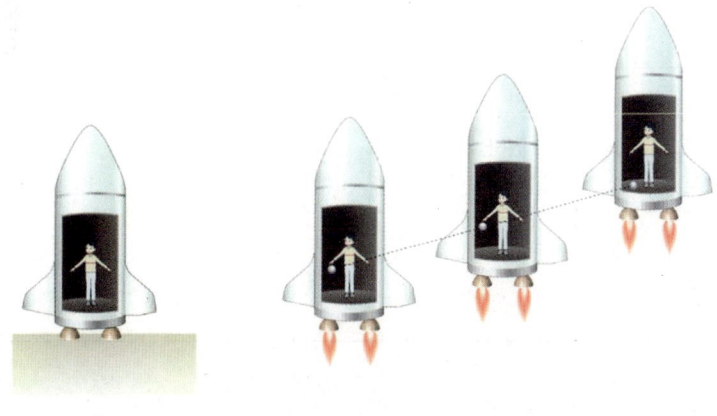

중력에 의해 나타나는 현상   가속에 의해 나타나는 현상

PHYSICSTORY |필|수|이|론|

② 빛의 휘어짐

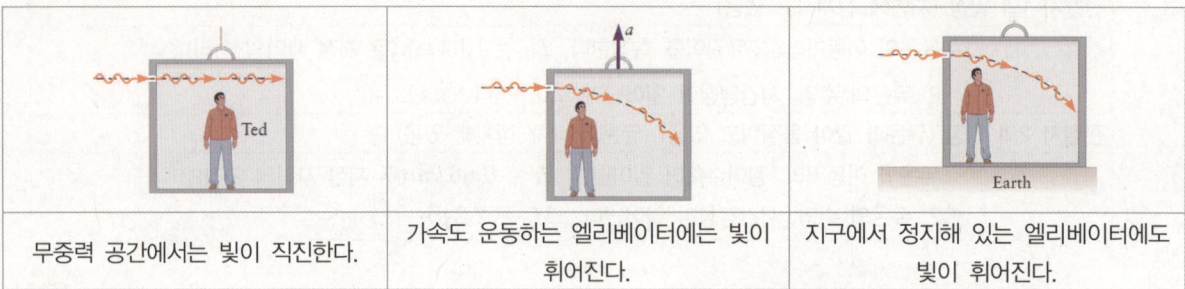

| 무중력 공간에서는 빛이 직진한다. | 가속도 운동하는 엘리베이터에는 빛이 휘어진다. | 지구에서 정지해 있는 엘리베이터에도 빛이 휘어진다. |

③ 중력에 의한 공간의 굽어짐 (휘어짐)

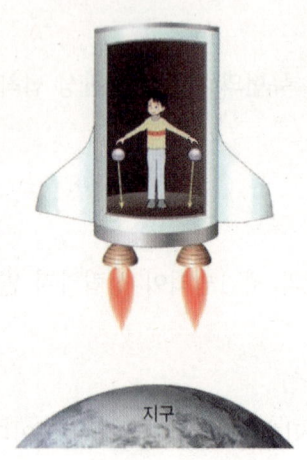

물체의 낙하: 두 개의 물체는 중력의 영향으로 휘어진 공간을 따라 서로 가까워진다.

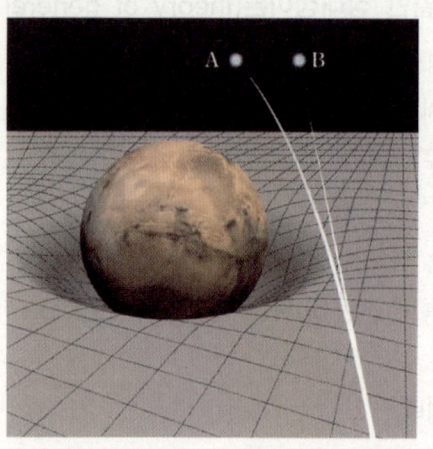

행성 근처를 지나는 빛: 빛은 행성 근처에서 휘어진 공간을 따라 이동한다. 즉, A에 있는 별을 지구에서 관찰하면 B에 있는 것처럼 보인다.

예제 7

그림은 바깥이 보이지 않는 로켓의 내부에 있는 사람이 물체를 가만히 놓았을 때 물체가 O쪽으로 낙하하는 것을 나타낸 것이다. 로켓 내부에 있는 사람이 물체의 운동을 관찰한 후 내릴 수 있는 결론으로 옳은 것만을 〈보기〉에서 있는 대로 고른 것은?

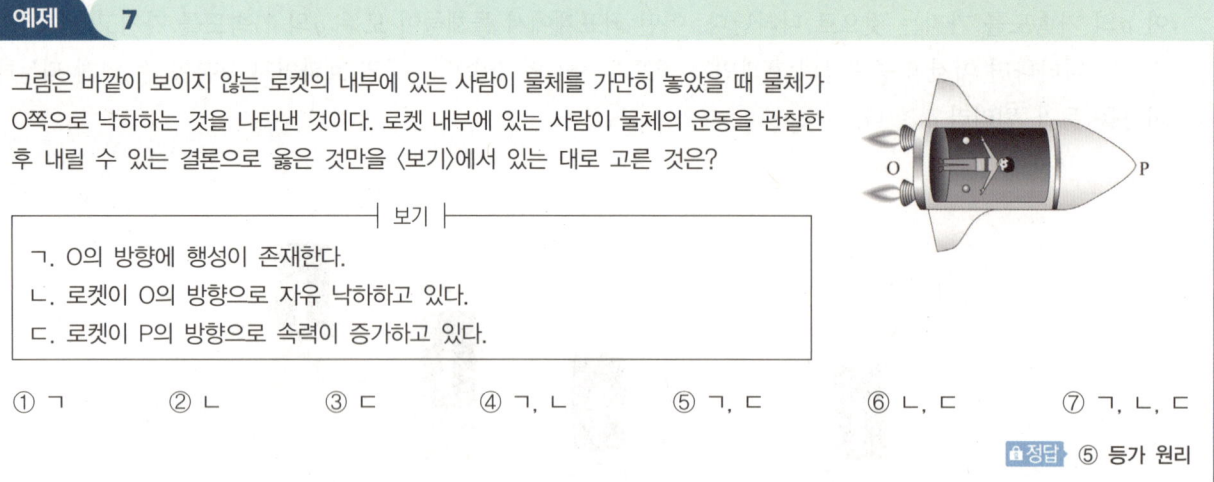

| 보기 |
ㄱ. O의 방향에 행성이 존재한다.
ㄴ. 로켓이 O의 방향으로 자유 낙하하고 있다.
ㄷ. 로켓이 P의 방향으로 속력이 증가하고 있다.

① ㄱ   ② ㄴ   ③ ㄷ   ④ ㄱ, ㄴ   ⑤ ㄱ, ㄷ   ⑥ ㄴ, ㄷ   ⑦ ㄱ, ㄴ, ㄷ

🔒정답 ⑤ 등가 원리

예제 8

그림 (가)는 우주 공간에서 운행하고 있는 로켓의 O점에서 레이저 빛을 비추었을 때 빛의 경로가 휘어져 P점에 도달하는 것을 나타낸 것이다. 그림 (나)는 중력 가속도가 g인 행성 표면에 착륙해 있는 로켓의 O점에서 (가)와 같이 레이저 빛을 비추었을 때 빛의 경로가 휘어져 P점에 도달하는 것을 나타낸 것이다. 이에 대한 설명으로 옳은 것만을 〈보기〉에서 있는 대로 고른 것은?

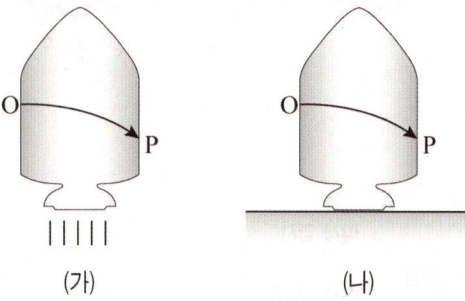

(가)   (나)

| 보기 |

ㄱ. (가)에서 로켓의 가속도의 크기는 g이다.
ㄴ. (가)에서 빛은 아래 방향으로 관성력을 받는다.
ㄷ. (나)에서 빛의 경로가 휘어지는 것은 빛이 질량을 가지고 있기 때문이다.

① ㄱ   ② ㄴ   ③ ㄷ   ④ ㄱ, ㄴ   ⑤ ㄱ, ㄷ   ⑥ ㄴ, ㄷ   ⑦ ㄱ, ㄴ, ㄷ

🔒정답 ① 빛의 휘어짐

[3] 기본 입자(elementary particle) 그리고 표준모형(Standard model)

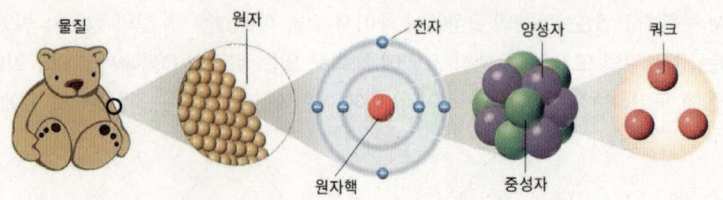

① 힘의 종류와 매개 입자

입자의 분류

힘의 종류	정의	매개 입자
중력	질량을 가진 두 물체 사이에 작용하는 인력	중력자(미발견)
전자기력	전하를 띤 두 물체 사이에 작용하는 힘	광자
강한 상호 작용(강력)	쿼크와 쿼크를 강하게 결합시키는 힘. 양성자 사이에 작용하는 척력을 이겨내고 양성자와 중성자를 핵 속에 묶어 두는 힘	글루온, 파이온
약한 상호 작용(약력)	원자 내부의 중성자가 전자와 양성자로 β붕괴하는 데 관여하는 힘	Z 보손, W 보손

예를 들면, β붕괴는 중성자(n)가 양성자(p)가 되는 과정으로 (전자)중성미자가 방출이 되는데 중성미자는 렙톤에 속한다.

② 기본입자와 상호작용 매개 입자

기본 입자

구분		제1세대	제2세대	제3세대	전하량
쿼크		u	c	t	$+\frac{2}{3}e$
		d	s	b	$-\frac{1}{3}e$
렙톤		e	μ	τ	$-e$
		ν_e	ν_μ	ν_τ	0

상호 작용과 매개 입자

구분	내용	매개 입자
강한 상호 작용	쿼크들 사이에 작용하는 힘	글루온
전자기력	전하를 띤 물체 사이에 작용하는 힘	광자
약한 상호 작용	입자의 붕괴에 관여하는 힘	W, Z 보손
중력	질량을 가진 물체 사이에 작용하는 힘	중력자

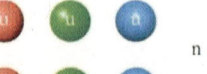
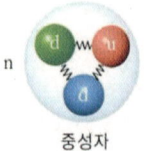
중성자
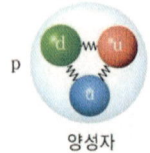
양성자

쿼크의 종류와 결합

> 모든 쿼크는 각각 3가지 종류(빨강, 파랑, 초록)가 존재하는데, 양성자와 중성자는 이 3가지 종류의 쿼크로 구성된다.

예제 9

다음은 삼중 수소 원자핵($^3_1$H)이 헬륨 원자핵($^3_2$He)으로 변환되는 핵반응식 나타낸 것이고, 표는 일부 기본 입자의 명칭, 기호, 전하량을 나타낸 것이다. 이에 대한 설명으로 옳은 것만을 〈보기〉에서 있는 대로 고른 것은? (단, e는 기본 전하량이다.)

$$^3_1\text{H} \rightarrow {}^3_2\text{He} + \text{(a)}$$

	쿼크		렙톤	
명칭	위 쿼크	아래 쿼크	전자	전자 중성미자
기호	u	d	e^-	ν_e
전하량	$+\dfrac{2}{3}e$	$-\dfrac{1}{3}e$	$-e$	0

─┤ 보기 ├─

ㄱ. 핵반응식은 β 붕괴에 해당한다.
ㄴ. $^3_1$H에는 uud로 구성된 핵자가 1개 있다.
ㄷ. (a)는 아래 쿼크 3개로 구성되어 있다.

① ㄱ   ② ㄴ   ③ ㄷ   ④ ㄱ, ㄴ   ⑤ ㄱ, ㄷ   ⑥ ㄴ, ㄷ   ⑦ ㄱ, ㄴ, ㄷ

정답 ④

[4] 컴프턴 산란 효과의 상대론적 접근

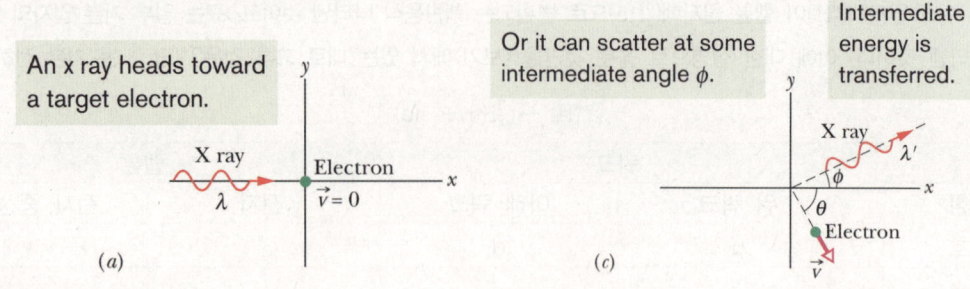

[기본식]

로렌츠 인자	$\gamma = \dfrac{1}{\sqrt{1-\dfrac{v^2}{c^2}}}$
상대론적 질량	$m = \gamma m_0$
상대론적 운동량	$p = \gamma m_0 v$
정지질량 에너지	$E_0 = m_0 c^2$
총 에너지	$E = \gamma m_0 c^2$
운동 에너지	$K = E - E_0 = (\gamma - 1) m_0 c^2$
정지질량, 선운동량, 총에너지 운동 에너지 사이의 관계 $E^2 = (pc)^2 + (mc^2)^2$	
광자 에너지, 운동량	$E = pc,\ p = \dfrac{h}{\lambda}$

운동 E 보존: $E = E' + K$ → $\dfrac{hc}{\lambda} = \dfrac{hc}{\lambda'} + (\gamma - 1) mc^2$ ········ ①식

p (x) 보존: $\dfrac{h}{\lambda} = \dfrac{h}{\lambda'} \cos\phi + \gamma mv \cos\theta$ ········ ②식

p (y) 보존: $0 = \dfrac{h}{\lambda'} \sin\phi - \gamma mv \sin\theta$ ········ ③식

①': $\dfrac{h}{\lambda} - \dfrac{h}{\lambda'} + mc = \gamma mc$ ← ①식 $\times \dfrac{1}{c}$

②': $\dfrac{h}{\lambda} - \dfrac{h}{\lambda'} \cos\phi = \gamma mv \cos\theta$

②'^{2} + ③^2: $(\dfrac{h}{\lambda})^2 + (\dfrac{h}{\lambda'})^2 - \dfrac{2h^2}{\lambda\lambda'} \cos\phi = (\gamma mv)^2$ ········ ④식

①'^{2} − ④: $(mc)^2 - \dfrac{2h^2}{\lambda\lambda'}(1-\cos\phi) + 2hmc(\dfrac{\lambda'-\lambda}{\lambda\lambda'}) = \gamma^2 m^2 (c^2 - v^2)$

(← $\gamma^2 = (\dfrac{1}{\sqrt{1-\dfrac{v^2}{c^2}}})^2 = \dfrac{c^2}{c^2-v^2}$, $\gamma^2 m^2 (c^2 - v^2) = m^2 c^2$)

결론: $\Delta\lambda (\lambda' - \lambda) = \dfrac{h}{mc}(1-\cos\phi)$ → $\Delta\lambda (\lambda' - \lambda) = \lambda_C (1-\cos\phi)$

M·E·M·O

조선 제일검
방탄 Physics
김동훈

편입 물리학 Bible

부록
(물리학 기초점검)

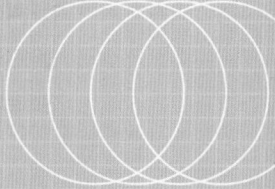

1 단위와 차원

(1) SI 단위계(Le Systeme International d'Unites's 프랑스 어의 약칭)

① SI 기본 단위

물리량	이름	기호	정의
길이	미터(meter)	m	진공 중에서 빛이(1/299,792,458)초 동안에 진행하는 경로의 길이
질량	킬로그램(kilogram)	kg	원기를 질량의 단위로 정한다.
시간	초(second)	s	세슘-133 원자가 갖는 바닥 상태의 두 초미세 준위 사이의 전이에 대응하는 복사선이 가지는 주기의 9,192,631,770배 지속 시간
전류	암페어(ampere)	A	길이가 무한대이며 무시할 수 있는 작은 원형 단면적을 갖고 진공 중에서 1m 떨어져 위치한 두 평행 직선 도체 내에 같은 전류가 흐를 때 작용하는 힘이 미터당 길이마다 2×10^{-7}N이 생기게 하는 일정한 전류
열역학적 온도	켈빈(Kelvin)	K	물의 삼중점이 가지는 열역학적 온도의 1/273.16인 온도
물질의 양	몰(mole)	mol	탄소-12의 0.012kg 내의 원자수만큼의 수의 기본적인 실체를 포함하는 계의 물질량
광도	칸델라(candela)	cd	진동수가 540×10^{12}Hz인 단색광을 방출하는 광원의 복사율이 스테라디안당 1/683W인 광도

② SI 유도 단위(SI, International System of Unit)

물리량	단위의 이름	기호	
진동수	헤르츠(hertz)	Hz	$1Hz = 1s^{-1}$
속력, 속도	초당 미터	m/s	
각속도	초당 라디안	rad/s	
힘	뉴턴(newton)	N	$1N = 1kg \cdot m/s^2$
압력	파스칼(pascal)	Pa	$1Pa = 1N/m^2$
일, 에너지, 열량	줄(joule)	J	$1J = 1N \cdot m$
일률, 전력	와트(watt)	W	$1W = 1J/s$
전하량	쿨롬(coulomb)	C	$1C = 1A \cdot s$
전위차, 기전력	볼트(Volt)	V	$1V = 1W/A = 1J/C$
전기 저항	옴(ohm)	Ω	$1\Omega = 1V/A$
전기 용량	패럿(farad)	F	$1F = 1A \cdot s/V$
자기장, 자속 밀도	테슬라(tesla)	T	$1T = 1Wb/m^2$
전기력선속, 자기력선속	웨버(weber)	Wb	$1Wb = 1V \cdot s$
인덕턴스	헨리(henry)	H	$1H = 1V \cdot s/A$
엔트로피	줄/켈빈(kelvin)	J/K	

➡ 단위로 해석하기

(1) 단위는 공식을 담고 있다. 공식을 암기할 때 단위도 함께 외우는 습관을 갖자.

예1 속도의 단위는 [m/s]이다. 분자에 해당하는 물리량은 '거리'이고 분모에 해당하는 물리량은 '시간'이다. 이에 따라 '거리/시간'이 속도에 해당하는 관계임을 알 수 있다.

예2 힘의 단위는 [N]이라고도 하고 $[kgm/s^2]$이라고도 할 수 있다. 이 때, [kg]은 '질량'에 해당한다. $[m/s^2]$은 가속도에 해당한다. 따라서 힘은 "질량×가속도"임을 알 수 있다.

(2) 단위를 읽는 법(공식을 외우는 법).

m/s   : 단위 [   ]당 간(변화한) [   ]
N/C   : 단위 [   ]당 받는   [   ]
kg/m^3 : 단위 [   ]당 차지하는 [   ]

③ SI 추가 단위

물리량	단위의 이름	기호
각도	라디안(radian)	rad
입체각	스테라디안(steradian)	sr

④ SI 접두어

접두어	인자	기호	접두어	인자	기호
엑사(exa)	10^{18}	E	데시(deci)	10^{-1}	d
페타(peta)	10^{15}	P	센티(centi)	10^{-2}	c
테라(tera)	10^{12}	T	밀리(milli)	10^{-3}	m
기가(giga)	10^{9}	G	마이크로(micro)	10^{-6}	μ
메가(mega)	10^{6}	M	나노(nano)	10^{-9}	n
킬로(kilo)	10^{3}	k	피코(pico)	10^{-12}	p
헥토(hecto)	10^{2}	h	펨토(femto)	10^{-15}	f
데카(deca)	10^{1}	da	아토(atto)	10^{-18}	a

(2) 차원(Dimension)

여러 가지 물리량의 유도 단위가 기본 단위와 어떤 관계가 있는가를 밝혀 보면 단위의 환산이 편리하고 방정식이 옳은가를 쉽게 알아낼 수 있다.

예를 들면 속도의 단위에는 1m/s, 1cm/s, 1km/h, 1km/min 등 여러 가지가 있으나 모두 길이의 단위를 시간의 단위로 나눈 것이다. 따라서 길이(length), 질량(mass), 시간(time)의 단위를 각각 [L], [M], [T]로 표시한다면 속도의 단위는 모두 $[LT^{-1}]$로 표시된다. 이와 같이 단위의 성질을 표시하는 식을 차원 또는 디멘션이라 한다.

① 차원식에서는 물리량의 단위를 L, M, T의 지수로 표시하여 [ ] 속에 쓴다. 예를 들면 [가속도]=[LT^{-2}], [힘]=[MLT^{-2}], [운동량]=[MLT^{-1}], [각]=[L^0]
② 각도는 [각]=[호/반지름]=[L/L]==[$L^0M^0T^0$]이며, 이와 같은 양을 무차원량이라고 한다.
③ 속도가 질량과 관계없음을 보이기 위해 그 차원식 [LT^{-1}]을 [LM^0T^{-1}]이라고 쓸 수도 있다.
④ 차원을 알면 그 물리량이 나타내는 것을 알 수 있다. 예를 들면 [압력×부피]의 경우 $N/m^2 \times m^3 = N \cdot m$이다. 이것은 (힘×거리)이므로 일 또는 에너지를 뜻한다.

물리량	단위	차원
길 이	m	$[L]$
질 량	kg	$[M]$
시 간	s	$[T]$
부 피	m^3	$[L^3]$
가 속 도	m/s^2	$[LT^{-2}]$
속 도	m/s	$[LT^{-1}]$
각속도(=각진동수)	rad/s	$[T^{-1}]$
진 동 수	1/s = Hz (헤르츠)	$[T^{-1}]$
주 기	s	$[T]$
운 동 량	kgm/s	$[MLT^{-1}]$
회전효과(=torque)	kgm^2/s^2	$[ML^2T^{-2}]$
힘	kgm/s^2 = [N]	$[MLT^{-2}]$
에너지	kgm^2/s^2 = [J]	$[ML^2T^{-2}]$
전 력	kgm^2/s^3 = [W]	$[ML^2T^{-3}]$

2 그래프 해석

(1) 그래프에서 면적의 의미

그래프에서 면적은 적분을 의미한다. 또한 이 면적에 해당하는 물리량의 차원은 두 축의 물리량의 곱의 결과가 지니는 차원과 동일하다.

(2) 그래프에서 기울기의 의미

그래프에서 기울기는 미분을 의미한다. 또한 이 기울기에 해당하는 물리량의 차원은 두 축의 물리량의 나눗셈의 결과가 지니는 차원과 동일하다.

$s-t$ 그래프	세로축(y축): [m]			$v-t$ 그래프	세로축(y축): [m/sec]		
	가로축(x축): [sec]				가로축(x축): [sec]		
	기울기	[m/s] $\dfrac{s}{t}$	속력(도)		기울기	[m/s^2] $\dfrac{v}{t}$	가속도
	면적	m·sec	—		면적	[m] vt	이동거리

** 다음의 빈 칸에 해당하는 그래프와 빈 칸에 해당하는 단위나 용어를 적어보자. **

$F-x$ 그래프	세로축(y축) : [N]			$P-V$ 그래프	세로축(y축) : [ ]		
	가로축(x축) : [m]				가로축(x축) : [ ]		
	기울기	N/m	—		기울기		—
	면적	N·m	일[J]		면적		일[J]
$p-t$ 그래프 (운동량 시간)	세로축(y축) : [ ]			$I-V$ 그래프	세로축(y축) : [A]		
	가로축(x축) : [ ]				가로축(x축) : [V]		
	기울기		—		기울기	[A/V] I/V	1/저항 $R=V/I$
	면적		힘[N]		면적	[V·A] VI	일률 [W]
$Q-V$ 그래프	세로축(y축) : [ ]			$E-d$ 그래프	세로축(y축) : [ ]		
	가로축(x축) : [ ]				가로축(x축) : [ ]		
	기울기		—		기울기		—
	면적	[C*V] =[J]	에너지		면적	[Nm/c]	전위[V]

3 간단한 수학과 공식들

(1) 간단한 수학 공식

① 이차함수와 그래프

$y = ax^2 + bx + c (a \neq 0)$일 때 y를 x의 이차함수라고 한다.

$y = ax^2 + bx + c = a(x + \frac{b}{2a})^2 - \frac{b^2 - 4ac}{4a}$의 그래프는 $y = ax^2$의 그래프를 x축 방향으로 $-\frac{b}{2a}$, y축 방향으로 $-\frac{b^2-4ac}{4a}$만큼 평행 이동시킨 포물선이다.

② 이차 방정식의 근

$ax^2 + bx + c = 0$일 때, $x = \frac{-b \pm \sqrt{b^2 - 4ac}}{2a}$

③ 이항 정리

$$(1+x)^n = 1 + nx + \frac{n(n-1)}{1 \cdot 2}x^2 + \frac{n(n-1)(n-2)}{1 \cdot 2 \cdot 3}x^3 + \cdots$$

④ 수학적 기호와 의미

기호	의미	기호	의미
$=$	같다.	$\ll$	보다 매우 작다.
$\neq$	같지 않다.	$\approx$	거의 같다.
$\propto$	비례한다.	Δx	x의 변화량, x의 불확정성
$\gg$	보다 매우 크다.	Σx_i	모든 x_i에 대한 합

(2) 지수함수와 대수함수

① 함수의 전개

$$e^x = 1 + x + \frac{x^2}{1 \cdot 2} + \frac{x^3}{1 \cdot 2 \cdot 3} + \cdots \quad \ln(1+x) = x - \frac{1}{2}x^2 + \frac{1}{3}x^3 - \frac{1}{4}x^4 + \cdots$$

② 지수함수와 대수함수의 기본 공식

$e = 2.718281\cdots$ $\qquad e^0 = 1 \qquad\qquad e^\infty = \infty$

$e^{\ln x} = x \qquad\qquad e^{-\ln x} = 1/x \qquad e^x e^y = e(x+y)$

$(e^x)^y = e^{xy} = (e^y)^x \qquad y = e^x$이면 $x = \ln y$

$\log 1 = 0 \qquad\qquad \log 10 = 1 \qquad\qquad \log 10^x = x$

$\log x^n = n \log x \qquad \log(x^m \times y^n) = m \log x + n \log y$

$\ln e = 1 \qquad\qquad \ln 1 = 0 \qquad\qquad \ln e^x = x$

$\ln(xy) = \ln x + \ln y \qquad \ln(x/y) = \ln x - \ln y$

③ 물리학에 등장하는 지수함수 & 로그함수

$1. e^0 = 1$

$2. e^x \times e^y = e^{x+y}$

$3. e^x \div e^y = e^{x-y}$

$4. (e^x)^y = e^{xy}$

$5. \dfrac{1}{e} = e^{-1} = 0.37$

$6. (1-e^{-1}) = 0.63$

$a^x = b \Leftrightarrow x = \log_a^b$

x는 a를 밑으로 하는 b의 로그

$1. \log_a xy = \log_a x + \log_a y$

$2. \log_a \dfrac{x}{y} = \log_a x - \log_a y$

$3. \log_a x^m = m \log_a x$

$4. \log_a b = \dfrac{\log_c b}{\log_c a}$

$5. \log_a b = \dfrac{1}{\log_b a}$

$6. \log_{a^n} b^m = \dfrac{m}{n} \log_a b$

$7. a^{\log_b c} = c^{\log_b a}$

(3) 미분 & 적분

$\dfrac{dx}{dx} = 1$

$\dfrac{d}{dx}(au) = a\dfrac{du}{dx}$

$\dfrac{d}{dx}(u+v) = \dfrac{du}{dx} + \dfrac{dv}{dx}$

$\dfrac{d}{dx}x^n = nx^{n-1}$

$\dfrac{d}{dx}\ln x = \dfrac{1}{x}$

$\dfrac{d}{dx}(uv) = u\dfrac{dv}{dx} + v\dfrac{du}{dx}$

$\dfrac{d}{dx}e^{ax} = ae^{ax}$

$\dfrac{d}{dx}(x^2 \pm a^2)^n = 2nx(x^2 \pm a^2)^{n-1}$

$\dfrac{d}{dx}\sin\omega x = \omega \cos\omega x$

$\dfrac{d}{dx}\cos\omega x = -\omega \sin\omega x$

$\dfrac{d}{dx}\tan x = \sec^2 x$

$\dfrac{d}{dx}\cot x = -\csc^2 x$

$\dfrac{d}{dx}\sec x = \tan x \sec x$

$\dfrac{d}{dx}\csc x = -\cot x \csc x$

$\int dx = x$

$\int au\,dx = a\int u\,dx$

$\int (u+v)dx = \int u\,dx + \int v\,dx$

$\int x^n dx = \dfrac{x^{n+1}}{n+1}\,(n \neq -1)$

$\int \dfrac{dx}{x} = \ln|x|$

$\int \dfrac{dx}{(x^2 \pm a^2)^{3/2}} = \dfrac{\pm x}{a^2(x^2 \pm a^2)^{1/2}}$

$\int \dfrac{dx}{\sqrt{a^2-x^2}} = \arcsin\left(\dfrac{x}{a}\right)$

$\int e^x dx = e^x$

$\int \sin\omega x\,dx = -\dfrac{1}{\omega}\cos\omega x$

$\int \cos\omega x\,dx = \dfrac{1}{\omega}\sin\omega x$

$\int \tan x\,dx = \ln|\sec x|$

$\int \cot x\,dx = \ln|\sin x|$

$\int \sec x\,dx = \ln|\sec x + \tan x|$

$\int \csc x\,dx = -\ln|\csc x + \cot x|$

(4) 각도의 비 (Geometry - 기하학)

① 각도 (Angles)

Two angles are equal if

1. They are vertical angles (see Figure E1).
2. Their sides are parallel (see Figure E2).

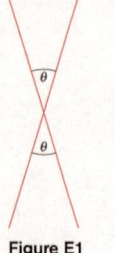
Figure E1

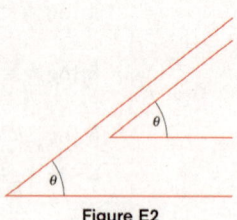
Figure E2

3. Their sides are mutually perpendicular (see Figure E3).

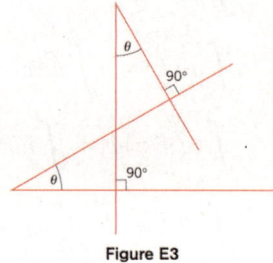
Figure E3

② 삼각형 (Triangles)

1. The *sum of the angles* of any triangle is 180° (see Figure E4).

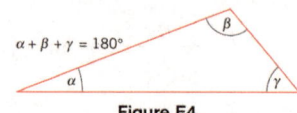
Figure E4

2. A *right triangle* has one angle that is 90°.
3. An *isosceles triangle* has two sides that are equal.
4. An *equilateral triangle* has three sides that are equal. Each angle of an equilateral triangle is 60°.
5. Two triangles are *similar* if two of their angles are equal (see Figure E5).

The corresponding sides of similar triangles are proportional to each other :

$$\frac{a_1}{a_2} = \frac{b_1}{b_2} = \frac{c_1}{c_2}$$

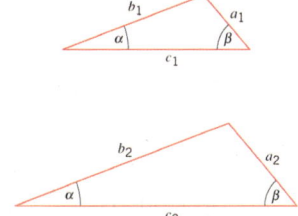

Figure E5

6. Two similar triangles are *congruent* if they can be placed on top of one another to make an exact fit.

③ 원주(Circumferences), 면적(Areas), and 부피(Volumes) of Some Common Shapes

1. Triangle of base b and altitude h (see Figure E6):

$$\text{Area} = \frac{1}{2}bh$$

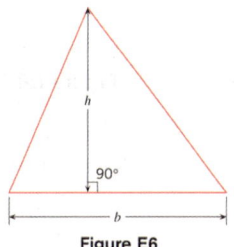

Figure E6

2. Circle of radius r: Circumference = $2\pi r$

$$\text{Area} = \pi r^2$$

3. Sphere of radius r: Surface area = $4\pi r^2$

$$\text{Volome} = \frac{4}{3}\pi r^3$$

4. Right circular cylinder of radius r and height h (see Figure E7):

$$\text{Surface area} = 2\pi r^2 + 2\pi rh$$

$$\text{Volome} = \pi r^2 h$$

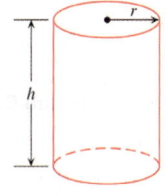

Figure E7

(5) 삼각함수 (Trigonometry)

① Basic Trigonometric Functions

1. For a right triangle, the sine, cosine, and tangent of an angle θ are defined as follows (see Figure E8):

$$\sin\theta = \frac{\text{Side opposite }\theta}{\text{Hypotenuse}} = \frac{h_o}{h}$$

$$\cos\theta = \frac{\text{Side adjacent to }\theta}{\text{Hypotenuse}} = \frac{h_a}{h}$$

$$\tan\theta = \frac{\text{Side opposite }\theta}{\text{Side adjacent to }\theta} = \frac{h_o}{h_a}$$

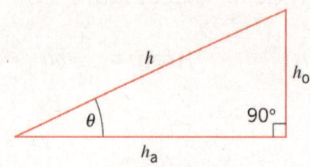

Figure E8

2. The secant (sec θ), cosecant (csc θ), and cotangent (cot θ) of an angle θ are defined as follows:

$$\sec\theta = \frac{1}{\cos\theta} \quad \csc\theta = \frac{1}{\sin\theta} \quad \cot\theta = \frac{1}{\tan\theta}$$

② Triangles and trigonometry

1. The *pythagorean theorem* states that the square of the hypotenuse of a right triangle is equal to the sum of the squares of the other two sides (see Figure E8):

$$h^2 = h_0^2 + h_a^2$$

2. *The law of cosines and the law of sines* apply to any triangle, not just a right triangle, and they relate the angles and the lengths of the sides (see Figure E9):

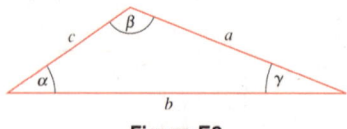

Figure E9

Law of cosines $\qquad c^2 = a^2 + b^2 - 2ab\cos\gamma$

Law of sines $\qquad \dfrac{a}{\sin\alpha} = \dfrac{b}{\sin\beta} = \dfrac{c}{\sin\gamma}$

③ Other Trigonometric Identities
1. $\sin(-\theta) = -\sin\theta$
2. $\cos(-\theta) = \cos\theta$
3. $\tan(-\theta) = -\tan\theta$
4. $(\sin\theta)/(\cos\theta) = \tan\theta$
5. $\sin^2\theta + \cos^2\theta = 1$
6. $\sin(\alpha \pm \beta) = \sin\alpha\cos\beta \pm \cos\alpha\sin\beta$

   If $\alpha = 90°$, $\sin(90° \pm \beta) = \cos\beta$

   If $\alpha = \beta$, $\sin 2\beta = 2\sin\beta\cos\beta$

7. $\cos(\alpha \pm \beta) = \cos\alpha\cos\beta \mp \sin\alpha\sin\beta$

   If $\alpha = 90°$, $\cos(90° \pm \beta) = \mp\sin\beta$

   If $\alpha = \beta$, $\cos 2\beta = \cos^2\beta - \sin^2\beta = 1 - 2\sin^2\beta$

4 벡터

(1) 벡터와 스칼라

① 스칼라(scalar): 크기만을 지니는 물리량이다.
   예) 거리(distance), 질량(mass), 시간, 속력(speed), 부피, 밀도, 온도, 에너지, 일, 압력, 전류 등.

② 벡터(vector): 크기와 방향을 갖는 물리량이다.
   예) 변위(displacement), 속도(velocity), 가속도, 무게(weight), 힘, 전기장, 자기장 등

③ 벡터의 표현: 영문자 위에 화살표($\vec{A}$) 또는 진하게(**A**) 표현을 한다. 그리고 시점, 크기 방향으로 나타낸다.

5 벡터의 분해와 합성 그리고 곱(내적, 외적)

(1) 벡터의 분해와 합성

① 벡터의 직각 분해

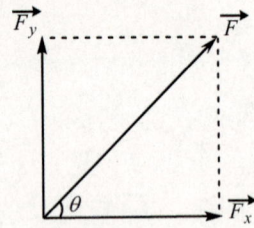

$$\vec{F} = (F_x, F_y) = (F\cos\theta, F\sin\theta)$$
$$|\vec{F}| = \sqrt{F_x^2 + F_y^2} = \sqrt{F^2\cos^2\theta + F^2\sin^2\theta} = F$$

예) 빗면에서의 힘의 분해

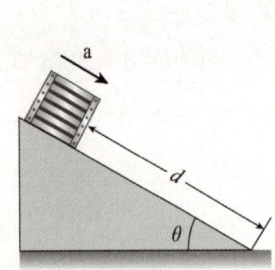 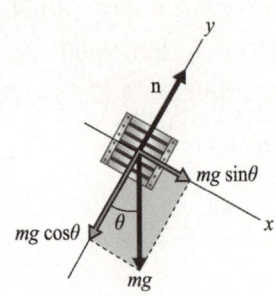

② 벡터의 합성(덧셈, 뺄셈)

㉠ 기하학적 방법(그림): 평행사변형법, 삼각형법

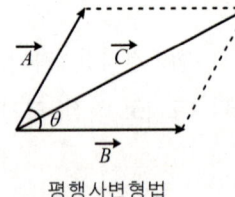 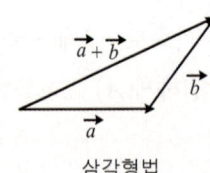

평행사변형법   삼각형법

$$C = \sqrt{A^2 + B^2 + 2AB\cos\theta}$$

㉡ 대수적 방법(성분): 벡터 성분을 대수적으로 계산
$$\vec{A} + \vec{B} = (A_x, A_y) + (B_x, B_y) = (A_x + B_x, A_y + B_y)$$

㉢ 뺄셈의 경우
- 기하학적 방법: $\vec{A} - \vec{B} = \vec{A} + (-\vec{B})$ 로 생각할 수 있고, 결국 $\vec{B}$ 의 방향을 반대로 한 상태에서 평행사변형법이나 삼각형법을 사용하면 된다.
- 대수적 방법: 성분끼리 빼면 된다.
$$\vec{A} - \vec{B} = (A_x, A_y) - (B_x, B_y) = (A_x - B_x, A_y - B_y)$$
- 벡터 뺄셈의 물리적 예: 상대속도 $\vec{v_{AB}} = \vec{v_B} - \vec{v_A}$

(2) 벡터의 곱셈(내적과 외적)

① 스칼라와 벡터의 곱

벡터 $\vec{A}$에 스칼라(상수) m을 곱하는 경우 $m\vec{A} = (mA_x, mA_y)$로 하고, m으로 나누는 경우에는 $\dfrac{1}{m}$을 곱한다.

② 벡터의 내적(스칼라 곱, inner product)

연산 기호로 "·"에 해당하며, 내적의 결과는 스칼라가 된다.

㉠ 그림으로 계산(기하학적 방법)

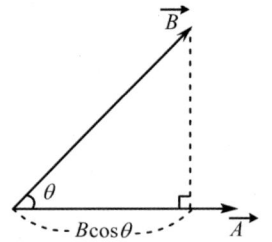

$$\vec{A} \cdot \vec{B} = \vec{B} \cdot \vec{A} = |\vec{A}||\vec{B}|\cos\theta$$

㉡ 성분으로 계산(대수적 방법) $\vec{A} \cdot \vec{B} = A_x B_x + A_y B_y$

㉢ 물리에서 내적의 예

- 일(work)

  물체에 외력 F가 작용하여 s만큼 이동했을 때, 두 벡터가 이루는 각이 θ라면 외력이 물체에 한 일은 다음과 같이 두 벡터의 내적 값으로 구할 수 있다.

$$W = \vec{F} \cdot \vec{s} = Fs\cos\theta$$

- 전위차(electric potential difference)

  전기장 $\vec{E}$와 각 θ를 이루면서 d만큼 이동했다면 다음과 같이 두 벡터의 내적 값으로 두 지점 전위차를 구할 수 있다.

$$\triangle V = \vec{E} \cdot \vec{d} = Ed\cos\theta = Ea$$

- 전위차는 전기장과 나란하게 움직일 때만 변화한다. 수직하게 움직일 때는 전위차가 생기지 않음(내적) ⇒ 전위 일정함 ⇒ 등전위선(전기장에 수직)

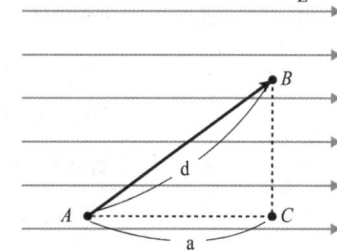

(3) 벡터의 외적(벡터 곱, outer product)

연산기호로 "×"에 해당하며, 외적의 결과는 크기와 방향을 지니는 벡터가 된다. $\vec{A} \times \vec{B}$와 $\vec{B} \times \vec{A}$의 결과는 서로 반대부호를 지닌다(반대 방향이다).

① 그림으로 계산(기하학적 방법)

외적 결과의 크기 : $|\vec{A} \times \vec{B}| = |\vec{A}||\vec{B}|\sin\theta$

외적 결과의 방향 : 그림과 같이 $\vec{A}$에서 $\vec{B}$방향으로 오른손 네 손가락을 움켜졌을 때, 엄지손가락이 가리키는 방향이 외적의 결과 벡터의 방향이다.

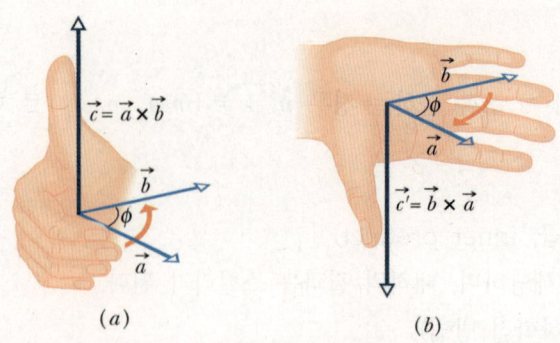

② 성분으로 계산하기(대수적 방법)

$$\vec{A} \times \vec{B} = \begin{vmatrix} \vec{x} & \vec{y} & \vec{z} \\ A_x & A_y & A_z \\ B_x & B_y & B_z \end{vmatrix}$$

$$= \vec{x}(A_y B_z - A_z B_y) - \vec{y}(A_x B_z - A_z B_x) + \vec{z}(A_x B_y - A_y B_x)$$

③ 외적의 물리적 예

   ㉠ 회전효과: 회전효과$(\tau) = \vec{r} \times \vec{F} = rF\sin\theta$

   ㉡ 전자기력

      ⓐ 전류 I가 흐르는 길이 L인 도선이 자기장(B) 안에 있을 때 $F = \vec{IL} \times \vec{B} = ILB\sin\theta$

      ⓑ 전하량 q로 대전된 입자가 속도 $\vec{v}$로 자기장(B) 안에서 움직일 때 $F = q\vec{v} \times \vec{B} = qvB\sin\theta$

      ⓒ 각운동량 $\vec{L} = \vec{r} \times \vec{p} = rp\sin\theta$

[물리(과학)에서 사용되는 그리스 문자]

대문자	소문자	발음	대문자	소문자	발음
A	α	알파(alpha)	N	ν	뉴(nu)
B	β	베타(beta)	Ξ	ξ	크사이(xi)
Γ	γ	감마(gamma)	O	o	오미크론(omicron)
Δ	δ	델타(delta)	Π	π	파이(pi)
E	ϵ	엡실론(epsilon)	P	ρ	로(rho)
Z	ζ	제타(zeta)	Σ	σ	시그마(sigma)
H	η	에타(eta)	T	τ	타우(tau)
Θ	θ	시타(theta)	Υ	υ	윕실론(upsilon)
I	ι	이오타(iota)	Φ	ϕ	파이(phi)
K	κ	카파(kappa)	X	χ	카이(chi)
Λ	λ	람다(lambda)	Ψ	ψ	프사이(psi)
M	μ	뮤(mu)	Ω	ω	오메가(omega)

방탄물리 필수이론 + 예상문제

2024년 03월 05일 초판 발행

저　　　자	김동훈
발　행　인	김은영
발　행　처	오스틴북스
주　　　소	경기도 고양시 일산동구 백석동 1351번지
전　　　화	070)4123-5716
팩　　　스	031)902-5716
등　록　번호	제396-2010-000009호
e - m a i l	ssung7805@hanmail.net
홈 페 이 지	www.austinbooks.co.kr
ISBN	979-11-93806-00-5(13420)
정　　　가	45,000원

* 이 책은 저작권법에 따라 보호받는 저작물이므로
  무단 전재와 무단 복제를 금합니다.
* 파본이나 잘못된 책은 교환해 드립니다.
※ 저자와의 협의에 따라 인지 첨부를 생략함.